KB027780

Macropathology examination

육안병리검사 실무표준

소화기계, 호흡기계

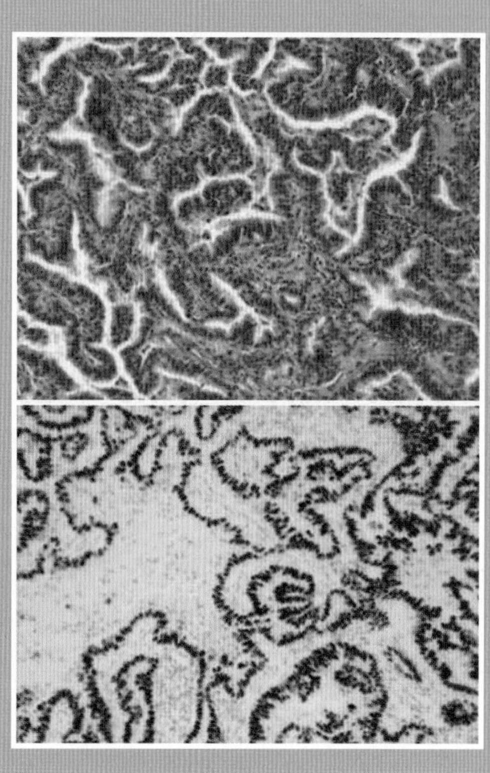

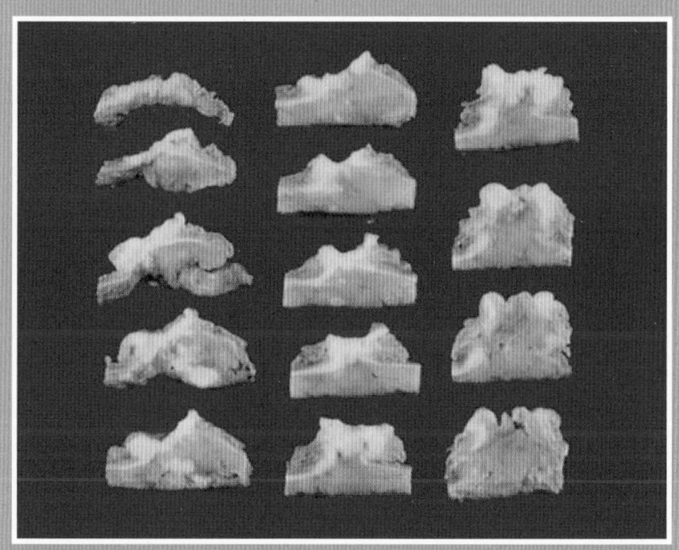

경기도임상병리사회 병리표준화위원회 편

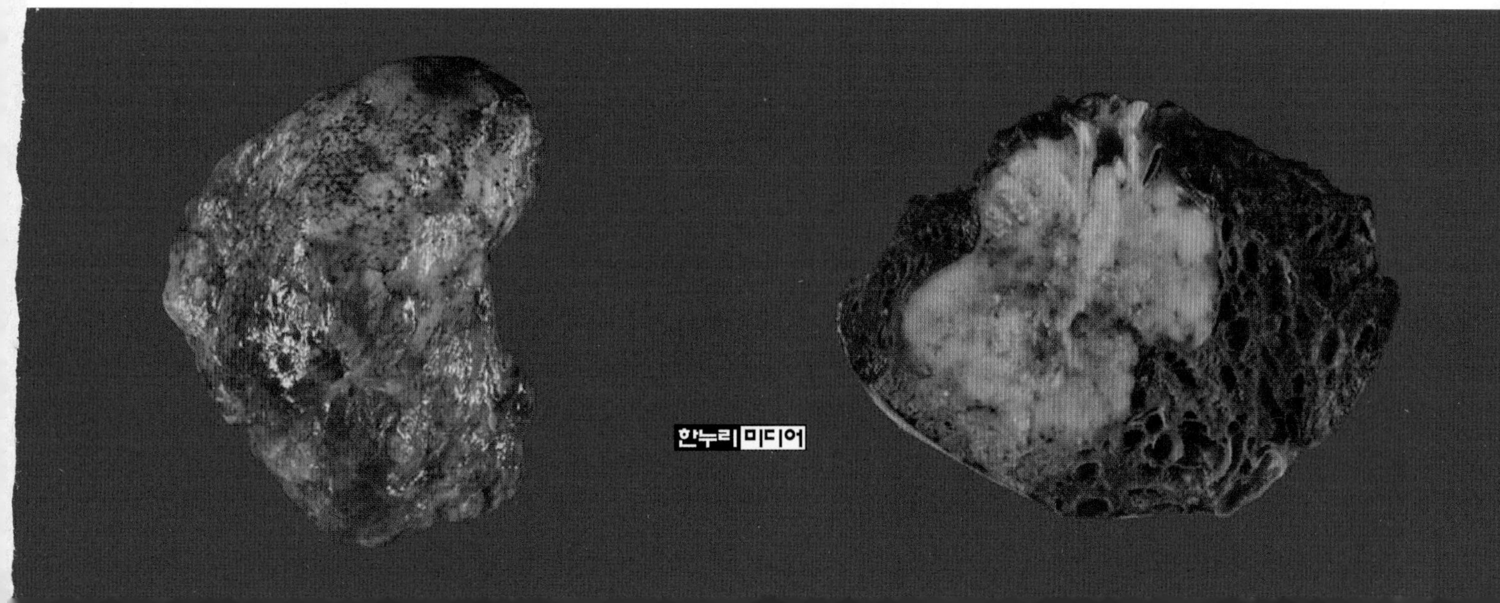

이 책을 집필하고 출판할 수 있도록 허락해 주신 경기도임상병리사회에 감사드리며, 병리검사학을 공부하기 위해 이 책을 펼치는 여러분들 진심으로 환영합니다.

2019년 1월, 경기도임상병리사회 산하에 병리표준화위원회가 발족되면서 위원회 사업으로 이 책을 집필하게 되었습니다. 병리표준화위원회 사업은 첫째, 경기도임상병리사회 병리검사섹션 보수교육의 정착, 정례, 활성화를 위한 강사진 선발, 육성, 강화이고, 둘째는 병리사를 위한 실무 위주의 직무교본서 출판이며, 그 외에 병리검사 업무의 어려움을 해소하고 실무능력을 강화하기 위해 커뮤니티를 활용한 Q&A를 상시 운영하는 것입니다.

모든 병원의 병리검사는 의료장비에 의존하지 않으며, 의학 전문지식과 노하우가 필요한 수작업으로 진행되고 있으나 병원간에는 병리검사의 질적 수준 차이가 많이 나고, 병리사 개인 또한 숙련 정도가 극명한 차이를 보이고 있습니다. 그리고 시중에 판매되고 있는 병리검사 서적은 실무와 아예 동떨어진 이론이 대부분이고, 문제 발생 시 해결하는 방안을 찾는 데 애로점이 많으며, 병리검사의 표준화를 이루는 데 어려움이 많습니다. 이러한 문제를 해결하기 위해 현재 병리과에서 실시하고 있는 현장의 실무경험, 의학 전문지식, 노하우, 다양한 사례 등을 반영한 책을 만들게 되었습니다. 이 책은 현장 실무 중심으로 기술하였으며, 병리검사 실무를 공부하는 데 필요한 기본적인 내용, 소화기계, 호흡기계만을 다뤘고, 이는 본 교재의 적당한 양을 염두에 두었기 때문입니다.

제1단원 총론은 육안검사실에 들어서게 되는 순간부터 갖춰야 하는 마음가짐과 복장들에 대해 알아보고, 모든 육안검사에 앞서 지켜야 할 원칙들과 육안검사실의 구성들을 제시하였습니다. 그리고 육안검사에서 장기를 접하였을 때 장기의 방향 잡기는 해부학적 표지자를 들어 설명하였고, 육안검사의 모든 정보는 병리 전문의와 임상의가 공유할 수 있도록 일반적인 양식을 제시하여 기술할 수 있도록 하였습니다. 무엇보다 육안검사를 하면서 어쩔 수 없이 맞닥뜨려야 하는 물리적 손상과 화학적 노출에 대해 인지하고 대처하는 방법에 대해 잘 알고 있기를 강조하였습니다.

제2단원 육안병리검사는 장기의 해부학적 위치와 구성요소를 가장 먼저 이해하여 장기에 따른 수술 종류를 파악하고 수술 방법에 따른 절연면을 찾는 것에 핵심을 두었습니다. 실제 육안검사의 기초 습득을 위하여 다양한 각각의 장기에 대하여 비슷한 형식의 기술 방법을 채택하여 서술하였으며, 최종적으로 절연면의 구성과 TNM stages를 이해하여 스스로 기술 방법에 접목시킬 수 있도록 교재의 방향을 잡았습니다. 나아가 병변의 색깔, 개수, 크기, 경도, 출혈 여부, 괴사 여부를 판단하고 주변 조직과의 연계성을 확인할 수 있는 폭넓은 시야를 가져, 복잡한 수술 검체 조직도 손쉽게 육안검사할 수 있는 실력을 가질 수 있도록 도움을 주고자 하였습니다. 본 저자 또한 처음 육안검사실 근무를 시작하였을 때 기초자료가 마땅치 않아 영문 서적 또는 영문 자료들을 번역하며 공부했던 기억이 있습니다. 처음 육안검사를 접하는 독자들을 위하여 대부분 한글을 사용하여 작성하였지만, 한글로 설명이 복잡한 부분에 있어서는 영어를 그대로 옮겨 사용한 경우가 드물게 있습니다. 교재를 정독하면서 접근이 어려운 부분이 있는 경우, 또는 중간중간 더 풍부한 자료를 습득하기 위한 경우에는 교재 내용의 기초자료로 이용된 '국가 암 정보센터' 의 정보를 활용하였으면 합니다.

제3단원 조직병리검사는 소화기계와 호흡기계의 일반적인 특징과 장기의 순서에 맞춰 주요질환을 설명하였고, 의심되는 질환을 확진하기 위해 실시하는 특수염색과 면역염색을 기술하였습니다. 또한 특수염색과 면역염색의 특징, 검사의의를 설명하여 조금 더 실무에서 볼 때 도움이 될 수 있도록 노력하였습니다. 이 책은 저자들이 병원에서 배우고 익힌 실무지식, 경험 노하우 내용들을 모아 엮었으며, 병리검사학에 관한 여러 책자와 논문들 중에서 얻은 지식을 토대로 편집하였습니다. 그리고 각 병원에서 병리검사 직무를 수행하며 얻은 지식은 이 책을 접하는 여러분이 알아야 할 내용으로 누구나 부담없이 쉽게 접할 수 있도록 기술하였습니다.

이 책은 병리사의 실무지식과 경험을 나누고 함께 성장하는 공간이 될 것이고, 여러분들은 새로운 아이디어와 통찰력을 얻고, 새로운 지식을 습득하며, 자신의 잠재력을 발견하는 계기가 되었으면 합니다. 배운 이론을 현장업무로 이어나가는 것은 필수적이지만, 오랜 기간 이론과 실무의 간극을 이해하고 다양한 시행착오를 겪어야 합니다. 우리 저자들은 병리사, 임상병리학과 학생 여러분들에게 조금이나마 도움을 드리기 위해 이 책을 발간하게 되었습니다. 우리의 노력이 이 책을 접하는 모든 분들에게 도움이 되길 바라며 감사의 인사를 드립니다.

바쁘신 가운데서도 출판을 맡아 주신 한누리미디어 김재엽 대표님과 직원 여러분께 깊은 감사를 드립니다. 또한 물심양면으로 도움을 주신 경기도임상병리사회 이광우 회장님께 감사드립니다.

2023년 8월

저자 일동

먼저, 다년간 병리의사로, 병리과장으로 질병을 연구하고 병리진단을 해 온 한 사람으로서 이번 책 발간을 위해 수고하신 모든 저자와 관계자분들께 진심으로 축하의 말씀을 전합니다.

병리의사는 병리과에서 근무하면서 수술, 생검 및 도말 등으로 채취한 조직, 세포를 토대로 형태학적, 기능적인 소견을 진단하고, 질병의 원인과 발병 기전에 대한 정보를 분석하고 치료 방침의 결정, 치료의 적정성 여부 및 예후 판정을 하고 있습니다.

병리과는 검사과정에 따라 크게 육안병리검사, 조직병리검사, 세포병리검사, 특수병리검사(면역병리검사와 분자병리검사)로 분야를 나눌 수가 있으며, 그 중 육안병리검사는 조직의 구성과 상태를 육안으로 확인하고 추후 진행되는 병리검사에 이용되는 대표 조직표본을 제작하는 첫 번째 단계입니다.

육안병리검사는 육안적으로 기록되는 검체의 상태, 크기, 중량, 표면, 경도, 육안적 변화(색깔, 출혈, 괴사의 여부), 주변 장기와의 관계(정상조직과의 연관성) 등은 최종보고서의 윤곽을 잡아줄 뿐만 아니라 차후 검사과정의 진행 방향을 결정하는 결정적 역할을 합니다. 이 과정은 병리의사와 육안전문병리사간의 의사소통이 가장 중요하며, 무엇보다 육안전문병리사는 각 장기 및 부위에 따른 다양한 검사방법을 숙지하고 있어야 하고, 정상조직과 비정상조직을 구분 지을 수 있어야 합니다.

'육안병리검사 실무표준'은 병리학의 기초와 임상적 응용을 다룬 책자로 다양한 질병의 병리학적 특징, 진단방법과 치료전략에 대해 설명하여 의료분야에서 병리학에 대한 이해를 넓힐 수 있다고 여겨집니다. 이 책의 구성으로 총론은 육안검사실의 일반원칙과 구성, 병리과에서 취급하는 위험물질 관리와 주요 장비 등에 대한 특징을 설명하였고, 각론은 육안병리를 핵심사항으로 다루었는데 육안병리학의 기본 원리, 실습에 대한 상세한 설명과 예시를 제공하였다고 생각합니다. 육안병리학에 필요한 핵심사항을 간결하고 명확하게 설명하여 육안업무에 입문하고자 하는 사람들에게 유용한 자료로 충분하다고 생각합니다. 후반부에는 조직학에 대한 기본지식에 실무에서 볼 수 있는 진단적 의미와 최종 진단에 필요한 검사법인 특수염색, 면역염색을 기술하여 병리과에 근무하는 병리사 분들에게 유용한 교재로 여겨집니다.

육안전문병리사를 위한 육안병리검사 실무서가 현저히 부족한 가운데 실무를 중심으로 작은 조직에서부터 여러 장기가 유착된 복잡한 조직에 이르기까지 정확한 검사방법을 학습하는 데 도움을 주는 실무서를 집필한 저자들의 노력에 큰 박수를 보냅니다.

마지막으로, 이 책이 병리과 업무를 희망하는 분, 업무에 종사하고 있는 모든 분들에게 쉽고 다양한 지식을 전달하며 한 단계 성장할 수 있는 길잡이가 되어주길 바랍니다.

2023년 8월

동국대학교 일산병원 병리과장 **김 어 진**

'육안병리검사' 는 병리과 업무의 첫 시작이자 병리진단의 정확성을 높여주는 데 필수적인 분야입니다. 해부학, 조직학 및 병리학을 바탕으로 질병의 특징을 이해하며, 진단의 병기를 결정지을 수 있는 분야로 최근 병리검사실 업무에서 중요성이 대두되고 있습니다.

육안기술에 필요한 용어의 이해와 병기결정에 꼭 필요한 특징적 절편의 획득방법, 성공적 수술의 판정여부를 확인할 수 있는 블록을 제작할 수 있는 능력을 필요로 하는 사람들에게 육안병리학의 기본 원리와 실습에 대한 상세한 설명과 예시를 제공합니다. 또한 장기별 핵심사항을 간결하고 명확하게 설명하여 육안업무에 입문하고자 하는 사람들에게 유용한 자료로 충분하다고 생각합니다.

2023년 8월

대한조직세포검사학회 회장 **백 운 철**

차례

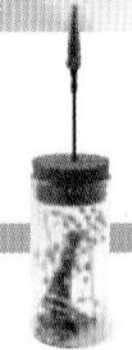

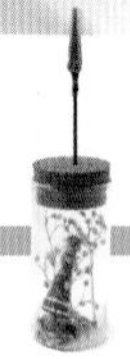

03 조직병리검사

1

총론

Chapter 1

총론

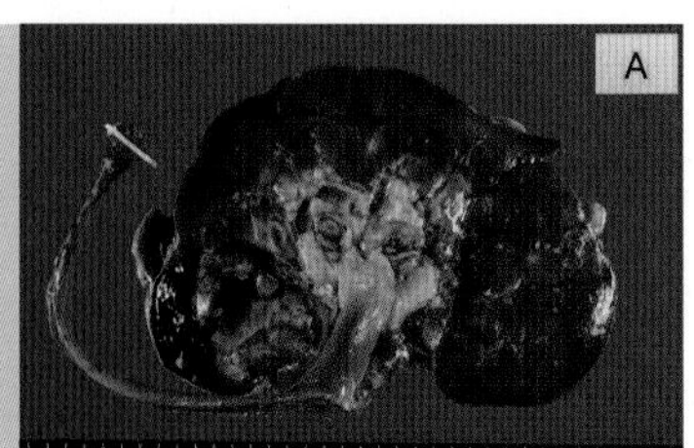

1장 육안검사실의 일반 원칙

1. 육안검사실에서의 안전

1.1. 위험요인

1) 유해화학물질

유해화학물질은 다양한 유독성 화학물(3장 유험물질관리 참고)로 병리과 검사실에서 사용하는 시약들의 대부분은 유해화학물질이다. 시약을 취급하기 전에 시약의 노출 시 응급 처치 요령, 폭발 화재 시 대처방법, 누출 사고 시 대처 방법, 취급 및 저장 방법, 개인보호구 사용, 독성 정보, 환경에 미치는 영향 등이 적혀 있는 물질안전보건자료(MSDS, material safety data sheet)를 확보하여 숙지하고 가까운 곳에 비치하여 수시로 찾아볼 수 있도록 한다.

보관은 배기가 되는 시약장에 잠금장치를 하여 보관하고 취급할 때에는 개인보호구를 착용하고 흄후드에서 작업한다. 피부에 닿거나 눈에 튀는 등의 노출 사고 시 응급처치가 우선이다. 처치 후 진료를 받고 유해화학물질 처리 시 필요한 spill kit를 이용하여 흘린 시약을 제거하고 유해화학물질 노출사고 보고서를 작성하여 제출한다.

2) 물리적 손상

육안검사 도구 중 칼날, 가윗날, 주사침(검체의 안쪽 부분에 포르말린을 넣거나 장기를 코르크판에 고정 시 쉽게 구부러지는 핀보다 자주 시용하게 됨) 등은 날카로워 베이거나 찔릴 수 있으므로 손상이 발생했을 경우 응급처치 요령과 업무상 재해 발생 보고서 작성 등에 대해서 알고 있어야 한다.

3) 감염물질

피가 묻은 조직 및 기구를 통해 감염물질 및 미생물이 전파될 수 있으니 검체를 받을 때 HIV, hepatitis

업무상 재해 발생 시 대처 요령

① 응급처치를 취한다. 흐르는 물에 5분간 상처 부위를 짜지 말고 닦은 후 지혈한 상태로 응급실로 가서 처치를 받는다. 상처 부위를 짜게 되면 누르는 압력이 사라지는 순간 겉에 묻었던 시약이 안으로 더 깊숙이 들어가는 힘을 받게 된다.
② 응급실에 가면 식염수 세척 후 상처 부위를 보고 봉합 여부를 결정한다. 감염증을 우려하여 파상풍 등의 예방주사나 그 밖의 풍진 등 항체 검사를 할 수도 있다.
③ 약 처방과 드레싱 처방을 받고 나면 업무상 재해발생 보고서를 작성하여 제출한다. 병원에서는 주로 전산을 이용하는데 전산보고서에는 직원정보, 과거이력 조회 그리고 직원 검사결과 등을 조회할 수 있고 사고와 관련된 정보를 넣게 된다. 발생일시, 발생장소, 발생경위 등을 기록하고 사고 상황을 입력하여 보고한다.

virus, mycobacteria 등 감염정보 표시 및 정보의 확인이 필요하다.[표 1-1-1]
검체의 바코드나 의뢰서에는 이미 알고 있는 감염정보를 표시하도록 되어 있다. 약어의 정보를 알고 조회하여 감염에 주의한다. 검체가 상처 부위에 직접 닿은 경우 직무 중 감염노출을 의심할 수 있는데 상황별 응급처치 요령을 습득하고 보고서 작성을 해야 한다. 전산보고서에는 직원 정보, 과거 이력, 검사 결과 등의 조회와 예방접종 유무, 항체유무, 노출관련 환자 정보, 사고 관련 발생일시, 장소 상황, 사고발생 후 처치 등을 기록하여 보고한다.

[표 1-1-1] 병원에서의 환자 안전 Alert 시스템, Caution 정보

분류	항목	약어	분류	항목	약어
혈액주의	B형 간염	B	접촉주의	VRE	C
	C형 간염	B		CRE	
	선천성면역결핍증	BI		CPE	
	매독	B		CRAB	
공기매개주의	Tuberculosis	AT		CRPA	
	Chicken pox	A		C. difficile	
	Measles	A		MRSA	
	파종성대상포진	A		Scabies(옴)	
보호격리(역격리)	HIV or AIDS	R	비말주의	Influenza A, B	D
표준주의	CJD(크로이펠츠-야콥병)	S		수막구균성수막염(Meningococcal-meningitis)	
				성홍열(Scarlet fever)	
				유행성이하선염(Mumps)	
				풍진(Rubella)	
				메르스(MERS)	

노출 상황	노출 후 관리
주사 바늘이나 날카로운 기구에 찔림	즉시 물과 비누로 씻음 - 피를 짜내지 않음 - 소독제로 노출 부위를 소독
혈액이나 체액이 눈에 노출됨	생리식염수 1l로 15분간 세척 - 눈을 벌려서 세척 - Eye wash station이 있다면 이용함
혈액이나 체액이 입이나 코 점막에 노출됨	즉시 물과 비누로 씻음 - 입 : 물로 여러 번 헹굼 - 코 : 코를 풀고 세척함 - 소독제를 사용하지 않음
혈액이나 체액이 손상된 피부에 노출됨	즉시 물과 비누로 씻음 - 노출 부위를 문지르지 않음 - 소독제로 노출 부위를 소독
혈액이나 체액이 정상 피부에 노출됨	즉시 물과 비누로 씻음 - 노출 부위를 문지르지 않음

1.2. 보호구

검사실에서의 개인 보호구는 감염 위험이 있는 검체로부터 인체를 보호하고 칼, 주사침 등의 날카로운 물체로부터 검사자의 신체를 지키고 유해화학물의 자극으로부터 검사자의 몸을 지킨다. 보호구의 종류를 알고 적절한 보호구를 골라 착용방법을 익히고 벗는 방법과 폐기 절차를 숙지한다.

1) 보호구의 종류 및 특징 〈그림1-1-1〉 보호구의 종류

(1) 호흡기 보호구는 분진, 미스트, 흄 등의 입자성 물질로부터 호흡기를 보호할 수 있게 해 주는 방진마스크, 유기증기 및 가스 등의 기체성 물질로부터 호흡기를 보호해 주는 방독 마스크 그리고 입자성 및 기체성 모두로부터 호흡기를 보호해 줄 수 있는 방진 방독 겸용 마스크가 있다.

(2) 눈 보호구인 고글은 화학적인 위험에 대비하여 눈 위아래를 다 보호할 수 있도록 디자인되어 있다.

(3) 피부 보호구

화학물질은 호흡기를 통해서만 몸으로 들어오는 것이 아니라 피부를 통해서 더 많은 양이 흡수될 수 있다. 피부를 통해 흡수된 화학물질은 혈액에 녹아들어 우리 몸 전체로 이동할 수 있으므로 화학물질 취급 시에는 호흡기 보호뿐 아니라 반드시 피부 보호가 동반되어야 한다. 보호 장갑을 착용할 때에는 그 용도에 맞게 착용해야 한다. 산, 염기용액 및 유기용제를 다루는 경우에는 화학물질용 장갑을 착용하고 날카로운 물건을 다룰 때에는 잘림 방지용 장갑을 착용한다. 전기적 위험이 있는 물질을 다룰 때에는 절연 장갑, 액체 질소와 같이 차가운 물질을 다룰 경우에는 단열장갑을 착용한다. 보호 장갑을 착용하기 전에는 습진 예방을 위해 반드시 손을 건조시킨 후 착용하도록 한다. 또한 장갑이 찢어지지 않도록 장신구를 제거한 후 착용하며 만약 착용 후 화학물질이 샌다면 즉시 교체한다. 가정에서 사용하

〈그림1-1-1〉 보호구의 종류

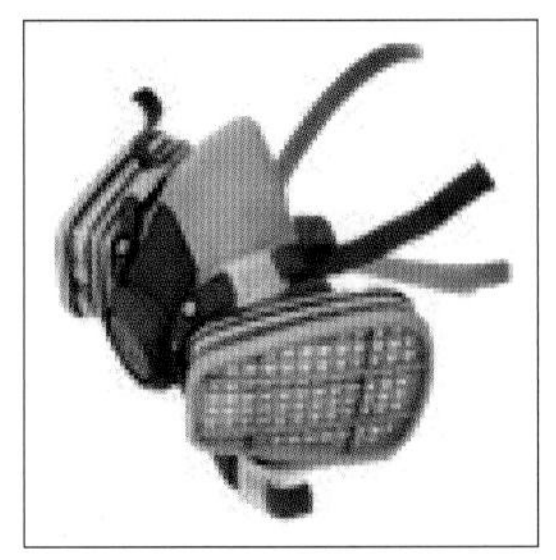

방진방독마스크(필터 종류에 따라 방진/ 방독만 가능함)

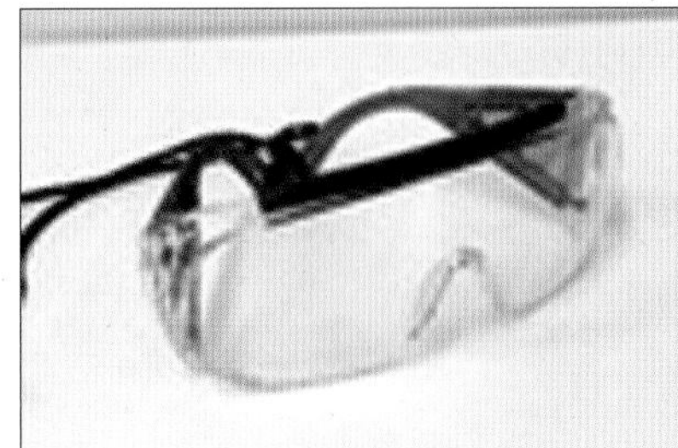

고글

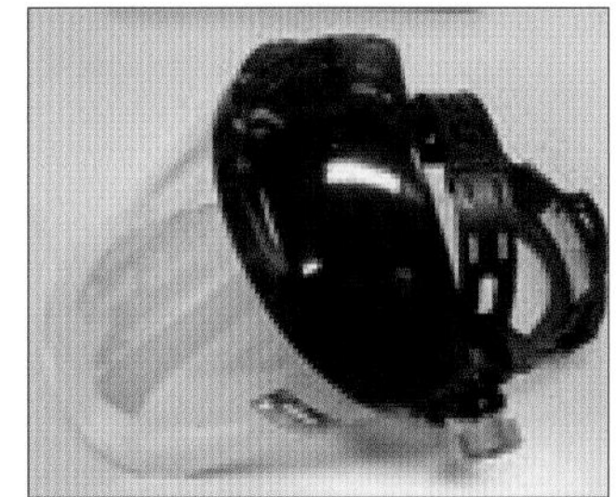

안면 보호대

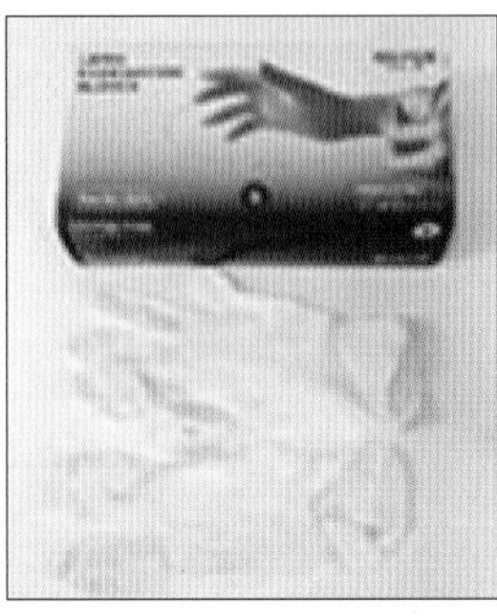

라텍스 장갑

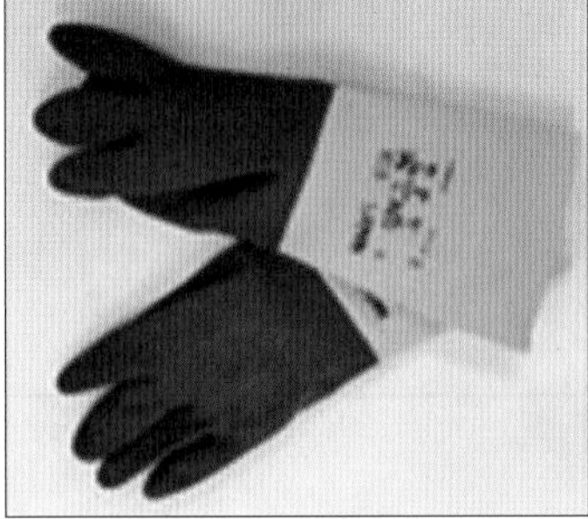

내화학 장갑

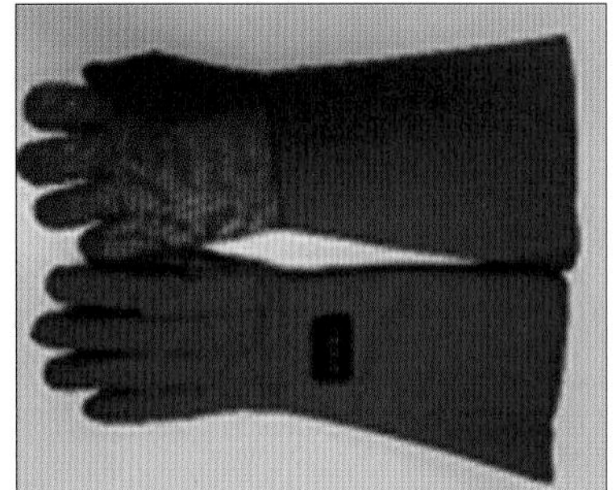

액화 질소용 장갑

는 폴리비닐 장갑은 화학물질에 대한 방어도가 전혀 없기 때문에 검사실 내에서는 사용하지 않도록 하고, 장갑을 사용한 채로 컴퓨터 업무를 하지 않도록 한다. 장갑의 크기가 너무 크면 민감한 작업이 힘들고 집중력이 떨어지므로 사용자에 맞는 크기의 장갑을 선택해야 한다.

1.3. 안전 수칙

1) 모든 조직은 잠재적으로 감염성을 가진다고 간주한다.
2) 오염되거나 피가 묻은 의복이나 보호구는 육안검사실 외에서 입지 않는다.
3) 오염된 장갑을 끼고 문의 손잡이, 전화, 컴퓨터 등 공용물품의 접촉을 금지한다.
4) 검체를 다루면 반드시 손위생 후 육안검사실을 나간다.
5) 남은 검체는 피나 잠재적인 감염 물질을 깨끗이 닦은 후 새지 않도록 잘 밀봉하고 라벨을 붙인 후 정해진 보관 장소에만 보관한다.

2. 육안검사의 실제

2.1. 육안검사의 기본 원칙

1) 반드시 깨끗한 육안검사대의 상태를 유지한다. 육안검사 중에도 수시로 도구와 육안검사대를 깨끗이 닦는다. 다른 조직에서 떨어진 조직의 파편으로 인한 오염은 가장 심각한 문제이다(floater, cutting board metastasis).
2) 동시에 여러 개의 검체를 육안검사대에 올리지 않는다.
3) 작은 검체의 취급 요령
   (1) 빠른 고정이 중요하다. 검체가 작기 때문에 건조도 빠르게 진행된다. 검체 채취 전에 고정액을 미리 준비하거나 식염수에 적신 거즈를 옆에 놓고 채취 즉시 적셔 건조를 막는다. 건조된 조직은 검사할 수 없다.
   (2) Forceps 끝으로 강하게 잡거나 누르지 않는다. 조직이 변형되면 형태학적 검사인 병리검사에 영향을 준다.
   (3) 카세트에 넣기 전에 얇은 종이로 싸서 조직이 분실되지 않도록 하고 필요시 크기를 기록한 종이를 카세트에 같이 넣어준다.

2.2. 일반적인 순서

1) 검체의 확인 : 환자명, 병리번호, 검체의 개수와 의뢰지 내용이 일치하는지 확인한다.
2) 검체를 육안검사대에 해부학적 표지자를 참고하여 장기의 위치를 잡는다.
   〈그림1-1-2〉 해부학적 표지자(anatomic landmarks)
3) 수술명, 포함된 장기, 장기 크기 및 무게를 기록한다.
4) 정상 및 비정상 구조를 확인한다.
5) 검체를 자르기 전 외관에 대한 육안사진을 촬영한다.
6) 검체를 연속 절편으로 자른 후 가장 좋은 slice에 대한 단면사진을 촬영한다.
7) 병변의 개수, 크기, 모양, 색깔, 단면, 절제연과의 거리 관계에 대해 세부적으로 기술한다.
8) 표본 채취하면서 슬라이드에 넣은 조직의 상세 내역을 기록하고 카세트에 넣는다.

2.3. 병변의 확인

1) 병변의 위치를 파악한 후 검체를 자른다. 검체를 촉지하거나 영상 소견을 반드시 참조하여 병변이 작거나 여러 개일 경우 개수를 확인하여 놓치지 않도록 한다.
   ① 기관지성 폐암, 식도암, 위암, 대장암 등 관형태의 장기일 경우 손가락을 넣어 병변의 위치를 확인하고 병변의 반대쪽으로 절개한다.
   ② 고형성, 침윤성 종양은 종양의 가장 큰 단면을 따라 장축으로 자른다.

〈그림1-1-2〉 해부학적 표지자(anatomic landmarks)

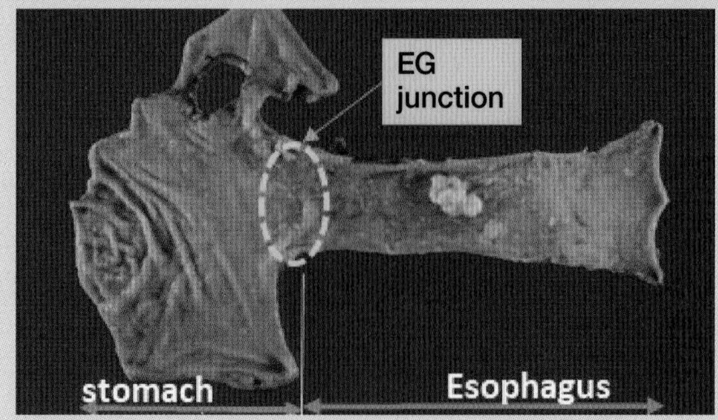

EG junction : 위와 식도의 경계로 하얗고 매끈한 식도와 분홍색의 위가 만나는 자리이다.

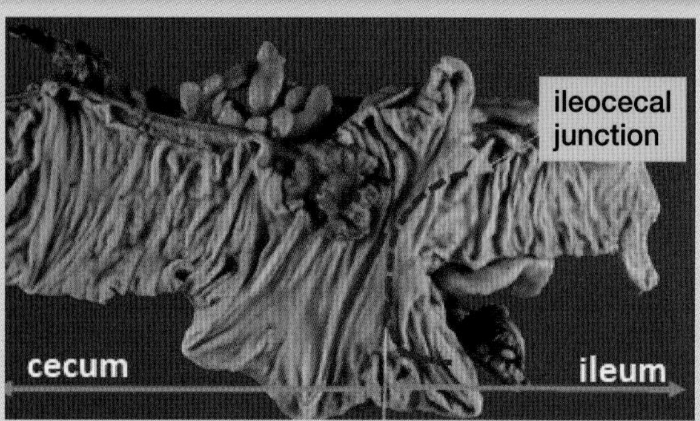

ileocecal valve : 소장과 대장의 경계로 상행 결장의 내용물이 소장으로 역류하는 것을 방지하는 구조물로 주변에 비해 두꺼운 링을 형성한다.

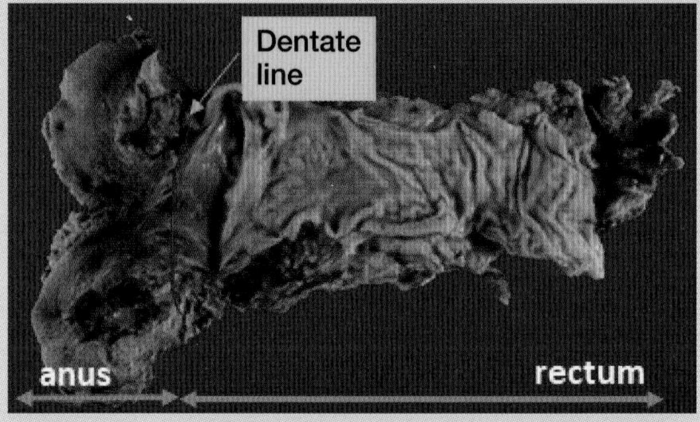

Dentate line : 직장과 항문의 경계로 연갈색의 직장과 연회색의 항문이 만나는 자리이다.

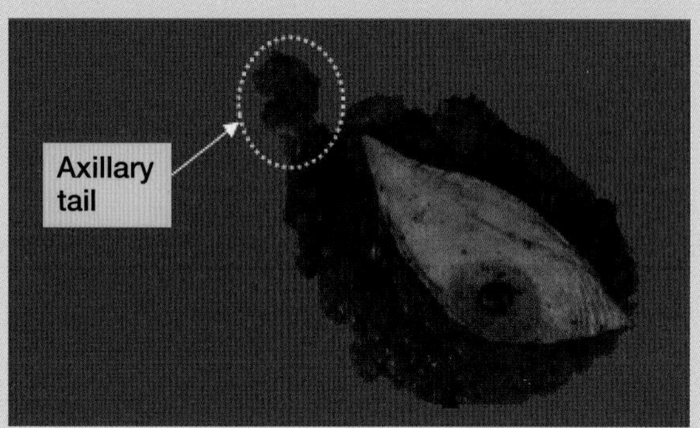

Axillary tail : 유방전절제술시 겨드랑이 림프절 조직이 붙어 있으면 그 곳이 오른쪽 또는 왼쪽 위를 가리킨다.

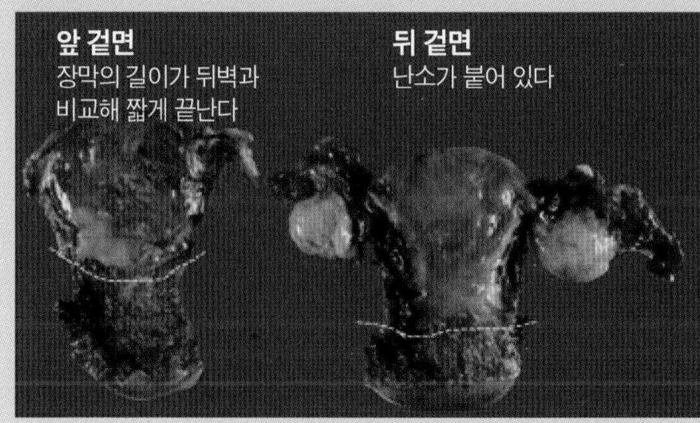

자궁 피막의 peritoneal reflection의 모양과 길이의 차이를 살펴 짧고 말려 올라간 모양을 한 면이 앞 벽, 길고 매끈하게 내려가는 면이 뒷벽임을 확인한다.

2) 검체를 자르면서 세부적인 검사를 한다. 병변 위치, 주변과의 관계, 병변 단면의 낭성, 고형, 괴사, 혈성 변화 등 성상을 관찰하여 기록한다. 병변을 싸고 있는 피막의 여부 등과 질감과 색을 표현해 준다.

2.4. 잉크 칠하기(inking) 〈그림1-1-3〉 잉크로 방향 표시하기

1) 잉크 칠의 주된 목적

(1) 절제연의 평가를 위하여 잉크를 칠하고 현미경 상에서 암세포가 잉크 표시를 기준으로 얼마나 가까운지를 평가한다.

〈그림1-1-3〉 잉크로 방향 표시하기

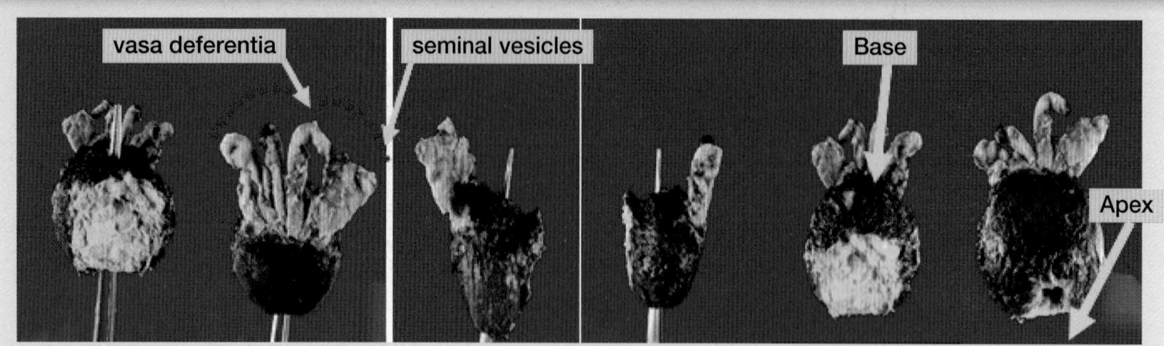

예시) 전립선 검체의 바깥 부분을 서로 구분하고 종양의 수술 절연면 침윤을 관찰하기 위해 방향마다 다른 색으로 칠한다. (앞벽 : 노란색, 뒷벽 : 검정색, 오른 벽 : 빨간색, 왼쪽 벽 : 초록색, 윗벽(바닥) : 파란색)

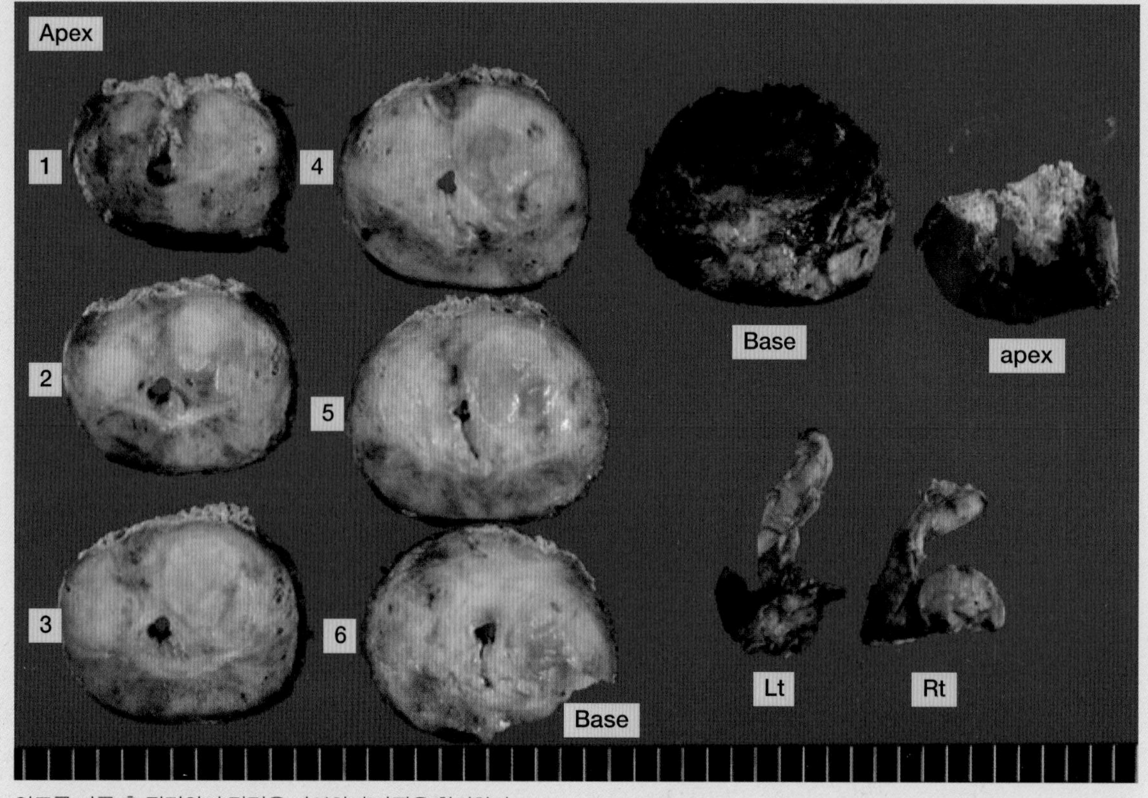

잉크를 바른 후 절편하여 단면을 나열하여 사진을 촬영한다.

(2) 자르고 나면 어느 방향의 끝인지를 알 수 없으므로 서로 다른 색과 위치, 방향을 기록하여 알 수 있도록 한다.

2) 잉크를 칠할 때 주의사항

(1) 가능하면 검체를 자르기 전에 잉크를 칠한다.

(2) 너무 많은 양의 잉크를 칠하지 않는다.

(3) 잉크를 칠한 후 페이퍼 타월이나 거즈로 검체의 겉면을 닦아 여분의 잉크를 제거한다.

(4) 알코올에 수초 간 넣어 잉크가 덜 묻어나오도록 고정해 준다.

(5) 검체를 자르기 전 잉크를 말려준다.

2.5. 육안기술

1) 간결하고 구조화 된 정확한 표현을 쓴다.

2) 단락 체계(Paragraph System)

(1) 단락1 : 검체의 구성요소－검체 라벨, 검체 상태(신선 / 포르말린), 해부학적 구조, 크기와 무게

(2) 단락2 : 주 병변 기술, 병변의 유형, 크기, 주변 구조 및 절제연과의 관계

(3) 단락3 : 부 병변 림프절 등

(4) 단락4 : 잉크 코드, 동결절편, 사진 등

(5) 단락5 : 슬라이드 코드

3) 크기 측정

(1) cm 단위로 표시

(2) 3차원으로 측정, 예외 소화기계는 둘레 혹인 직경과 길이로 측정

ex) 16 cm in length and 3 cm in diameter, 4 cm in length and 3 cm in circumference

(3) 긁어내어 조각 난 검체는 합쳐서 측정

ex) 3×3×1.5 cm in aggregate

(4) 여러 조각이 한 통에 담겨 온 경우

- 3조각 이상은 가장 큰 조각 측정

- 2조각까지는 각각 측정

(5) 고정 후 수축되는 장기는 고정 전에 측정

4) 무게 측정

(1) gm 단위로 측정

(2) 모든 고형성 장기를 고정 전에 측정

5) 모양의 묘사

〈그림1-1-4〉 모양의 묘사 – (1) 경계가 좋은 - well circumscribed, pushing borders

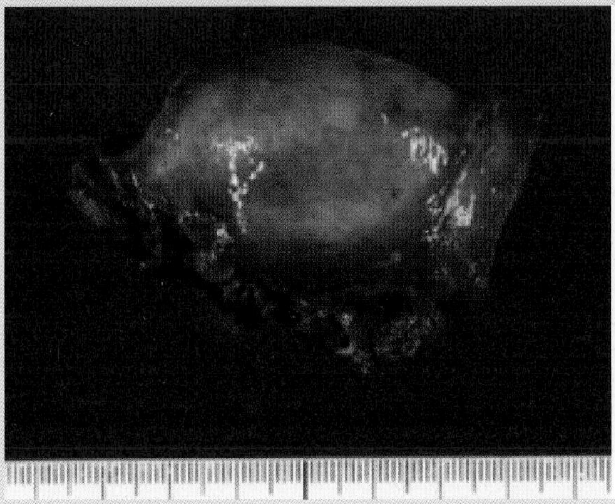

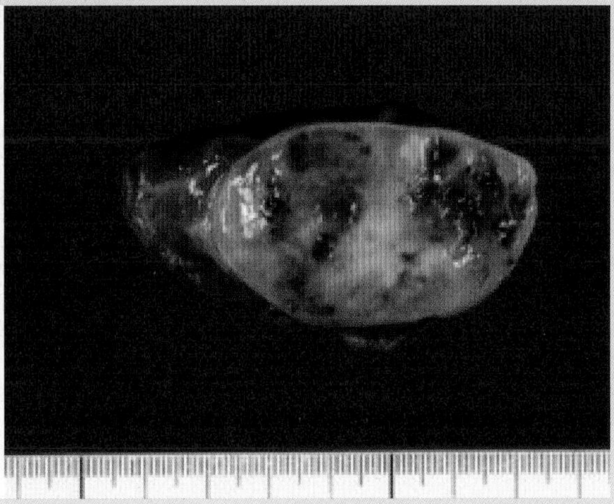

〈그림1-1-5〉 모양의 묘사 – (2) 불규칙한 경계를 가진 - irregular, iagged borders

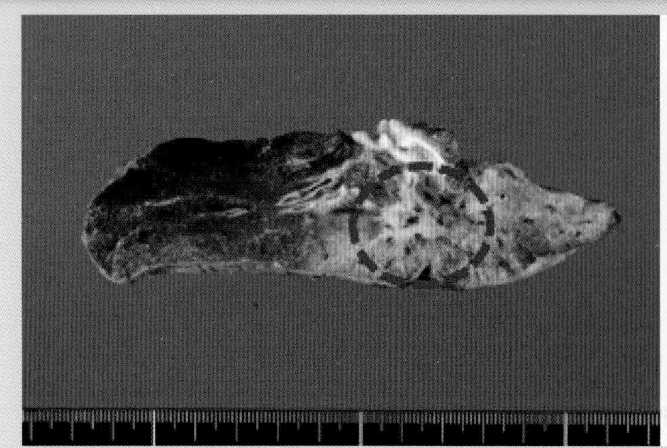
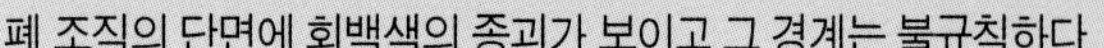

폐 조직의 단면에 회백색의 종괴가 보이고 그 경계는 불규칙하다.

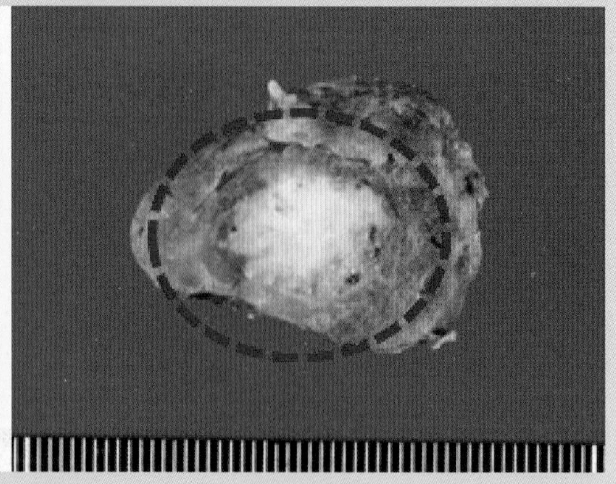

갑상선 조직의 단면에 연노랑색의 종괴는 그 경계가 불규칙하다.

〈그림1-1-6〉 모양의 묘사 – (3) 분엽성의 - lobulated

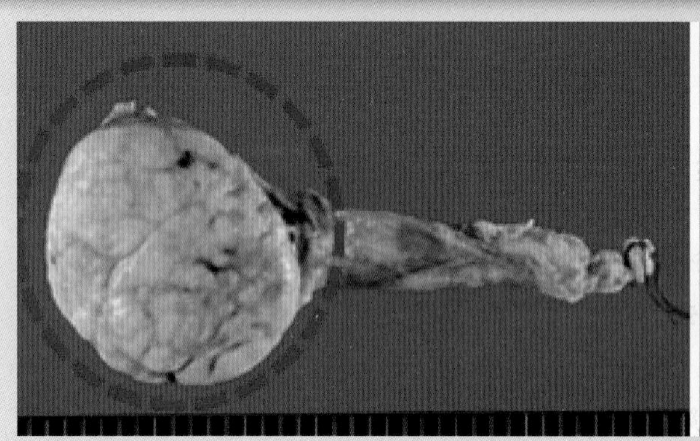

고환에서 단면이 분엽성으로 관찰되는 종괴가 보인다.

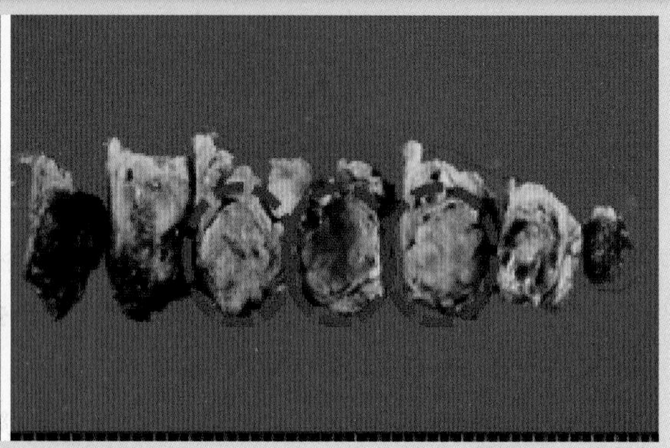

유방 조직의 단면에 엽으로 나누어진 병변이 보인다.

〈그림1-1-7〉 모양의 묘사 – (4) 결절성의, 덩어리가 있는 - nodular

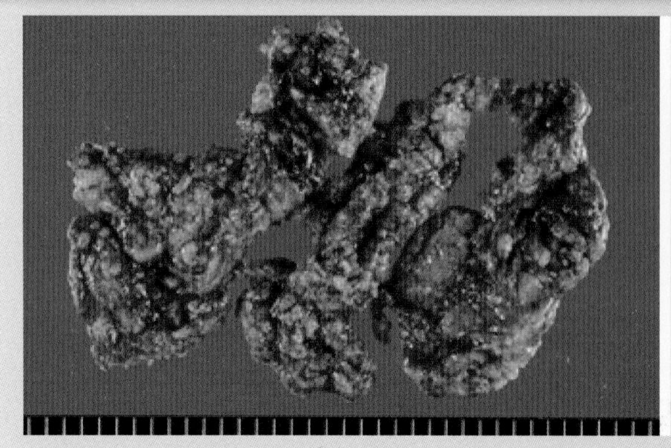

omentum에 전이된 암의 결절이 여러 개 보인다.

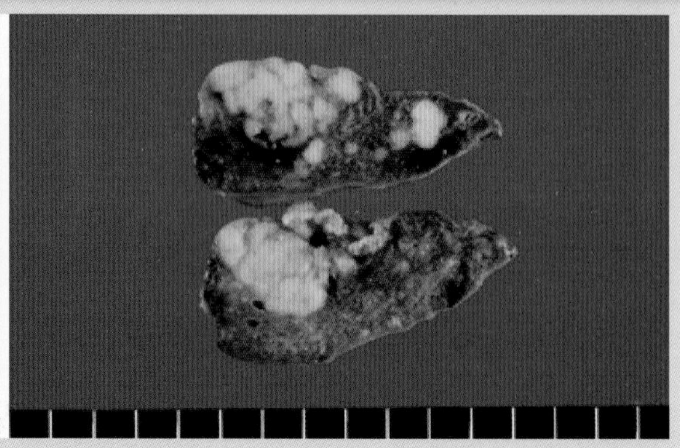

폐의 단면에 여러 개의 암이 결절 형태로 관찰된다.

〈그림1-1-8〉 모양의 묘사 – (5) 유두상의 - papillary

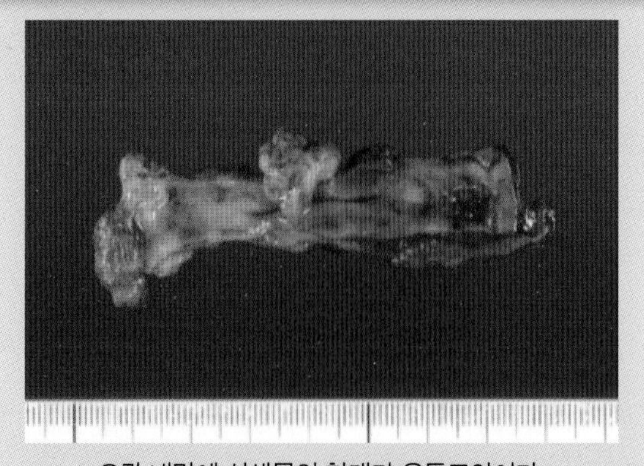

요관 내막에 신생물의 형태가 유두모양이다.

〈그림1-1-9〉 모양의 묘사 – (6) 부종성 - edematous

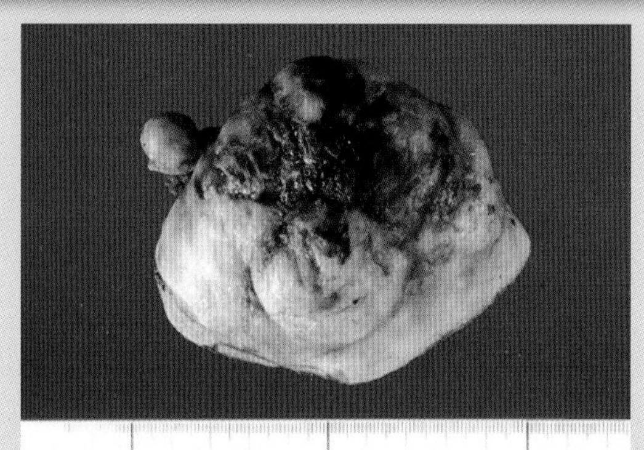

다리의 피부에 종괴가 관찰되며 부종을 동반하였다.

〈그림1-1-10〉 모양의 묘사 – (7) 유경성의 - 줄기가 있는, pedunculated

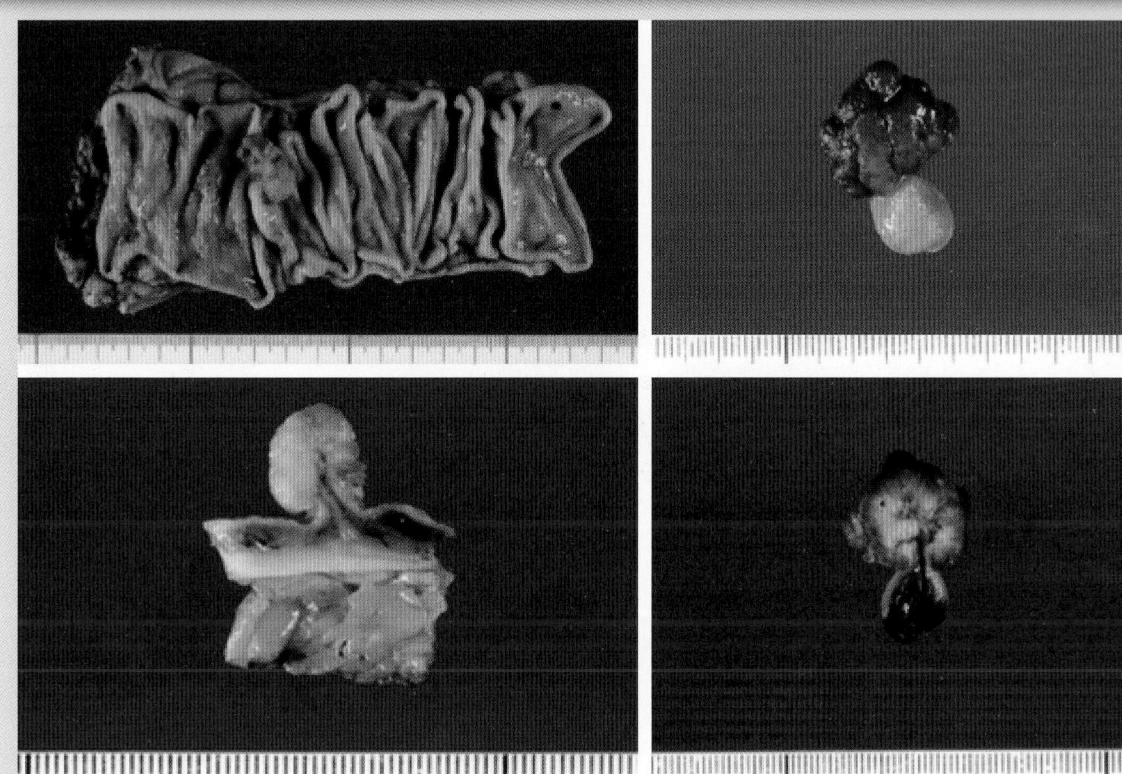

〈그림1-1-11〉 모양의 묘사 – (7)무경성의 - 줄기가 없는, sessile

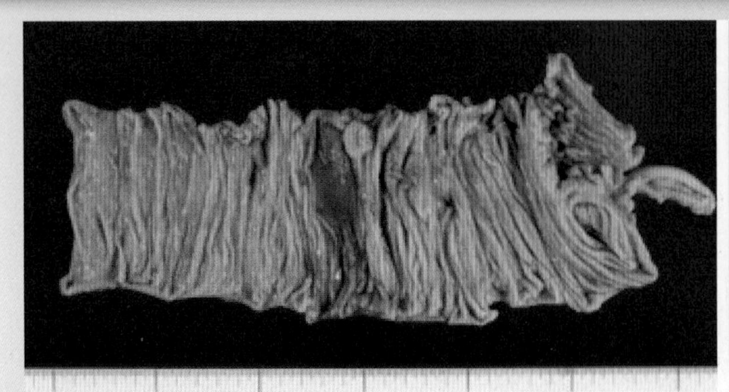

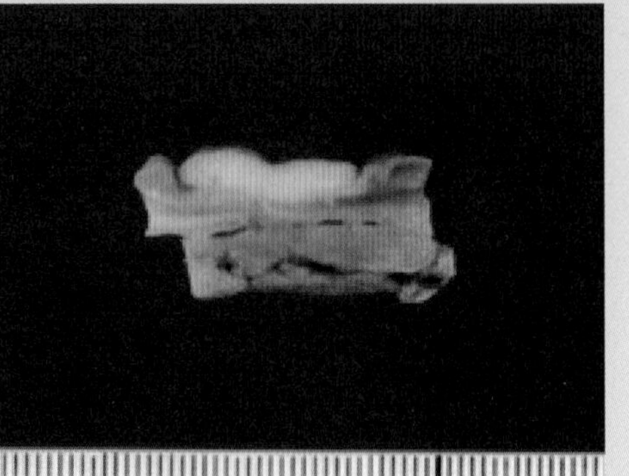

colon에 생긴 polyp이 줄기가 없는 형태로 관찰된다.(오른쪽 사진은 polyp의 단면)

〈그림1-1-12〉 모양의 묘사 – 외장성의(exophytic) : projecting out from surface

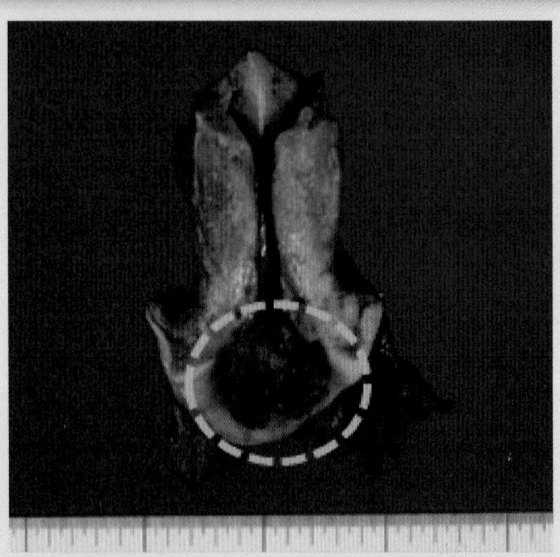

자궁 경부 밖으로 종양이 튀어 나와 있다.

〈그림1-1-13〉 모양의 묘사 – 내장성의 - endophytic infiltrative

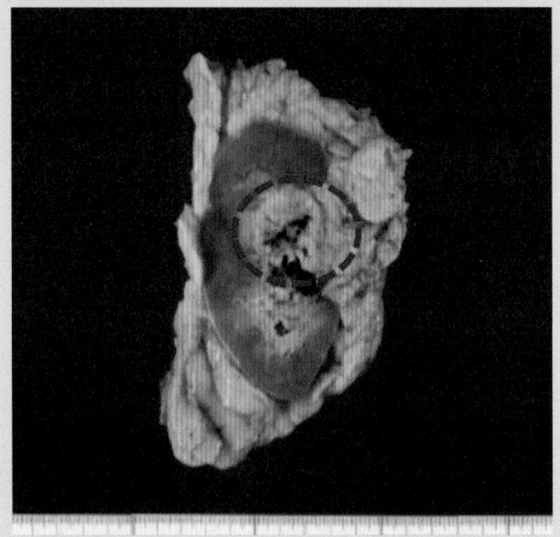

신장 조직에 단면을 관찰해 보면 종양이 실질을 파고 들어가 있는 것을 볼 수 있다.

6) 색의 표현

- 색상 : red, orange, blue, green, violet
- 채도 : weak, deep, intense
- 명도 : pale, bright, dark

〈그림1-1-14〉 색깔의 묘사 – Red : 출혈(hemorrhage)

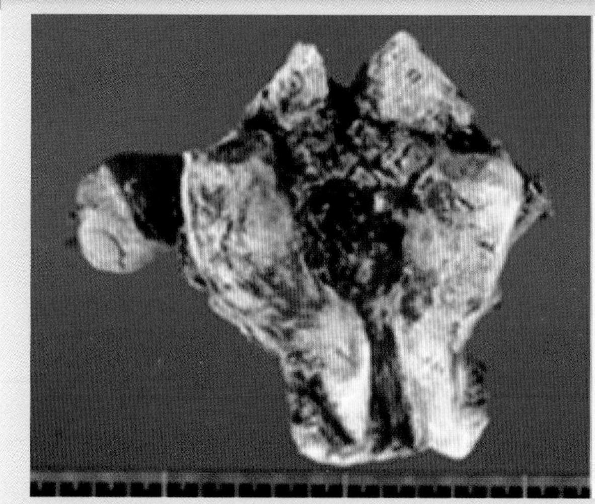

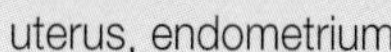

uterus, endometrium

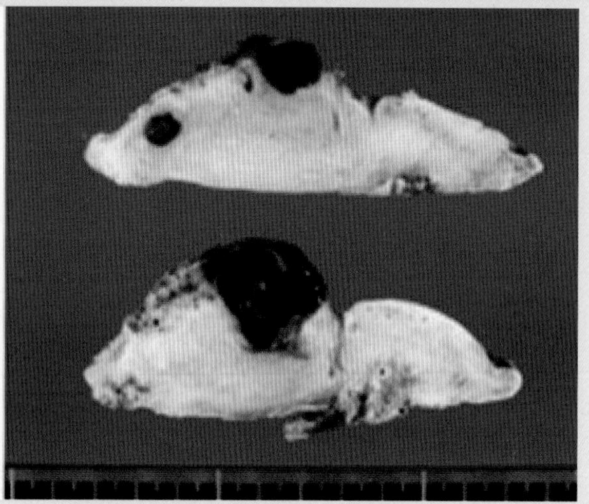

uterus, serosal hemorrhage

〈그림1-1-15〉 색깔의 묘사 – Yellow : 지방(fat), 포말세포(foam cell), 괴사(necrosis)

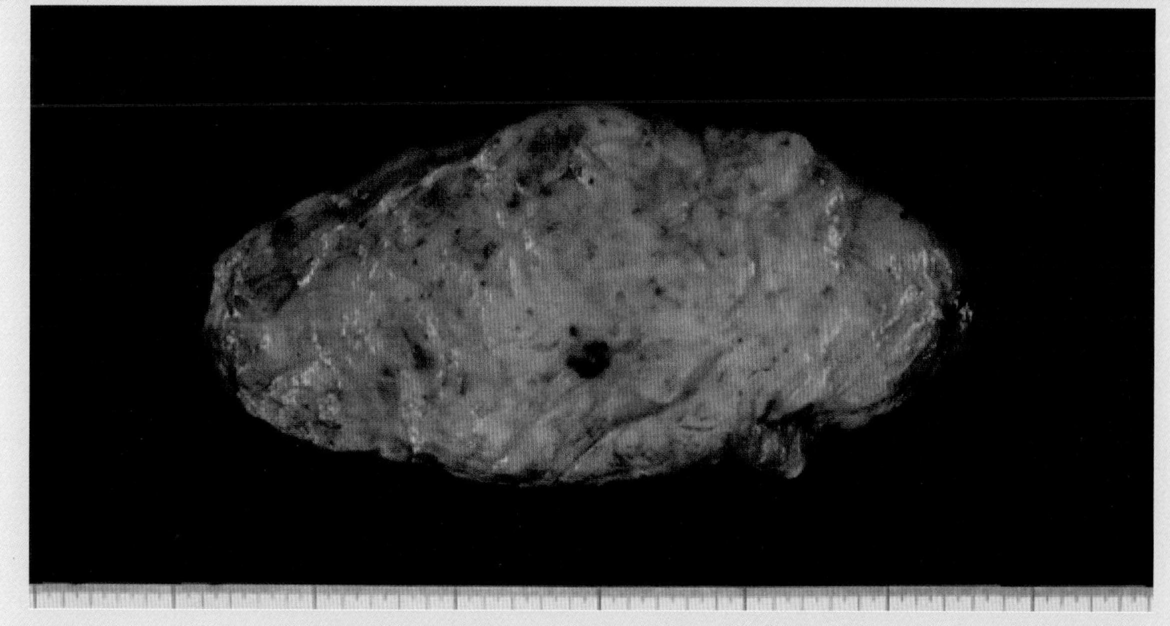

Soft tissue: 전체적으로 지방이 섞여 yellowish white 하게 보인다.

〈그림1-1-16〉 색깔의 묘사 – Green : 괴사성 혹은 화농성 삼출물(necrotic and/ or purulent exudate), 담즙(bile)

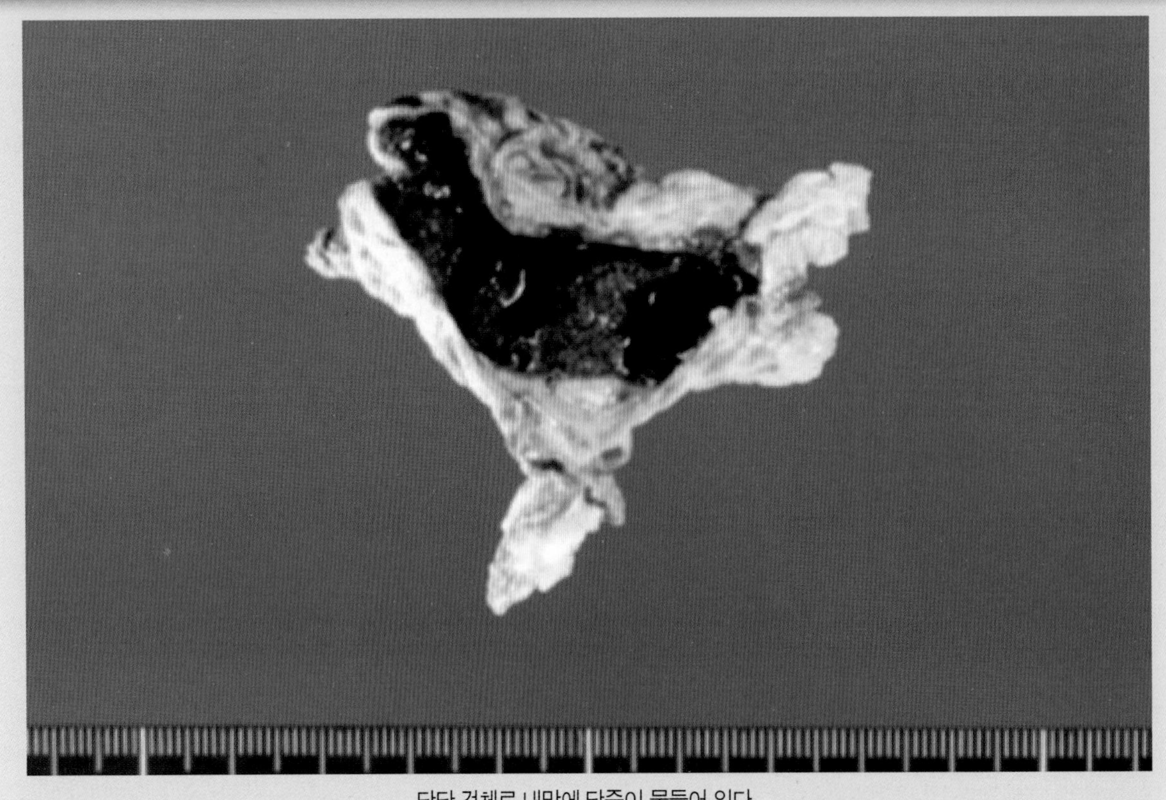

담당 검체로 내막에 담즙이 물들어 있다.

〈그림1-1-17〉 색깔의 묘사 – Brown : 오래된 출혈(old hemorrhage), Dark brown(chocolate): 자궁 내막증(endometriosis)

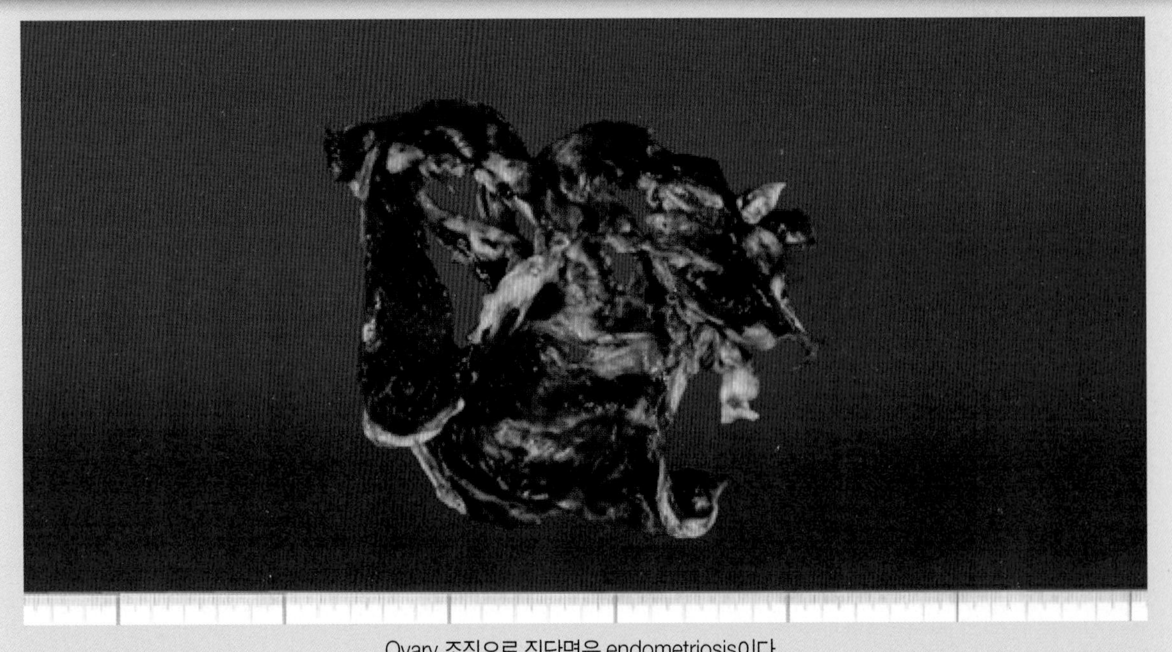

Ovary 조직으로 진단명은 endometriosis이다.

〈그림1-1-18〉 색깔의 묘사 – Black : 멜라닌 색소(melanin), 탄분성 색소(anthracotic pigments)

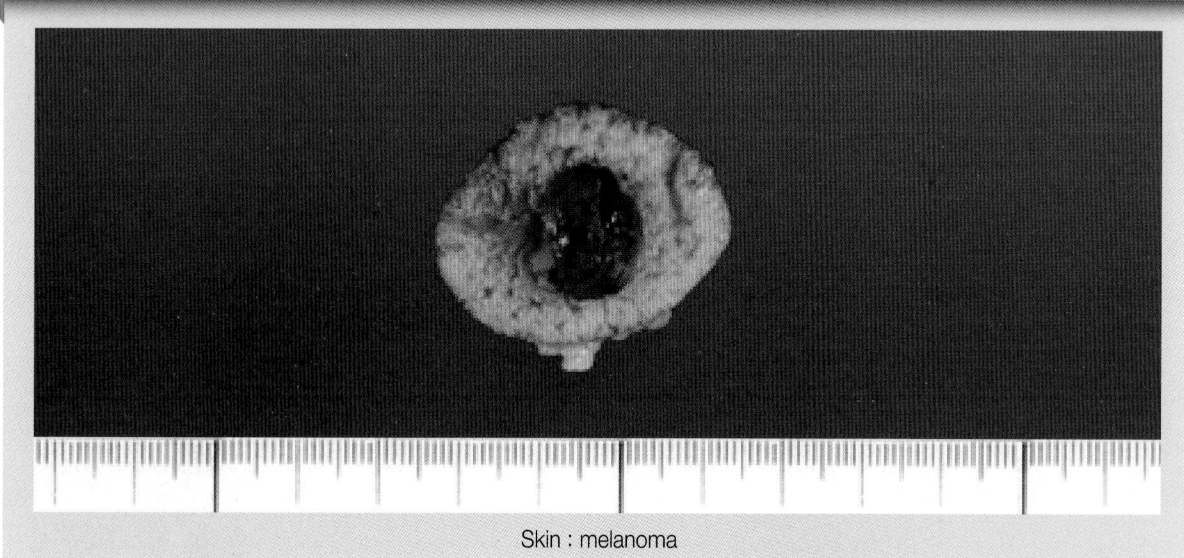

Skin : melanoma

〈그림1-1-19〉 색깔의 묘사 White : 섬유화(fibrosis)

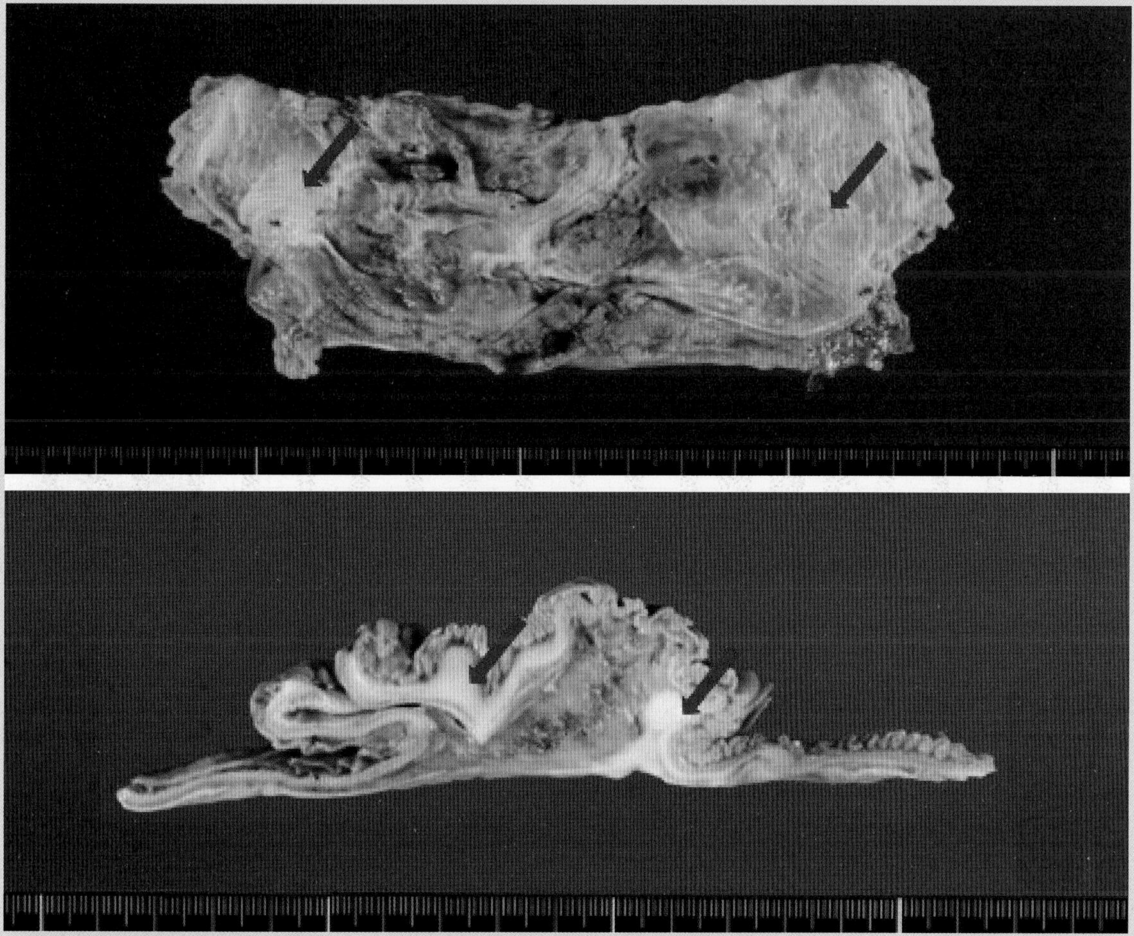

장의 중첩된 외피막쪽이 섬유화가 진행되었다.

〈그림1-1-20〉 색깔의 묘사 White gray or white yellow : 케라틴(keratin)

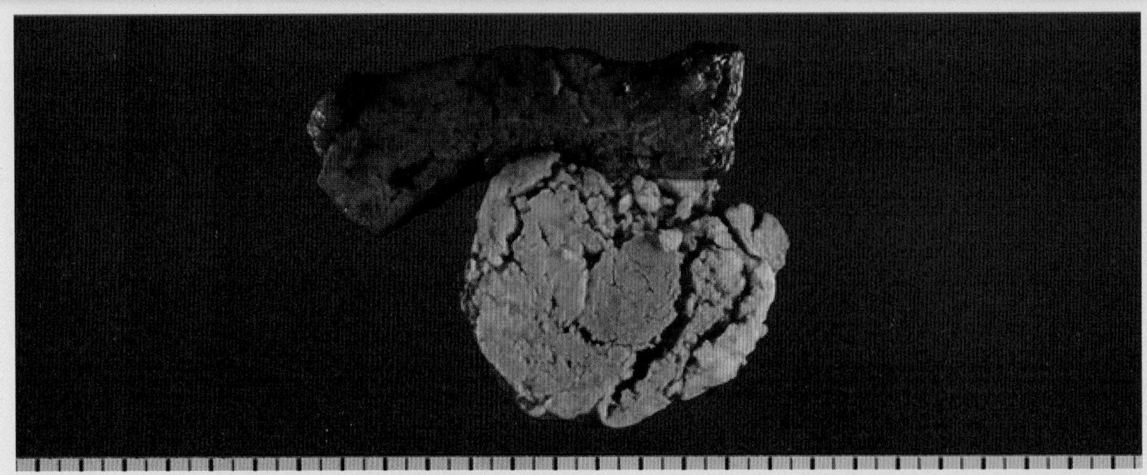

Pancreast, distal, pancreatectomy : lymphoepithelial cyst에 가깝지만 dermoid cyst의 특징도 가지고 있는 benign cyst

〈그림1-1-21〉 색깔의 묘사– White blue : 연골 성분(chondroid tissue)

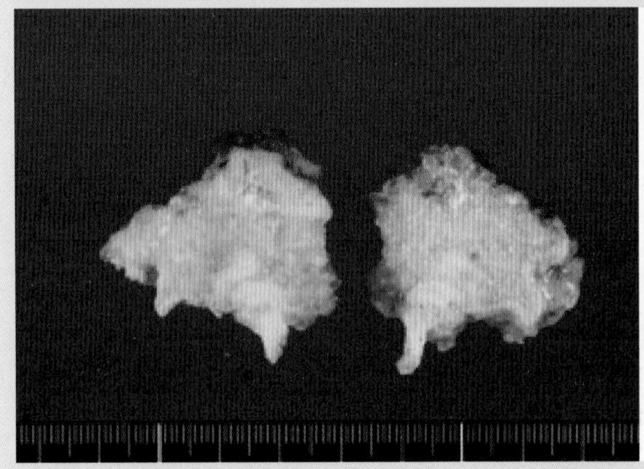

Soft tissue의 단면이 푸른빛이 도는 반투명한 흰색의 연골이 관찰된다.

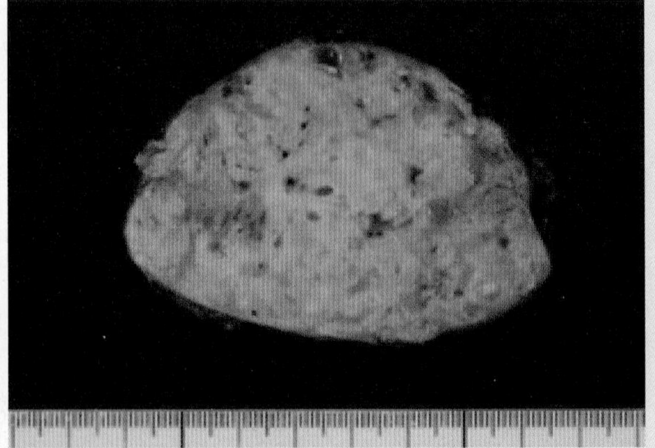

ovary 조직에서 발생된 연골이 단면을 채우고 있다.

〈그림1-1-22〉 색깔의 묘사– 얼룩덜룩한, 무늬가 고르지 못한(variegated or mottled)

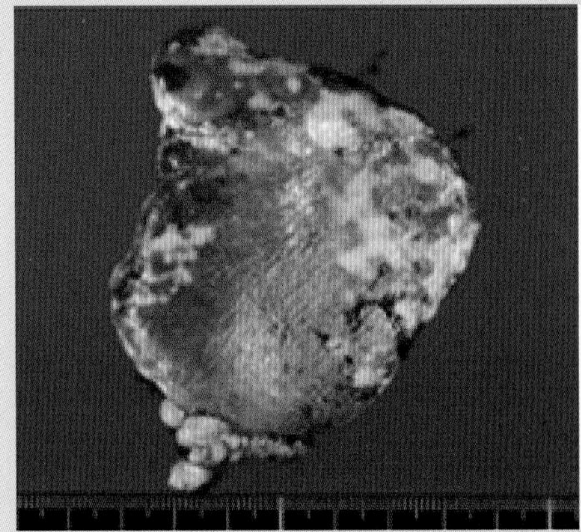

spleen의 겉 표면이 조직 괴사로 노란색의 얼룩을 보인다.

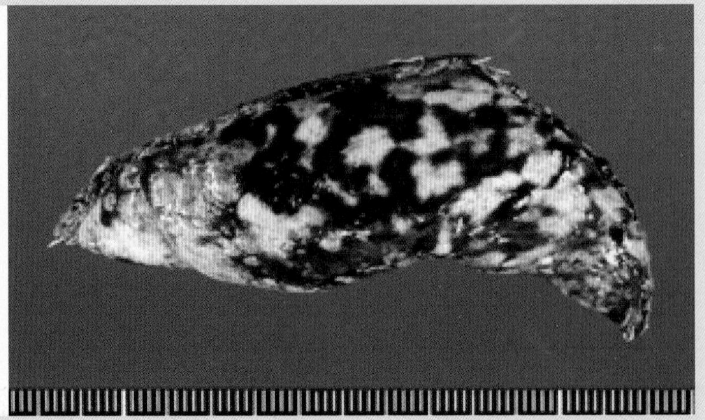

lung 조직의 표면이 검은색으로 얼룩져 보인다.

7) Consistency(견고도)

〈그림1-1-23〉 견고도 – 부드러운(soft)

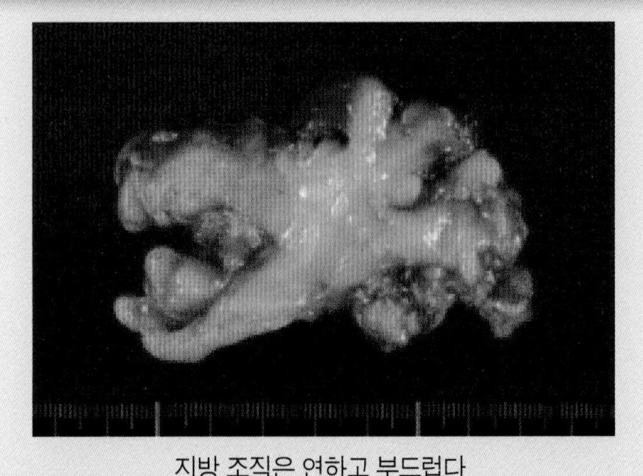

지방 조직은 연하고 부드럽다.

〈그림1-1-24〉 견고도 – 부스러지기 쉬운(friable)

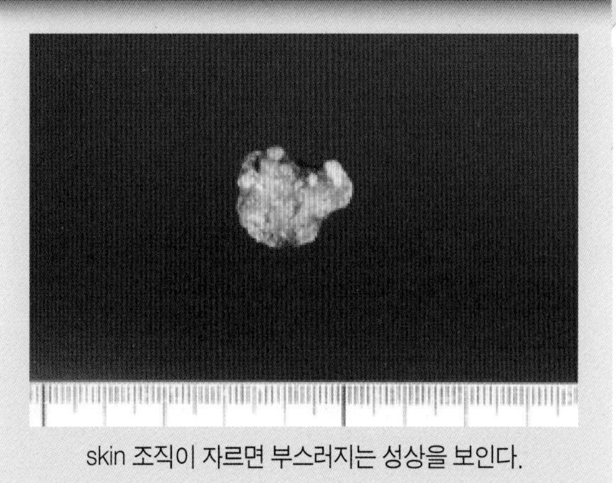

skin 조직이 자르면 부스러지는 성상을 보인다.

〈그림1-1-25〉 견고도 – 스폰지 같은(spongy)

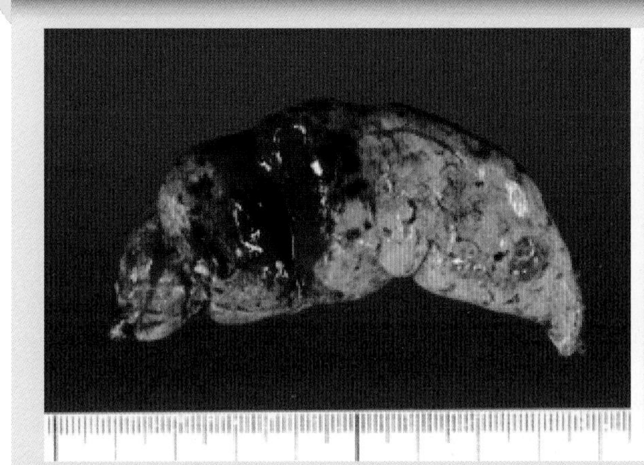

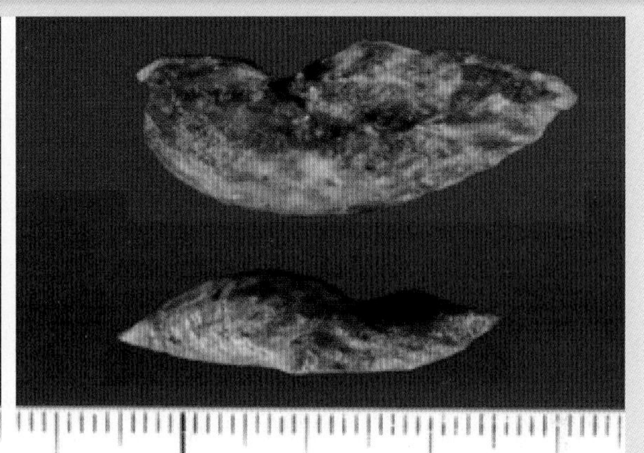

lung, 폐의 실질은 스펀지 같이 작은 공간이 모여 이루어진다.

〈그림1-1-26〉 견고도 – 고무같이 질긴(rubbery)

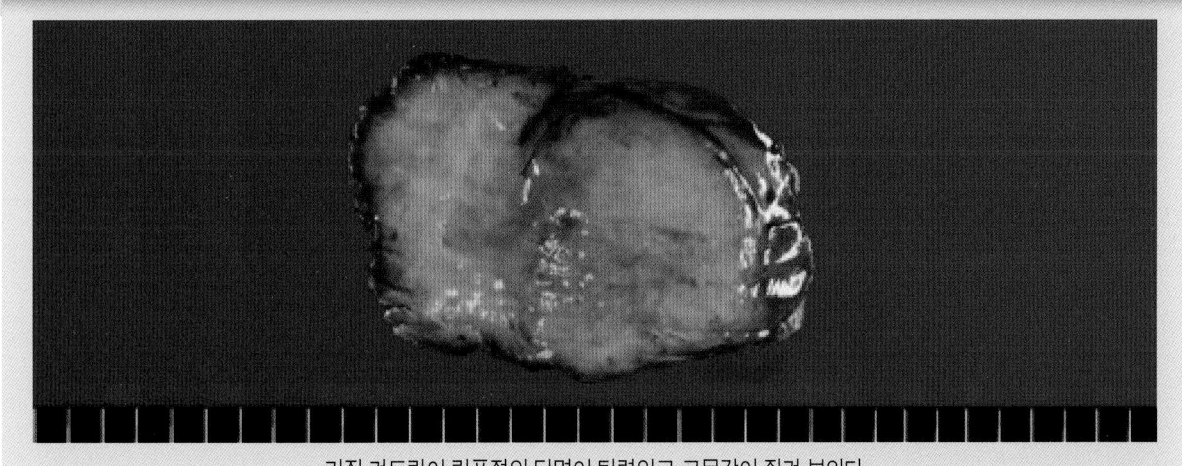

커진 겨드랑이 림프절의 단면이 탄력있고 고무같이 질겨 보인다.

〈그림1-1-27〉 견고도 – 굳은, 견고한(firm)

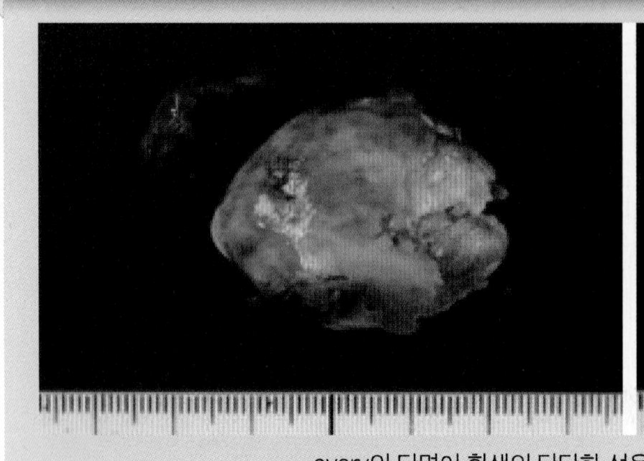

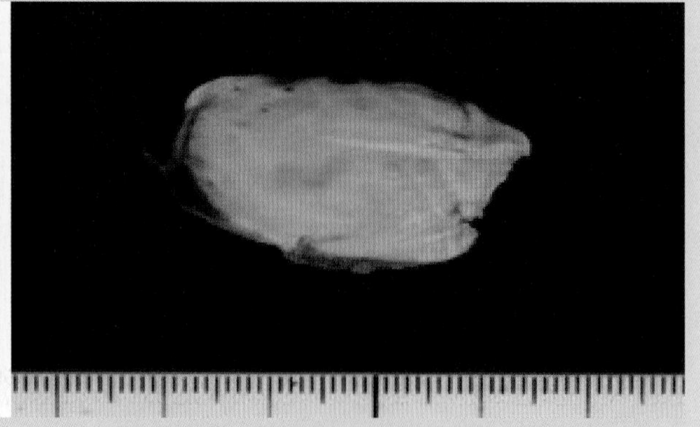

ovary의 단면이 흰색의 단단한 섬유질로 뭉쳐 있다. 진단명은 fibroma이다.

〈그림1-1-28〉 견고도 – 딱딱한(hard)

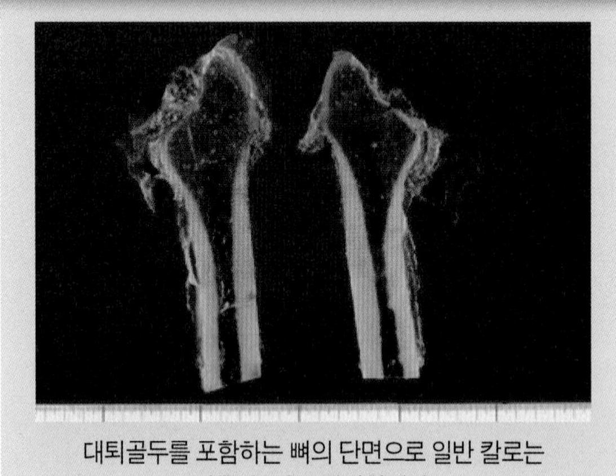

대퇴골두를 포함하는 뼈의 단면으로 일반 칼로는 자를 수 없는 단단함이다.

〈그림1-1-29〉 견고도 – 돌처럼 단단한(stony)

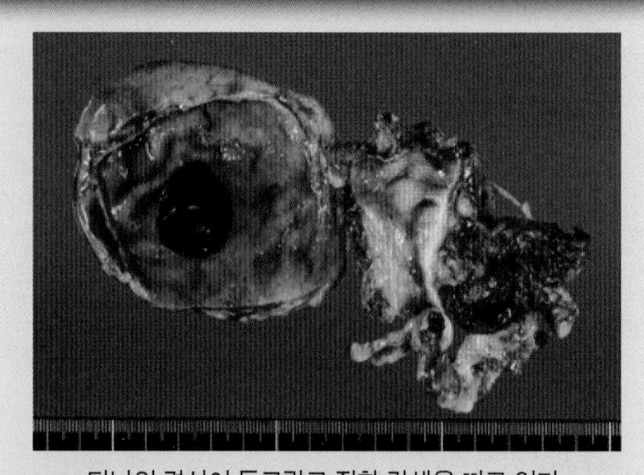

담낭의 결석이 동그랗고 진한 갈색을 띠고 있다.

8) 감촉(Texture)

〈그림1-1-30〉 감촉 – 매끄러운(smooth)

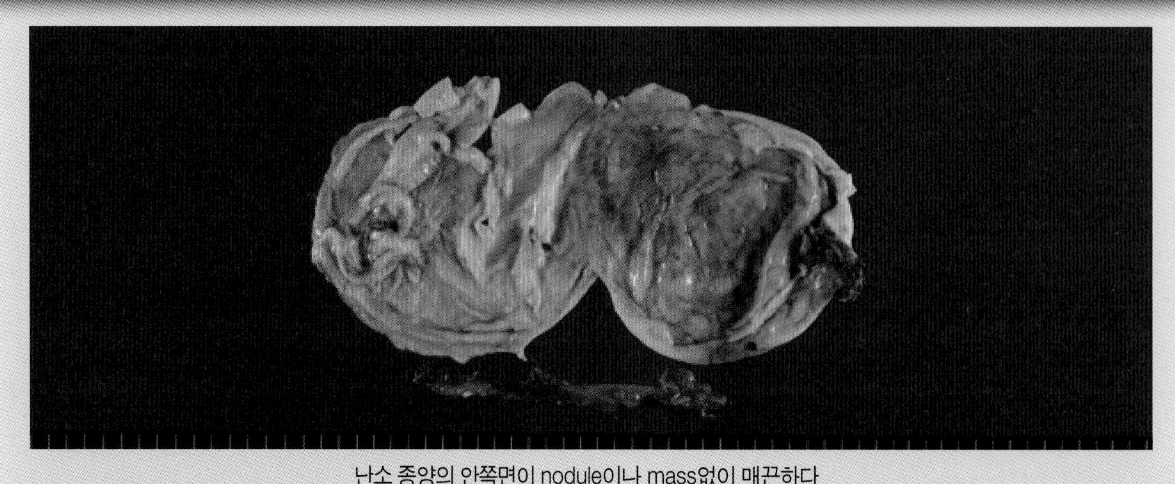

난소 종양의 안쪽면이 nodule이나 mass없이 매끈하다.

〈그림1-1-31〉 감촉 – 거친(rough)

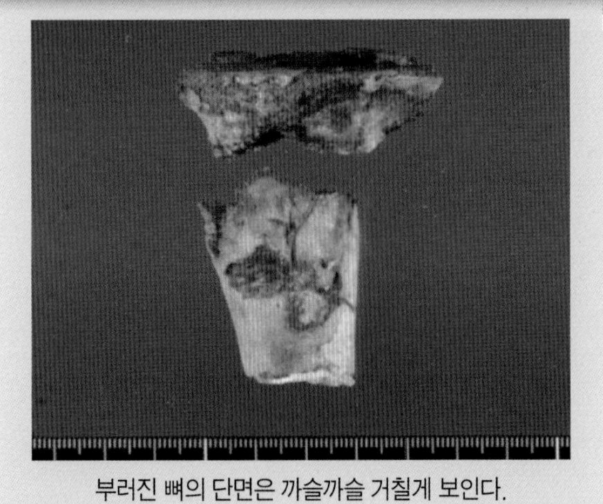

부러진 뼈의 단면은 까슬까슬 거칠게 보인다.

〈그림1-1-32〉 감촉 – 우둘투둘한(ragged)

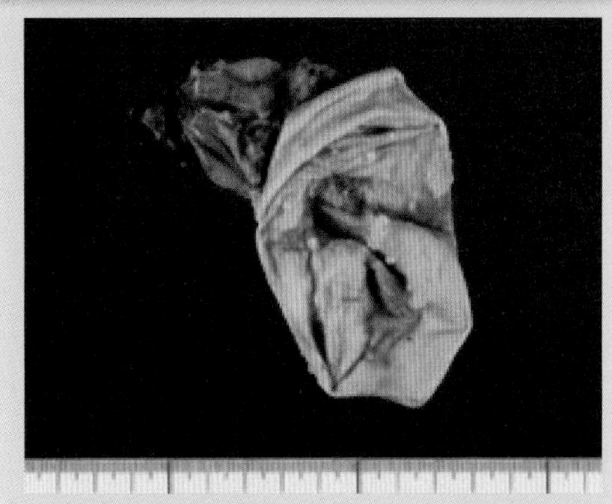

ovary 안쪽에 작은 돌기들이 우둘투둘한 모양으로 붙어 있다.

〈그림1-1-33〉 감촉 – 튀어나온(bulging)

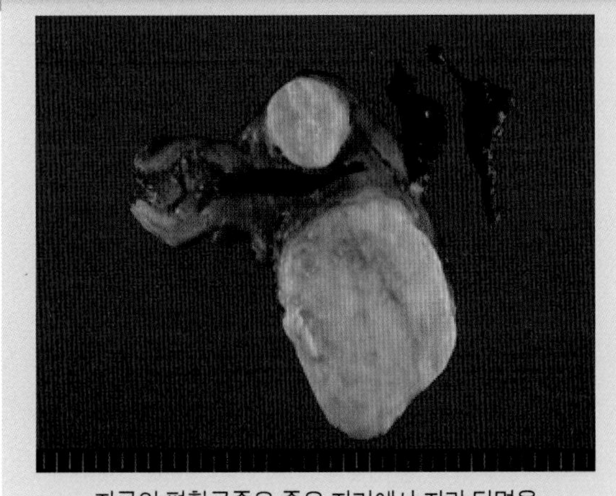

자궁의 평활근종은 좁은 자리에서 자라 단면을 자르게 되면 밖으로 튀어나오게 된다.

〈그림1-1-34〉 감촉 – 백묵 같은(chalky)

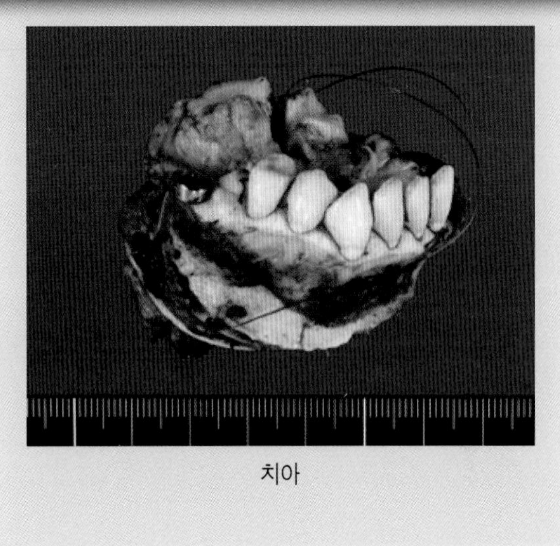

치아

9) 단면의 묘사

〈그림1-1-35〉 단면의 묘사 – 소용돌이의(orling)

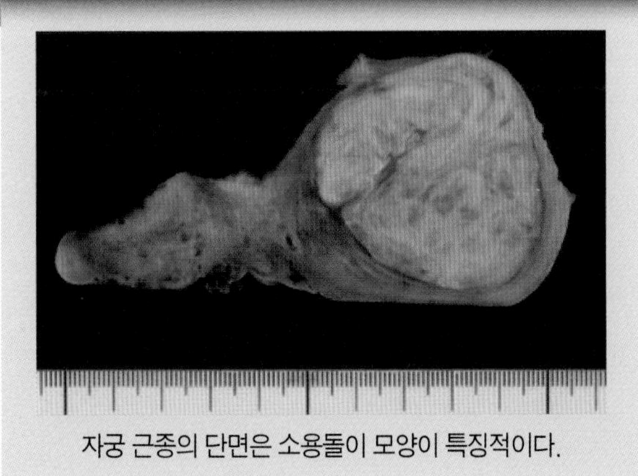

자궁 근종의 단면은 소용돌이 모양이 특징적이다.

〈그림1-1-36〉 단면의 묘사 – 고형성(solid)

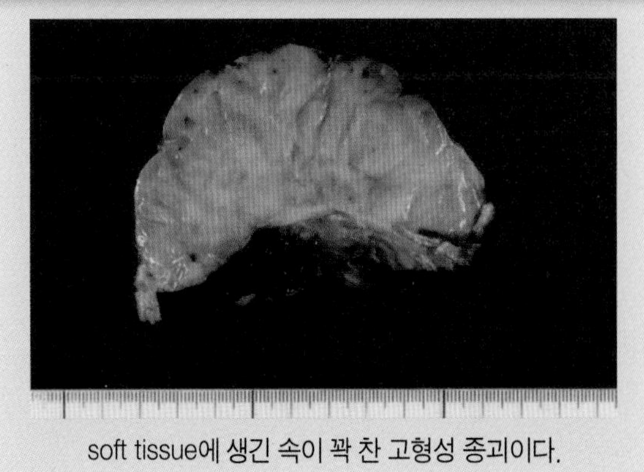

soft tissue에 생긴 속이 꽉 찬 고형성 종괴이다.

〈그림1-1-37〉 단면의 묘사 – 낭성(cystic)

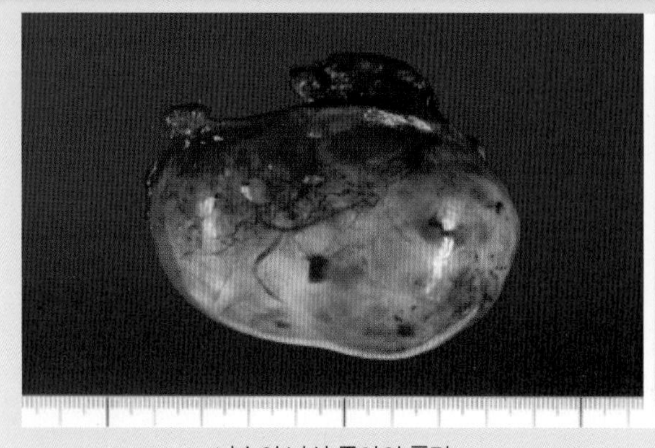

난소의 낭성 종양의 표면

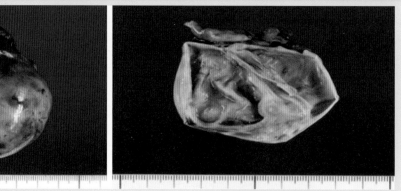

위의 cystic mass의 안쪽면

〈그림1-1-38〉 단면의 묘사 – 점액성의(myxoid)

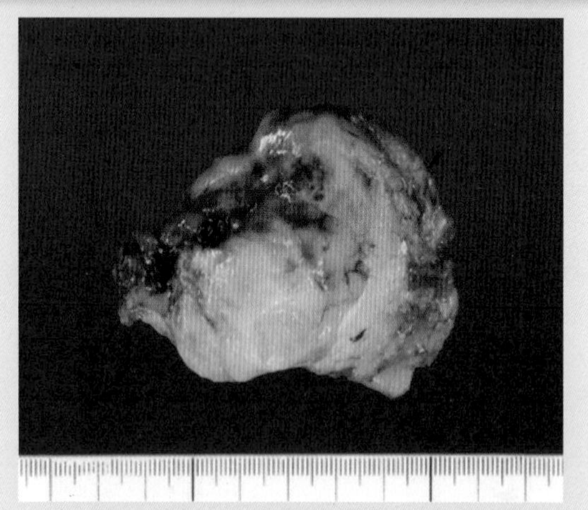

thigh에 생긴 mixoid tumor로 종양의 단면에 점액질이 보인다.

〈그림1-1-39〉 단면의 묘사 – 균질성의(homogenous)

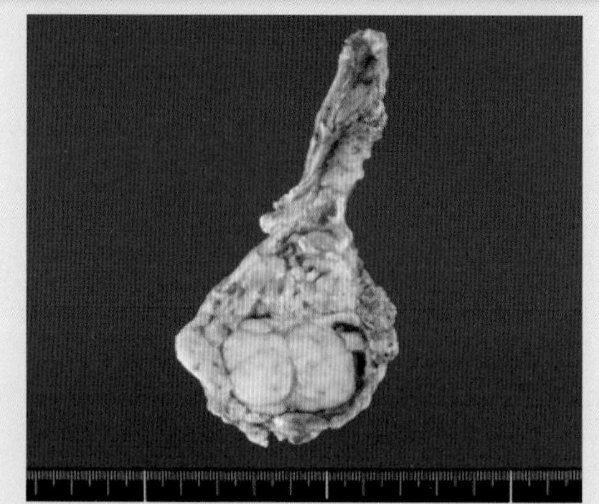

고환에 생긴 종양의 단면이 흰색의 고형성으로 균일하게 보인다.

〈그림1-1-40〉 단면의 묘사 – 불균질성의(heterogenous)

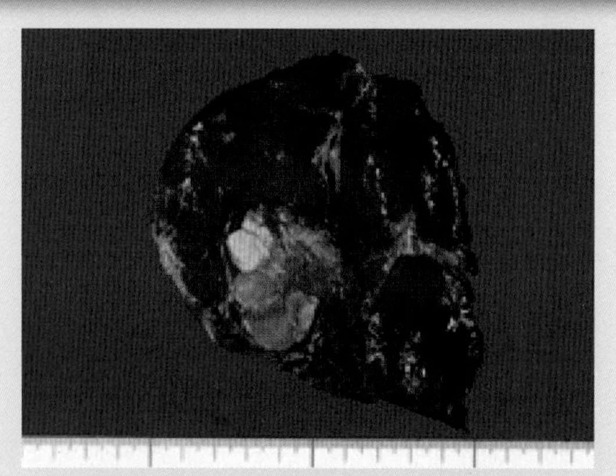

간의 종양 단면이 여러 가지 색과 서로 다른 질감으로 보인다.

〈그림1-1-41〉 단면의 묘사 – 출혈성의(hemorrhagic)

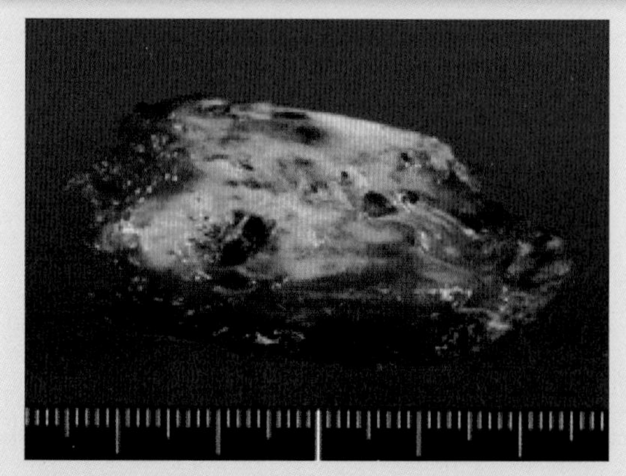

soft tissue에 생긴 hemangioma는 단면에 출혈이 있다.

서술형

Specimen consists of an entire uterus, measuring ( ) cm and ( ) g in weight.
The endometrium and myometrium, measuring ( ) cm and ( ) cm in thickness,
show several myoma nodules, up to ( ) cm (선택 : subserosally / submucosally / intramurally), with whorling firm appearances.
[선근증 유무 : There was focally adenomyosis, measuring up to ( ) cm.]
RS blocks. photo.
〈Slide key : #A :

간략형

1. Specimen state : fresh
2. Specimen : right/left thyroid, cm, isthmus, cm,
   attached muscular tissue, cm, weight gm
3. Cut surface : 3-1. a mass
   3-2. multiple masses (x)
   3-3. multinodular appearance
   3-4. unremarkable
4. Mass
   1) size :
   2) location : 2-1. upper pole/ 2-2. mid pole/ 2-3. lower pole/ 2-4. isthmus
   3) cut surface : 3-1. well-defined
      3-2. well encapsulated
      3-3. white
      3-4. reddish
      3-5. cystic
      3-6. with calcification
      3-7. other ( )
4. Mass2
   1), 2), 3) 항목 3과 상동

multiple mass일 경우(Mass1, Mass2… 붙여서 반복)

Gross photo. RS ( ) blocks.
〈Slide key; #FRO1, #A : mass(entirely), #B : normal, #C : attached soft tissue〉
〈Ink code : Yellow; isthmus, Green; posterior, Blue; anterior〉

한글 형식 예

Uterus-Endometrial cancer (total hysterectomy)

신선 상태의 자궁과 양쪽 자궁 부속기를 포함하는 total hysterectomy and BSO 검체임. 자궁의 크기는 ① ( ) cm, ② 오른쪽 난소의 크기는 ( ) cm, 난관의 길이는 ( ) cm, 평균 외경 ( ) cm, 왼쪽 난소의 크기는 ( ) cm, 난관의 길이는 ( ) cm, 평균 외경 ( ) cm임. 무게는 모두 합하여 (③) g임. 전벽을 따라 내강을 열었을 때 ④ 자궁 내강의 크기는 ( ) cm이고, 자궁 경부의 길이는 ( ) cm임. ⑤ 자궁 내막과 근층의 두께는 각각 ( ) cm, ( ) cm임.
자궁 내막을 관찰 시 ⑥ [한 개의 / 여러 개의] 회백색 종괴가 관찰됨. ⑦ [anterior/posterior/cornua, fundus, body, lower uterine segment]에 위치하며 크기는 (⑧) cm임. 단면상 종괴 침윤 깊이는 전체 두께 ⑨ ( ) cm중 ( ) cm임. 가장 가까운 ⑩ 질의 절연면과는 ( ) cm 떨어져 있음. 그 외 자궁 경부 및 양쪽 부속기에 특이소견 관찰되지 않음. 연속 절개하여 대표적 절편을 포매함.

Ink Code : Black-질의 절연면, Blue-right parametrial tissue, Green-left parametrial tissue

2.6. 표본 채취

1) 종양 부위의 표본 채취
   (1) 종양이 발생한 위치 및 크기를 확인하고 주변과의 경계를 포함하도록 잘라 넣는다.
   (2) 종양이 침범하는 구조를 확인할 수 있는 절편을 만들어 넣는다.
   (3) 혈관 침범을 의심할 만한 절편을 선별한다.
2) 절제연의 표본 채취 – 절제연과의 거리를 확인하고 절제연을 잘라 넣는다. 〈그림1-1-42〉 절제연의 채취 방법
3) 림프절의 표본 채취 – 림프절의 위치를 구분할 수 있으면 각각 표시하여 다른 슬라이드로 만든다.
4) 정상 조직의 표본 채취
5) 검체를 충분히 또는 모두 넣어야 하는 경우
   (1) 조기 위암, 조기 대장암
   (2) 병변이 잘 보이지 않는 경우
   (3) 수술 전 항암, 방사선 치료를 한 경우
   (4) 이전 시술, 수술 후 남은 종양이 있는지 확인
   (5) 조직의 괴사가 심한 경우
   (6) 골종양의 소파술
6) 여러 개의 병변에 대한 표본 채취
   (1) 육안적으로는 여러 개의 병변이나 현미경상 연결되어 있는 하나의 병변인 경우는 하나인 것을 증명하기 위해 경계면을 여러 장 만들어 관찰한다,
   (2) 원발 종양이 전이를 한 경우에도 여러 개의 병변이 모두 전이암임을 증명한다.
   (3) 두 개의 서로 다른 종양인 경우–각 병변을 각각 샘플링한 후 병변들 사이의 조직을 채취하여 서로 떨어진 병변인지 확인한다.

〈그림 1-1-42〉 절제연의 채취 방법

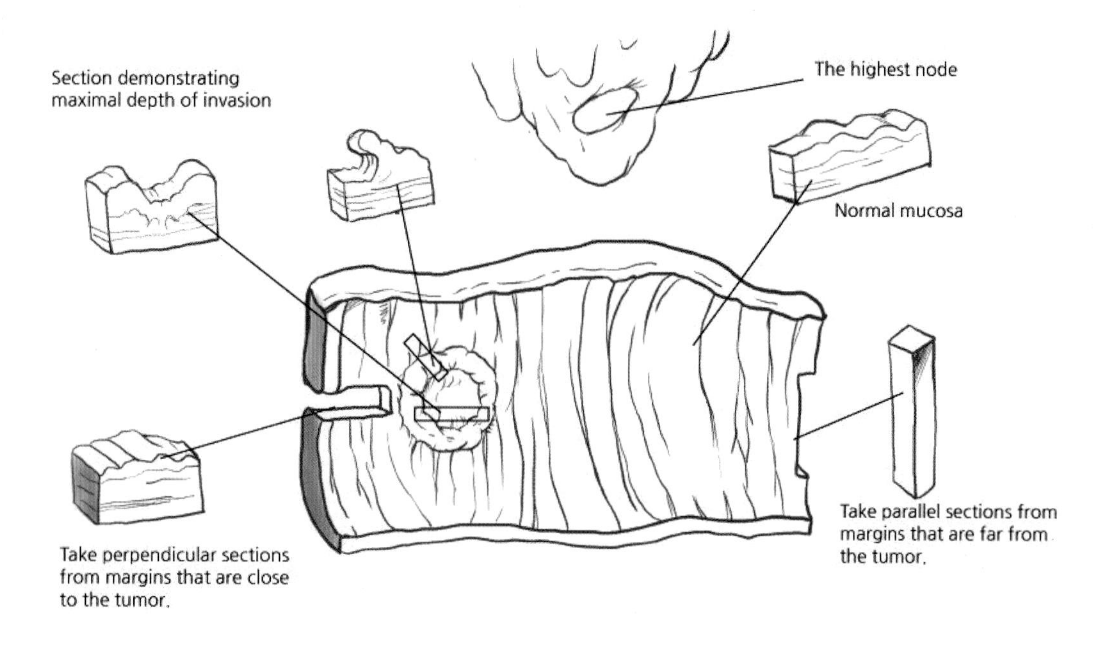

1. En face(shave margin)
   - 절제면에 평행하게 자름
   - 실제 관찰 가능한 절제면의 표면적이 넓음
   - 모든 해부학적 구조를 관찰 가능
   - 종양과 절제면간의 정확한 거리를 측정할 수 없음

2. Perpendicular margin
   - 절제면에 수직으로 자름
   - 종양과 절제면간의 정확한 거리를 측정할 수 있음
   - 종양과 절제면과의 거리가 가까울 때 추천되는 방법
   - 실제 관찰 가능한 절제면의 표면은 적음

3. 스테이플이 박힌 절제연
   가능한 스테이플에 가깝도록 제거 후 그 다음으로 가까운 조직을 절제연으로 간주하여 표본을 만든다. 스테이플을 포함하는 조직은 microtome 장비를 손상시키고 사용자에게 튀어 상해를 입힐 수 있어 절대 조직검사 과정에 들어가지 않도록 한다.

2장 육안검사실의 구성

1. 육안검사실에서 하는 일 〈그림1-2-1〉 병리 검사 흐름도

〈그림1-2-1〉 병리 검사 흐름도

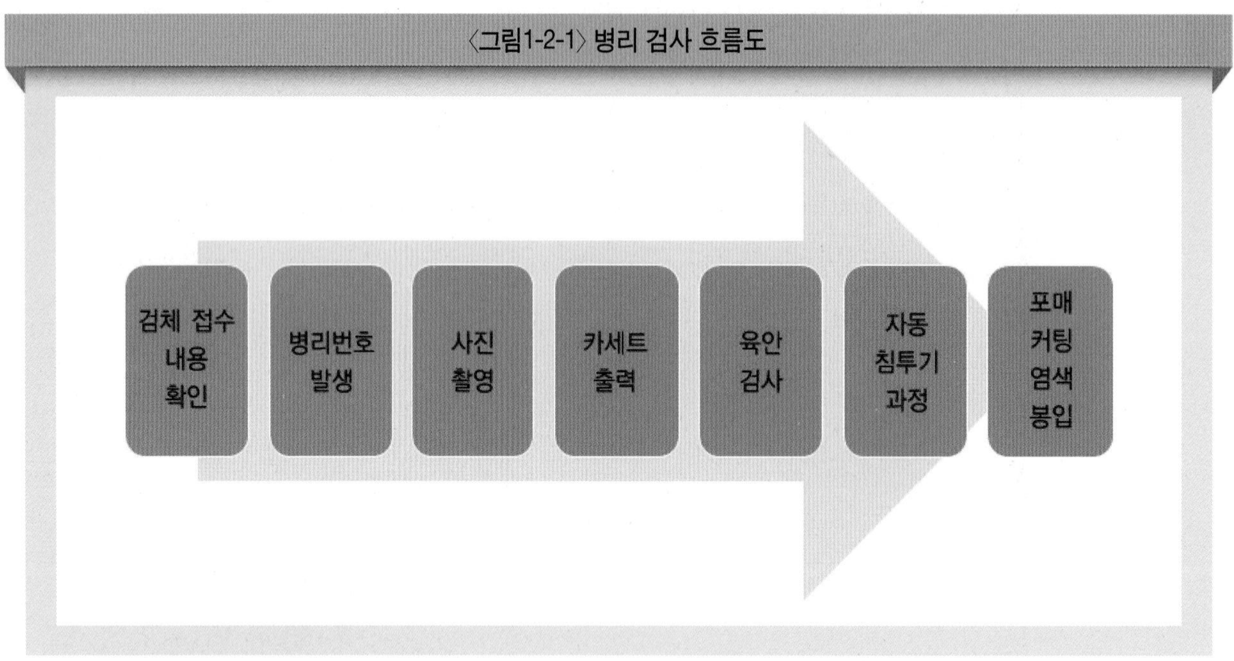

1.1. 검체의 접수 및 수거

수거는 수술실에서 가져온 검체를 받아 병리번호를 생성하여 앞으로 진행될 검사물에 병리번호를 부여하는 과정이다. 병리번호는 파라핀 블록과 슬라이드 라벨, 의뢰지에 붙어다니며 환자 확인을 명확히 하는 것에 이용된다. 검체와 의뢰지 내용을 확인하고 수술실 검체 대장에 수술실 인계 확인 서명이 있으면 검사실에서 인수하고 서명하여 누락검체나 분실검체 등에 대비한다.

1.2. 사진 촬영

검사를 하기 전 의뢰된 상태의 검체 사진을 촬영하는데 그에 필요한 카메라 시스템과 병원 내 영상정보시스템과 연동되는 프로그램 설치 PC가 필요하다. 〈그림1-2-2〉 사진 촬영에 쓰일 병리 번호를 입력하고 검체를 해부학적 방향대로 놓는다. 식도, 위, 장은 기시부가 오른쪽에 놓일 수 있도록 하며 여러 개의 장기가 한 번호에 온 경우에는 라벨을 작은 쪽지에 적어 구분하여 함께 촬영하도록 한다. 〈그림1-2-3〉

〈그림1-2-2〉 사진 촬영기

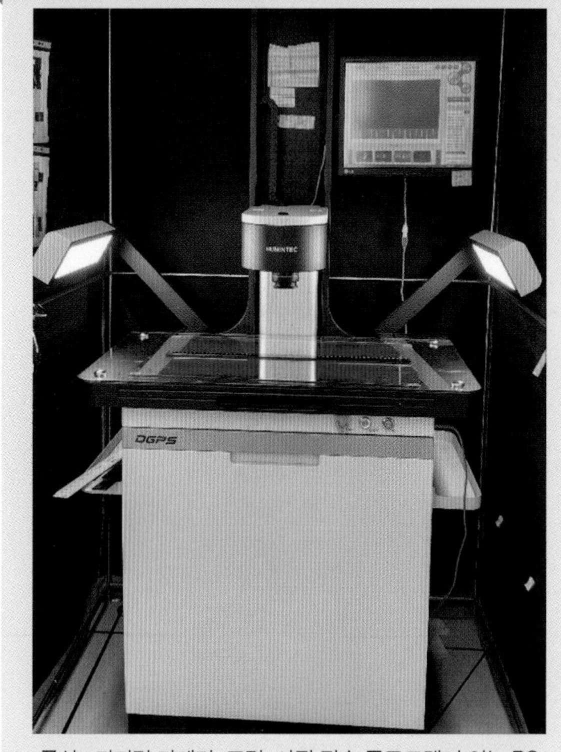

구성 : 디지털 카메라, 조명, 사진 전송 프로그램이 있는 PC

〈그림1-2-3〉 촬영된 장기들

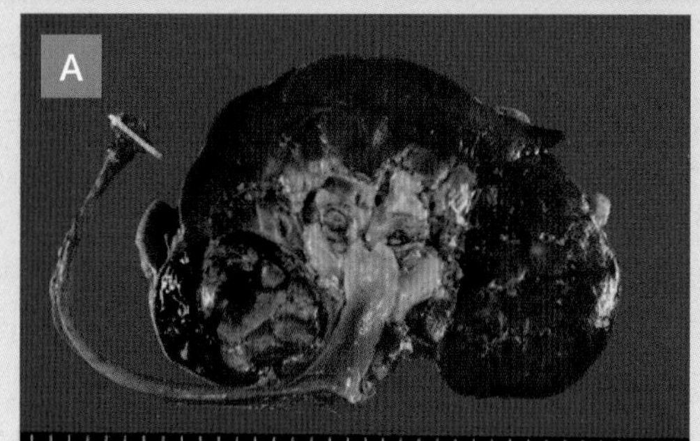

A : 신장 조직의 단면이며 요관이 연결되어 있다.

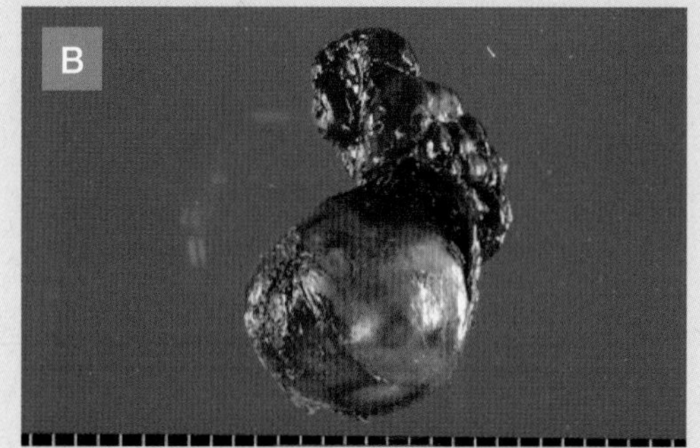

B : 갑상선의 오른쪽 엽으로 아래쪽에 커다란 종양이 달려 있다.

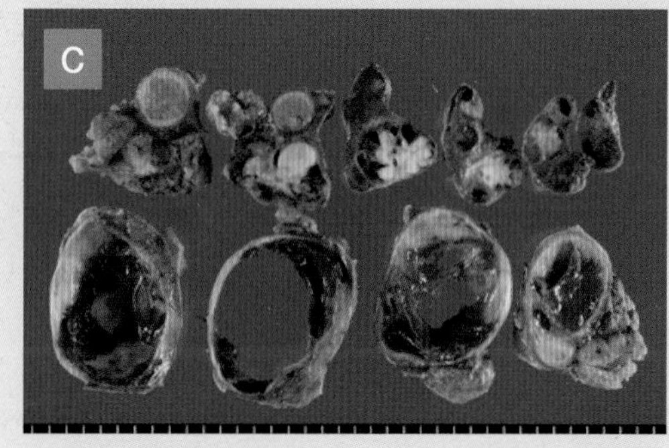

C : B의 갑상선을 고정한 후 연속 절제하여 펼친 단면 사진이다.

1.3. 검체의 고정

검체 중 고정한 후에 검사를 해야 하는 장기와 지금 당장 검사가 진행되지 못하는 경우에는 검체를 고정액에 고정한다. 조직 부피의 10배에 해당하는 10% 중성 포르말린이 담긴 용기나 탱크에 담가 충분히 고정시키고 절취 전 다시 한 번 고정 후 사진을 촬영한다. 장기에 따라 준비 과정이 다르다.

1) 유방, 자궁근종 등 덩어리가 큰 장기는 사진 촬영 후 작은 것은 0.5 cm, 큰 덩이는 1 cm 간격으로 잘라 순서대로 배열하여 사진 촬영하고 순서가 흐트러지지 않도록 유의하여 담금 고정한다.
2) 소화기계 장기(식도, 위, 소장, 대장, 직장)들은 코르크판에 펼쳐 핀으로 고정하는데 병변을 피해서 열고 장막에 붙어있는 지방을 제거하여 따로 표시하여 고정한다. 병변의 바로 아래의 지방은 그대로 두어 지방으로의 침윤 여부와 림프절 전이 유무를 본 검사에서 확인 수 있도록 한다.
3) 폐는 기관지가 있다면 관류 고정법을 사용하고 기관지가 없는 폐 조직은 주사침을 폐 조직에 꽂아 폐 실질 사이로 포르말린이 들어갈 수 있도록 한다.
4) 방광전절제술 검체는 앞 벽을 따라 urethra margin으로부터 dome까지 가위를 사용해 절개한 후 양쪽 ureter에 소식자를 넣어 방광 내 개구를 확인하고 소식자를 끼운 채로 코르크판에 핀을 꽂아 고정액에 담

근다.

5) 췌장암 검체는 십이지장을 열어 총담관이 십이지장에 개구하는 길을 찾아 열고 췌장의 관에 소식자를 꽂아 십이지장 개구를 확인한 후 그대로 포르말린 용액에 담근다.

6) 자궁경부암, 자궁내막암의 경우 앞 벽을 따라 T자 모양으로 열어 핀으로 고정한다.

7) 자궁경부의 conization 검체는 12시 표시를 기준으로 절제하여 펼친 후 핀 고정한다.

8) 태반 조직은 먼저 무게를 측정하고 사이즈 계측 후 양막을 자르고 사진을 촬영한다.

1.4. 카세트 출력

육안검사를 하여 절취한 작은 절편을 표본으로 만들 포매 카세트에 라벨을 색인할 수 있는 카세트 라벨러가 필요하다.

1.5. 뼈의 절단

고정 후에도 일반 칼로는 잘리지 않는 뼈 조직은 골절단기를 이용하여 자르고 고정 후 탈회액에 담아 탈회를 실시한다.

1.6. 육안검사하기

접수된 검체의 내용과 의뢰자의 내용이 일치하는지 환자식별, 검체 개수, 임상 정보 등을 확인한 후 각 검사 방법에 따라 육안검사를 실시한다. 검체를 올려놓을 검사대는 급수 배수가 되고 포르말린 증기가 검사자의 호흡기에 노출되기 전에 배기하여 필터를 통해 정화되는 시스템을 갖추고 있어야 하며 필터는 주기적으로 교체한다.

1.7. 자동침투기 과정

절취하여 카세트에 담은 조직들은 자동침투기에서 탈수-투명-침투의 일련의 과정을 거치면 조직 검사실에서 포매를 하게 된다.

1.8. 동결절편검사

동결절편검사는 병리과에서 행해지는 응급검사로 수술 중 수술절제연의 암 침윤 여부나 암의 확인 유무 등에 활용한다. 동결절편기는 항상 켜진 채로 유지되는 냉동장비로 냉동기기와 박절기의 두 개의 장비 특성을 갖는다. 냉동기는 꺼져서 녹으면 내부에 습기가 맺혀 물방울이 형성되며 이대로 장비를 다시 켤 경우 물방울이 얼어 장비 내부는 물론 박절기의 미세한 부분까지 얼음결정이 생겨 제대로 작동하지 않는다. 한 번 꺼져서 냉기가 없어진 장비는 드라이기를 사용하여 안 보이는 부분까지 건조시킨 후 전원을 켠다. 이 과정에서 응급검사가 언제 발생할지 모르니 동결절편기는 2대 이상을 갖추는 것이 필요하겠다.

〈그림 1-2-4〉 육안검사실의 구성

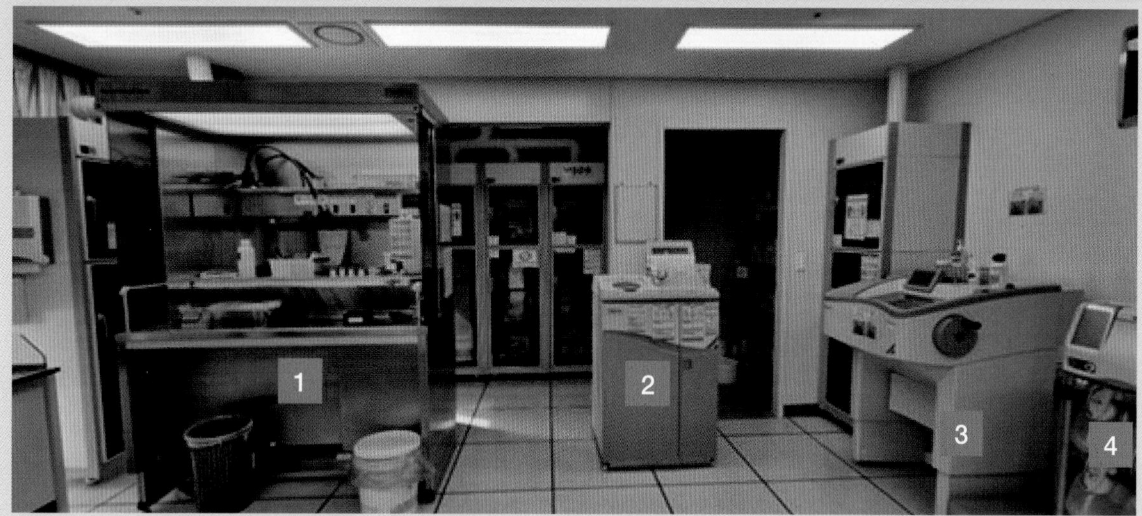

사진1. 표본절제실 정면 : 왼쪽부터 1. 육안검사대 2. 조직처리기(I) 3. 동결절편기 4. 조직처리기(II)

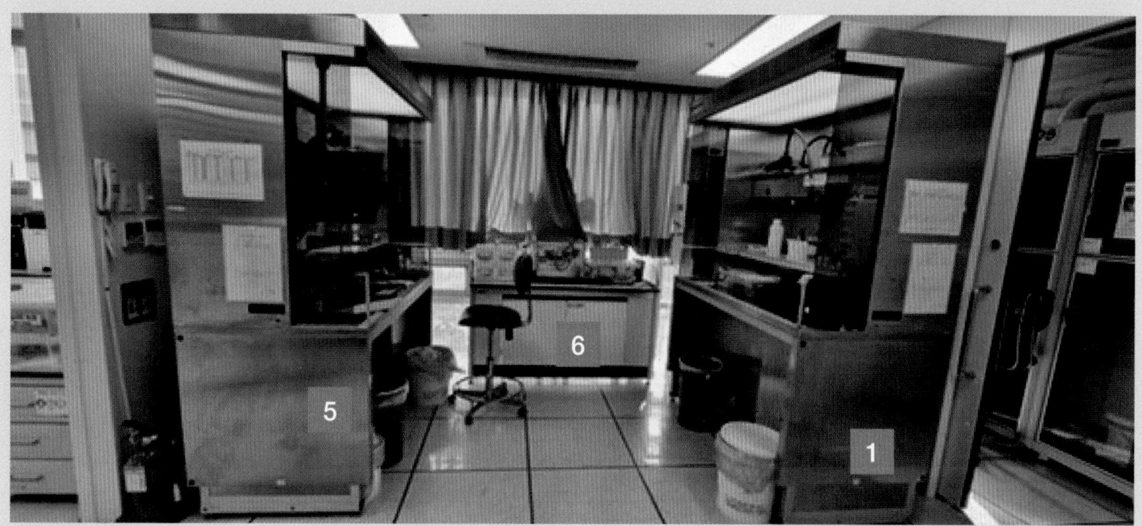

사진2. 표본절제실 왼쪽면 : 5. 육안검사대 6. 일반 씽크대

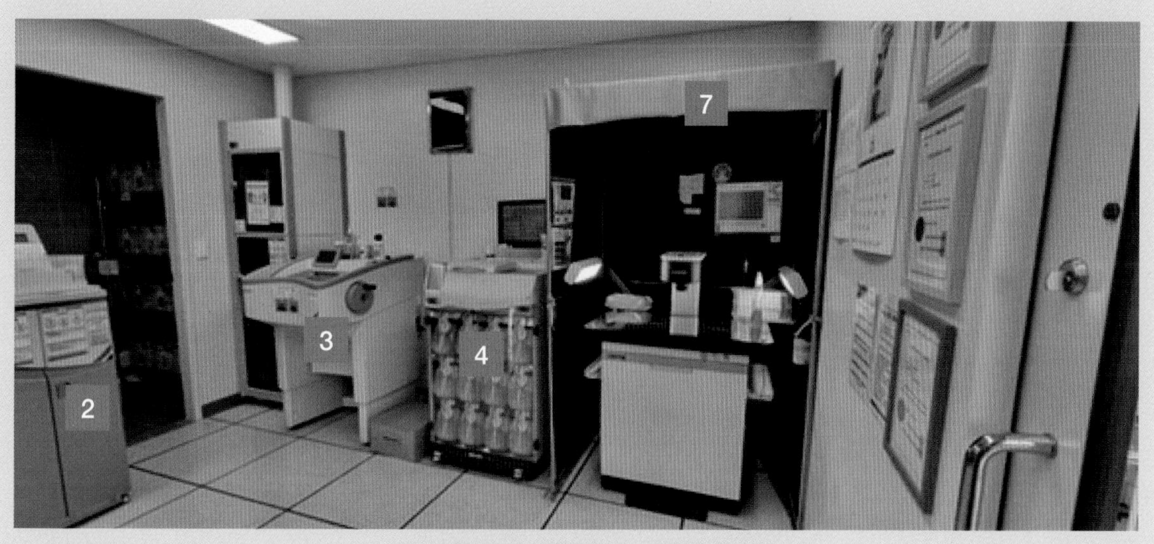

사진3. 표본절제실 오른쪽면 : 7. 검체 촬영대

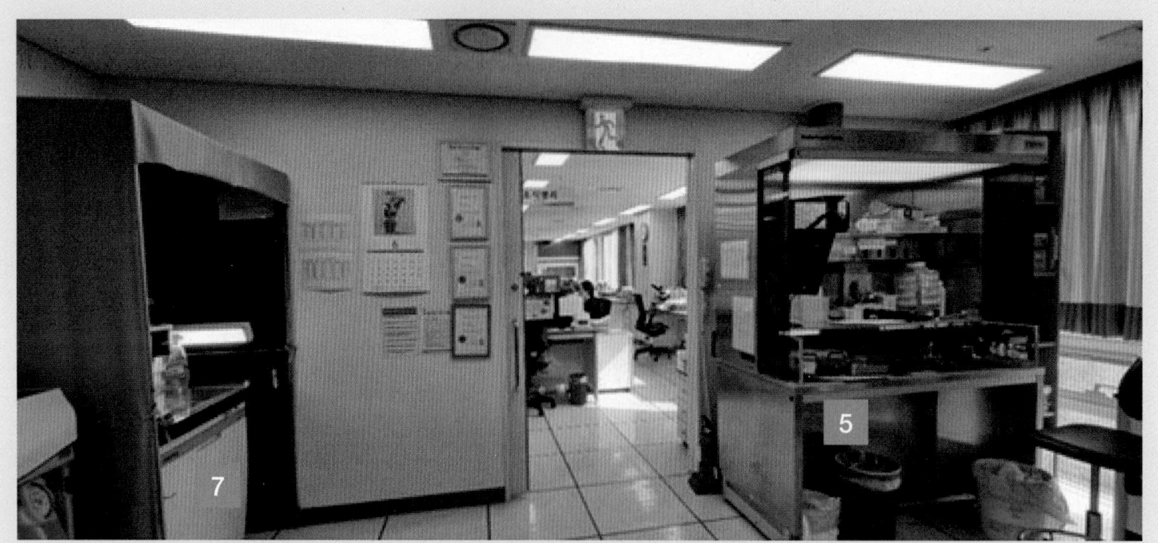

사진4. 표본절제실 입구쪽을 바라본 사진－왼쪽에 7. 장기 촬영기 오른쪽이 5. 육안검사대

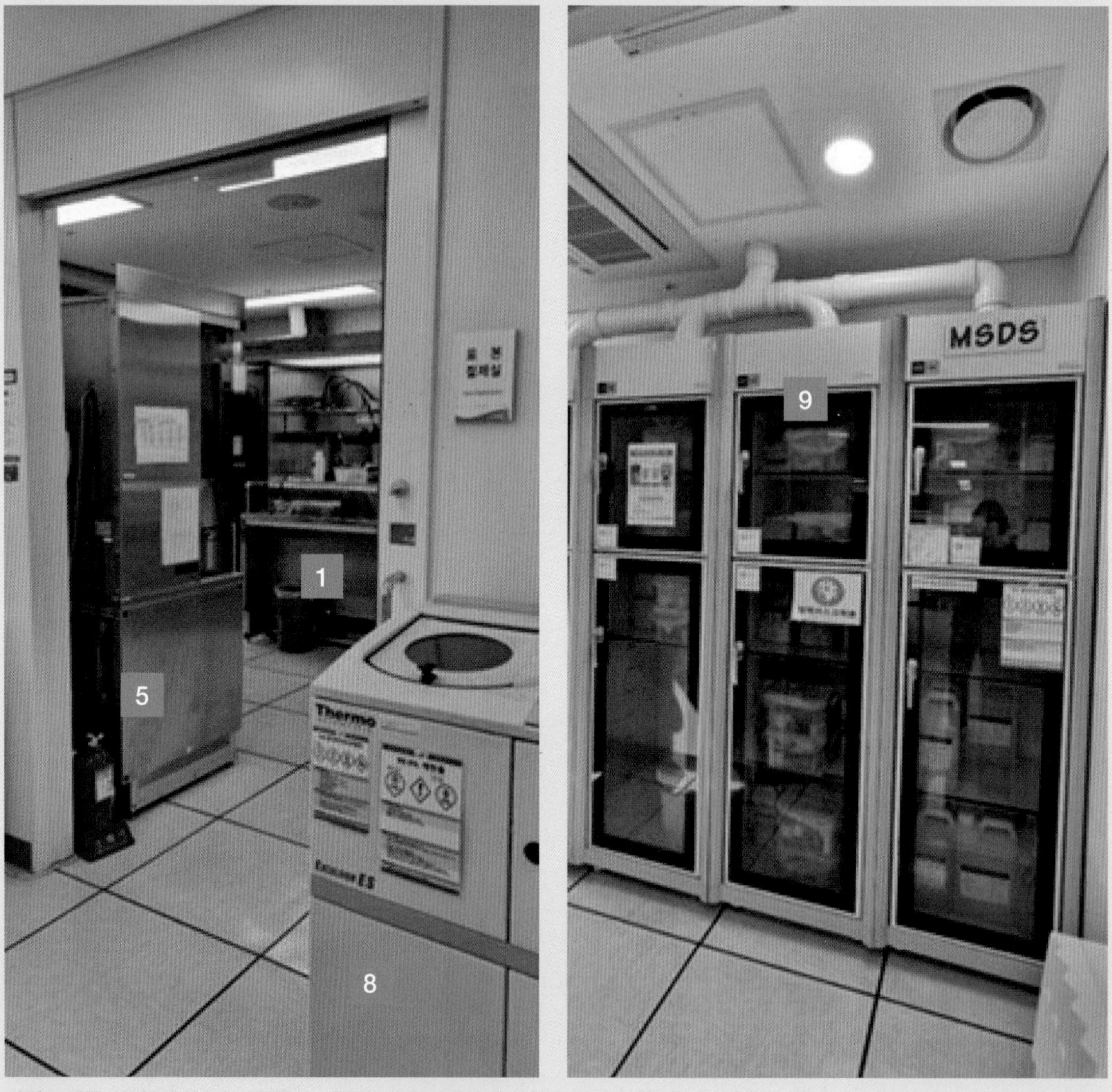

사진5. 왼쪽 사진은 밖에서 입구를 본 사진 8. 조직처리기(Ⅲ) 오른쪽 사진은 표본절제실 정면 안쪽 9. 검체 보관장－배기시설이 천장으로 설치되어 있음.

1) 동결절편용 신선조직 접수 및 촬영

2) 병변 의심 부위의 절취

3) 조직의 동결 : 동결절편용 포매제를 이용하여 전용몰드에 조직을 싸서 얼린다. 빠르게 얼리기 위해 별도의 장비를 사용하기도 한다.

4) 박절 : 동결절편기를 이용하여 포매한 조직을 얼리고 자를 수 있다. 〈그림 1-2-5〉

5) 염색 : 응급검사용으로 작은 H & E stain 장비도 있지만 대부분의 검사실에서는 수기로 스테인 자(stain jar)에 염색액을 담아 염색한다. 〈그림 1-2-6〉

〈그림 1-2-5〉 동결절편에 필요한 장비와 기구들

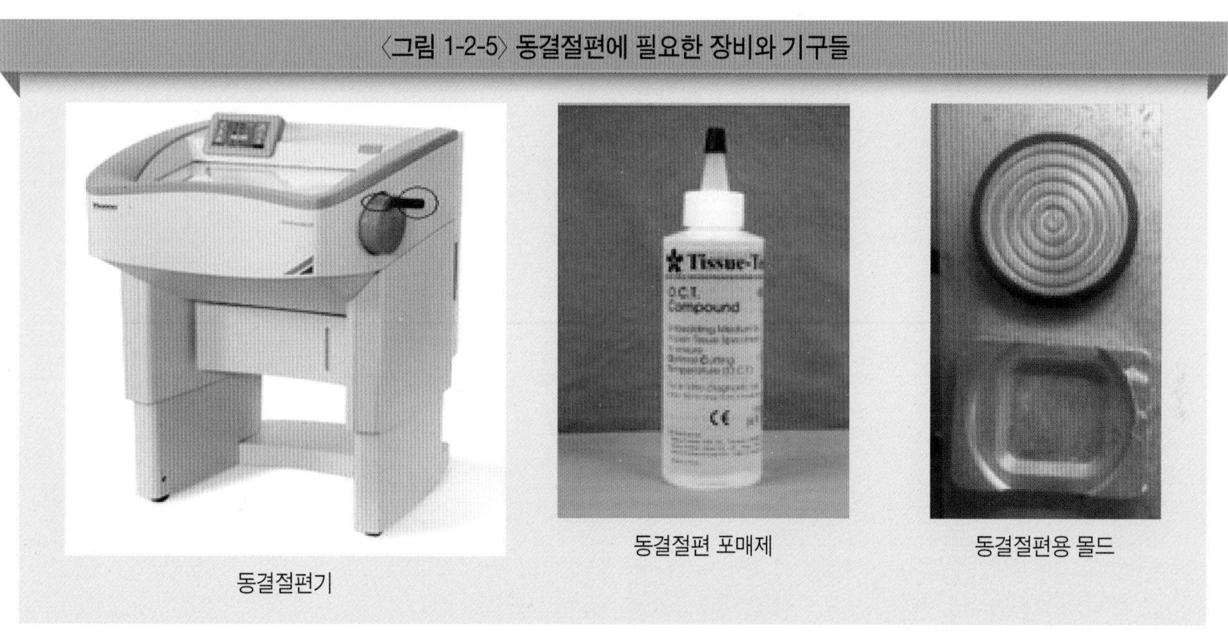

동결절편기

동결절편 포매제

동결절편용 몰드

〈그림 1-2-6〉 동결절편 슬라이드 염색용 세팅

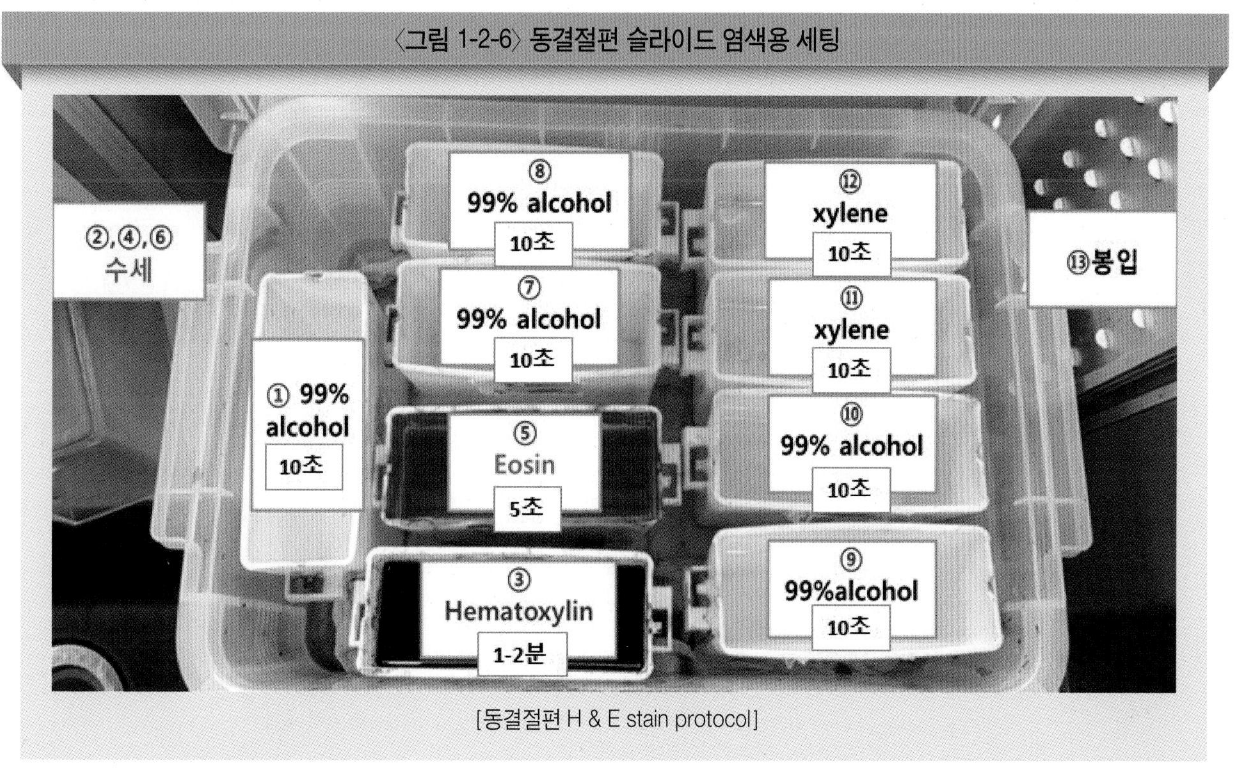

[동결절편 H & E stain protocol]

3장 위험물질관리

1.1. 의료폐기물

병원에서 배출되는 폐기물 중 인체에 감염 등 위해를 줄 우려가 있는 폐기물과 인체조직 등 보건환경보호상 특별한 관리가 필요하다고 인정되는 폐기물로서 대통령령으로 정하는 폐기물의 종류는 다음과 같다.

1) 격리 의료폐기물

감염병의 예방 및 관리에 관한 법률 제2조 제1항에 의한 감염병으로부터 타인을 보호하기 위하여 격리된 사람에 대한 의료행위에서 발생한 일체의 폐기물

2) 위해 의료폐기물

(1) 조직물류 : 인체 또는 동물의 조직 · 기관 · 신체 일부, 동물의 사체, 혈액 고름 및 혈액 생성물(혈청, 혈장, 혈액제재)

(2) 병리계 : 시험 · 검사 등에 사용된 배양액, 배양용기, 보관균주, 폐시험관, 슬라이드, 커버글라스, 폐배지, 폐장갑 등

(3) 손상성 폐기물 : 주사바늘, 봉합바늘, 수술용 칼날, 한방침, 치과용침, 파손된 유리재질의 시험기구(병동 및 진료외래)

(4) 생물, 화학폐기물 : 폐백신, 폐항암제, 폐화학치료제(암병동, 약제팀)

(5) 혈액오염폐기물 : 폐혈액백, 혈액투석시 사용된 폐기물, 그 밖에 혈액이 유출될 정도로 포함되어 있어 특별한 관리가 필요한 폐기물(인공신장실)

3) 일반의료폐기물 : 혈액 · 체액 · 분비물 · 배설물이 함유되어 있는 탈지면, 붕대, 거즈, 일회용 기저귀, 생리대, 일회용 주사기, 수액세트(병동 및 진료외래, 특수파트)

4) 의료폐기물 종류별 보관기간

의료폐기물을 위탁 처리하는 배출자는 격리의료폐기물은 7일을, 위해의료폐기물 중 조직물류, 병리계폐기물, 생물 · 화학폐기물, 혈액오염폐기물, 일반의료폐기물은 15일을, 위해 의료폐기물 중 손상성 폐기물은 30일을 초과하여서는 안 된다.

[표 1-3-1] 폐기물 종류별 전용용기에 표시하는 도형의 색상

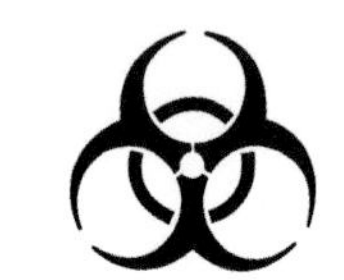	격리의료폐기물	위해의료폐기물		일반의료폐기물	
		봉투형용기	상자형용기	봉투형용기	상자형용기
	붉은색	검정색	노란색	검정색	노란색

1.2. 유해화학물질

산업안전보건법상의 유기화합물 117종, 금속류 24종, 산 · 알칼리류 17종, 가스 상태 물질류 15종에 한한 관리대상 유해물질 중에서 기관에서 사용하는 해당물질 또는 해당물질을 함유한 제제를 말한다.

사업장에서의 유해화학물질

안전관리 이렇게 해 주세요

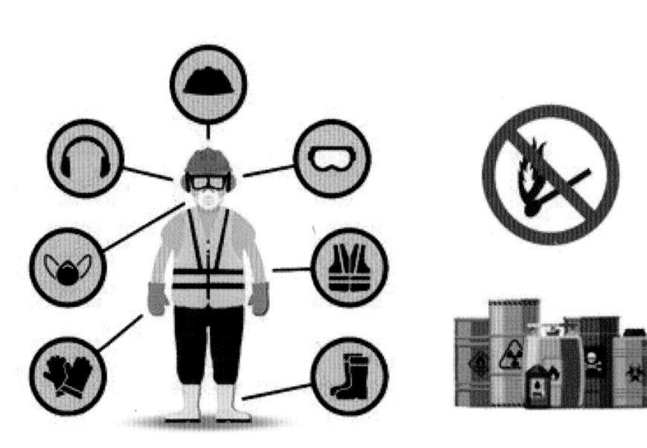

- 개인 보호구 착용 후 출입 (기준에 맞는 개인 보호구 비치)
- 지정된 허가 장소에 저장 및 취급 (사용 · 보관 시 필요한 최소량만 취급)
- 안전보건표지 및 물질안전보건자료의 게시
- 종류가 다른 화학물질 보관 시 칸막이 설치, 구획선 표시, 간격 유지
- 화기 반입 및 사용 금지
- 소화기 비치
- 안전교육 철저 : 지속적인 교육 · 훈련 · 지도 (취급자 대상 특별안전보건교육 실시)
- 모든 화학물질의 등록 및 신고 · 관리
- 전문가의 주기적인 안전진단 컨설팅

[표 1-3-2] 산업안전보건법

제 439조(특별관리물질 취급 시 적어야 하는 사항) 법 제164조 제1항 제3호에서 "안전조치 및 보건조치에 관한 사항으로서 고용노동부령으로 정하는 사항"이란 근로자가 별표 12에 따른 특별관리물질을 취급하는 경우에는 다음 각 호의 사항을 말한다.

1. 근로자의 이름
2. 특별관리물질의 명칭
3. 취급량
4. 작업 내용
5. 작업 시 착용한 보호구
6. 누출, 오염, 흡입 등의 사고가 발생한 경우 피해 내용 및 조치사항 [전문개정 2021.11.19.] - 산업안전보건법 -

1) 유해화학물질 안전관리

(1) 개인보호구 착용(기준에 맞는 개인보호구 비치)

(2) 지정된 허가 장소에 저장 및 취급(사용, 보관 시 필요한 최소량만 취급)

(3) 종류가 다른 화학물질 보관 시 칸막이 설치, 구획선 표시, 간격 유지

(4) 안전보건표지 및 물질안전보건자료의 게시

(5) 화기 반입 및 사용금지, 소화기 비치

(6) 안전교육 철저

[표 1-3-3] 특별관리물질 취급일지 예시

특별관리물질 취급일지

부서명 : 병리과

날짜	물질명	사용량	작업내용	착용호흡보호구 (해당사항○표시)	노출 등 여부 (해당사항○표시)	취급 부서	취급자 성명	취급자 서명
				보안경/방독면/장갑	무/유(보고서)			
				보안경/방독면/장갑	무/유(보고서)			
				보안경/방독면/장갑	무/유(보고서)			
				보안경/방독면/장갑	무/유(보고서)			
				보안경/방독면/장갑	무/유(보고서)			
				보안경/방독면/장갑	무/유(보고서)			
				보안경/방독면/장갑	무/유(보고서)			
				보안경/방독면/장갑	무/유(보고서)			
				보안경/방독면/장갑	무/유(보고서)			
				보안경/방독면/장갑	무/유(보고서)			
				보안경/방독면/장갑	무/유(보고서)			
				보안경/방독면/장갑	무/유(보고서)			
				보안경/방독면/장갑	무/유(보고서)			
				보안경/방독면/장갑	무/유(보고서)			
				보안경/방독면/장갑	무/유(보고서)			
				보안경/방독면/장갑	무/유(보고서)			
				보안경/방독면/장갑	무/유(보고서)			
				보안경/방독면/장갑	무/유(보고서)			

특별관리대상물질 취급일지는 산업안전보건법 제164조 제1항 제3호에 따라서 30년 이상 보관을 해야 함으로 폐기하지 마시고 보건관리자에게 보내주세요.

- 지속적인 교육, 훈련, 지도
- 허가 및 관리대상 유해물질의 취급자에 대한 특별안전보건교육 실시
- 취급물질에 대한 MSDS 교육

(7) 모든 화학물질의 등록 및 신고, 관리

2) 포름알데히드(포르말린 및 포름알데히드 1% 이상 함유한 혼합물)

(1) 호흡이 곤란할 정도로 자극적인 냄새를 방출하는 물질로, 인체에 대한 독성이 강하며 실온에서 가연성인 무색의 기체 → 농도에 따라 심하면 독성 폐기종으로 사망에 이를 수 있음

(2) 포름알데히드("특별관리물질" 중 하나)를 취급하는 부서는 물질명, 사용량, 작업 내용이 포함된 취급일지를 작성 보관한다.

3) 포르말린 물질안전보건자료(MSDS)

[표 1-3-4] 포르말린 물질안전보건자료(MSDS) 출처: https://www.kosha.or.kr

물질안전보건자료
(Material Safety Data Sheet)

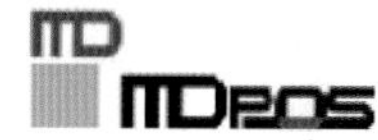

물질명	CAS No.	KE No.	UN No.	EU No.
10% 중성버퍼포르말린(10% Neutral Buffer Formalin)	50-00-0	KE-17074	1198	200-001-8

1. 화학제품과 회사에 관한 정보

가. 제품명 10% 중성버퍼포르말린(10% Neutral Buffer Formalin)

나. 제품의 권고 용도와 사용상의 제한
제품의 권고 용도 조직표본 고정용
제품의 사용상의 제한 시험용, 연구용 및 산업용 외의 용도로 사용할 수 없음. 음용 불가

다. 공급자 정보(수입품의 경우 긴급 연락 가능한 국내 공급자 정보 기재)
회사명 엠디포스(MDPOS)
주소 경기도 성남시 중원구 상대원동 146-8 우림라이온스밸리 A동 1715호
긴급전화번호 070-4402-3487.

2. 유해성 · 위험성

가. 유해성 · 위험성 분류 급성 독성(경구) : 구분4
피부 과민성 : 구분1
피부 부식성/피부 자극성 : 구분2
급성 독성(흡입:가스) : 구분1
발암성 : 구분1A

급성 독성(경피) : 구분1
인화성가스: 구분1
심한 눈 손상성 / 눈 자극성 : 구분1

나. 예방조치문구를 포함한 경고표지 항목

그림문자

  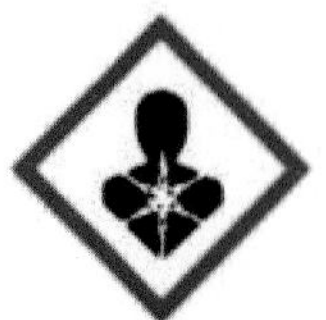 

신호어	위험
유해 · 위험문구	H302 삼키면 유독함 H310 피부와 접촉하면 치명적임 H314 피부에 심한 화상과 눈에 손상을 일으킴 H315 피부에 자극을 일으킴 H317 알레르기성 피부 반응을 일으킬 수 있음 H318 눈에 심한 손상을 일으킴 H330 흡입하면 치명적임 H350 암을 일으킬 수 있음
예방	P201 사용 전 취급 설명서를 확보하시오. P202 모든 안전 예방조치 문구를 읽고 이해하기 전에는 취급하지 마시오. P210 열 · 스파크 · 화염 · 고열로부터 멀리하시오 - 금연 P260 (분진 · 흄 · 가스 · 미스트 · 증기 · 스프레이)를(을) 흡입하지 마시오. P261 (분진 · 흄 · 가스 · 미스트 · 증기 · 스프레이)의 흡입을 피하시오. P262 눈, 피부, 의복에 묻지 않도록 하시오. P271 옥외 또는 환기가 잘 되는 곳에서만 취급하시오. P272 작업장 밖으로 오염된 의복을 반출하지 마시오 P280 (보호장갑 · 보호의 · 보안경 · 안면보호구)를 착용하시오. P281 적절한 개인 보호구를 착용하시오. P284 호흡기 보호구를 착용하시오. P285 환기가 잘 되지 않는 곳에서는 호흡기 보호구를 착용하시오.
대응	P301+P310 삼켰다면 즉시 의료기관(의사)의 진찰을 받으시오. P302+P352 피부에 묻으면 다량의 비누와 물로 씻으시오. P304+P340 흡입하면 신선한 공기가 있는 곳으로 옮기고 호흡하기 쉬운 자세로 안정을 취하시오. P304+P341 흡입하여 호흡이 어려워지면 신선한 공기가 있는 곳으로 옮기고 호흡하기 쉬운 자세로 안정을 취하시오. P305+P351+P338 눈에 묻으면 몇 분간 물로 조심해서 씻으시오. 가능하면 콘택트렌즈를 제거하시오. 계속 씻으시오. P308+P313 노출되거나 노출이 우려되면 의학적인 조치 · 조언을 구하시오.

P310 즉시 의료기관(의사)의 진찰을 받으시오.
P320 긴급히 (…) 처치를 하시오.
P321 (…) 처치를 하시오.
P322 (…) 조치를 하시오.
P330 입을 씻어내시오.
P332+P313 피부 자극이 생기면 의학적인 조치 · 조언을 구하시오.
P333+P313 피부자극성 또는 홍반이 나타나면 의학적인 조치 · 조언을 구하시오.
P337+P313 눈에 자극이 지속되면 의학적인 조치 · 조언을 구하시오.
P342+P311 호흡기 증상이 나타나면 의료기관(의사)의 진찰을 받으시오.
P361+P364 오염된 모든 의복은 즉시 벗고 다시 사용 전 세척하시오.
P362+P364 오염된 의복은 벗고 다시 사용 전 세척하시오.
P377 누출성 가스 화재 시 누출을 안전하게 막을 수 없다면 불을 끄려 하지 마시오.
P381 안전하게 처리하는 것이 가능하면 모든 점화원을 제거하시오.

저장

P403 환기가 잘 되는 곳에 보관하시오.
P403+P233 용기는 환기가 잘 되는 곳에 단단히 밀폐하여 저장하시오.
P405 잠금장치가 있는 저장장소에 저장하시오.
P410+P403 직사광선을 피하고 환기가 잘 되는 곳에 보관하시오

폐기

P501 (관련 법규에 명시된 내용에 따라) 내용물 용기를 폐기하시오.

다. 유해 · 위험성 분류기준에 포함되지 않는 기타 유해 · 위험성(NFPA)

보건 3
화재 0
반응성 0

3. 구성성분의 명칭 및 함유량

물질명	이명(관용명)	CAS No.	함유량(%)	비고
포르말린	폼알데하이드 용액	50-00-0	3.5~3.7%	
메탄올	메칠알콜(MethylAlcohol)	67-56-1	0.8~0.9%	
제1인산나트륨(포화용액)	Sod. phosphate monobasic	10049-21-5	0.4~0.6%	
제2인산나트륨(포화용액)	Sod. phosphate dibasic	7558-79-4	0.6~1.0%	
D.W	증류수	7732-18-5	86~88%	

4. 응급조치요령

가. 눈에 들어갔을 때

눈에 묻으면 몇 분간 물로 조심해서 씻으시오. 가능하면 콘택트렌즈를 제거하시오. 계속 씻으시오.
긴급의료 조치를 받으시오
눈에 자극이 지속되면 의학적인 조치 · 조언을 구하시오.

나. 피부에 접촉했을 때	피부자극성 또는 홍반이 나타나면 의학적인 조치 · 조언을 구하시오. 오염된 의복은 벗고 다시 사용 전 세탁하시오. 오염된 옷과 신발을 제거하고 오염지역을 격리하시오 물질과 접촉 시 즉시 20분 이상 흐르는 물에 피부와 눈을 씻어내시오 경미한 피부 접촉 시 오염부위 확산을 방지하시오. 화상의 경우 즉시 찬물로 가능한 오래 해당 부위를 식히고, 피부에 들러붙은 옷은 제거하지 마시오 긴급의료 조치를 받으시오.
다. 흡입했을 때	과량의 먼지 또는 흄에 노출된 경우 깨끗한 공기로 제거하고 기침이나 다른 증상이 있을 경우 의료 조치를 취하시오. 즉시 의료기관(의사)의 진찰을 받으시오. 흡입하여 호흡이 어려워지면 신선한 공기가 있는 곳으로 옮기고 호흡하기 쉬운 자세로 안정을 취하시오.
라. 먹었을 때	삼켰다면 즉시 의료기관(의사)의 진찰을 받으시오. 입을 씻어내시오. 물질을 먹거나 흡입하였을 경우 구강대구강법으로 인공호흡을 하지 말고 적절한 호흡의료장비를 이용하시오
마. 기타 의사의 주의사항	접촉 · 흡입하여 생긴 증상은 지연될 수 있음 폭로 시 의료진에게 연락하고 추적조사 등의 특별한 응급조치를 취하시오. 의료인력이 해당물질에 대해 인지하고 보호조치를 취하도록 하시오

5. 폭발 · 화재 시 대처방법

가. 적절한(부적절한) 소화제	질식소화 시 건조한 모래 또는 흙을 사용할 것 이 물질과 관련된 소화 시 알콜 포말, 이산화탄소 또는 물분무를 사용할 것
나. 화학물질로부터 생기는 특정 유해성	격렬하게 중합반응하여 화재와 폭발을 일으킬 수 있음 타는 동안 열분해 또는 연소에 의해 자극적이고 매우 유독한 가스가 발생될 수 있음 가열 시 용기가 폭발할 수 있음 누출물은 화재 / 폭발 위험이 있음 실내, 실외, 하수구에서 증기 폭발 위험이 있음 열, 스파크, 화염에 의해 점화할 수 있음 증기는 점화원까지 이동하여 역화(flash back)할 수 있음 접촉 시 피부와 눈에 심각한 화상을 입힐 수 있음 증기는 자각 없이 현기증 또는 질식을 유발할 수 있음 일부는 탈 수 있으나 쉽게 점화하지 않음 비인화성 물질 자체는 타지 않으나 가열 시 분해하여 부식성/독성 흄을 발생할 수 있음.
다. 화재진압 시 착용할 보호구 및 예방조치	누출성 가스 화재 시 누출을 안전하게 막을 수 없다면 불을 끄려 하지 마시오.

안전하게 처리하는 것이 가능하면 모든 점화원을 제거하시오.
구조자는 적절한 보호구를 착용하시오.
지역을 벗어나 안전거리를 유지하여 소화하시오
대부분 물보다 가벼우니 주의하시오
대부분의 증기는 공기보다 무겁기 때문에 지면을 따라 확산하고 저지대나 밀폐공간에 축적될 수 있음
탱크 화재 시 대규모 화재의 경우 무인 소화장비를 이용하고 불가능하다면 물러나 타게 놔두시오
위험하지 않다면 화재지역에서 용기를 옮기시오
탱크 화재 시 최대거리에서 소화하거나 무인 소화장비를 이용하시오
용기 내부에 물이 들어가지 않도록 하시오
탱크 화재 시 소화가 진화된 후에도 다량의 물로 용기를 식히시오
탱크 화재 시 압력 방출장치에서 고음이 있거나 탱크가 변색할 경우 즉시 물러나시오
탱크 화재 시 화염에 휩싸인 탱크에서 물러나시오
소화수의 처분을 위해 도랑을 파서 가두고 물질이 흩어지지 않게 하시오

6. 누출사고 시 대처방법

가. 인체를 보호하기 위해 필요한 조치사항 및 보호구

(분진 · 흄 · 가스 · 미스트 · 증기 · 스프레이)의 흡입을 피하시오.
누출성 가스 화재 시 누출을 안전하게 막을 수 없다면 불을 끄려 하지 마시오.
피해야 할 물질 및 조건에 유의하시오
화재가 없는 누출 시 전면보호형 증기 보호의를 착용하시오
증기발생을 줄이기 위해 증기억제 포말을 사용할 수 있음
오염지역을 격리하시오
위험하지 않다면 누출을 멈추시오
가능하다면 누출용기를 돌려 액체보다는 가스로 방출되도록 하시오.
물질 취급 시 모든 장비를 반드시 접지하시오
가스가 완전히 확산되어 희석될 때까지 오염지역을 격리하시오.
모든 점화원을 제거하시오
격리지역을 직접 주수하지 마시오.
노출물을 만지거나 걸어다니지 마시오
물분무를 이용하여 증기를 줄이거나 증기구름을 흩뜨려서 물이 누출물과 접촉되지 않도록 하시오.
매우 미세한 입자는 화재나 폭발을 일으킬 수 있으므로 모든 점화원을 제거하시오.
물질 취급 시 모든 장비를 반드시 접지하시오.
엎질러진 것을 즉시 닦아내고, 보호구 항의 예방조치를 따르시오.
적절한 보호의를 착용하지 않고 파손된 용기나 누출물에 손대지 마시오.
오염지역을 격리하시오.
플라스틱 시트로 덮어 확산을 막으시오
들어갈 필요가 없거나 보호장비를 갖추지 않은 사람은 출입하지 마시오.
피해야 할 물질 및 조건에 유의하시오.

나. 환경을 보호하기 위해 필요한 조치사항	수로, 하수구, 지하실, 밀폐공간으로의 유입을 방지하시오 증기가 하수구, 환기장치, 밀폐공간을 통해 확산되지 않도록 하시오.
다. 정화 또는 제거 방법	소화를 위해 제방을 쌓고 물을 수거하시오. 다량 누출 시 액체 누출물과 멀게 하여 도랑을 만드시오 액체를 흡수하고 오염된 지역을 세제와 물로 씻어 내시오. 공기성 먼지를 제거하고 물로 습윤화하여 흩어지는 것을 막으시오. 불활성 물질(예를 들어 건조한 모래 또는 흙)로 엎지른 것을 흡수하고, 화학 폐기물 용기에 넣으시오. 청결한 방폭 도구를 사용하여 흡수된 물질을 수거하시오

7. 취급 및 저장방법

가. 안전취급요령	모든 안전 예방조치 문구를 읽고 이해하기 전에는 취급하지 마시오. 취급 후에는 취급 부위를 철저히 씻으시오. (분진 · 흄 · 가스 · 미스트 · 증기 · 스프레이)의 흡입을 피하시오. 이 제품을 사용할 때에는 먹거나, 마시거나 흡연하지 마시오. 저지대 밀폐공간에서 작업 시 산소결핍의 우려가 있으므로 작업 중, 공기 중 산소농도 측정 및 환기를 하시오 압력을 가하거나, 자르거나, 용접, 납땜, 접합, 뚫기, 연마 또는 열에 폭로, 화염, 불꽃, 정전기 또는 다른 점화원에 폭로하지 마시오. 피해야 할 물질 및 조건에 유의하시오 용기가 비워진 후에도 제품 찌꺼기가 남아 있을 수 있으므로 모든 MSDS/라벨 예방조치를 따르시오. 물질 취급 시 모든 장비를 반드시 접지하시오 작업장 밖으로 오염된 의복을 반출하지 마시오. 장기간 또는 지속적인 피부 접촉을 막으시오. 옥외 또는 환기가 잘 되는 곳에서만 취급하시오. 개봉 전에 조심스럽게 마개를 여시오. 취급/저장에 주의하여 사용하시오.
나. 안전한 저장방법	음식과 음료수로부터 멀리하시오. 용기는 열에 노출되었을 경우 압력이 올라갈 수 있으므로 열에 폭로되지 않도록 하시오 빈 드럼통은 완전히 배수하고 적절히 막아 즉시 드럼 조절기에 되돌려 놓거나 적절히 배치하시오. 직사광선을 피하고 환기가 잘 되는 곳에 보관하시오. 용기는 환기가 잘 되는 곳에 단단히 밀폐하여 저장하시오. 열 · 스파크 · 화염 · 고열로부터 멀리하시오 - 금연 피해야 할 물질 및 조건에 유의하시오

8. 노출방지 및 개인보호구

가. 화학물질의 노출기준, 생물학적 노출기준 등

국내규정	TWA - 0.3ppm (허용기준)
ACGIH 규정	자료 없음
생물학적 노출기준	자료 없음
나. 적절한 공학적 관리	공정격리, 국소배기를 사용하거나, 공기수준을 노출기준 이하로 조절하는 다른 공학적 관리를 하시오. 운전 시 먼지, 흄 또는 미스트를 발생하는 경우, 공기 오염이 노출기준 이하로 유지되도록 환기하시오 이물질을 저장하거나 사용하는 설비는 세안설비와 안전 샤워를 설치하시오.
다. 개인보호구	
호흡기 보호	노출되는 기체/액체 물리화학적 특성에 맞는 한국산업안전보건공단의 인증을 필한 호흡용 보호구를 착용하시오 노출농도가 3ppm보다 낮을 경우 적절한 필터 또는 정화통을 장착한 반면형 호흡보호구를 착용하시오 노출농도가 7.5ppm보다 낮을 경우 적절한 필터 또는 정화통을 장착한 비밀착형(loose-fitting) 후드/헬멧형 전동식 호흡보호구 혹은 연속흐름식 방진마스크를 착용하시오 노출농도가 15ppm보다 낮을 경우 적절한 필터 또는 정화통을 장착한 전면형 또는 전동식 반면형 또는 공기 공급형 연속흐름식/압력요구식 반면형 호흡보호구를 착용하시오 노출농도가 300ppm보다 낮을 경우 적절한 필터 또는 정화통을 장착한 전면형 또는 헬멧/후드 타입, 압력요구식 송기마스크를 착용하시오 노출농도가 3000ppm보다 낮을 경우 적절한 필터 또는 정화통을 장착한 자가공기공급식(SCBA) 또는 압력요구식 자가공기공급식(SCBA) 호흡보호구를 착용하시오
눈 보호	보호되는 보안경을 착용하시오
손 보호	적합한 내화학성 장갑을 착용하시오.
신체 보호	적합한 내화학성 보호의를 착용하시오.

9. 물리화학적 특성

가. 외관	
성상	액체
색상	무색 (투명)
나. 냄새	자극적인 냄새
다. 냄새역치	(0.5～1ppm)
라. pH	6.94 ～ 7.40 (용액)

마. 녹는점/어는점	-92 ℃
바. 초기 끓는점과 끓는점 범위	-19.5 ℃
사. 인화점	85 ℃ (c.c., 가스)
아. 증발속도	자료 없음
자. 인화성(고체, 기체)	자료 없음
차. 인화 또는 폭발 범위의 상한/하한	73 / 7 %
카. 증기압	3890 ㎜Hg (at 25℃)
타. 용해도	40 g/100㎖ (at 20℃)
파. 증기밀도	1.067 (공기=1)
하. 비중	1 (물=1)
거. n-옥탄올/물분배계수	0.35
너. 자연발화온도	424 ℃
더. 분해온도	300 ℃
러. 점도	자료 없음
머. 분자량	30.03

10. 안정성 및 반응성

가. 화학적 안정성 및 유해 반응의 가능성	극인화성 가스 고압가스 포함 ; 가열하면 폭발할 수 있음 흡입 및 섭취 시 독성이 있을 수 있음 고온에서 분해되어 독성가스를 생성할 수 있음 격렬하게 중합반응하여 화재와 폭발을 일으킬 수 있음 가열 시 용기가 폭발할 수 있음 누출물은 화재/폭발 위험이 있음 실내, 실외, 하수구에서 증기 폭발 위험이 있음 열, 스파크, 화염에 의해 점화할 수 있음 인화성/연소성 물질 증기는 점화원까지 이동하여 역화(flash back)할 수 있음 접촉 시 피부와 눈에 심각한 화상을 입힐 수 있음

	증기는 자각 없이 현기증 또는 질식을 유발할 수 있음
나. 피해야 할 조건	열 · 스파크 · 화염 · 고열로부터 멀리하시오 - 금연
다. 피해야 할 물질	자료 없음
라. 분해 시 생성되는 유해물질	타는 동안 열분해 또는 연소에 의해 자극적이고 매우 유독한 가스가 발생될 수 있음

11. 독성에 관한 정보

가. 가능성이 높은 노출 경로에 관한 정보	흡입에 의해 신체 흡수 가능 포름알데히드(가스)는 반응성이 높아 접촉지역에 매우 빠르게 흡수됨
나. 건강 유해성 정보	
급성독성	
경구	LD50 460 ㎎/㎏ Rat (OECD TG 401)
경피	LD50 0.27 ㎎/㎏ Rabbit
흡입	가스 LC50 〈 463 ㎎/ℓ 4 hr Rat OECD TG 403)
피부부식성 또는 자극성	홍반점수 : 2.524h. mean 비가역적, 부종접수 : 32h. mean 비가역적, 40% formalin (OECD TG 404)
심한 눈손상 또는 자극성	토끼를 대상으로 눈손상성/자극성 시험 결과, 부식성 특성 나타남.
호흡기과민성	마우스 수컷, 폐 염증 관찰되지 않음. 습한 환경에서 호흡기 상부에 약한 알러지 과민성 보임. 부식성, 피부과민성 물질로 호흡기 상부의 약한 알러지 반응에 대한 것으로 분류에 적용하기에는 증거 불충분
피부과민성	마우스를 대상으로 피부과민성 시험 결과, Local Lymph Node Assay에 피부 과민성 나타남. (OECD TG 429)
발암성	
산업안전보건법	특별관리물질
고용노동부고시	1A
IARC	Group 1
OSHA	자료 없음
ACGIH	A2
NTP	K
EU CLP	1B
생식세포변이원성	시험관 내 포유류 배양세포를 이용한 염색체이상시험 결과, 대사활성계 없을 때 양성 (OECD TG 473, GLP) 미생물을 이용한 복귀돌연변이시험 결과, 양성 (OECD TG 471) 시험관 내 포유류 세포를 이용한 자매 염색체 교환 분석시험결과, 대사활성계 없을 때 양성 (OECD TG 479) 랫드 수컷을 이용한 DNA 손상 / 회복 실험 결과, 흡입노출시 내생 단백질의 추가생성에 영향 관찰되지 않음.
생식독성	자료 없음
특정 표적장기 독성 (1회 노출)	1% 수용액을 흡입한 랫드에서 젖은 눈, 코의 분비물, 불투명한 각막, 호흡률

	증가, 천명씩씩거림이 나타남. 특정 표적장기 독성 1회 노출: 호흡기계 자극 인간 호흡곤란, 구토, 경련, 호흡기 자극, 폐부종 동물 호흡기 및 피부과민성, 눈부식성 물질로 분류하여 이에 대해 본 항목에서는 분류에 적용하지 않음
특정 표적장기 독성 (반복 노출)	랫드 암수를 이용한 28일 반복 경구독성시험 결과, (NOAEL = 25mg/kg bw/day) 랫드를 이용한 2년 발암성 흡입독성시험결과 비강의 명백한 발암효과 관찰로 (NOAEC=2ppm) 랫드를 이용한 2년 발암성 경구독성시험결과 전위에서 상피증식증, 궤양 관찰, 선의위에서 만성위축성 위염, 궤양 및 증식 관찰 그러나 위암은 관찰되지 않음 (OECD TG 453)
흡인유해성	2.083 - 2.835 mPa s (dynamic) (20 °C)
기타 유해성 영향	자료 없음

12. 환경에 미치는 영향

가. 생태독성	
어류	LC50 6.7 ㎎/ℓ 96 hr 기타 (Morone saxatilis, Formaldehyde 100%)
갑각류	EC50 5.8 ㎎/ℓ 48 hr Daphnia pulex (OECD TG 202Formaldehyde 100%)
조류	EC50 3.48 ㎎/ℓ 72 hr 기타 (Desmodesmus subspicatus, OECD TG 201)
나. 잔류성 및 분해성	
잔류성	자료 없음
분해성	자료 없음
다. 생물농축성	
농축성	자료 없음
생분해성	자료 없음
라. 토양이동성	자료 없음
마. 기타 유해 영향	어류 : NOEC $\geq$ 48 mg/L, LOEC $\geq$ 48 mg/L, Oryzias latipes, 28d OECD TG 215 갑각류 : NOEC $\geq$ 6.4 mg/L, Daphnia magna, 21d OECD TG 211

13. 폐기시 주의사항

가. 폐기방법	1) 중화 · 가수분해 · 산화 · 환원으로 처리하시오. 2) 고온소각하거나 고온 용융처리하시오. 3) 고형화 처리하시오.
나. 폐기시 주의사항	(관련 법규에 명시된 내용에 따라) 내용물 용기를 폐기하시오.

14. 운송에 필요한 정보 D

가. 유엔번호(UN No.)	1198
나. 적정선적명	포름알데히드수용액(인화점이 61℃ 이하인 것) (FORMALDEHYDE SOLLTION, FLAMMABLE)
다. 운송에서의 위험성 등급	3
라. 용기등급	III
마. 해양오염물질	비해당

바. 사용자가 운송 또는 운송수단에 관련해 알 필요가 있거나 필요한 특별한 안전대책

화재 시 비상조치	F-E
유출 시 비상조치	S-C

15. 법적규제 현황

가. 산업안전보건법에 의한 규제	작업환경측정대상물질 (측정주기 : 6개월) 관리대상유해물질 특수건강진단대상물질 (진단주기 : 12개월) 특별관리물질 공정안전보고서(PSM) 제출 대상물질 노출기준설정물질 허용기준설정물질
나. 유해화학물질관리법에 의한 규제	사고대비물질 유독물질 제한물질
다. 위험물안전관리법에 의한 규제	4류 제3석유류(수용성) 4000L
라. 폐기물관리법에 의한 규제	지정폐기물

마. 기타 국내 및 외국법에 의한 규제

국내규제

잔류성유기오염물질관리법	해당 없음

국외규제

미국관리정보(OSHA 규정)	453.599 kg 1000 lb
미국관리정보(CERCLA 규정)	45.3599 kg 100 lb
미국관리정보(EPCRA 302 규정)	226.7995 kg 500 lb
미국관리정보(EPCRA 304 규정)	45.3599 kg 100 lb
미국관리정보(EPCRA 313 규정)	해당됨

미국관리정보(로테르담협약물질)	해당 없음
미국관리정보(스톡홀름협약물질)	해당 없음
미국관리정보(몬트리올의정서물질)	해당 없음
EU 분류정보(확정분류결과)	Carc. 1B Muta. 2 Acute Tox. 3 * Acute Tox. 3 * Acute Tox. 3 * Skin Corr. 1B Skin Sens. 1
EU 분류정보(위험문구)	H350 H341 H331 H311 H301 H314 H317
EU 분류정보(안전문구)	해당 없음

16. 그 밖의 참고사항

가.자료의 출처

한국산업안전보건공단 MSDS
한국화학물질관리협회 화학물질정보
소방방재청 화학물질정보

NLM (성상)
NLM (색상)
NLM (나. 냄새)
NLM (라. pH)
NLM (마. 녹는점/어는점)
NLM (바. 초기 끓는점과 끓는점 범위)
NLM (사. 인화점)
NLM (차. 인화 또는 폭발 범위의 상한/하한)
NLM (타. 용해도)
NLM (파. 증기밀도)
ICSC (하. 비중)
ICSC (거. n-옥탄올/물분배계수)
ICSC (너. 자연발화온도)
NLM (머. 분자량)
ECHA (경구)
HSDB (경피)
ECHA (흡입)
ECHA (피부부식성 또는 자극성)

ECHA (심한 눈손상 또는 자극성)
ECHA (호흡기과민성)
ECHA (피부과민성)
ECHA (생식세포변이원성)
ECHA, SIDS (특정 표적장기 독성 (1회 노출))
ECHA (특정 표적장기 독성 (반복 노출))
ECHA (어류)
ECHA (갑각류)
ECHA (조류)
ECHA (라. 토양이동성)
ECHA (마. 기타 유해 영향)

나. 최초작성일 2011.04.01.

다. 개정횟수 및 최종 개정일자
개정횟수 9회
최종 개정일자 2020.02.03.

라. 기타 ○ 산업안전보건기준에 관한 규칙 별표 12에 따른 특별관리물질
- 기타 적용 가능한 UN No.: 2209

○ 본 물질안전보건자료(MSDS)는 한국산업안전보건공단과 한국화학물질관리협회 화학물질정보, 소방방재청 화학물질정보에서 제공한 자료를 기초하여 작성되었으며, 다른 자료에 따라 다를 수 있습니다.
○ 본 물질안전보건자료(MSDS)는 취급, 사용, 저장, 운송 및 폐기를 위한 자료이나, 각각의 사용에 따른 보증을 하지 않습니다.

4) 유해화학물질 위험성 평가-위험도 사정

사업장의 유해·위험요인을 파악하고 해당 유해·위험요인에 의한 부상 또는 질병 발생 가능성(빈도)와 중대성(강도)을 추정·결정하고 감소 대책을 수립하여 실행하는 일련의 과정. [산업안전보건법 제41조의 2(위험성평가), 고용노동부 고시 제2017-36호「사업장 위험성평가에 관한 지침」]

5) 유해화학물질 혼합적재 안내

(1) 유해화학물질의 소량 다품종 취급(보관·저장, 진열 및 운반차량) 시 혼합 적재에 따른 누출 사고발생에 대비한 혼재금지물질 안내서 마련[화학물질관리법 제13조 동법시행규칙 제8조 별표 1「유해화학물질의 취급기준」]

※ 혼합적재금지물질 : 2종 이상의 유해화학물질이 섞여 취급되는 경우 물질 특성으로 인한 사고유발을 예방하기 위해 혼합적재를 금지하는 물질

(2) 산·알칼리, 물 반응성 등 유해화학물질 특성을 41개 그룹으로 구분하여 정리.

(3) 출처 : A method for determining the compatibility of hazardous waste(US EPA-600/2-80-076,7950)

(4) 물질군별 혼합적재 안내서 활용법

① 5번(알데히드류; Aldehydes)에 해당하는 화학물질과 1번(비산화성 무기산; Acids, Mineral, Non-oxidizing)에 해당하는 화학물질이 반응하면 H(열 발생; Heat Generation), P(격렬한 중화반응; Violent Polymerization)의 결과가 발생한다.

② 5번(알데히드류; Aldehydes)에 해당하는 화학물질과 2번(산화성 무기산; Acids, Mineral, Oxidizing)에 해당하는 화학물질이 반응하면 H(열 발생; Heat Generation), F(화재; Fire)의 결과가 발생한다.

③ 5번(알데히드류; Aldehydes)에 해당하는 화학물질과 3번(유기산; Acid, Organic)에 해당하는 화학물질이 반응하면 H(열 발생; Heat Generation), P(격렬한 중화반응; Violent Polymerization)의 결과가 발생한다.

④ 5번(알데히드류; Aldehydes)에 해당하는 화학물질과 4번(알코올 및 글리콜류; Alcohol & Glycols)

참조

1. 비산화성 무기산 : 브롬화수소(Hydrogen bromide), 염화수소(Hydrogen chloride), 요드화 수소(Hydrogen iodine), 플루오르화 수소(Hydrogen fluoride) 등의 종류가 있다.
2. 산화성 무기산 : 염산(Hydrochloric acid) HCl, 질산(Nitric acid) HNO3, 인산(Phosphoric acid) H3PO4, 황산(Sulfuric acid) H2SO4, 붕산(Boric acid) H3BO3, 탄산(Carbonic acid) H2CO3, 플루오린화수소산(Hydrofluoric acid) HF, 브로민화수소산(Hydrobromic acid) HBr, 과염소산(Perchloric acid) HClO4, 요드화수소산(Hydroiodic acid) HI 등의 종류가 있다.
3. 유기산 : 인산(Phosphoric), 푸마르산(Fumaric), 젖산(Lactic), 구연산(Citric), 사과산(Malic), 뷰티르산(Butyric), 개미산(Formic), 초산(Acetic), 프로피온산(Propionic) 등의 종류가 있다.
4. 알코올 : 메틸알코올, 에틸알코올, 프로필알코올, 이소프로필알코올 등이 있고, 글리콜류 : 에틸렌글리콜, 프로필렌글리콜 등의 종류가 있다.
5. 알데히드류 : Formaldehyde, Acetaldehyde, Propionaldehyde, n-Butyraldehyde, n-Valeraldehyde, Caproaldehyde 등이 있다.

에 해당하는 화학물질이 반응하면 H(열 발생; Heat Generation), F(화재; Fire) 등 안내되어진 결과가 발생하지 않는다.

[표 1-3-5] 위험성평가 예시 : 참고 http://kras.kosha.or.kr/

병리과 위험도 사정(risk assessment) - 실시 2022.9.27								
번호	위험항목	세부 위험 요소	근거	위험정도				
				발생, 노출가능성 (Probability)	심각성 (Severity)	준비, 대처기능 (Preparedness & Response)	위험 점수 (PxSxP)	우선순위
				1. 거의 없음(수년 동안 일어나지 않음) 2. 가끔 있음(적어도 년 1회 발생) 3. 때때로 있음(적어도 월 1회 발생) 4. 자주 있음(적어도 매주 1회 발생) 5. 지속적임(적어도 매일 발생)	1. 미약 insignificant(미미하고 영향을 미치지 않음) 2. 약함 minor(약간의 영향이 있음) 3. 보통moderate(영향이 있음) 4. 심각major(주요 영향을 초래함) 5. 극심함extreme(사망이나 영구적 손상 및 과정상 치명적 영향 초래함)	1. 준비됨 또는 불가능 2. 일부준비, 보완불가 3. 일부준비, 지원가능 4. 준비안됨, 지원가능		1-24 낮은 위험 25-49중간위험 50-74 높은 위험 75-100 매우 위험
직원에게 영향을 주는 유해화학물질								
A	유해화학물질(포름알데히드, 알코올, 자일렌, 산, 톨루엔, 아세톤, 메탄올)	유해화학물질 취급 관련 위험 요인						
A-1		유해화학물질 취급 부서의 작업 환경	작업환경측정					
A-1-1		작업 공정 중 기계 · 기구에서 화학물질의 취급에 따른 노출기준치 이상으로 이루어지는가? (노출기준: 작업환경측정기준치)	작업환경측정 결과 허용기준치 초과 발생율(%)	1	4	1	4	낮은 위험
A-1-2		화학물질을 취급하는 작업에 대한 작업환경 측정을 누락하는가?	작업환경측정 시행률(%)	1	4	1	4	낮은 위험
A-1-3		화학물질을 취급시 기계 · 기구에서 발생하는 증기의 발산원을 배출하는 설비 또는 국소배기장치가 미설치되어 그대로 노출되는가?	배기시설 점검시 정상가동범위내 결과율(%)	1	4	1	4	낮은 위험
A-1-4		화학물질 취급공정에 설치된 국소배기장치는 제어풍속 이상의 성능을 갖추지 않고 관리가 소홀하게 되고 있는가?	배기시설 점검시 정상가동범위내 결과율(%)	1	4	1	4	낮은 위험
A-1-5		화학물질의 노출을 최소화하기 위한 국소배기장치는 설치 또는 수리 후 처음 사용시 국소배기장치의 성능을 점검하지 않고 사용하는가?	배기시설 점검시 정상가동범위내 결과율(%)	1	4	1	4	낮은 위험
A-1-6		후드내 폭발방지용 전기, 조명은 방폭형으로 하지 않았는가?	방폭등 유무	1	5	1	5	낮은 위험

[표 1-3-6] 물질군별 혼합적재 안내서

#	물질 특성															
1	비산화성 무기산(Acids, Mineral, Non-oxidizing)	1														
2	산화성 무기산(Acids, Mineral, Oxidizing)		2													
3	유기산(Acids, Organic)		G H	3												
4	알코올 및 글리콜류 (Alcohols & Glycols)	H	HF	HP	4											
5	알데히드류(Aldehydes)	HP	HP	HP		5										
6	아마이드류(Amides)	H	H GT				6									
7	지방족 · 방향족 아민류 (Amines, Aliphatic & Aromatic)	H	H GT	H		H		7								
8	아조 · 디아조화합물 및 히드라진(Azo Compounds, Diazo Compounds & Hydrazines)	HG	H GT	HG	HG	H			8							
9	카바메이트류 (Carbamates)	HG	H GT						GH	9						
10	부식성물질류 (Caustics)	H	H	H		H				HG	10					
11	시안화물(Cyanides)	GT GF	GT GF	GT GF					G			11				
12	다이티오카바메이트류 (Dithiocarbamates)	H,F GF	H,F GF	H, GT GF		GF GT		U	HG				12			
13	에스테르류(Esters)	H	HF						HG		H			13		
14	에테르류(Ethers)	H	HF							1					4	
15	무기 플루오린화물 (Fluorides, Inorganic)	GT	GT	GT												15

코드	결과
H	열 발생(Heat Generation)
F	화재(Fire)
G	무해하고 불연성가스 생성(Innocuous and non-flammable gas generation)
GT	독성가스 생성(Toxic Gas formation)
GF	가연성가스 생성(Flammable Gas formation)
E	폭발(Explosion)
P	격렬한 중화반응(Violent Polymerization)
S	독성물질의 용해(Solubilization of toxic substance)
U	유해성이 있을 수 있으나 알려지지 않음(May be hazardous, but unknown)

#	물질 특성																												
16	방향족탄화수소류 (Hydrocarbons, Aromatic)		HF														16												
17	유기할로겐류 (Halogenated Organics)	H GT	H,F GT					H GT	HG		H GF	H						17											
18	아이소시안산화물 (Isocyanates)	HG	H,F GT	HG	HP			HP	HG		H,P G	HG	U						18										
19	케톤류(Ketones)	H	HF						HG		H	H								19									
20	메르캅탄류/유기황화물 (Mercaptans & Other Organic Sulfides)	GT, GF	H,F GT			H			G							H			H	H	20								
21	알칼리금속 · 토금속, 원소 및 합금류(Metals, Alkali & Alkaline Earth, Elemental)	H,F GF	H,F GF	H,F GF	H,F GF	H,F GF	GF H	GF H	GF H	GF H	GF H	GF H						HE	GF H	GF H	GF H	21							
22	원소금속류 및 합금(분말, 증기, 스폰지 형태) (Metals, Other Elemental & Alloys as Powders, Vapors, or Sponges)	H,F GF	H,F GF	GF					H,F GT	U	GF H							HE	GF H		H,F GF		22						
23	원소금속류 및 합금(Metals, Other Elemental & Alloys as Sheets, Rods, Drops, etc.)	H,F GF	H,F GF						H,F G									HF						23					
24	독성금속류 및 ALC 속화합물(Metals & Metal Compounds, Toxic)	S	S	S			S	S			S														24				
25	질화물(Nitrides)	GF HF	H,F E	H GF	H,E GF	GF H			U	HG	U	GF H	GF H	GF H				GF H	U	GF H	GF H	E				25			
26	나이트릴류(Nitriles)	H,G TGF	H,F GT	H							U											HP			S	GF H	26		
27	니트로화합물 (Nitro Compounds)		H,F GT			H					HE											H,E GF				H,E GF		27	
28	불포화지방족 탄화수소류 (Hydrocarbons, Aliphatic, Unsaturated)	H	HF			H																	HE						28

#	물질 특성																																									
29	포화지방족 탄화수소류 (Hydrocarbons, Aliphatic, Saturated)		HF																											29												
30	유기산화물, 유기히드로과산화물(Peroxides and Hydroperoxides, Organic)	HG	HE		HF	HG		HG T	H,F E	H,F GT		H,E GT	H,F GT					HE	H	E	H,F GT	HE	HG		HG	H,F GF	H,P GT		HP		30											
31	페놀류 및 크레졸류 (Phenols and Cresols)	H	HF						HG							H			P			GF H				GF H						31										
32	유기인산계, 포스포르(디)티오익산류(Organophosphates, Phosphothioates, Phosphodithioates)	H GT	H GT						U		HE							H													U		32									
33	무기 황화물류 (Sulfides, Inorganic)	GT GF	HF GF	GT		H			E										H												H GT			33								
34	에폭시화합물(Epoxides)	HP	HP	HP	HP	U		HP	HP		HP	HP	U								HP	HP	HP		HP	HP					HP	HP	U	HP	34							
101	연소성 및 가연성물질류 (Combustible and Flammable Materials, Miscellaneous)	HG	H,F GT																			H,F G				H,F GF					H,F GT					101						
102	폭발성물질류(Explosives)	HE	HE	HE					HE		HE			HE								HE	HE	HE	E	E					HE	HE		HE	HE	HE	102					
103	고분자 화합물 (Polymerizable Compounds)	PH	PH	PH					PH		PH	PH	U									PH	PH	PH	PH	PH					PH	PH		PH			HE	103				
104	강산화제 (Oxidizing Agents, Strong)	H GT		H GT	HF	HF	H,F GT	H,F GT	HE	H,F GT		H,E GT	H,F GT	HF	HF		HF	H GT	H,F GT	HF	H,F GT	H,F E	H,F E	HF		H,F E	H,F GT	HE	HF	HF	HG	HF	H,F GT	H,F GT	H,F G	H,F G	HE	H,F GT	104			
105	강환원제 (Reducing Agents, Strong)	H GF	H,F GT	H GF	H,F GF	H,F GF	H GF	H G				H GT	H F				H,F E	H E	H GF	H GF	H GF						H GF	H E			H E	H GF	H, GT GF		H	H GF	H E	H,P GF	H,F E	105		
106	물 및 물포함 혼합물 (Water and Mixtures Containing Water)	H	H						G							S			H G			H GF	H GF		H GF									GT GF						GF GT	106	
107	물 반응성 물질류 (Water Reactive Substances)	←매우 격렬한 반응! 어떠한 화학물질이나 폐기물과도 혼합하지 말 것→																																								107

[표 1-3-7] 물질군별 혼합적재 안내서 활용법

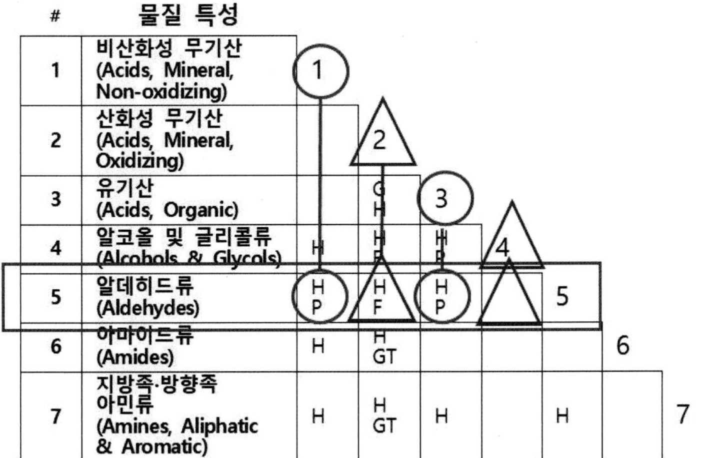

물질 특성
1 비산화성 무기산 (Acids, Mineral, Non-oxidizing)
2 산화성 무기산 (Acids, Mineral, Oxidizing)
3 유기산 (Acids, Organic)
4 알코올 및 글리콜류 (Alcohols & Glycols)
5 알데히드류 (Aldehydes)
6 아마이드류 (Amides)
7 지방족·방향족 아민류 (Amines, Aliphatic & Aromatic)
1
2
G H
3
H H F H P
4
H P
H F
H P
5
H
H GT
6
H
H GT
H
H
7

[표 1-3-8] 물질군별 혼합적재 안내서 활용법

코드	결과
H	열 발생(Heat Generation)
F	화재(Fire)
G	무해하고 불연성가스 생성(Innocuous and non-flammable gas generation)
GT	독성가스 생성(Toxic Gas formation)
GF	가연성가스 생성(Flammable Gas formation)
E	폭발(Explosion)
P	격렬한 중화반응(Violent Polymerization)
S	독성물질의 용해(Solubilization of toxic substance)
U	유해성이 있을 수 있으나 알려지지 않음(May be hazardous, but unknown)

6) 유해화학물질 안전캐비넷, 후드

〈그림 1-3-1〉 안전캐비넷과 후드

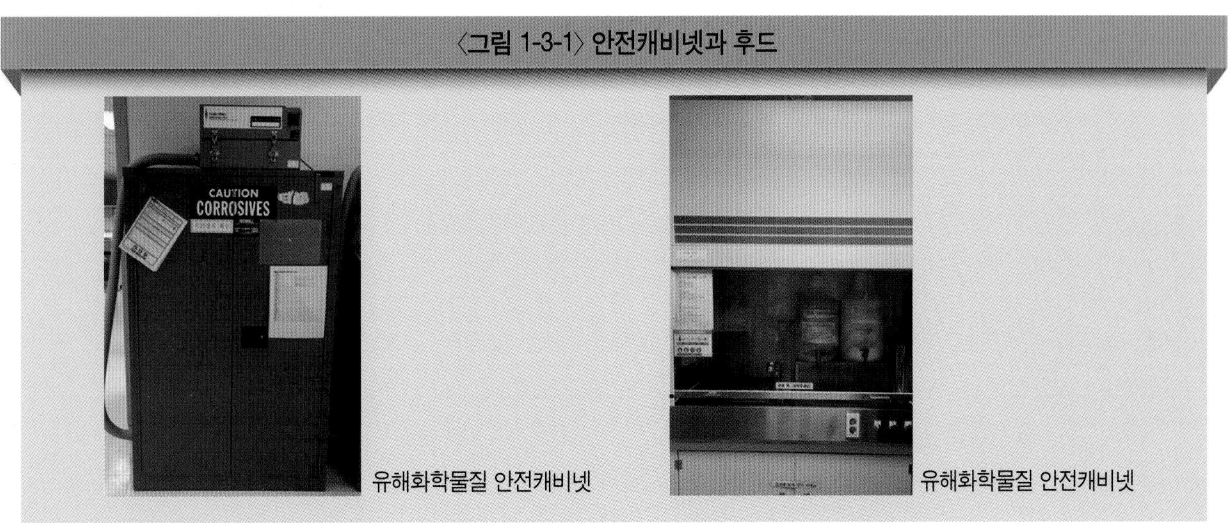

유해화학물질 안전캐비넷

유해화학물질 안전캐비넷

4장 장비지침서

검사실에서 사용하는 장비들은 지침서와 수리 관리 내역을 보관한다. 장비명, 모델명, 구입년도, 설치장소, 관리담당 외에 병원에서 관리하는 자산 코드를 넣어두면 현미경과 같이 검사실에 여러 대의 장비가 있는 경우에도 구분하여 관리할 수 있는 장점이 있다. 장비 운용을 새로 배우거나 고장에 대비하여 작동법, 주의사항 등을 자세히 기록한다. 아래는 동결절편기의 장비지침서의 예시이다.

[표 1-4-1] 장비지침서 1

장비지침서			
장비명	동결절편기	영문	MICROTOME, FREEZING
모델명	Cryostar NX50		
자산코드	B14K0282		
구입년도	2014년		
설치장소	육안검사실		
제조회사명	Thermo Scientific		
국내구입처			
A/S연락처			
관리담당			

장비사용 지침내용

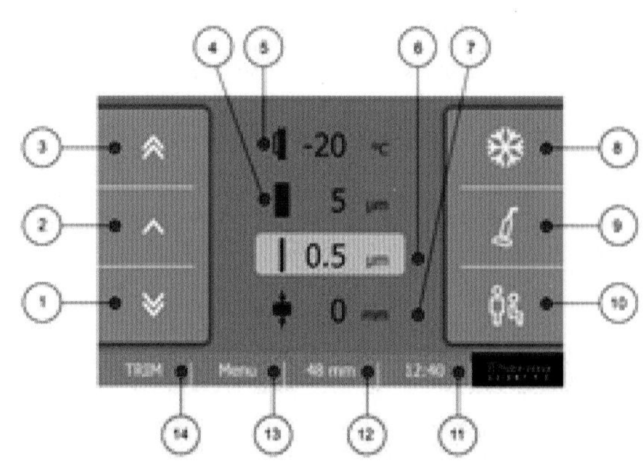

① 사용 전 전원이 켜져 있는지 모니터를 확인한다.
② 모니터에 fine thickness 5um, specimen head temperature -20℃로 표시되어 있는지 확인한다.
③ 동결조직이 의뢰되면 CRYOBAR에 있는 mold에 동결절편할 조직면이 하향이 되게 포매하고 그 주위에 O.C.T. compound를 넘치지 않도록 분주한 다음 cryocassette를 이용하여 동결절편과 cryocassette가 잘 부착되도록 한다.

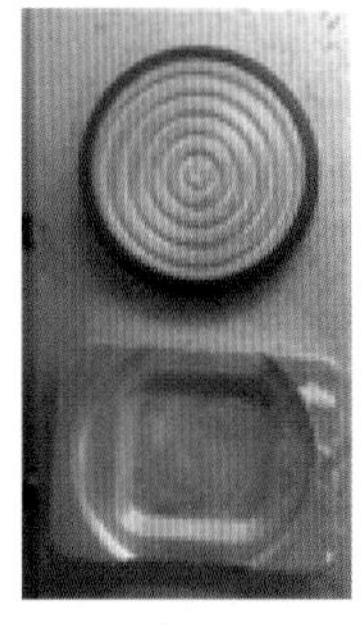
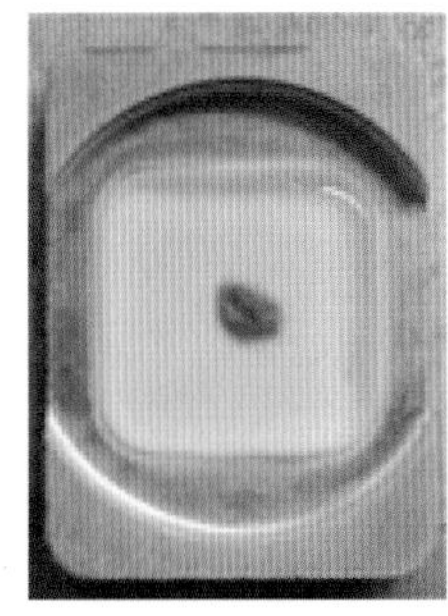
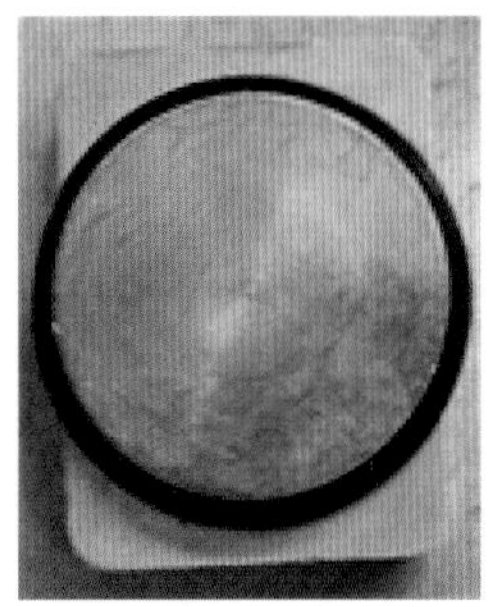

④ 급속냉각 장치버튼인 cryobar를 작동 후 cryocassette를 장비 내 금속 cryobar 위에 올려놓는다.
⑤ 동결절편이 부착된 cryocassette를 Knife holder에 고정하고 박절을 시작한다.

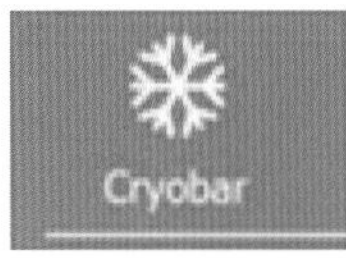

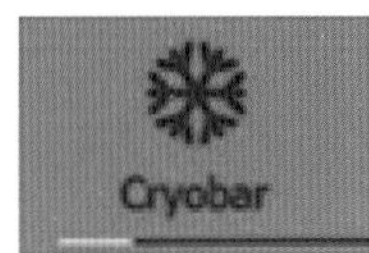

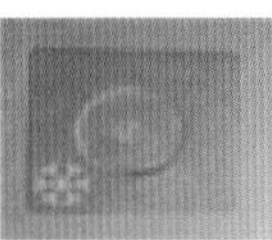

⑥ 박절시 1번 3번 버튼을 누르며 cryocassette와 knife의 간격을 맞추고, 14번의 Trim버튼을 누르며 오른쪽의 Hand Wheel을 이용하여 조직전면이 나오도록 삭정하고, 6번 버튼으로 변경 후 5um의 절편으로 sectioning을 한 후 슬라이드에 부착 후 육안으로 절편의 적절성을 판단한다.

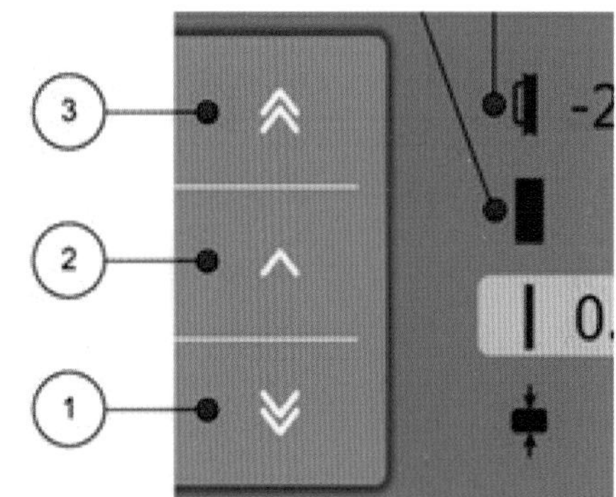

⑦ 박절이 끝나면 Hand Wheel의 Stop stick을 이용하여 Hand Wheel을 고정하고, slide에 절편을 붙이며 바로 95% Alcohol에 담가 고정한다.
⑧ 동결조직이 계속적으로 의뢰되면 ③~⑦을 반복하여 작업한다.
⑨ 작업이 완료되면 Knife holder 주위를 청결히 하고 사용 가능한 상태로 유지한다.

2. 주의사항
① 동결조직은 신선 조직으로 항상 감염에 특히 유의해야 한다.
② 결핵이 의심되는 환자 또는 감염이 우려되는 경우 HBV-quart plus를 사용하여 동결절편기 내부를 소독한다.
③ Defrost기능에 의해 생긴 물을 1주일에 한 번 확인 후 버릴 수 있도록 한다.

3. 기타
① 이 장비는 일일점검을 원칙으로 하며 일일점검표에 기록을 남긴다.
② 성곤무역에서 분기별로 정기적인 점검을 받으며 점검일지에 기록을 남긴다.
③ 기타 고장 및 파손 시 정밀점검은 A/S 연락처로 연락하여 조치한다.

4. 소모품

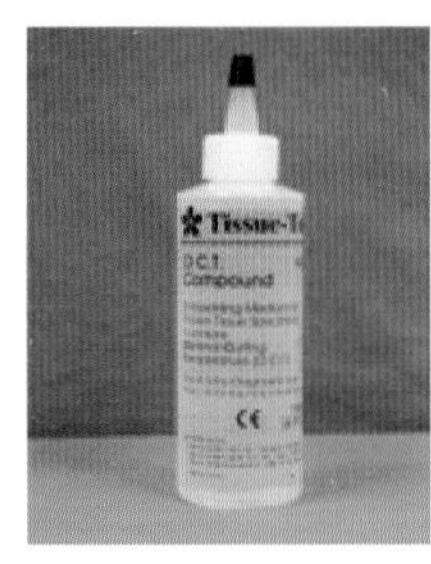

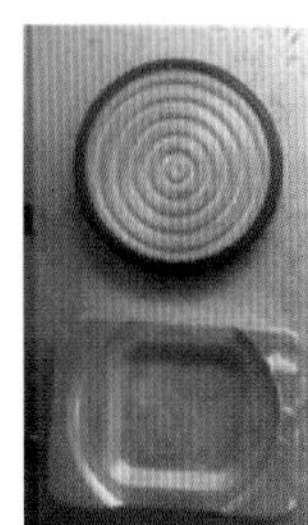

[표 1-4-2] 장비지침서 2

장비지침서			
장비명	동결절편기	영문	MICROTOME, FREEZING
모델명	CM1950		
자산코드	B11F0141		
구입년도	2020년 3월		
설치장소	육안표본검사실		
제조회사명	LEICA		
국내구입처			
A/S연락처			
관리담당	육안표본검사실		

장비사용 지침내용

1. 장비 설정

• 장비 상 조작 버튼 : cryochamber 상단 위치

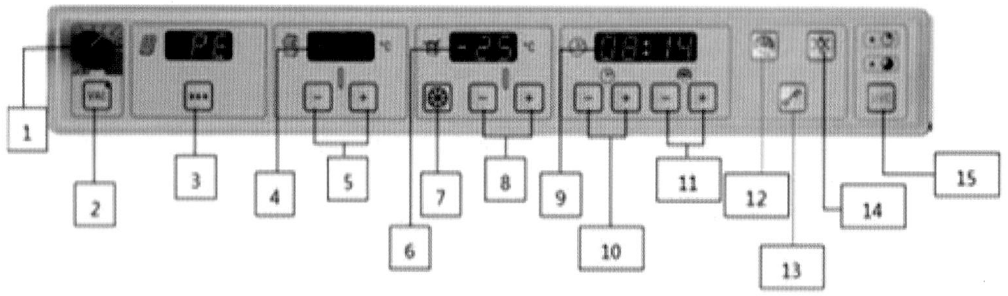

- 3번 버튼 : 버튼 클릭시 10분간 급속 냉각이 시작
- 4번 부분 : 현재 챔버의 온도와 챔버온도 설정
- 6번 부분 : 표본 헤드 온도와 헤드온도 설정(13번 버튼 누른 후 + : on, 13번 버튼 누른 후 − : off)
- 9번 부분 : 시간의 표시
- 12번 버튼 : 해당 버튼과 +/− 누르면 바로 작동
- 13번 버튼 : 제어판 모든 버튼 잠금/ 해제 버튼 : 약 5초간 누르면 작동
- 14번 버튼 : 조명버튼
- 15번 버튼 : UVC살균(짧게 누르면 30분 길게 누르면 180분)

2. Frozen Embedding

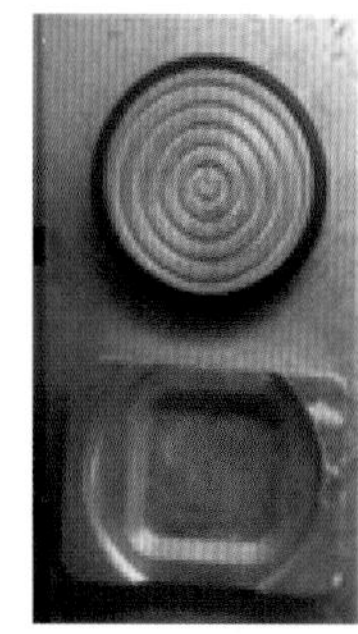

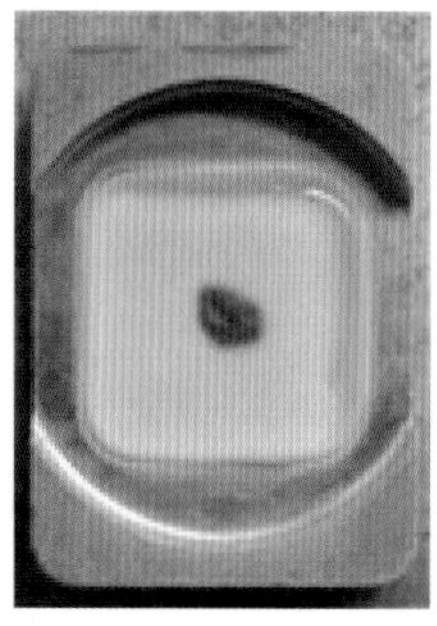

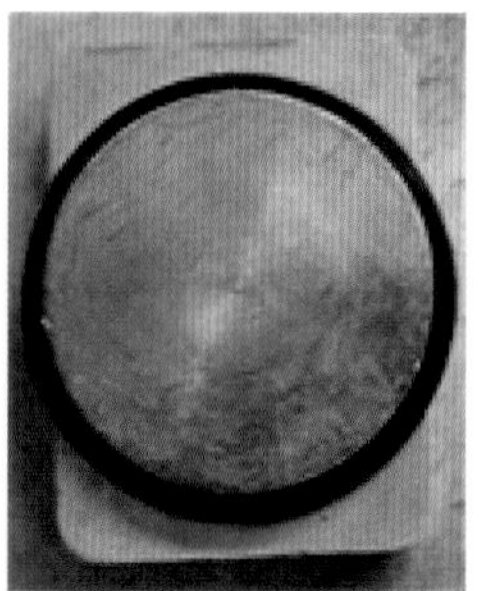

- 동결조직이 의뢰되면 CRYOBAR에 있는 mold에 동결절편할 조직면이 하향이 되게 포매하고 그 주위에 O.C.T. compound를 넘치지 않도록 분주한 다음 cryocassette를 이용하여 동결절편과 cryocassette가 잘 부착되도록 한다.

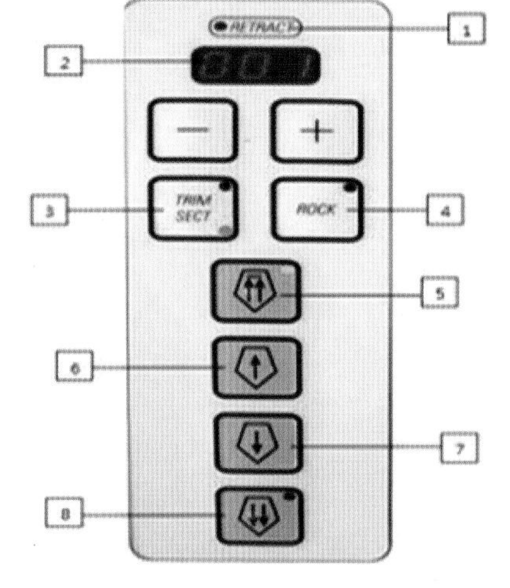

3. Frozen Section
- 1번 버튼 : 시편 후퇴시 황색 불이 점등
- 2번 버튼 : trimmin/sectioning 두께 표시
- 3번 버튼 : trimmin/sectioning 선택 가능
- 4번 버튼 : 핸들을 조금만 움직여도 절편 가능하게 설정
- 5~8번 버튼 : 재물대 이동 버튼(이중화살표의 LED 점등 시 최대범위에 도달했음을 보여줌)

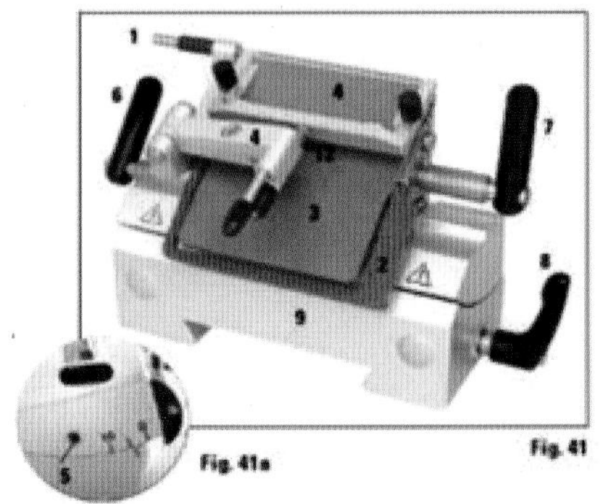

- 1 : 칼날빼기, 2 : 칼날 보호대, 3 : section 받침, 6 : 칼날 이동, 7 : 칼날 조임새, 8 : 칼날 각도변경
- blade holder 좌측에 위치한 0°, 5°, 10° 표시로 조정(본원 5°)
- 박절이 끝나면 Hand Wheel의 Stop stick을 이용하여 Hand Wheel을 고정하고, slide에 절편을 붙이며 바로 95% Alcohol에 담가 고정한다.
- 작업이 완료되면 Knife holder 주위를 청결히 하고 사용 가능한 상태로 유지한다.

4. 주의사항
- 동결조직은 신선 조직으로 항상 감염에 특히 유의해야 한다.
- 결핵이 의심되는 환자 또는 감염이 우려되는 경우 HBV-quart plus를 사용하여 동결절편기 내부를 소독한다.
- 정격전압을 확인하고 전원을 연결한다.
- 방안 온도는 22도, 실내습도는 60%를 넘지 않게 한다.
- 직사광선이 들지 않고 통풍이 잘 되는 곳에 설치한다(기기와 벽과의 사이는 30 cm 이상 떨어지게 한다).

5. 기타
① 이 장비는 일일점검을 원칙으로 하며 일일점검표에 기록을 남긴다.
② 유티텍사이언스에서 분기별로 정기적인 점검을 받으며 점검일지에 기록을 남긴다.
③ 기타 고장 및 파손 시 정밀점검은 A/S 연락처로 연락하여 조치한다.

6. 소모품
① 동결절편용 포매제
② 몰드

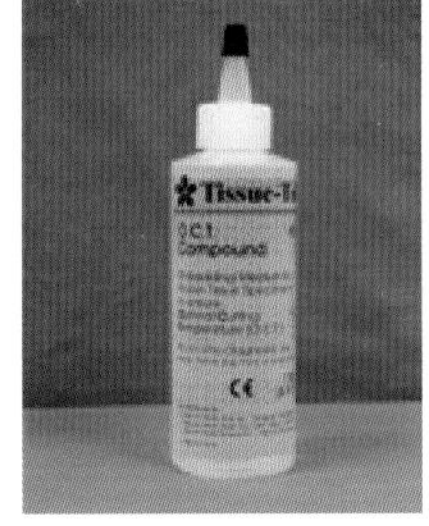

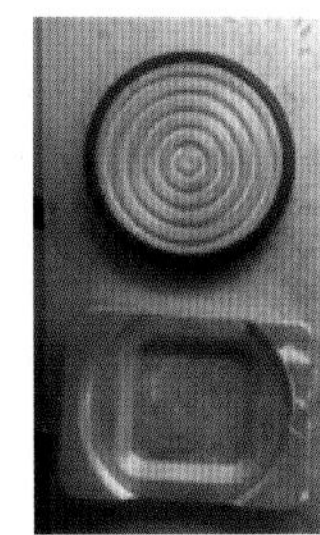

참조문헌 및 사이트

- 고용노동부－물질안전보건자료(MDSD)
- 환경부, 화학물질안전원－유해화학물질 혼합적재 안내서
- 대한산업안전협회
- 산업안전보건법
- 감염병의 예방 및 관리에 관한 법률
- 고용노동부 고시

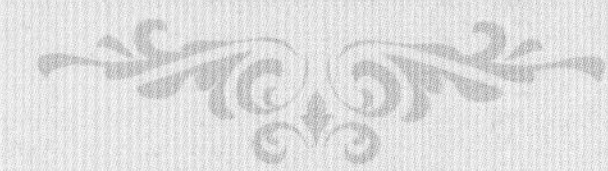

2

육안병리검사

Chapter 2

육안병리검사

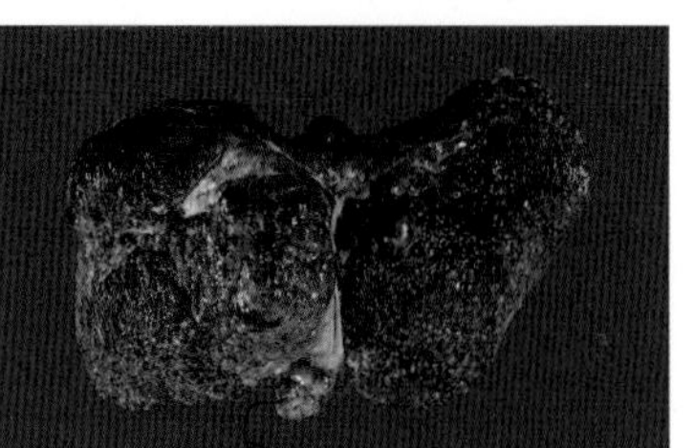

1장 소화기계

1. 소화기계의 기관별 구조

1.1. 구강(입안, oral cavity)

1) 해부학적 위치 〈그림 2-1-1〉 구강의 해부학적 위치

〈그림 2-1-1〉 구강의 해부학적 위치

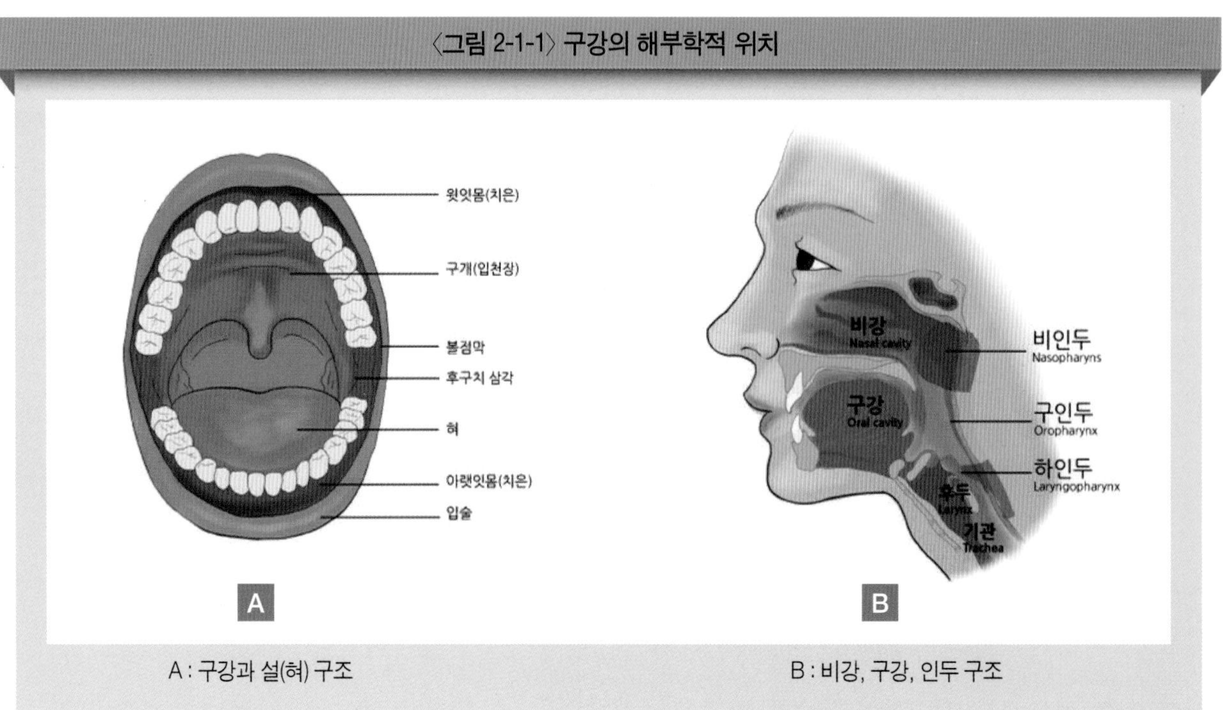

A : 구강과 설(혀) 구조

B : 비강, 구강, 인두 구조

입술로부터 입천장의 앞쪽, 볼 점막, 잇몸, 입안 바닥, 혀, 뒤쪽 목구멍(구협, fauces) 등을 포함하는 공간으로 인두와 연결되는 공간이다. 대부분 뼈(bone), 연부조직(soft tissue), 상피조직(epithelium), 근조직(muscle)이 함께 붙어 있는 복합적 구조를 이룬다.

2) **구조** [표 2-1-1] 구강의 구조와 위치

(1) 경구개(입천장, hard palate)

입안 위쪽의 앞부분이다. 연구개와 함께 입안과 코안을 나누는 기준이 된다.

(2) 설(혀, tongue)

길이 약 10.0 cm, 평균 안둘레 약 5.0 cm, 무게는 약 55.0 g이다. 관절(joint)이 없는 횡문근과 가로무늬근(striated muscle)으로 이루어져 자유로운 움직임이 가능하다.

① 구성

a. 설첨(혀끝, apex)

입(mouth) 밖으로 내밀었을 때 나오는 혀의 전방 앞부분이다.

b. 설체(혀몸통)

육안으로 입 속에서 보이는 부분이다. 입안에서 움직이는 부분으로 전체 혀의 2/3이 해당한다.

c. 혀뿌리

혀의 뒷부분으로 설골(hyoid bone)에 부착되어 있다. 움직임은 거의 없으며, 혹처럼 모여 있는

[표 2-1-1] 구강의 구조와 위치

	구 조			위 치
구강	경구개(입천장, hard palate)			1. 입안 위쪽 부분(입천장 앞부분) 2. 입안과 코안을 나누는 기준
	설(혀, tongue)			입안 바닥에서 입안으로 돌출된 근육성 기관
	구순(입술, lip)			입안 가장자리
	치은(잇몸, gingiva)			치아의 목 부분에서부터 치아뿌리를 덮고 있는 분홍색 점막조직
	협점막(볼점막, buccal mucosa)			입안점막 중 볼의 표면을 덮고 있는 점막조직
	치조점막(alveolar mucosa)			입안점막 중 치조골 표면을 덮고 있는 점막조직
	구강저(입안 바닥, oral floor)			입안 바닥부분
	상악골(위턱뼈, maxilla)			위턱 부분에 있는 1쌍의 뼈
	하악골(아래턱뼈, mandible)			아래턱을 구성하는 뼈, 옆면에서 보면 L자 모양
	타액선(침샘, salivary gland)	큰 타액선	귀밑샘(이하선, parotid gland)	아래턱뼈의 바깥쪽면과 뒷면을 덮는 피부밑 조직에 위치한다. 입술과 치아 사이 공간인 구강전정(vestibule)으로 관이 열린다.
			혀밑샘(설하선, sublingual gland)	입안 바닥 점막하층에 위치한다. 혀 아래 양쪽으로 수많은 혀밑샘관이 열린다.
			턱밑샘(악하샘, submandibular gland)	입안 바닥의 아래턱뼈 바로 안쪽에 위치한다. 설소대(혀 주름띠, frenum linguae) 바로 옆으로 열린다.
		작은 타액선		입안, 인두벽내 점막과 점막하층에 존재

림프절(혀편도)이 존재한다.

(3) 구순(입술, lip)

입안 가장자리 부분이다.

(4) 치은(잇몸, gingiva)

치아의 목 부분에서부터 치아뿌리를 덮고 있는 분홍색 점막조직이다. 혈관이 풍부하여 분홍색을 띤다.

(5) 협점막(볼점막, buccal mucosa)

입안 점막 중 볼의 표면을 덮고 있는 점막조직이다.

(6) 치조점막(alveolar mucosa)

입안 점막 중 치조골 표면을 덮고 있는 점막조직이다.

(7) 구강저(입안 바닥, oral floor)

입안 바닥부분을 말한다.

(8) 턱뼈(jaw)

① 위턱뼈(상악골, maxilla)

위턱 부분에 있는 한 쌍의 뼈이다.

② 아래턱뼈(하악골, mandible)

아래턱을 구성하는 뼈, 옆면에서 보면 'L' 자 모양이다.

(9) 타액선(침샘, salivary gland) 〈그림 2-1-2〉 타액선의 해부학적 위치

① 큰 타액선

a. 이하선(귀밑샘, parotid gland)

아래턱뼈의 바깥쪽 면과 뒷면을 덮는 피부 밑 조직에 위치한다. 구강전정(입술과 치아 사이 공

〈그림 2-1-2〉 타액선의 해부학적 위치

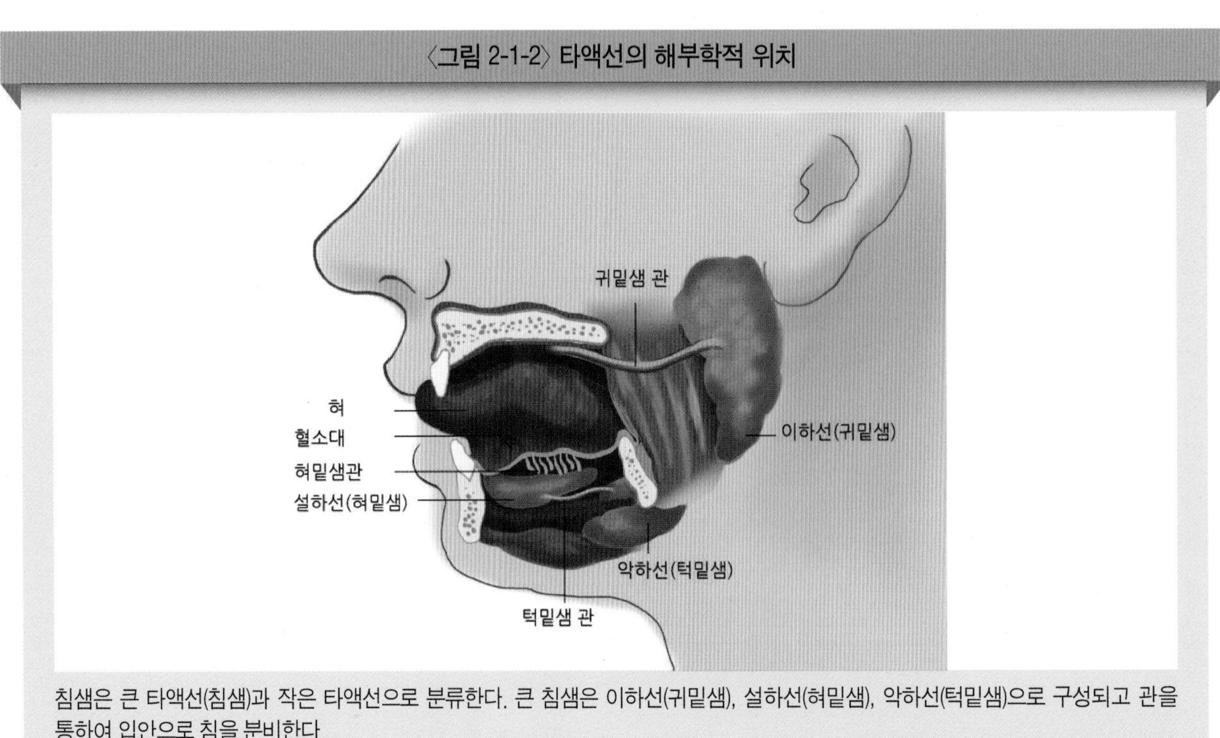

침샘은 큰 타액선(침샘)과 작은 타액선으로 분류한다. 큰 침샘은 이하선(귀밑샘), 설하선(혀밑샘), 악하선(턱밑샘)으로 구성되고 관을 통하여 입안으로 침을 분비한다.

간, vestibule)으로 관이 열린다.

b. 설하선(혀밑샘, sublingual gland)

입안 바닥 점막하층에 위치한다. 혀 아래 양쪽으로 수많은 혀밑샘관이 열린다.

c. 악하샘(턱밑샘, submandibular gland)

입안 바닥의 아래턱뼈 바로 안쪽에 위치한다. 설소대(혀 주름띠, frenulum linguae) 바로 옆으로 열린다.

② 작은 타액선

입안, 인두벽 내 점막과 점막하층에 존재한다.

3) 기능

(1) 입안에서 음식물을 씹어서 잘게 부수는 운동(저작운동)을 한다.

(2) 음식물을 구강에서 인두 입구로 이동시키는 수의적 운동을 한다.

1.2. 인두(pharynx)

1) 해부학적 위치

식도와 후두 사이에 붙어 있는 깔대기 모양의 부분이다. 보통 비강에서 후두에 이르는 부위의 후방 부위를 말한다. 인두는 위에서 아래로 순서대로 비인두(코인두, nasopharynx), 구인두(입인두, oropharynx), 후두인두(하인두, hypopharynx)로 구성된다.

2) 구조 [표 2-1-2] 인두의 구조와 위치

(1) 비인두(코인두, nasopharynx)

코 뒤쪽(비강)의 가장 깊은 곳인 뇌 기저에서 연구개(입천장)까지 이어지는 공간이다. 전체 인두의 위쪽 1/3 상단부위를 차지한다.

(2) 입인두(구인두, oropharynx)

[표 2-1-2] 인두의 구조와 위치

<table>
<tr><td rowspan="8">인두</td><td colspan="2">비인두(코인두, nasopharynx)</td><td colspan="2">인두의 상단 부분(코 뒤쪽), 뇌 기저에서 연구개(입천장)까지 이어지는 통로</td></tr>
<tr><td rowspan="6">구인두(입인두, oropharynx)</td><td rowspan="4">편도(tonsil)</td><td>인두편도(adenoid, pharyngeal tonsil)</td><td>코안 안쪽 끝</td></tr>
<tr><td>이관편도(귀 인두관 편도, palatine tonsil)</td><td>귀관 인두 구멍부위</td></tr>
<tr><td>구개편도(목구멍 편도, palatine tonsil)</td><td>입안 인두 경계부위</td></tr>
<tr><td>설편도(혀 편도, lingual tonsil)</td><td>혀의 뒤</td></tr>
<tr><td>연구개(입천장, soft palate)</td><td colspan="2">입천장 뒷부분으로 구강 내의 위쪽 부분에 해당한다.
입안과 코안을 나누는 기준이 된다.</td></tr>
<tr><td>인두 후벽</td><td colspan="2">정상 점막 조직이 울퉁불퉁한 형태를 지닌다.</td></tr>
<tr><td>후두인두(하인두, hypopharynx)</td><td colspan="3">후두의 뒤 부분에서부터 식도 앞부분까지</td></tr>
</table>

입안 뒤쪽에 위치한 곳으로(인두 가운데 부분) 위쪽으로 코인두, 아래쪽으로 후두인두와 연결된다.

① 구성

a. 편도(tonsil)

인두의 입구를 둘러싸듯이 존재하는 림프 장치로 양쪽에 존재한다. 위치에 따라 인두편도, 이관편도(귀인두관편도), 구개편도(목구멍편도), 설편도(혀편도)로 구분된다.

b. 연구개(입천장, soft palate)

입안 공간 위쪽의 뒷부분이다. 입안과 코안을 나누는 기준이 된다.

(3) 후두인두(하인두, hypopharynx)

후두의 뒤쪽에 위치한 곳으로 위쪽으로 입인두, 아래쪽으로 식도와 연결된다.

3) 기능

후두개가 기관 입구를 막아 음식물이 기도로 흡인되는 것을 방지한다. 인두근육이 수축하고 식도상부 근육은 이완하여 음식물이 식도 입구로 들어가게 된다.

1.3. 편도(adenoid)

1) 해부학적 위치

편도는 구강과 인두(pharynx)의 입구쪽 점막에 위치한 큰 림프조직 덩어리로 위치에 따라 구개편도(목구멍편도, palatine tonsil), 인두편도(pharyngeal tonsil), 설편도(혀편도, lingual tonsil)로 명명한다. 3가지 편도는 구강 및 인두 주위를 동그란 고리형태로 감싸고 있기 때문에 편도 고리(waldeyer ring)이라고도 한다.

2) 구조 〈그림 2-1-3〉 편도의 해부학적 위치

〈그림 2-1-3〉 편도의 해부학적 위치

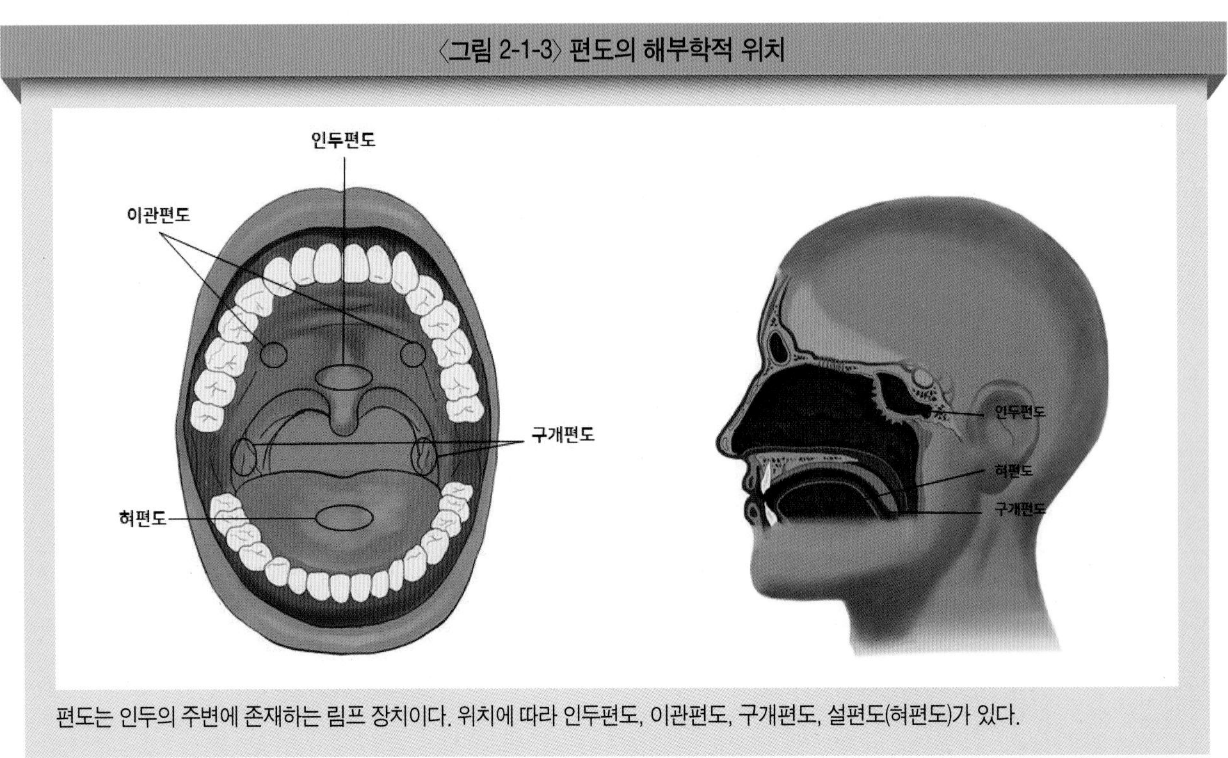

편도는 인두의 주변에 존재하는 림프 장치이다. 위치에 따라 인두편도, 이관편도, 구개편도, 설편도(혀편도)가 있다.

(1) 구개편도(목구멍편도, palatine tonsil)

연구개(물렁 입천장, soft palatine)와 대구치의 뒤쪽에서부터 혀뿌리에 걸쳐져 양쪽에 각각 위치한다. 상피세포가 중층편평상피(stratified squamous epithelium)로 구성되어 있다.

(2) 인두편도(pharyngeal tonsil)

비인두 뒤벽에 위치하며, 1개이다. 상피세포가 위(거짓)중층섬모원주상피로 구성되어 있다. 인두편도가 바깥쪽으로 성장하여 이관(auditory tube)에 위치하게 된 조직을 이관편도(귀인두관 편도)라고 부른다.

(3) 설편도(혀편도, lingual tonsil)

혀의 뒤쪽 1/3부분에 위치한다. 상피세포가 중층편평상피로 구성되어 구개편도와 유사한 성격을 가지고 있다.

3) 기능

편도는 림프계(lymphatic system)의 일부로 병원체 및 항원에 대한 면역 기능을 한다.

1.4. 식도(esophagus)

1) 해부학적 위치 〈그림 2-1-4〉 식도의 해부학적 위치

길이는 절치(incisor tooth)에서 시작하여 약 15.0~25.0 cm이며, 지름 약 2.0~3.0 cm, 벽두께 약 0.4 cm이다. 근위부에서 인두와 이어진다. 앞쪽(anterior)에는 기관(trachea), 뒤쪽(posterior)에는 척추(vertebra)

〈그림 2-1-4〉 식도의 해부학적 위치

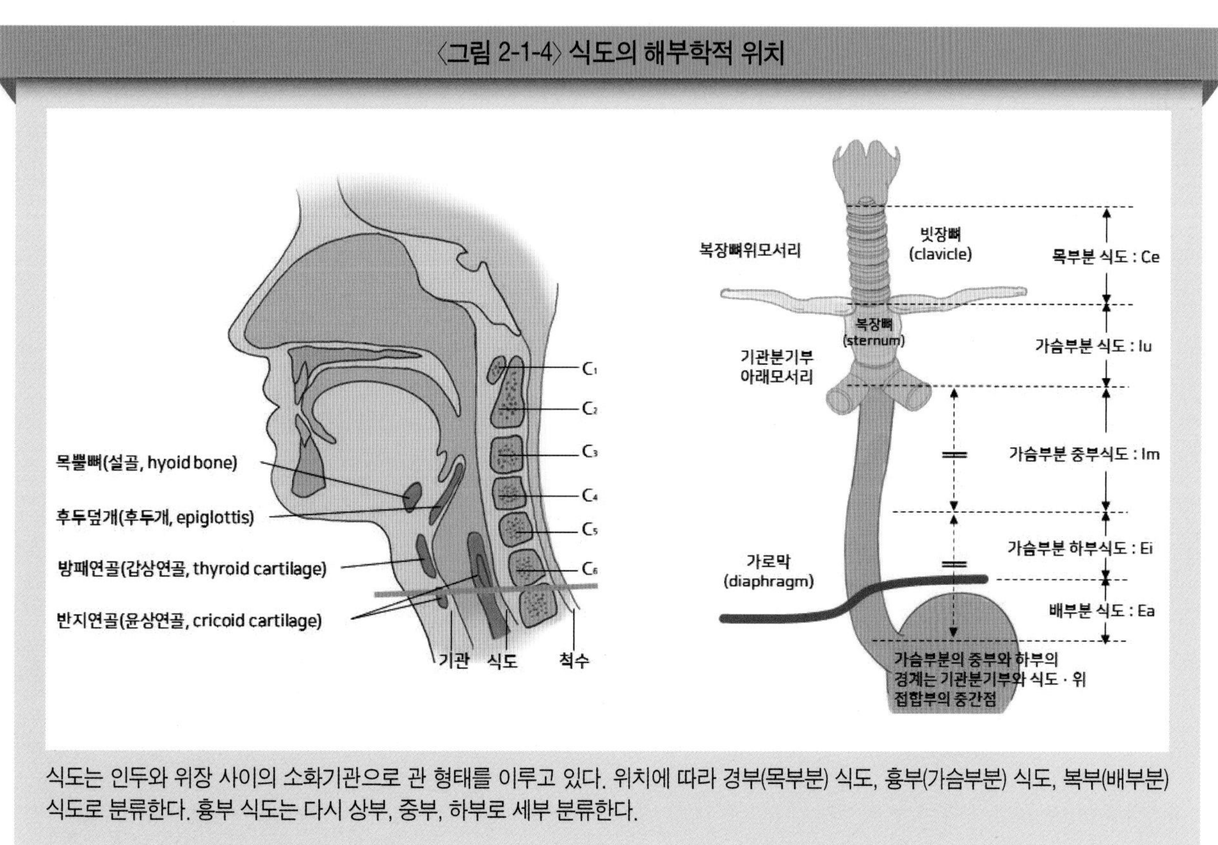

식도는 인두와 위장 사이의 소화기관으로 관 형태를 이루고 있다. 위치에 따라 경부(목부분) 식도, 흉부(가슴부분) 식도, 복부(배부분) 식도로 분류한다. 흉부 식도는 다시 상부, 중부, 하부로 세부 분류한다.

가 위치한다. 근육질의 관형태의 장기로 아래(원위부)로는 횡격막의 식도 열공을 관통하여 위의 분문(cardia)과 연결된다.

2) 구조 [표 2-1-3] 식도의 구조와 위치

(1) 경부 식도(cervical esophagus)

① 해부학적 위치

식도 입구부에서 흉골(복장뼈, sternum) 상연(superior)까지에 해당한다. 제 6경추 높이(반지연골 뒤모서리)에서 인두 하단과 이어지며, 아래로 흉부 식도와 연결된다.

② 구성

골격근(skeletal muscle)으로 구성되어 있다.

(2) 흉부 식도(thoracic esophagus)

① 해부학적 위치

위로는 경부 식도와 이어지며, 아래로는 복부 식도와 연결되는 중간 부분이다. 척추의 앞을 하행한다.

② 구성

a. 흉부 식도 상부(thoracic esophagus upper part)

복장 위에서 용골 하연(기관 분기부 아래, subcarinal)까지 해당한다.

b. 흉부 식도 중부(thoracic esophagus middle part)

기관 분기부 아래와 식도위 이음부(식도위 경계, esophagogastric junction)까지의 2등분 중 윗부분에 해당한다.

c. 흉부 식도 하부(thoracic esophagus lower part)

[표 2-1-3] 식도의 구조와 위치

구 조		위 치
경부 식도(cervical)		1. 식도 입구부에서 복장뼈(제 6경추) 위까지 2. 목에서 약 5.0 cm 정도
흉부 식도 (thoracic)	상부(upper)	복장 위에서 용골 하연(기관 분기부 아래, subcarinal)까지
	중부(mid)	기관 분기부 아래와 식도위 이음부(식도위 경계, esophagogastric junction)까지의 2등분 중 윗부분
	하부(lower)	기관 분기부 아래와 식도위 이음부까지의 2등분 중 아랫부분(흉강내 식도)
복부 식도(abdomen)		1. 복강내 식도 2. 횡격막 아래에서 복부로 이어지는 부분 3. 길이는 약 2.0 cm
괄약근 (sphincter)	상부 식도 괄약근 (upper esophageal sphincter)	인두에서 식도로 음식물을 전달하며, 공기의 유입을 방지한다.
	하부 식도 괄약근(식도 조임근, lower esophageal sphincter)	위 내용물의 역류를 방지한다.
식도위 이음부(esophagogastric junction)		식도 점막(esophageal mucosa) : 회백색 위장 점막(stomach mucosa) : 핑크색

기관 분기부 아래와 식도위 이음부까지의 2등분 중 아랫부분(여기까지 흉강내 식도에 해당)에 해당한다.

(3) 복부 식도(abdominal esophagus)

① 해부학적 위치

횡격막 아래에서 복부로 이어지는 부분으로 복강 내 식도이다. 길이는 약 2.0 cm이다.

② 구성

평활근(smooth muscle)으로 구성되어 있다.

(4) 괄약근

① 구성

a. 상부 식도 괄약근(upper esophageal sphincter)

인두에서 식도로 음식물이 전달되는 부위에 해당한다. 호흡하는 동안 공기가 식도로 유입되는 것을 방지한다. 골격근(skeletal muscle)인 윤상인두근(아래인두수축근, inferior pharyngeal constrictor muscle or cricopharyngeus muscle)으로 구성되어 있다.

b. 하부 식도 괄약근(lower esophageal sphincter)

식도근육과 위근육이 접하는 부위로 편평원주상피결합부(squamocolumnar junction)가 위치한다. 민무늬근(평활근, smooth muscle)으로 구성되어 위 내용물의 식도 역류를 방지한다.

(5) 식도위 이음부(식도위 경계, esophagogastric junction)

지그재그 라인(zig-zag line, Z-line)으로도 불린다. 상피가 중층편평상피(stratified squamous epithelium)로 이루어진 회백색의 식도점막(esophageal mucosa)에서 단층의 원주상피(columnar cell)로 이루어진 핑크색의 위장점막(stomach mucosa)으로 변하는 이행 부위이다.

(6) 식도 근육 〈그림 2-1-5〉 식도 근육의 구성

① 횡문근(가로무늬근, striated muscle)

의지에 따라 움직일 수 있는 수의근이다. 근섬유에 가로무늬가 있어 가로무늬근이라고도 한다. 식도 위쪽 1/3의 대부분을 구성한다.

② 평활근(민무늬근, smooth muscle)

의지와는 관계없이 완만하고 지속적인 운동을 하는 불수의근(주로 내장 기관의 운동을 담당하는 근육)이다. 가로무늬가 없어 민무늬근이라고도 한다. 식도 아래쪽 2/3의 대부분을 구성한다.

3) 기능

음식물이 위(stomach)로 향하게 하는 근육 수축 운동(연동운동)을 한다. 식도상부는 횡문근으로 구성되어 있으나 평활근처럼 작용하여 음식물이 지나갈 때 수축과 이완작용을 하게 된다. 식도하부는 평활근으로 구성되어 음식물을 위(stomach)로 밀어낸다.

1.5. 위(stomach)

1) 해부학적 위치

횡격막 바로 밑 복강의 좌측(좌상복부)에 위치한 주머니 모양('L' 자 형태)의 장기이다. 식도와 연결되는

〈그림 2-1-5〉 식도 근육의 구성

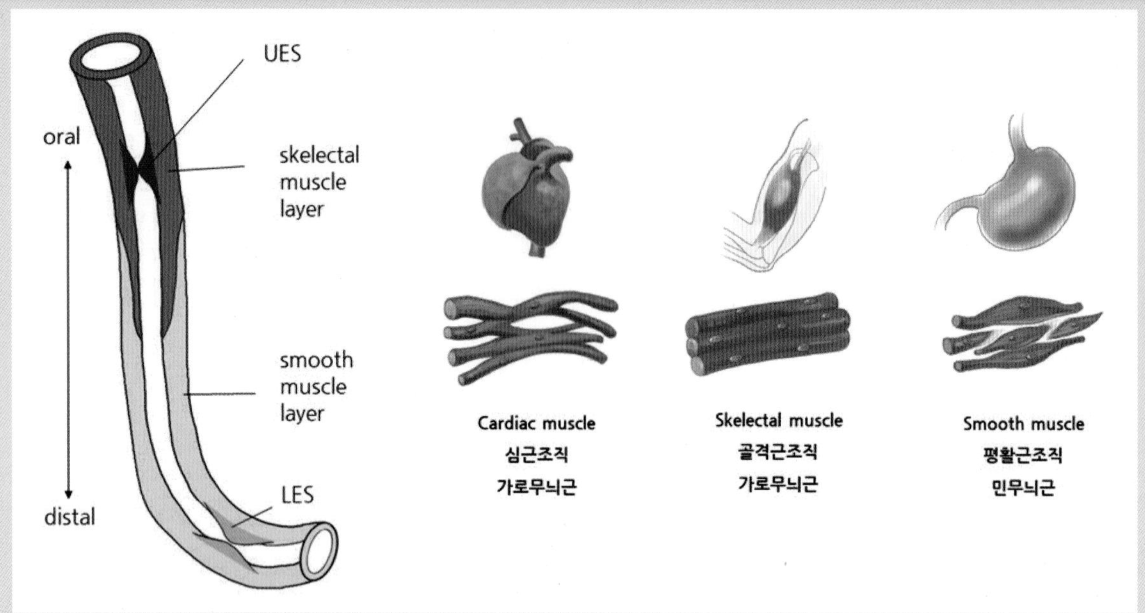

A : 식도 상방의 1/3은 골격근(수의근)으로 구성되어 있으며, 중앙 1/3은 골격근 및 평활근(불수의근), 하방 1/3은 평활근으로 구성된다. 평상시에는 전후로 납작해진 상태에서 유지되고 음식물이 통과할 때 확장되는 형태이다.

B : 근육조직은 근섬유에 가로 무늬가 있는 가로무늬근과 가로 무늬가 없는 민무늬근으로 분류한다. 가로무늬근은 의지에 따라 움직일 수 있는 수의근으로 골격근 조직을 구성하고, 민무늬근은 의지와 상관없이 완만하고 지속적인 운동을 하는 내장 기관의 평활근 조직을 구성한다. 심근 조직은 골격근과 같이 가로무늬가 있어 가로무늬근에 속하지만 기능적으로는 의지와 상관없이 지속적인 운동을 하는 불수의근이다.

부분을 분문(들문, cardia), 십이지장과 연결되는 마지막 부분을 유문(날문, pylorus)이라고 한다. 앞쪽으로 전복벽(anterior abdominal wall), 뒤쪽으로 췌장, 왼쪽으로 비장과 결장 비만곡(splenic flexure), 오른쪽으로 결장 간만곡(hepatic flexure), 위쪽으로 간의 좌엽과 횡격막, 아래쪽으로 횡행결장과 인접한다.

(1) 위식도 접합부

횡격막 열공보다 약 2.0 cm 아래에 위치한다. 7번째 연골흉골관절(coststernal articulation) 또는 제 11 흉추 높이에 해당된다.

(2) 위십이지장 접합부

위의 우하방에서 십이지장과 연결된다.

2) **구조** 〈그림 2-1-6〉 위의 분류, [표 2-1-4] 위의 구조와 위치

(1) 횡적구조

① 위의 앞쪽 면(위 전벽, anterior wall)

② 위의 뒤쪽 면(위 후벽, posterior wall)

③ 곡면을 이루는 위쪽 면

소만곡(작은 굽이, lesser curvature)이라고 명칭하며, 길이는 약 12.0~14.0 cm이다. 위간인대(gastrohepatic ligament)가 부착된 부위이다.

④ 곡면을 이루는 아래쪽 면

〈그림 2-1-6〉 위의 분류

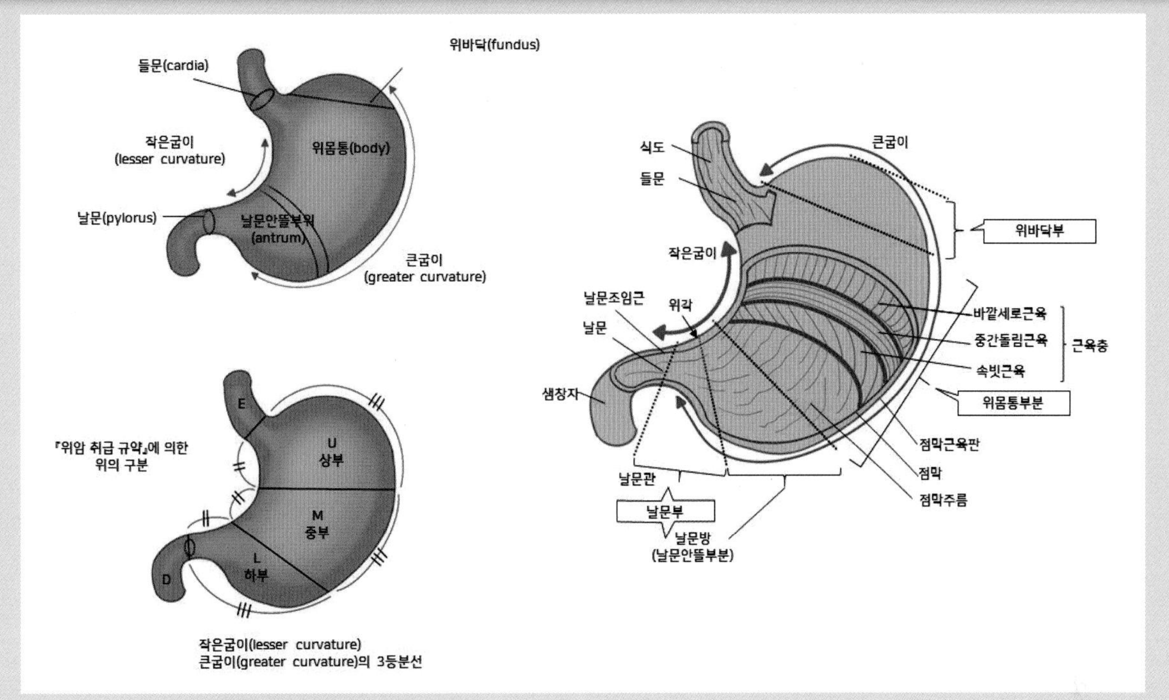

위는 횡적으로 분류하여 4개의 면(전벽, 후벽, 소만곡, 대만곡)으로 구성되고, 종적으로 분류하여 2개의 문(들문, 날문)과 2개의 절흔(들문절흔, 각절흔) 그리고 바닥, 몸통으로 분류한다.

[표 2-1-4] 위의 구조와 위치

구 조	위 치
분문부(들문부, cardia)	위의 입구로 식도와 연결되는 부분이다.
분문절흔(들문패임, cardiac notch)	식도위 이음부에서 식도의 왼쪽 가장자리와 대만곡의 사이에 잘록하게 들어간 각진 부위
기저부(위바닥, fundus)	1.분문 구멍(cardiac orifice)보다 위쪽 부분 2. 식도에서 넘어온 음식물의 임시 저장소
체부(위몸통, body)	1. 위바닥과 날문방 사이(위의 중심부) 2. 위 주름 : 음식물이 있을 때 표면적 증가
각절흔(모패임, angular incisure)	작은 굽이의 원위부 2/3지점
전정부(날문방, pyloric antrum)	1. 위 체부와 날문부 사이 2. 병변이 흔하게 발생하는 부위
유문부(날문부, pyloric canal)	1. 위와 십이지장을 연결하는 부분 2. 깔때기 모양
유문 괄약근(날문 괄약근, pyloric sphincter)	1. 십이지장과 연결되는 위의 날문의 구멍을 조절 2. 음식물 전달의 차단막 역할
소만곡(작은 굽이, lesser curvature)	위 우측의 간 쪽 벽면
대만곡(큰 굽이, greater curvature)	위 좌측의 비장 쪽 벽면

대만곡(큰 굽이, greater curvature)라고 명칭하며, 작은 굽이 길이의 약 3배이다. 위결장인대(gastrocolic ligament)가 부착된 부위이다.

(2) 종적 구조

① 분문(들문, cardia)

위와 식도가 연결되는 위 입구이다. 들문 괄약근이 존재하여 위장에서 식도로 음식물이나 위산이 역류하지 않도록 한다.

② 들문 절흔(cardiac notch)

식도와 큰 굽이가 만나는 지점이다. 식도위 연결부에서 식도의 왼쪽 가장자리와 큰 굽이의 사이에 잘록하게 들어간 각진 부위이다.

③ 위저부(위바닥, fundus)

왼쪽 위로 불룩하게 내민 부위로 공기를 채우는 공간이다.

④ 위몸통(body)

위각보다 근위부 부위로 위 중앙부분의 대부분을 차지한다. 세 등분하여 위몸통 상부(upper body), 위몸통 중부(mid body), 위몸통 하부(lower body)로 분류한다.

⑤ 위각(gastric angle)

작은 굽이의 원위부 2/3지점에 위치한다. 들문 절흔과 같이 위에 존재하는 2개의 절흔(잘록하게 들어간 각진 부위) 중 하나이다. 위궤양(gastric ulcer)의 호발부위이다.

⑥ 유문(날문, pylorus)

a. 해부학적 위치

위와 십이지장을 연결하는 부위로 날문 전벽의 장막 아래로 유문전정맥(vena prepylorica)이 지나간다. 날문의 날문괄약근(pyloric sphincter)이 두껍게 잘 만져지기 때문에 검체 조직에서 위(stomach)의 방향을 잡는 데 이용된다.

b. 구성

a) 전정부(날문방, pyloric antrum)

위몸통과 날문부 사이 공간으로 병변이 흔하게 발생하는 부분이다.

b) 유문부(날문부, pyloric canal)

위와 십이지장을 연결하는 부분으로 깔때기 모양이다.

c. 유문괄약근(날문괄약근, pyloric sphincter)

십이지장과 연결되는 위부분이다. 날문의 구멍을 조절하여 음식물 전달에 있어 차단막 역할을 한다.

3) 기능

(1) 소화 작용

근육의 수축작용을 통하여 미즙(chyme) 상태가 된다.

(2) 살균 작용

위산이 작용하여 각종 세균을 살균하거나 기능을 하지 못하도록 방해한다.

(3) 단백질 분해 작용

단백질 분해 기능을 하는 펩신을 분비한다.

1.6. 소장(작은창자, small intestine)

1) 해부학적 위치 〈그림 2-1-7〉 소장의 해부학적 위치

위(stomach)와 대장(큰창자) 사이의 가늘고 긴 소화관이다. 위 아래쪽에 있는 유문괄약근에서 시작하여, 회장맹장판막(회맹판, ileocecal valve)까지 이어진다. 근위부부터 십이지장, 공장, 회장 세 부분으로 나누어 분류하며, 전체 길이는 약 6.0~7.0 m이다. 십이지장이 약 25.0~30.0 cm이며, 공장 및 회장의 길이가 약 5.7~6.7 m이다. 직경은 근위부에서 4.0~7.0 cm 크기이며, 말단 원위부에서 3.0~4.0 cm로 가늘어지는 관상구조이다. 직경의 차이로 인하여 소장과 대장을 쉽게 구분할 수 있다. 그러나 염증과 같은 병변에 의하여 직경이 비슷하게 측정될 경우 구분이 어려울 수 있다.

(1) 소장과 대장의 육안적 차이점

① 결장끈(결장띠, tenia coli)

대장의 표면에 하얀색 끈처럼 생긴 3개의 평활근 밴드(muscular band)로서 전체 결장을 따라 종단한다. 결장끈은 맹장에서 모여 충수돌기를 끝으로 하나로 합쳐진다. 반대로 원위부의 S상결장과 직장에서는 소실된다.

② 결장팽대(haustrum)

결장끈에 의하여 주머니처럼 형성된 벽이다. 겉에서 보았을 때 볼록볼록하게 대장을 팽창시킨다. 하나의 창자팽대는 내용물이 채워질 때 팽창하여 근육이 수축되도록 자극한다. 그 결과 다음 창자팽대로 내용물이 옮겨지게 된다.

〈그림 2-1-7〉 소장의 해부학적 위치

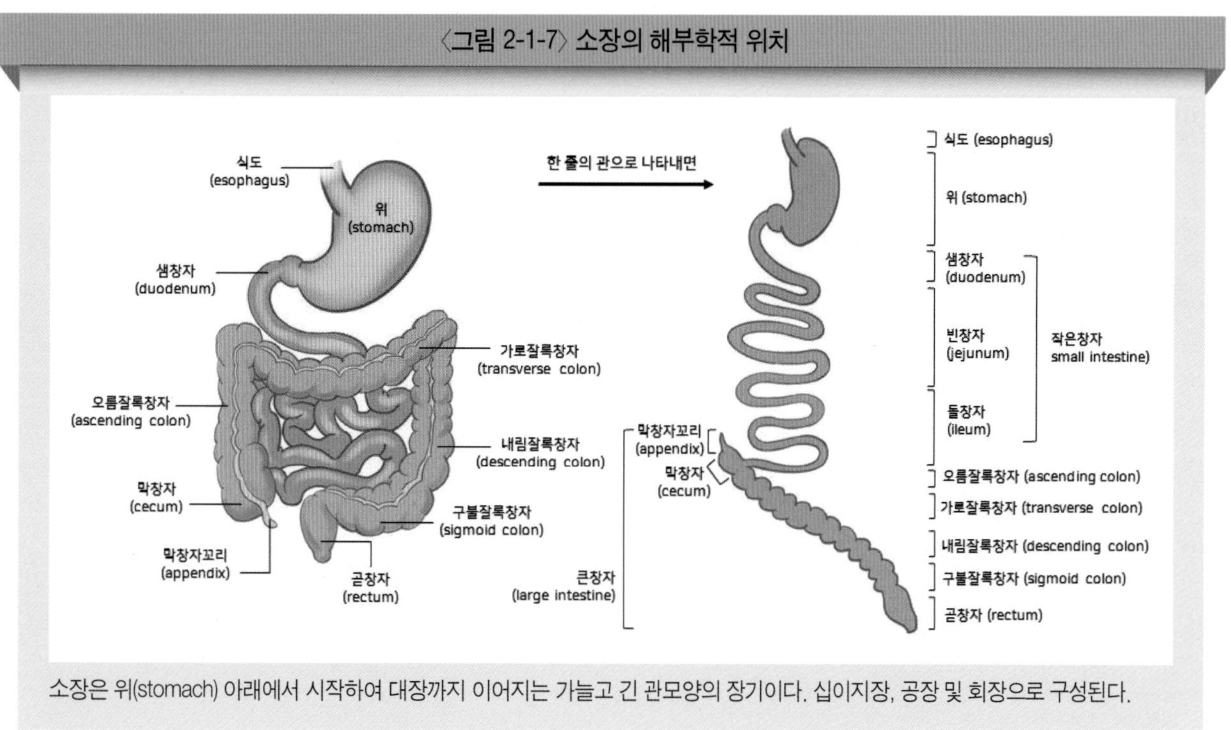

소장은 위(stomach) 아래에서 시작하여 대장까지 이어지는 가늘고 긴 관모양의 장기이다. 십이지장, 공장 및 회장으로 구성된다.

③ 복막수(복막주렁, epiploic appendage)

결장끈 주변 장막층에서 바깥쪽으로 돌출된 포도송이 형태의 지방 덩어리이다. 상행결장보다 하행결장과 S상결장에 흔하게 존재한다. 복막수에 염증, 꼬임, 혈전, 장폐색, 게실염, 세균성 감염 등이 생겨 복막수염(epiploic appendagitis)이 발생할 수 있다.

2) **구조** [표 2-1-5] 소장의 구조와 위치

(1) 십이지장(샘창자, duodenum)

① 해부학적 위치

소장의 시작 부분이다. 길이는 약 25.0~30.0 cm이다. 근위부부터 상부, 하행부, 수평부, 상행부로 구성되어 있으며, 장간막(창자간막)을 가지고 있는 공장, 회장과 달리 후복막 장기(retroperitoneal organ)이다.

a. 장간막

장간막은 복벽에서 떨어져 있는 복부 내 내장 조직과 복벽의 복막을 연결하는 막이다. 소화관에 분포되는 혈관, 림프관, 림프절, 신경을 포함하고 있으며, 지방이 풍부하다. 공장, 회장, 맹장, 횡행결장, S상결장에서 관찰할 수 있다.

② 구성 〈그림 2-1-8〉 십이지장의 구성

a. 상부(제 1부, first portion)

길이는 약 5.0 cm이다. 위의 유문에서 약 2.5 cm까지를 십이지장팽대(위장의 영향으로 십이지장 궤양이 잘 발생)라고 부른다. 십이지장 중에서 십이지장 팽대는 후복막 장기가 아니다.

b. 하행부(제 2부, second portion)

[표 2-1-5] 소장의 구조와 위치

구 조	위 치
십이지장(샘창자, duodenum)	1. 길이 약 25.0 cm 2. 위와 인접하여 존재(작은창자의 첫 부분) 3. 하행부(2nd), 수평부(3rd) 부분은 후복막강(복막과 배벽 사이 공간)에 고정 4. 담관과 췌관이 합류하는 바터 팽대부(Ampullar of Vater)가 존재 5. 위의 유문에서 시작하여 빈창자에 이르는 'C' 자 모양의 관
공장(빈창자, jejunum)	1. 상부 2/5부분(소장의 중간 부분) 2. 복부의 좌상부에 위치 3. 혈류량이 풍부하여 회장보다 굵고 장벽이 두꺼움 4. 점막에 주름과 혈관이 많고 융모가 촘촘하게 존재 5. 십이지장과 공장 사이는 확실히 구분되지만 공장과 회장은 서서히 이행되기 때문에 구분이 어려움
회장(돌창자, ileum)	1. 맹장과 연결(작은창자의 마지막 부분) 2. 장간막에 의하여 후복벽에 연결됨 3. 긴 장간막을 가지고 있어서 복강 내에서 잘 움직임 4. 굴곡이 심하고 복강 내뿐만 아니라 중앙부 우측에 위치하여 막창자와 연결됨 5. 복부 우하부에 위치

〈그림 2-1-8〉 십이지장의 구성

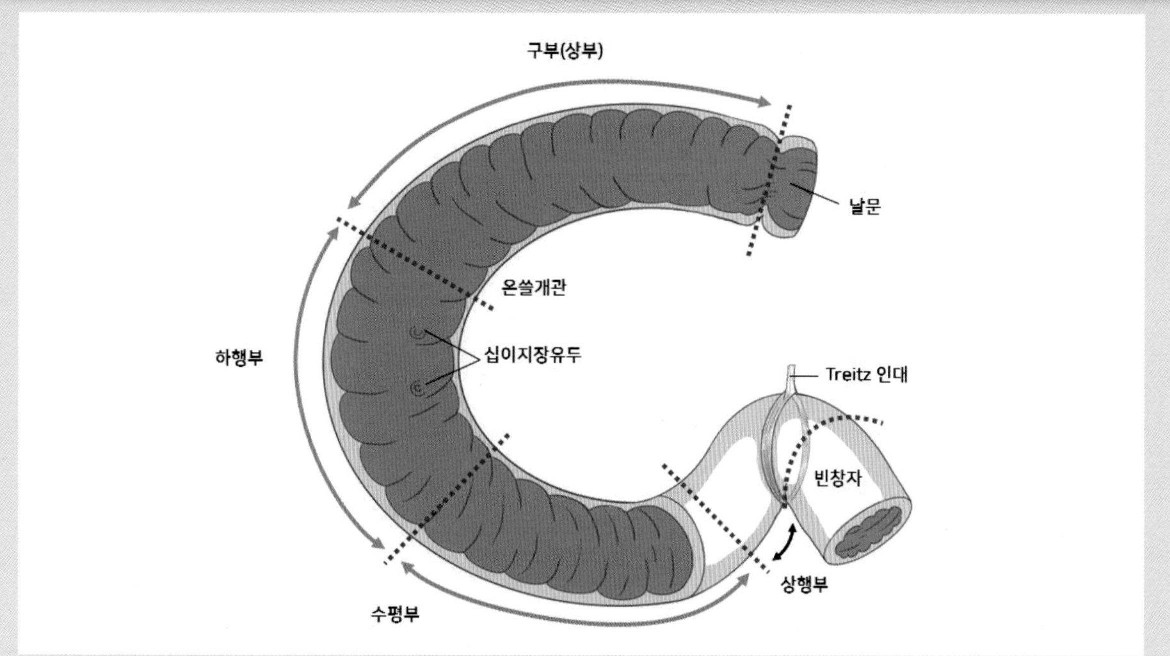

십이지장은 4개의 부분으로 세부 분류하여 상부, 하행부, 수평부, 상행부로 구성된다. 십이지장유두는 하행부에 존재하여 총담관 및 췌관과 연결되어 있다.

길이는 약 8.0 cm으로 총담관 및 췌관과 연결된 십이지장유두(duodenal papilla)가 존재한다. 췌장액(이자액), 담즙(쓸개즙)이 소화관 내로 방출되는 통로이다.

c. 수평부(제 3부, third portion)

길이는 약 8.0 cm으로 근위부에서 하행부와 이어지며, 원위부에서 상행부와 연결된다.

d. 상행부(제 4부, fourth portion)

길이는 약 5.0 cm으로 십이지장 걸이근(treitz ligament)을 기준으로 십이지장과 공장을 구분지어 준다. 상부 위장관과 하부 위장관을 나누는 기준점으로 소화관 출혈부위 진단 및 삽관을 필요로 하는 경우에 중요한 지표로 사용된다.

③ 기능

췌장액, 장액, 담즙에 의하여 소화가 이루어진다.

(2) 공장(빈창자, jejunum)

① 해부학적 위치

복부의 왼쪽 상부에 위치하며, 작은창자의 중간부분이다. 길이는 약 2.5 m로 작은창자 전체 길이의 40 %를 차지한다.

② 구성

공장과 회장은 뚜렷한 경계선이 없기 때문에 보통 근위부에서 2/5를 공장으로, 나머지 3/5를 회장으로 분류한다. 장간막을 가지고 있으며, 점막은 털모양의 융모로 구성되어 있다.

③ 기능

음식물의 소화, 흡수가 가장 활발한 부분이다. 단백질은 아미노산으로, 탄수화물은 단당류로, 지방은 지방산, 글리세롤로 소화된다.

(3) 회장(돌창자, ileum)

① 해부학적 위치

복강의 중앙부에서 우측 하부에 위치한다. 작은창자의 끝부분으로 근위부에서 공장과 이어지며, 원위부에서 맹장과 연결된다. 굴곡이 심하며, 장간막을 가지고 있다.

② 구성

공장과 비교하여 회장은 장벽이 얇고 주름이 적다. 공장에 비하여 회장에서의 음식물 흡수는 작게 일어난다. 원위부에는 회장맹장판막이 존재하여 음식물이 대장으로 잘 이동되도록 도우며, 큰창자로 넘어간 음식물이 소장으로 역류되는 것을 막아준다.

③ 특이사항

회장맹장판막에서 근위부 방향으로 50.0~100.0 cm 부위에서 선천적 질환의 하나인 멕켈곁주머니(돌창자곁주머니, Meckel's diverticulum)이 발견된다.

3) 기능

소화 작용이 일어나는 장소이다. 소화 작용으로 만들어진 영양분은 소장 내부의 돌출된 돌기를 통해 흡수된다.

1.7. 대장(큰창자, large intestine)

1) 해부학적 위치 〈그림 2-1-9〉 대장의 해부학적 위치

전체 길이는 약 150.0 cm으로 회장말단에서 항문까지 이어지는 관모양의 장기이다. 우측하 복부에서 시

〈그림 2-1-9〉 대장의 해부학적 위치

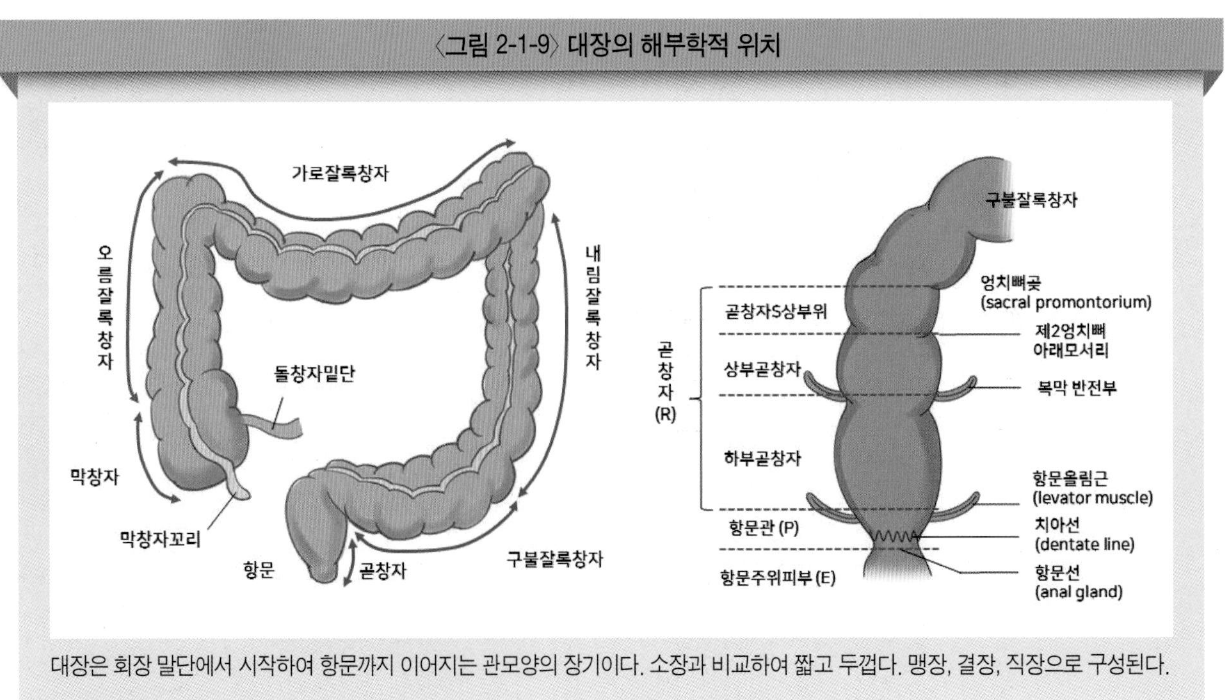

대장은 회장 말단에서 시작하여 항문까지 이어지는 관모양의 장기이다. 소장과 비교하여 짧고 두껍다. 맹장, 결장, 직장으로 구성된다.

작하여 복부 가운데를 중심으로 복강을 한 바퀴 주행하여 위치한다. 근위부부터 맹장, 상행결장, 횡행결장, 하행결장, S상결장, 직장으로 구성된다.

2) 구조 [표 2-1-6] 대장의 구조와 위치

(1) 맹장(막창자, cecum)

길이는 약 5.0~6.0 cm로 오른쪽 아랫배에 위치한다. 주머니처럼 부풀어 있는 형태이며, 충수돌기와 연결된다.

[표 2-1-6] 대장의 구조와 위치

<table>
<tr><th rowspan="10">대장
(colon)</th><th>구 조</th><th colspan="3">위 치</th></tr>
<tr><td>맹장
(막창자, cecum)</td><td colspan="3">1. 소장과 연결되는 대장의 첫 부분
2. 약 5.0~7.5 cm(주머니처럼 부푼 형태)
3. 오른 엉덩뼈 오목(right iliac fossa) 또는 골반 가장자리(pelvic brim)에 위치
4. 회장맹장판막(회맹판)에서 회장과 연결됨 : 이완되면 회장의 내용물이 맹장으로 이동함
5. 복막내 위치(intraperitoneal)</td></tr>
<tr><td>충수돌기
(막창자꼬리, appendix)</td><td colspan="3">1. 막창자의 아랫부분
2. 외경 0.5~0.6 cm, 길이 6.0~10.0 cm의 가느다란 관
3. 앞 끝이 막힌 구조, 여러 가지 방향으로 위치
4. 장선(intestinal gland), 융모(villi)가 없음
5. 림프조직이 발달 : 급성충수염에 중요한 역할
6. 복막 내 위치(intraperitoneal)</td></tr>
<tr><td>상행결장
(오름잘록창자)</td><td colspan="3">1. 결장의 올라가는 부분
2. 길이 약 20.0 cm
3. 아래(근위부)로 맹장, 위(원위부)로는 우상복부에서 횡행결장과 연결된다.
4. 후복막강(retroperitoneum)에 고정</td></tr>
<tr><td>횡행결장
(가로잘록창자)</td><td colspan="3">1. 가로로 이어지는 부분
2. 길이 약 50.0 cm
3. 오른쪽 위 복부(근위부)에서 상행결장과 연결, 왼쪽 위 복부(원위부)에서 하행결장과 연결된다.
4. 복막내(intraperitoneal) 위치한다.
5. 고정되어 있지 않아 골반까지 내려와 있을 수 있다.
6. 원위부에서 소화된 내용물의 고형화가 시작된다.</td></tr>
<tr><td>하행결장
(내림잘록창자)</td><td colspan="3">1. 결장의 내려가는 부분
2. 길이 약 25.0 cm
3. 근위부에 횡행결장과 연결, 원위부에 S상결장과 연결된다.
4. 후복막강에 고정(retroperitoneum)</td></tr>
<tr><td>S상결장(구불잘록창자)</td><td colspan="3">복막내 위치(intraperitoneal)</td></tr>
<tr><td rowspan="3">직장(곧창자, rectum)</td><td rowspan="3">1. 길이 약 15.0 cm
2. 전방부(남성)에 위치한 장기 : 전립선, 정낭, 정관, 방광
3. 전방부(여성)에 위치한 장기 : 질 후벽
4. 후방부 : 천골, 미골, 항문거근, 천골 신경</td><td>직장 상부</td><td>엉치뼈(천골, sacrum) 융기(promontory) 높이에서부터 제 2천골 하연까지</td></tr>
<tr><td>직장 중부</td><td>제2천골 하연에서 복막 반전부 (peritoneal reflexion)까지</td></tr>
<tr><td>직장 하부</td><td>복막 반전부에서 치골 직장근 부착부 상연까지</td></tr>
</table>

(2) 충수돌기(막창자꼬리, appendix)

맹장의 닫힌 끝부분에서 길게 뻗어져 나온 곁주머니이다. 충수돌기에 생긴 염증이 과거 맹장염으로 혼용되어 사용되어 왔으며, 정확한 표현은 충수돌기염(막창자꼬리염)이다.

(3) 결장(잘록창자, colon)

대부분의 대장이 속한 부위이다. 오른쪽 아랫배에서 시작하여 상복부를 지나 왼쪽 아랫배까지 이어진다.

① 구성

a. 상행결장(오름잘록창자, ascending colon)

맹장과 이어진 결장의 첫 부분이다. 근위부에서 맹장과 이어지며, 원위부에서 횡행결장과 연결된다.

b. 횡행결장(가로잘록창자, transverse colon)

근위부에서 상행결장과 이어지며, 원위부에서 하행결장과 연결된다. 십이지장 앞을 지난다.

c. 하행결장(내림잘록창자, descending colon)

근위부에서 횡행결장과 이어지며, 원위부에서 S상결장과 연결된다.

d. S상결장(구불잘록창자, sigmoid colon)

길이는 약 25.0 cm이며, 'S' 자 모양으로 굽어져 있다. 근위부에서 하행결장과 이어지며, 원위부에서 직장과 연결된다.

e. 직장(곧창자, rectum) 〈그림 2-1-10〉 직장의 구조

대장의 끝부분으로 길이는 약 15.0~20.0 cm이다. 근위부에서 S상결장과 이어지며, 원위부에서 항문과 연결된다. 위치에 따라 상부(천골곶〈엉치뼈곶, sacral promontory〉에서부터 제 2천골 하연〈lower border of S2〉까지), 중간부(제 2천골 하연에서 복막 반전부〈peritoneal reflexion〉까

〈그림 2-1-10〉 직장의 구조

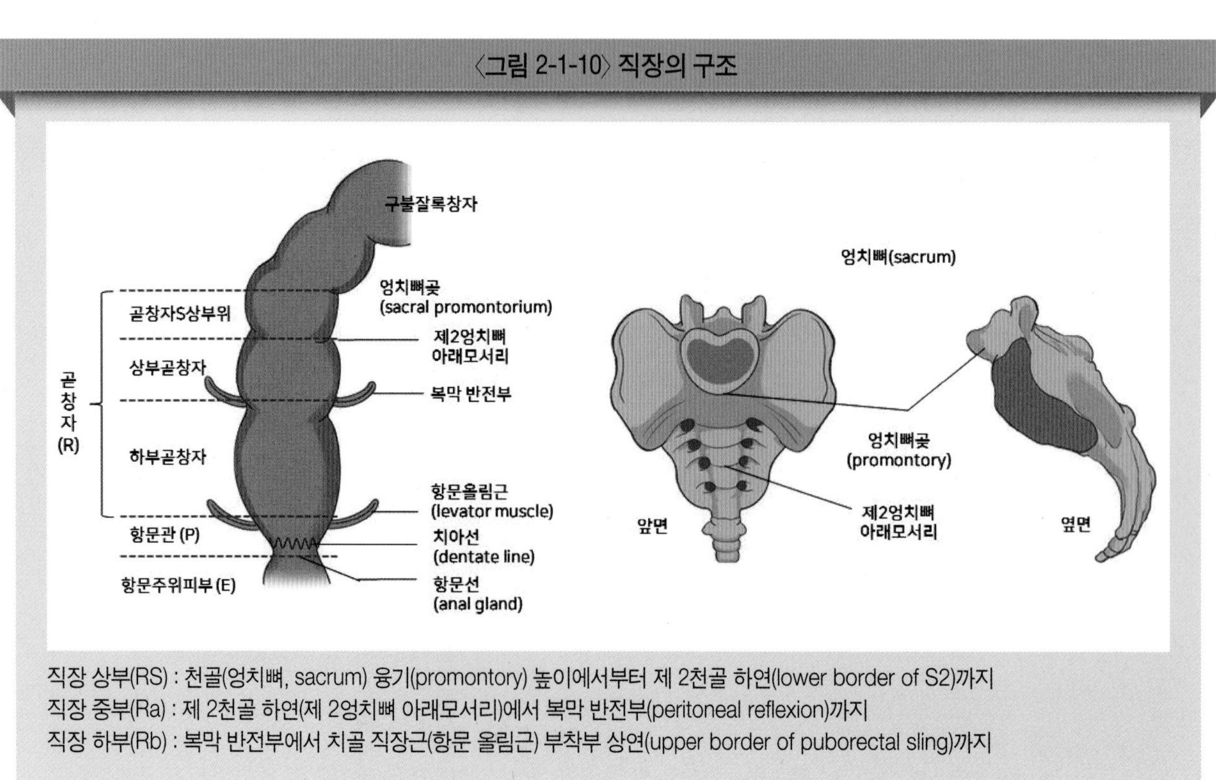

직장 상부(RS) : 천골(엉치뼈, sacrum) 융기(promontory) 높이에서부터 제 2천골 하연(lower border of S2)까지
직장 중부(Ra) : 제 2천골 하연(제 2엉치뼈 아래모서리)에서 복막 반전부(peritoneal reflexion)까지
직장 하부(Rb) : 복막 반전부에서 치골 직장근(항문 올림근) 부착부 상연(upper border of puborectal sling)까지

지), 하부(복막 반전부에서 치골직장근〈두덩곧창자근〉 부착부 상연〈upper border of puborectalis muscle〉까지) 세 부분으로 나눈다. 또한 상부와 하부는 오른쪽, 중간부는 좌측을 향하는 볼록한 굴곡이 존재한다. 굴곡 내면에는 휴스톤판(houston's valves)라고 불리는 가로주름이 존재한다. 상부와 하부 휴스톤판은 왼쪽에 위치하며, 중간 휴스톤판은 오른쪽에 위치한다.

3) 기능

소화되지 않은 음식물로부터 수분을 흡수한다. 찌꺼기는 보관하여 대변형태로 만들고, 만들어진 대변을 체내에서 밖으로 배출한다.

1.8. 항문관(anal canal)

1) 해부학적 위치 〈그림 2-1-11〉 항문관의 구조와 위치

근위부에서 직장 아래에 위치하며, 원위부에서 항문과 연결된다. 길이는 약 2.5~4.0 cm이다. 해부학적 위치(2.5~3.0 cm)와 외과적 위치(4.0~5.0 cm)로 나누어 정의되며, 항문피부선(anal verge)에서 치상선(치아선, dentate line)까지를 해부학적 위치로 한다. 외과적 위치는 항문피부선에서 항문직장륜(anorectal ring)까지를 말한다.

2) 구조 [표 2-1-7] 항문관 구조와 위치

2개의 조임근 복합체(내항문 괄약근, 외항문 괄약근)가 존재하며, 내부 점막은 근위부의 원주상피가 원위부에서 편평상피세포로 변화된다.

(1) 내항문 괄약근(속항문 조임근)

의지대로 움직일 수 없는 불수의근 근육조직으로 내강을 좁고 긴 형태의 닫힌 상태로 유지한다.

〈그림 2-1-11〉 항문관의 구조와 위치

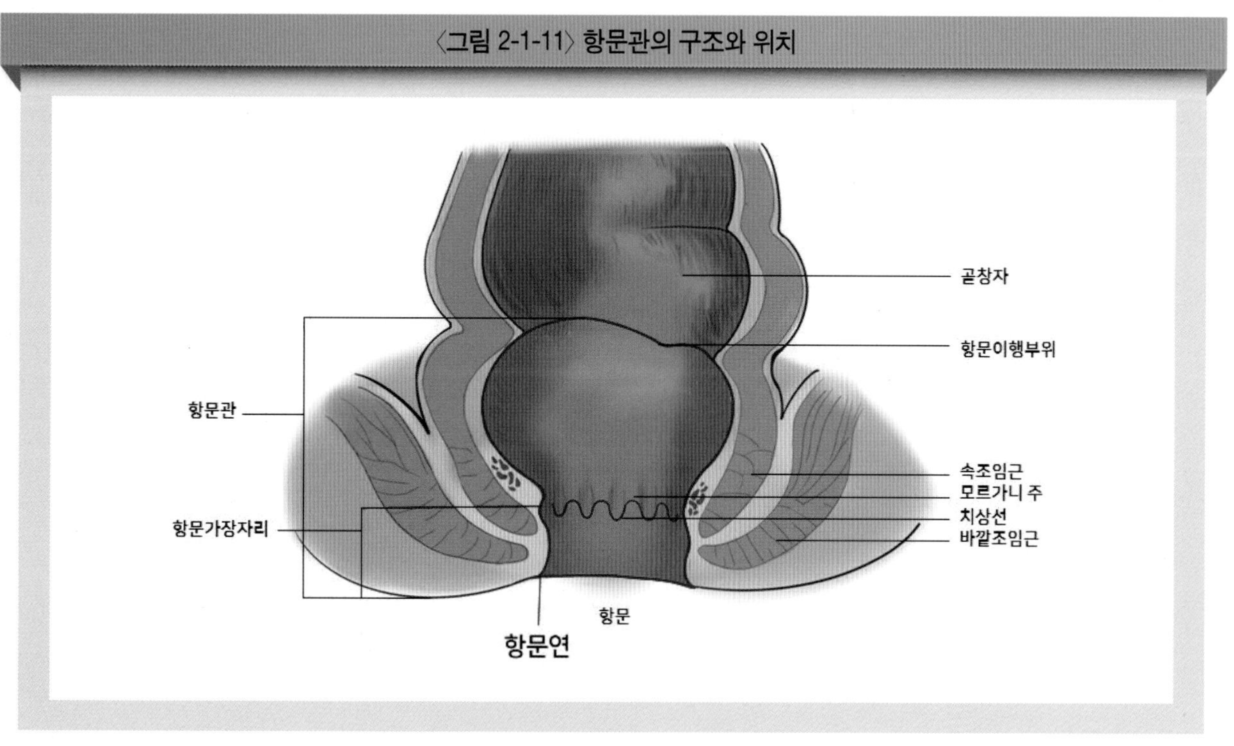

[표 2-1-7] 항문관 구조와 위치

구조	위 치
항문관	1. 길이 약 2.5~4.0 cm 2. 직장과 항문 사이 공간으로 대장의 마지막 부분 1) 시작 : 골반저근육과 직장이 만나는 부분 2) 끝 : 항문가장자리로 항문과 피부가 만나는 지점 3. 모르가니주 : 직장에서 항문관으로 내려오면서 내강이 좁혀지는데, 이로 인하여 항문관 내부의 점막이 접히면서 생긴 주름 4. 두 층의 근육에 둘러싸인 구조 1) 내괄약근(속조임근) : 직장의 환상근이 두꺼워진 근육, 자율신경의 지배 2) 외괄약근(바깥조임근) : 깔때기 모양으로 내려와서 좁은 관을 이루는 구조

(2) 외항문 괄약근(바깥항문 조임근)

의식적으로 항문을 조일 때 사용되는 수의근 근육조직으로 배설물 방출을 조절한다.

(3) 모르가니주(Morgagni columns)

직장에서 항문관으로 이행 시 내강이 점차 좁혀진다. 때문에 내부의 점막이 10여 개의 주름, 즉 모르가니주를 형성하게 된다. 모르가니주 상부는 원주상피세포로 구성되나 점차 하부로 갈수록 편평상피세포로 변화된다. 모르가니주 하부에 나타나는 빗살 모양의 경계부위를 치상선이라고 말한다.

(4) 항문거근(항문올림근, levator animuscle)

항문을 골반 앞 치골과 골반 뒤 미골에 고정시켜 위치를 유지시켜 준다. 항문거근에 의하여 직장에서 항문관으로 넘어가는 부위를 항문직장륜이라 명명한다.

(5) 항문연(anal verge)

항문관의 원위부 말단으로 항문관의 상피조직과 항문주위 피부의 경계부분이다.

3) 기능

직장을 항문과 연결시켜 주는 관(canal) 역할을 한다.

1.9. 항문(anus)

1) 해부학적 위치

소화기계의 말단부로 근위부에서 항문관(anal canal)과 이어지며, 원위부에서 바깥 외부로 개구된다. 즉 몸의 외부로 나가는 구멍을 말하는 것으로 대장의 끝부분인 직장과 몸의 외부를 연결시켜 주는 관(canal)인 항문관과 구분하여 명명한다.

2) 구조

수많은 주름과 내항문 괄약근, 외항문 괄약근이 존재한다. 항문 근처의 상피는 각질화되어 피부 표피와 유사하게 관찰된다.

3) 기능

대변이 나오기 전 임시로 보관되는 장소로 배변을 조절한다.

2. 소화기계의 혈류

혈류는 동맥혈(artery)과 정맥혈(vein)로 구성된다. 동맥은 심장에서 몸 조직의 모세혈관으로 혈액을 운반하여 산소, 영양소, 호르몬을 세포로 공급해 주고, 정맥은 세포로부터 받은 노폐물, 이산화탄소를 심장으로 되돌리는 역할을 한다. 즉 심장의 좌심실(left ventricle)에서 시작하여 대동맥(aorta), 동맥, 세동맥(소동맥, arteriole), 모세혈관(capillary), 조직(tissue), 세포(cell), 모세혈관, 세정맥(소정맥, venule), 정맥(vein), 대정맥(vena cava), 심장의 우심방(right atrium)의 순서로 혈류는 흐르게 된다.

2.1. 두경부의 혈류 〈그림 2-1-12〉 두경부의 혈류

1) 동맥혈

(1) 총경동맥(온목동맥, common carotid artery)

두경부의 주요 중심 동맥으로 대부분의 분지가 시작되는 동맥혈이다. 대동맥궁(대동맥활)에서 분지된 혈류로 갑상연골(방패연골) 위모서리 높이에서 머리와 목 표면으로 혈류를 보내는 외경동맥(바깥목동맥), 뇌에 혈류를 보내는 내경동맥(속목동맥)으로 2분지한다.

① 상갑상선동맥(위갑상샘동맥, superor thyroid artery) : 갑상샘 상부에서 실질내로 혈액을 공급한다.

② 설동맥(혀동맥, lingual artery) : 혀 및 입안바닥으로 분포한다.

③ 후두동맥(뒤통수동맥, occipital artery) : 후두부에 분포한다.

④ 안면동맥(얼굴동맥, facial artery) : 목부분(cervical part)과 얼굴부분(facial part)으로 분지한다.

⑤ 상악동맥(위턱동맥, maxillary artery) : 하악부분(아래턱부분, mandibular part), 익상부분(날개부분, pterygoid part), 익상구개부분(pterygopalatine part)로 분지한다.

⑥ 천측두동맥(표재관자동맥, superficial temporal artery)

전두부(이마), 두정부(정수리), 측두부, 이개(귓바퀴), 이하선(귀밑샘) 등으로 분지한다.

(2) 추골동맥(척추동맥, vertebral artery)

쇄골하동맥(빗장밑동맥)의 첫 번째 가지로 제 6목뼈에서 제 1목뼈 사이의 횡돌공(가로구멍)을 지나 대후두공(큰구멍)을 통해 두개 강으로 들어간다. 내경동맥과 함께 두개 강(머리안)에 혈액을 공급한다. 두개 강 내에서 좌우측이 하나로 합쳐져 뇌저동맥(뇌바닥동맥)이 되며, 뇌의 뒤쪽 아래 방향으로 분지한다.

2) 정맥혈

(1) 내경정맥(속목정맥, internal jugular vein)

얼굴의 정맥혈은 안면정맥(얼굴정맥, facial vein), 하악후정맥(아래턱뒤정맥, retromandibular vein)을 거쳐 내경정맥으로 모여들고, 두개 강에서 심장으로 되돌아가는 혈액은 목정맥구멍을 통해 두개 강을 나와서 내경정맥을 따라 아래로 내려간다.

(2) 외경정맥(바깥목정맥, external jugular vein)

두피에서 내려오는 정맥혈은 외경정맥을 따라 아래로 내려와 내경정맥의 하단과 합류한다.

〈그림 2-1-12〉 두경부의 혈류

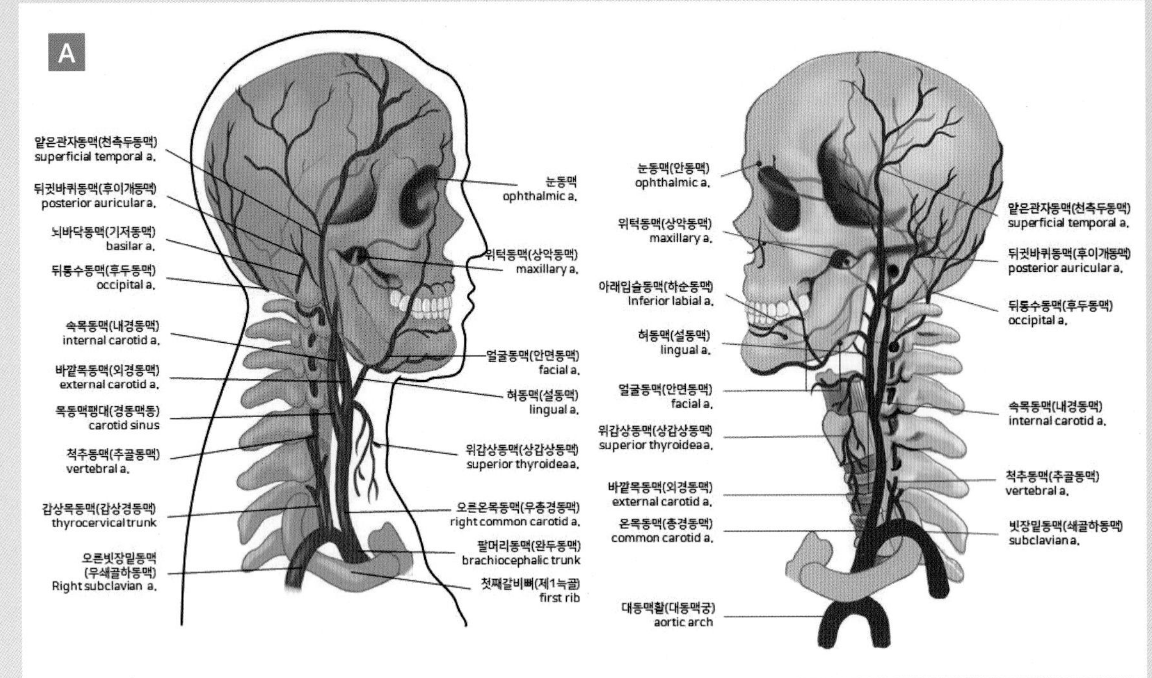

A : 두경부의 동맥혈

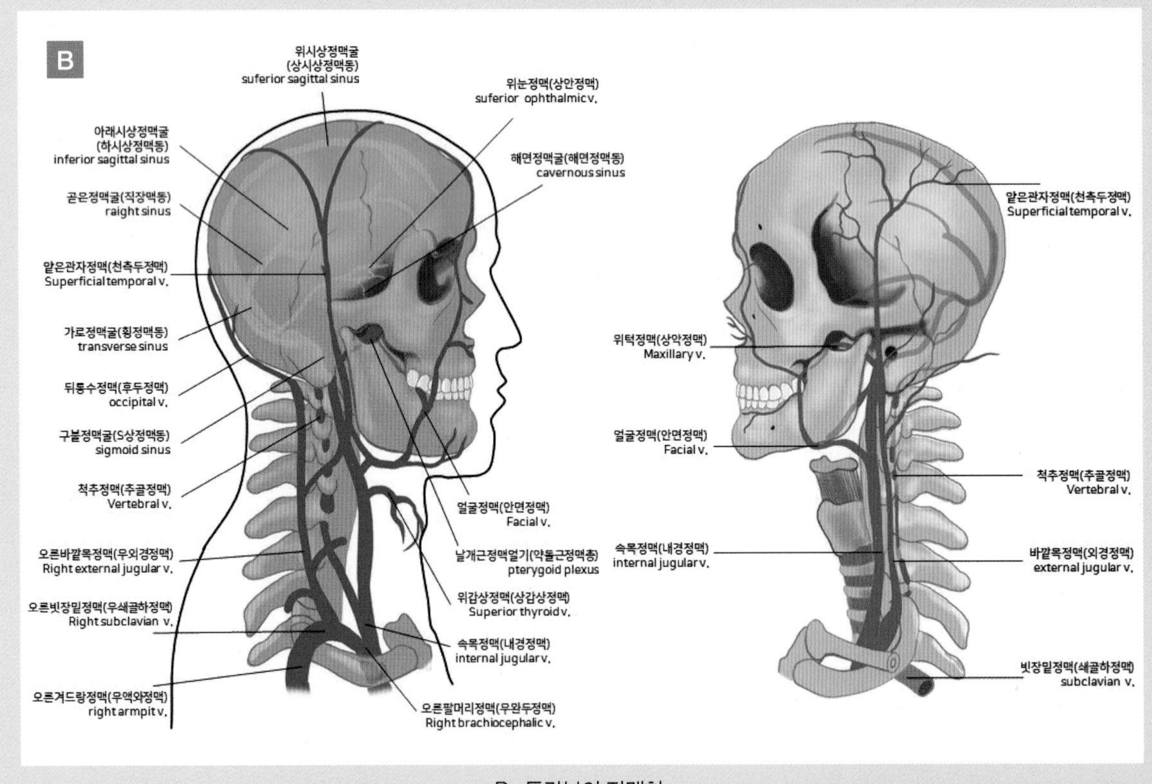

B : 두경부의 정맥혈

2.2. 식도의 혈류 〈그림 2-1-13〉 식도의 혈류

1) 동맥혈

(1) 경부식도(상부 1/3지점) 및 상부식도 괄약근

쇄골하동맥(빗장밑동맥, subclavian artery)의 가지 중 하나인 하갑상선동맥(아래갑상샘동맥, inferior thyroid artery)에 의하여 공급된다.

(2) 흉부식도(중간부 1/3지점)

기관지동맥(bronchial artery), 흉부대동맥(thoracic aorta)에 의하여 공급된다.

(3) 복부식도(하부 1/3지점) 및 하부식도 괄약근

좌위동맥(왼위동맥, left gastric artery), 하횡격막동맥(아래가로막동맥, inferior phrenic artery), 비장동맥(지라동맥, splenic artery)에 의하여 공급된다.

2) 정맥혈

(1) 경부식도(상부 1/3지점) 및 상부식도 괄약근

하갑상선정맥(아래갑상샘정맥, inferior thyroid vein)으로 배출된다.

(2) 흉부식도(중간부 1/3지점)

홀정맥(azygos vein)으로 배출된다.

(3) 복부식도(하부 1/3지점) 및 하부식도 괄약근

좌위정맥(왼위정맥, left gastric vein)으로 배출된다.

〈그림 2-1-13〉 식도의 혈류

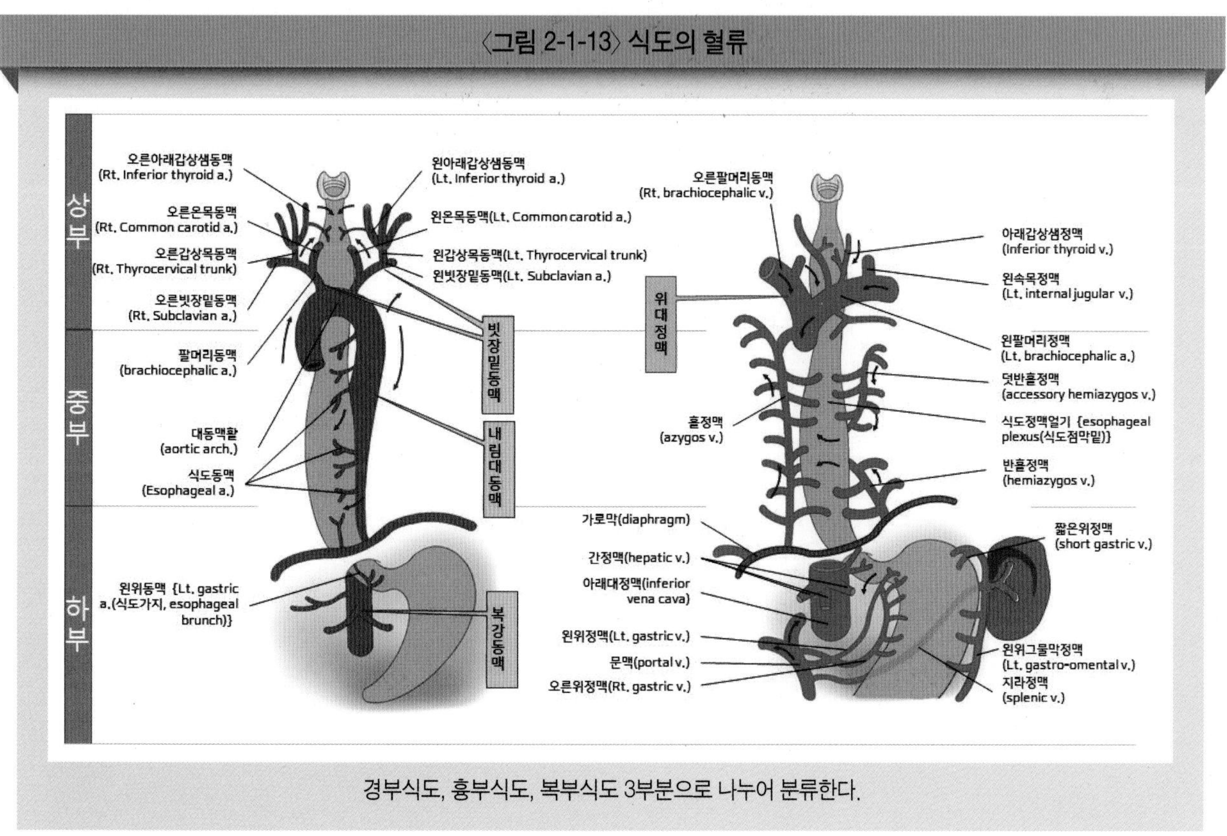

경부식도, 흉부식도, 복부식도 3부분으로 나누어 분류한다.

2.3. 복부의 혈류 〈그림 2-1-14〉 복부의 혈류

1) 동맥혈

복벽(배벽)이나 복부 내 장기에 분포하는 동맥은 대부분이 복대동맥(배대동맥)의 가지이다. 복대동맥은 흉대동맥(가슴대동맥)과 함께 하행대동맥(내림대동맥)이라고 불리며, 심장에서 나오는 대동맥궁의 가장 마지막 부분에 해당한다.

(1) 복대동맥

길이는 약 15.0 cm이며, 횡격막의 대동맥열공(대동맥구멍)에서 시작하여 제 4허리뼈 위치에서 좌우의 총장골동맥(온엉덩동맥)으로 분지된다. 또한 복대동맥은 횡격막이나 복벽으로 분지하는 벽쪽 가지와 복부안 내장으로 분지하는 내장쪽 가지(복강동맥, 상장간막동맥, 하장간막동맥, 신장동맥) 및 생식샘 동맥 등으로 분지한다.

① 복강동맥(celiac artery)

복대동맥은 제 12등뼈 위치(대동맥열공)에서 첫 분지하여 복강동맥을 이루며, 복강동맥은 다시 좌위동맥(왼위동맥), 비장동맥(지라동맥), 총간동맥(온간동맥) 3가지로 분지한다.

a. 좌위동맥

〈그림 2-1-14〉 복부의 혈류

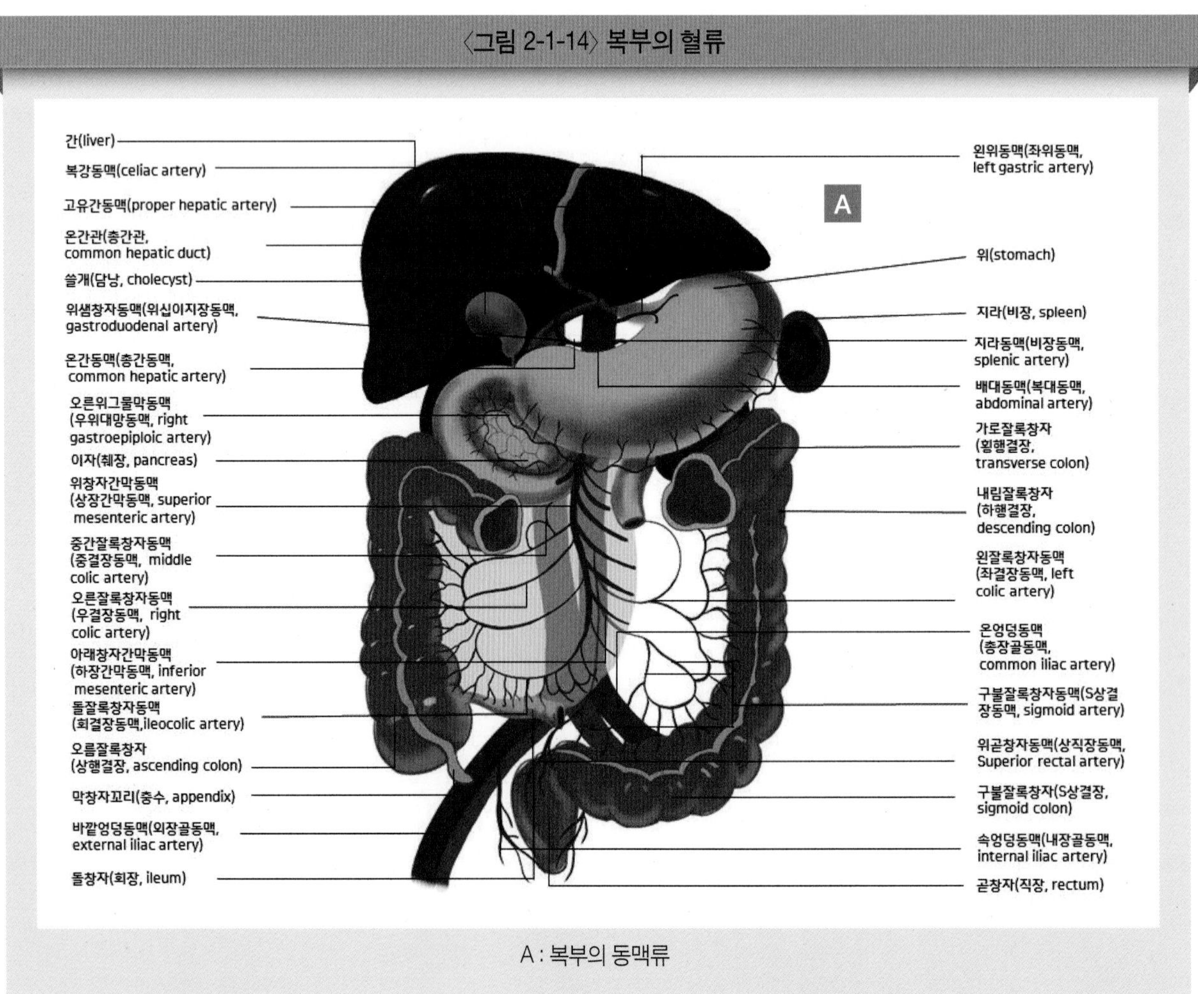

A : 복부의 동맥류

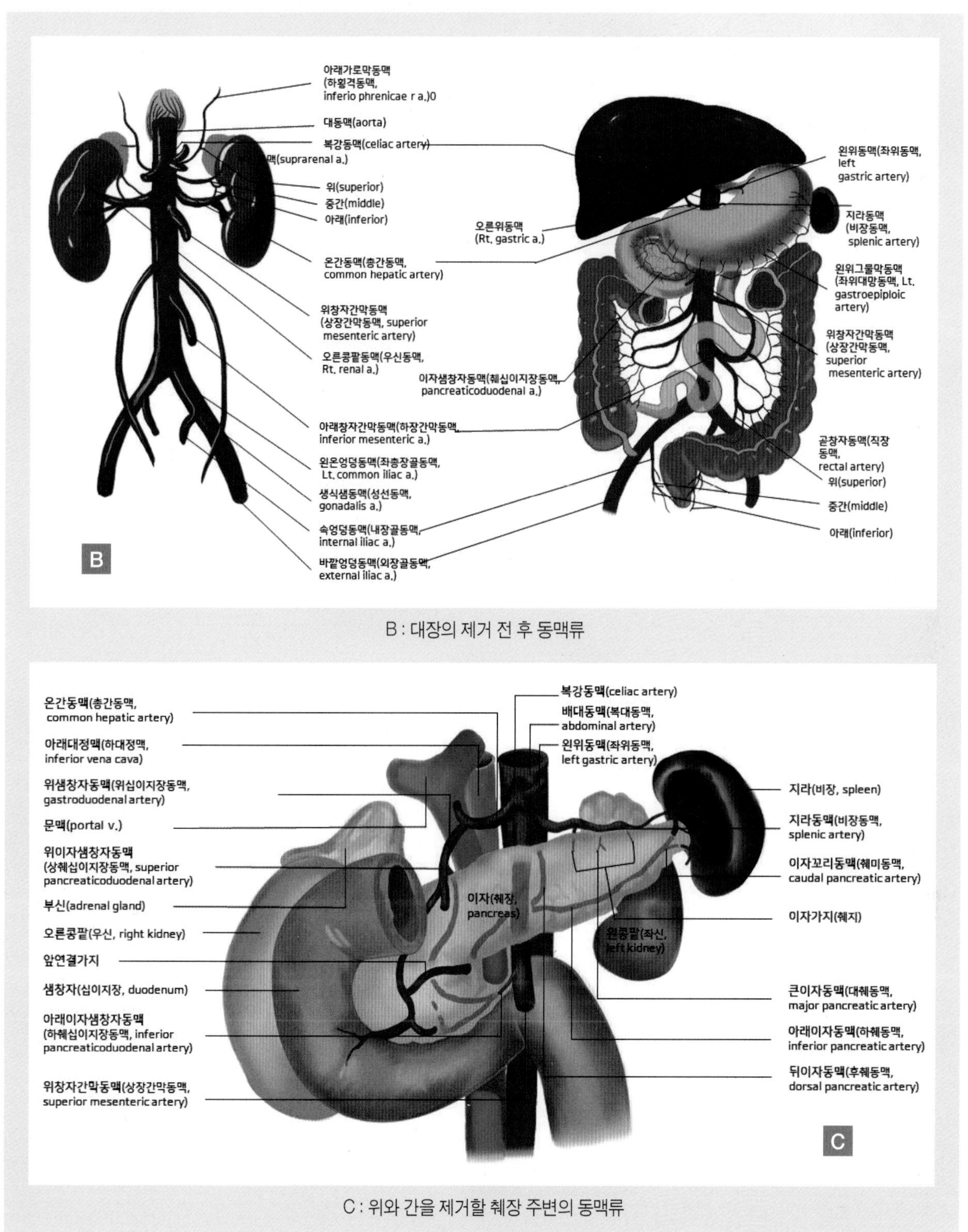

B : 대장의 제거 전 후 동맥류

C : 위와 간을 제거할 췌장 주변의 동맥류

위의 소만곡(작은굽이)을 따라 주행하여 위의 상반부에서 식도에 혈류를 공급한다.

b. 비장동맥

비장 주위에 분포하며, 위의 대만곡(큰굽이) 주변에도 가지를 내어 위, 췌장, 큰그물막(대망) 등에 혈류를 공급한다.

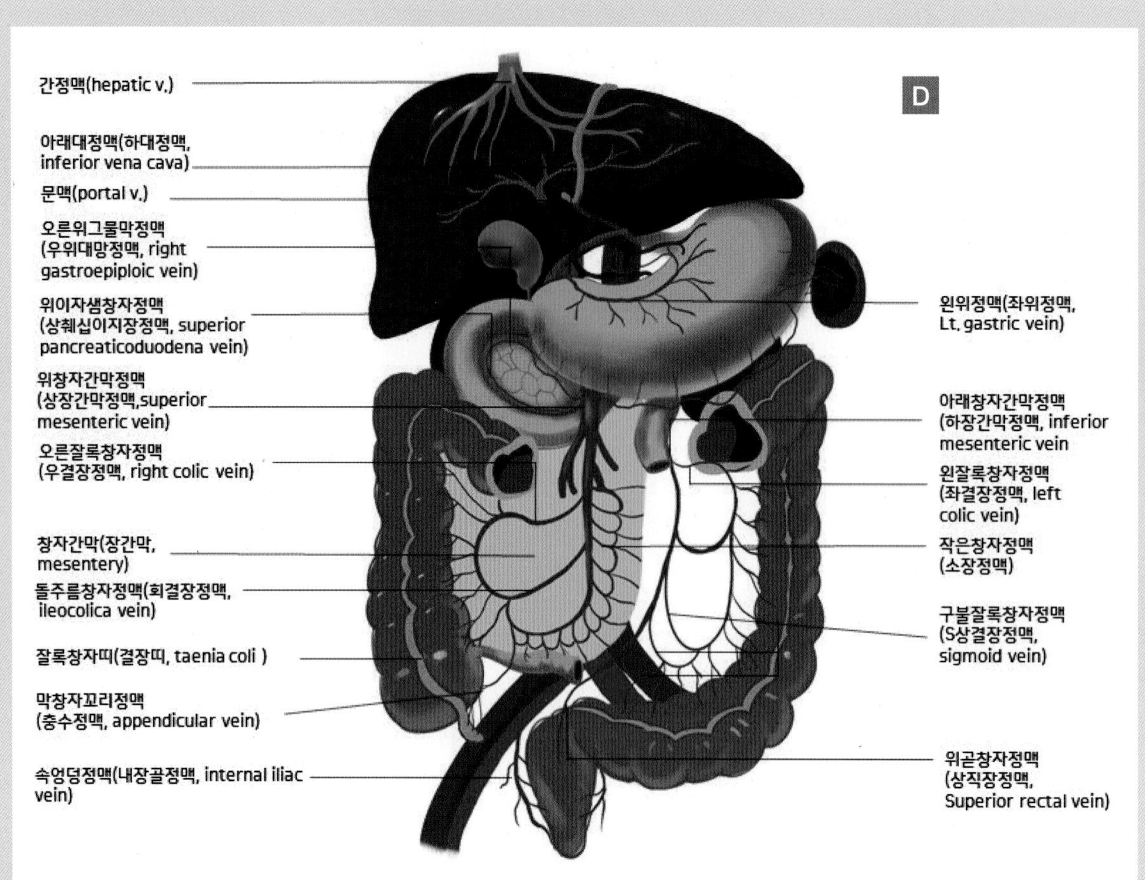
간정맥(hepatic v.)
아래대정맥(하대정맥, inferior vena cava)
문맥(portal v.)
오른위그물막정맥 (우위대망정맥, right gastroepiploic vein)
위이자샘창자정맥 (상췌십이지장정맥, superior pancreaticoduodena vein)
위창자간막정맥 (상장간막정맥,superior mesenteric vein)
오른잘록창자정맥 (우결장정맥, right colic vein)
창자간막(장간막, mesentery)
돌주름창자정맥(회결장정맥, ileocolica vein)
잘록창자띠(결장띠, taenia coli)
막창자꼬리정맥 (충수정맥, appendicular vein)
속엉덩정맥(내장골정맥, internal iliac vein)
D
왼위정맥(좌위정맥, Lt. gastric vein)
아래창자간막정맥 (하장간막정맥, inferior mesenteric vein
왼잘록창자정맥 (좌결장정맥, left colic vein)
작은창자정맥 (소장정맥)
구불잘록창자정맥 (S상결장정맥, sigmoid vein)
위곧창자정맥 (상직장정맥, Superior rectal vein)

D : 복부의 정맥류

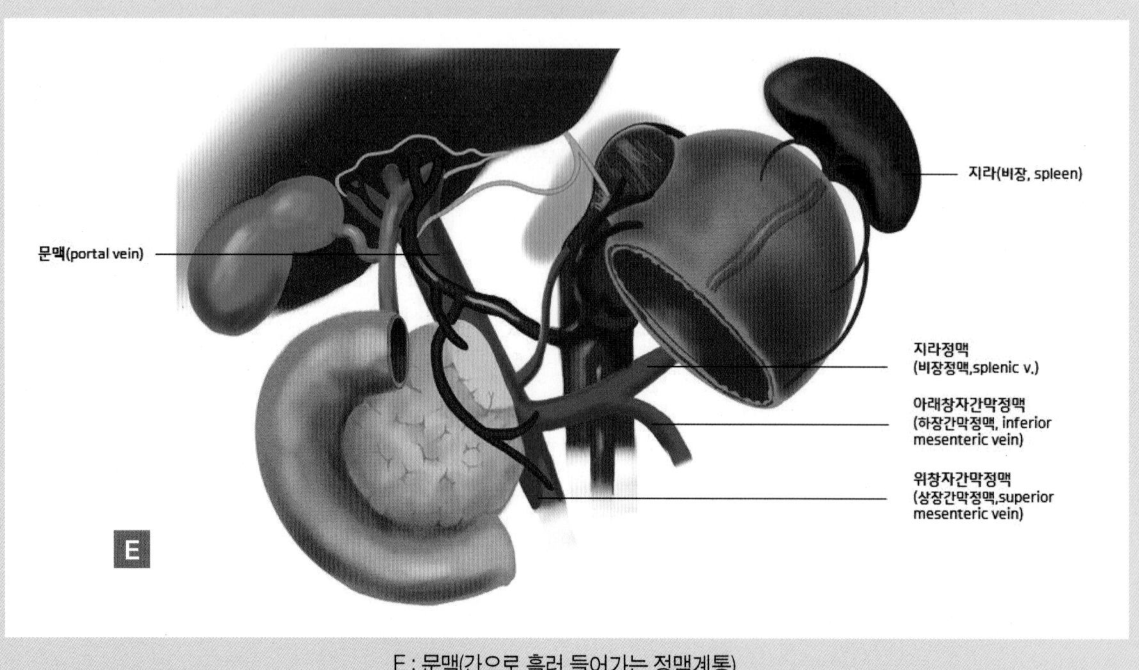
문맥(portal vein)
지라(비장, spleen)
지라정맥 (비장정맥,splenic v.)
아래창자간막정맥 (하장간막정맥, inferior mesenteric vein)
위창자간막정맥 (상장간막정맥,superior mesenteric vein)
E

E : 문맥(간으로 흘러 들어가는 정맥계통)

c. 총간동맥

간이나 담낭 주변에 분포하여 위, 십이지장, 췌장두부에도 가지를 내고 있다(위십이지장동맥).

② 상장간막동맥(위창자간막동맥, superior mesenteric artery)

제 1허리뼈 높이의 복대동맥에서 분지하는 혈류로 십이지장의 하반부, 공장, 회장, 우측 대장(맹장, 상행결장, 횡행결장 일부)에 혈류를 공급한다. 상췌십이지장동맥(위이자샘창자동맥), 공장동맥(빈창자동맥), 회장동맥(돌창자동맥), 회결장동맥(돌잘록창자동맥), 우결장동맥(오른잘록창자동맥), 중결장동맥(중간잘록창자동맥) 등으로 분지한다.

③ 하장간막동맥(아래창자간막동맥, inferior mesenteric artery)

제 3허리뼈 높이의 복대동맥에서 분지하는 혈류로 좌측 대장(횡행결장의 일부, 하행결장, S상결장, 상부직장)에 혈류를 공급한다. 대부분 후복막(뒤배벽)을 따라서 주행하며, 좌결장동맥(왼잘록창자동맥), S상결장동맥(구불잘록창자동맥), 상직장동맥(위곧창자동맥) 등으로 분지한다.

④ 췌장 주변의 동맥

췌장은 총간동맥의 분지, 상장간막동맥의 분지 및 비장동맥의 분지의 3가지 계통으로 분류할 수 있다.

a. 총간동맥의 분지

복강동맥의 3가지 분지 중 하나인 온간동맥 분지는 췌장두부에 혈류를 공급한다.

b. 상장간막동맥의 분지

췌장두부의 하반부에 혈류를 공급한다.

c. 비장동맥의 분지

췌장체부와 췌장미부에 혈류를 공급한다.

(2) 정맥혈

복부 주위를 흐르는 정맥류는 하대정맥(아래대정맥)으로 직접 들어가는 경로와 간을 통과한 후 심장으로 돌아가는 경로(문맥계통)의 두 계통이 존재한다. 소화기계 복부 장기에서 나오는 혈액이 간으로 모여, 대사된 후 하대정맥을 거쳐 심장으로 되돌아가는 계통을 문맥계통(간문맥)이라고 한다.

문맥계통

복부 장기에서 나온 혈액은 문맥을 통해 간으로 흘러 들어간다. 문맥은 비장정맥(지라정맥), 상장간막정맥(위창자간막정맥) 및 하장간막정맥(아래창자간막정맥)이 췌장의 등쪽에서 합류하여 형성된 정맥으로 위와 복벽의 정맥과도 연결되어 있다. 각각의 정맥이 합류된 후의 문맥은 간동맥이나 담관과 함께 작은 그물막(소망 : 간십이지장인대) 안을 지나서 간문(hilum)에 이르며, 이곳에서 좌우 가지로 나뉘어 간 내부로 들어가게 된다.

2) 위의 혈류

(1) 동맥혈

① 소만곡(lesser curvature)의 혈류

a. 좌위동맥 : 복강동맥(celiac trunk 또는 celiac artery)에서 분지된다.

b. 우측 위동맥(gastic artery) : 총간동맥(온간동맥, common hepatic artery)에서 분지된다.

c. 상측 십이지장동맥(위샘창자동맥, gastroduodenal artery) : 총간동맥에서 분지되고 우측 위대망동맥(위그물막동맥, right gastroepiploic artery)과 상측 & 후측 췌십이지장동맥(이자샘창자동맥, pancreaticoduodenal artery)으로 분지한다.

② 대만곡(greater curvature)의 혈류

복강동맥에서 분지된 혈류로 좌측 위대망동맥(gastroepiploic artery), 단위동맥(짧은 위동맥, short gastric artery)이 있다.

(2) 정맥혈

① 소만곡(lesser curvature)의 혈류

좌위정맥(left gastric vein), 우위정맥(right gastric vein), 췌십이지장정맥(이자샘창자정맥, pancreaticoduodenal vein)을 통하여 상장간막정맥(위장간막정맥, superior mesenteric vein) 또는 간문맥(portal vein)으로 합류한다.

② 대만곡(greater curvature)의 혈류

좌측 위대망정맥(gastroepiploic vein)과 단위정맥(짧은 위정맥, short gastric veins)을 통하여 비장정맥으로 합류한다.

3) 소장의 혈류

(1) 동맥혈

대동맥분기(대동맥갈림, aortic bifurcation)를 시작으로 상장간막동맥(위장간막동맥, superior mesenteric artery)의 연속활(arcade)을 형성한다. 그리고 변연동맥(marginal artery)을 차례로 거쳐 소장에 혈액을 공급하게 된다.

(2) 정맥혈

소장에서 영양분을 흡수한 혈액은 위장간막정맥을 거쳐 간문맥으로 합류한다.

4) 대장의 혈류

(1) 동맥혈

상장간막동맥은 우측 결장에 혈액을 공급하며, 하장간막동맥은 좌측 결장에 혈액을 공급한다.

① 상장간막동맥

a. 맹장 : 회결장동맥(돌잘룩창자동맥, ileocolic artery)에서 분지된다.

b. 상행결장 : 우결장동맥(오른결장동맥, right colic artery)에서 분지된다.

c. 횡행결장 : 중결장동맥(중간결장동맥, middle colic artery)에서 분지된다.

② 하장간막동맥

a. 하행결장 : 좌결장동맥(left colic artery)에서 분지된다.

b. S상결장 : S상결장동맥(구불창자동맥, sigmoid artery)에서 분지된다.

(2) 정맥혈

비교적 동맥혈과 유사한 경로가 이용된다. 우측 결장은 상장간막정맥을 거쳐 간문맥으로 좌측 결장은 하장간막정맥을 거쳐 간문맥으로 합류한다.

5) 직장의 혈류 〈그림 2-1-15〉 직장의 혈류

〈그림 2-1-15〉 직장의 혈류

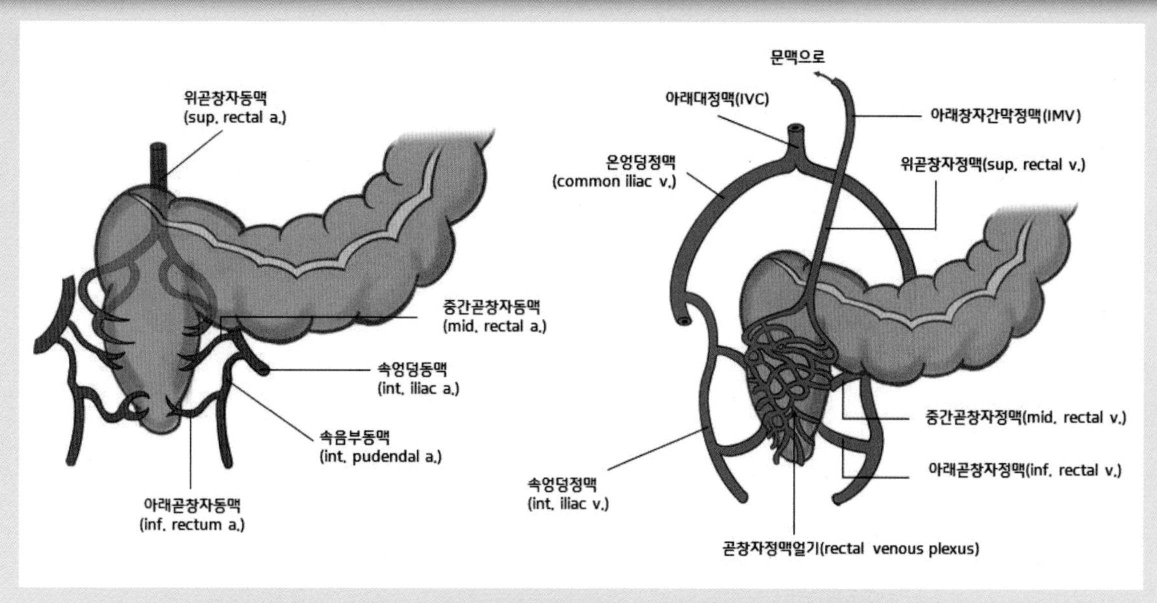

직장의 혈류는 크게 직장 상부와 직장 중하부로 크게 2갈래로 나뉘어져 형성되어 있다.

(1) 동맥혈

① 직장 상부

하장간막동맥에서 분지된 상직장동맥(위곧창자동맥, superior rectal artery)으로 분지된다.

② 직장 중부

총장골동맥(온엉덩동맥, common iliac artery)에서 내장골동맥(속엉덩동맥, internal iliac artery), 폐쇄동맥(obturator artery)을 거쳐 중직장동맥(중간곧창자동맥, middle rectal artery)으로 분지된다.

③ 직장 하부

총장골동맥에서 내장골동맥, 폐쇄동맥, 내음부동맥(속음부동맥, internal pudendal artery)을 거쳐 하직장동맥(아래곧창자동맥, inferior rectal artery)으로 분지된다.

(2) 정맥혈

① 직장 상부

직장정맥(rectal vein)의 상측에서 하장간막정맥을 거쳐 간문맥으로 합류한다.

② 직장 중부와 하부

직장정맥총(곧창자정맥얼기, rectal venous plexus)으로 서로 연결되어 직장정맥(rectal vein) 하측, 내장골정맥(속엉덩정맥, internal iliac vein), 총장골정맥(온엉덩정맥, common iliac vein)을 거쳐 하대정맥(아래대정맥, inferior vena cava)으로 합류한다.

3. 소화기계의 림프절

림프계(lymphatic system)는 조직에서 흡수된 체액, 영양소, 노폐물의 운반 통로로 정맥 혈관을 통하여 심혈관과 연결된다. 림프모세관(lymphatic capillary), 림프관(lymphatic duct), 림프절(lymph node)로 구성되어 있다. 림프절은 림프관 경로에 존재하는 림프조직이 모여 있는 덩어리로 포식작용(phagocytosis)을 통해 비정상 조직을 파괴한다. 따라서 림프절의 증대는 포식작용이 활발하게 이루어지고 있는 것을 의미한다. 외부에서 촉지할 수 있는 림프절은 경부림프절(목림프절), 액와림프절(겨드랑림프절, axillary nodes), 서혜림프절(샅고랑림프절, lnguinal nodes)이 있다. 림프계의 일부로 간주되는 기관으로는 비장(지라, spleen)과 흉선(가슴샘, thymus)이 있다. 비장은 필요가 없게 된 혈소판(platelet) 및 적혈구(erythrocytes, red blood cells)를 파괴하고, 흉선은 T림프구를 생산한다.

3.1. 경부림프절(목림프절, cervical lymph node)

목에는 후두, 기도, 식도, 갑상선과 같은 기관뿐만 아니라 많은 림프절이 목 옆면에 존재한다.

〈그림 2-1-16〉 목 림프절의 분류와 위치(level I - VI)

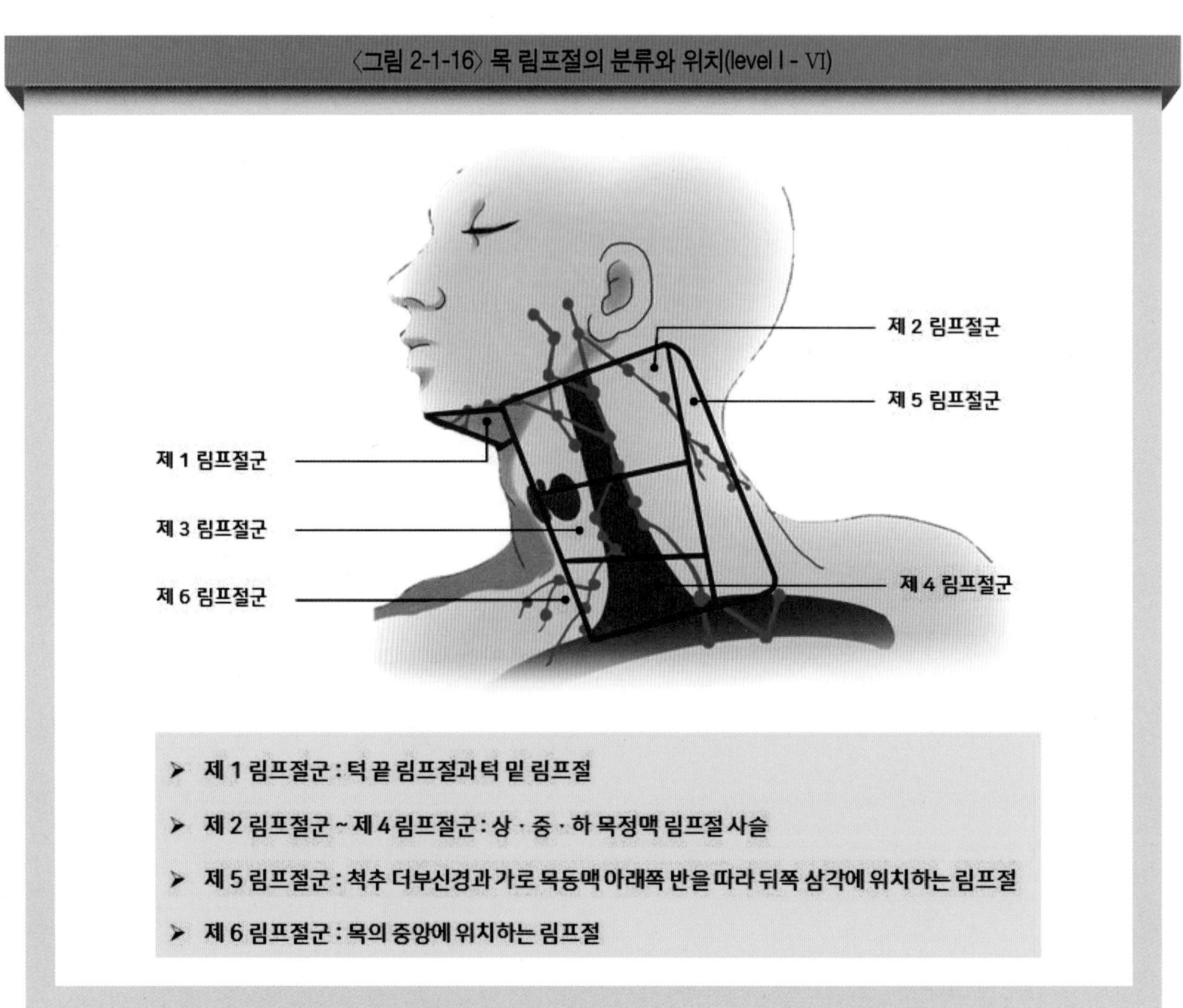

[표 2-1-8] 목 림프절의 분류와 위치(level I - VI)

분류			위 치
목림프절	I	Ia	submental
		Ib	submandibular
	II		upper jugular(skull base - hyoid)
	III		middle jugular(hyoid - cricoid)
	IV		lower jugular(cricoid - clavicle)
	V		posterior triangle
	VI		upper visceral(paralaryngeal, paratracheal)

1) 분류체계

경부(cervical), 흉부(thoracic), 복부(abdominal) 위장관은 미국식(AJCC) 분류체계와 일본식(Japan society) 분류체계 2가지가 존재한다. 경부 림프절은 내경정맥(internal jugular vein), 설골(hyoid), 윤상연골(cricoid), 빗장뼈(clavicle)를 기준으로 구획을 분류한다.

3.2. 식도, 위의 림프절

1) 분류체계

아시아에서는 식도암, 위암이 많이 발생하는 경향에 따라 Japan classification 분류체계가 많이 이용되며,

〈그림 2-1-17〉 식도, 위장관 림프절의 분류와 위치(American classification)

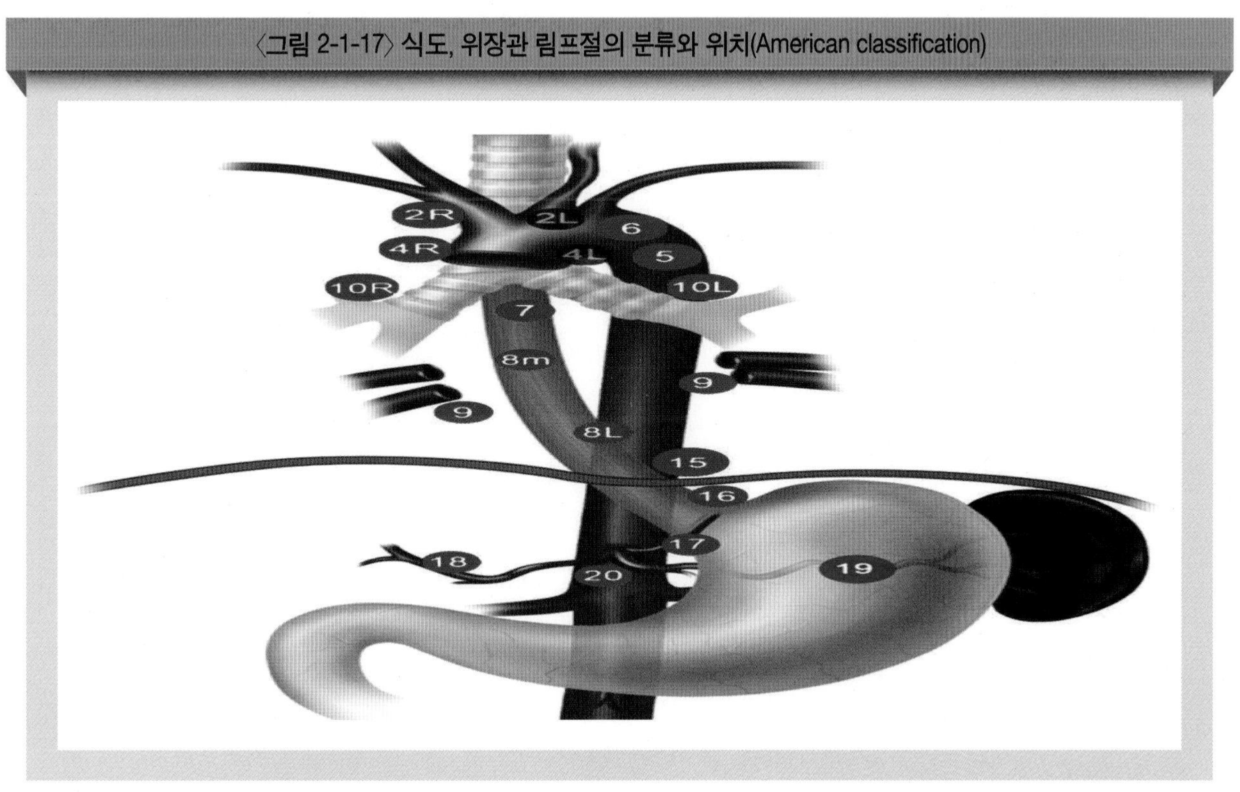

[표 2-1-9] 식도, 위장관 림프절의 분류와 위치(American classification)

분류				위치
식도, 위장관 림프절	1			supraclavicular
	2	upper paratracheal	2R	right
			2L	left
	3p			posterior mediastina
	4	lower paratracheal	4R	right
			4L	left
	5			aorto-pulmonary
	6			anterior mediastinal
	7			subcarinal
	8	paraesophageal	8M	middle
			8L	lower
	9			pulmonary ligament
	10	tracheobronchial	10R	right
			10L	left
	15			diaphragmatic
	16			paracardial
	17			left gastric
	18			common hepatic
	19			splenic
	20			celiac

알아두기

소화기관 림프절 명명법은 크게 서양식(AJCC)과 일본식(일본식도학회, 일본위암학회)으로 분류하여 사용된다.

일본식 분류법은 구획의 세분화가 잘 되어 있다.

3.3. 하부 장관의 림프절

1) 분류체계

Japan classification에서는 상장간막동맥(superior mesenteric arteries)과 하장간맥동맥(inferior mesenteric arteries)을 따라 분지하는 동맥혈을 200번대의 번호로 분류한다. 따라서 상장간막(superior

[표 2-1-10] 식도, 위장관 림프절의 분류와 위치(Japan classification)

분 류			위 치		
식도, 위장관 림프절	cervical	101	cervical paraesophageal		
		104	supraclavicular		
	thoracic	105	upper thoracic paraesophageal		
		106rec-L	left recurrent nerve		
		106rec-R	right recurrent nerve		
		106pre	pretracheal		
		106tb-L	left tracheobronchial		
		106tb-R	right tracheobronchial		
		107	subcarinal		
		108	middle thoracic paraesophageal		
		109	main bronchus		
		110	lower thoracic paraesophageal		
		111	supradiaphragmatic		
		112ao	thoracic paraaortic		
		112pul	pulmonary ligament		
		113	ligamentum arteriosum		
		114	anterior mediastinal		
	abdominal	1	right paracardial		
		2	left paracardial		
		3	lesser curvature	a	branches of the gastric artery
				b	2nd branch and distal part of right gastric artery
		4	greater curvature	sa	short gastric vessels
				sb	left gastroepiploic vessels
				d	right gastroepiploic vessels
		5	suprapyloric		
		6	infrapyloric		
		7	left gastric artery		
		8	common hepatic artery	a	anterosuperior group
				p	posterior group
		9	celiac artery		
		10	splenic hilum		
		11	splenic artery	p	proximal splenic artery
				d	distal splenic artery

분 류			위 치		
식도, 위장관 림프절	abdominal	12	hepatoduodenal ligament	a	hepatic artery
				b	bile duct
				c	behind the portal vein
		13	posterior surface of the pancreatic head		
		14	root of the mesenterium	v	superior mesenteric vein
				a	superior mesenteric artery
		15	middle colic vessels		
		16	paraaortic		
		17	anterior surface of the pancreatic head		
		18	inferior margin of the pancreas		
		19	infradiaphragmatic		
		20	esophageal hiatus of the diaphragm		

〈그림 2-1-18〉 식도, 위장관 림프절의 분류와 위치(Japan classification)

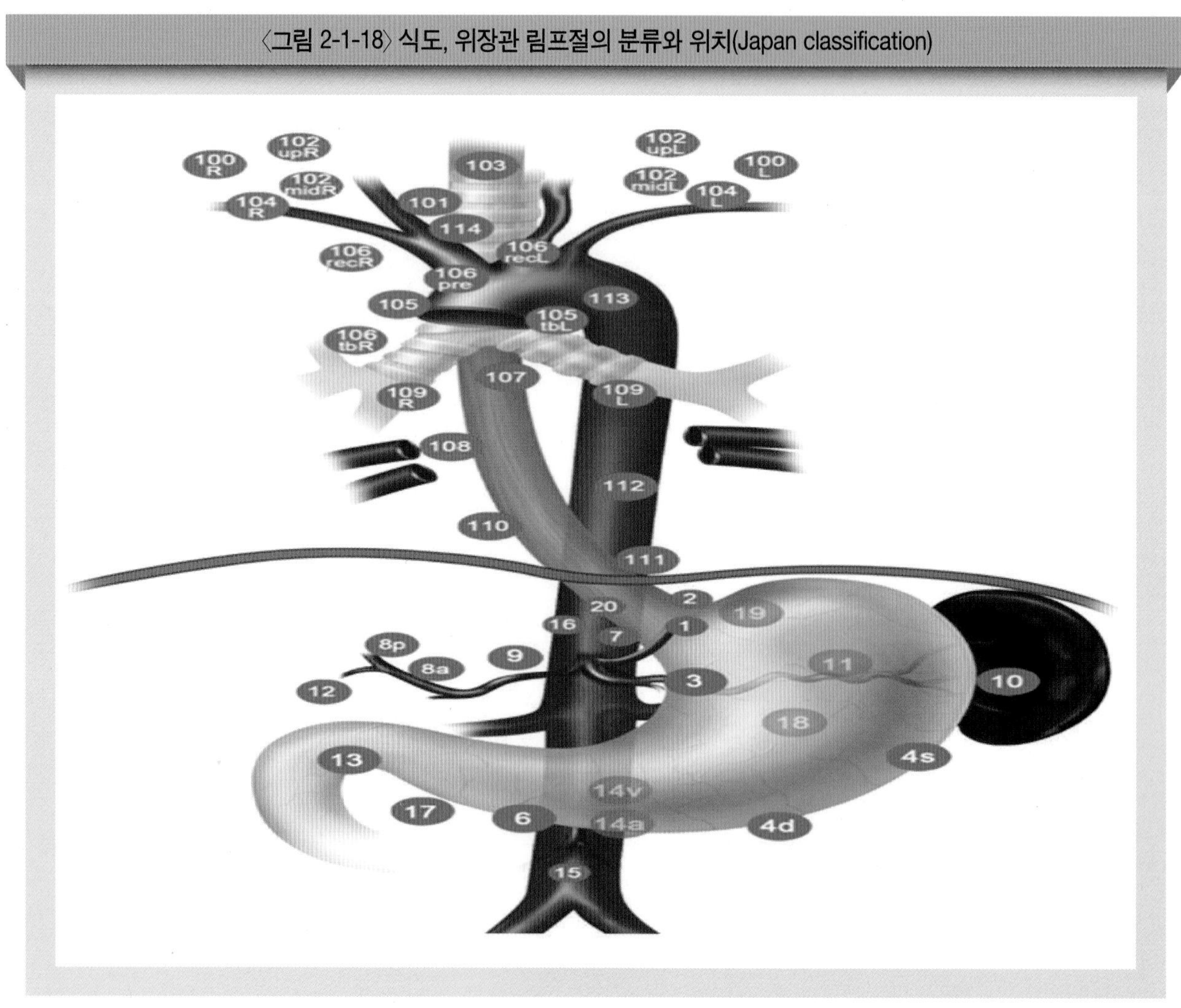

〈그림 2-1-19〉 하부 장관 림프절의 분류와 위치(Japan classification)

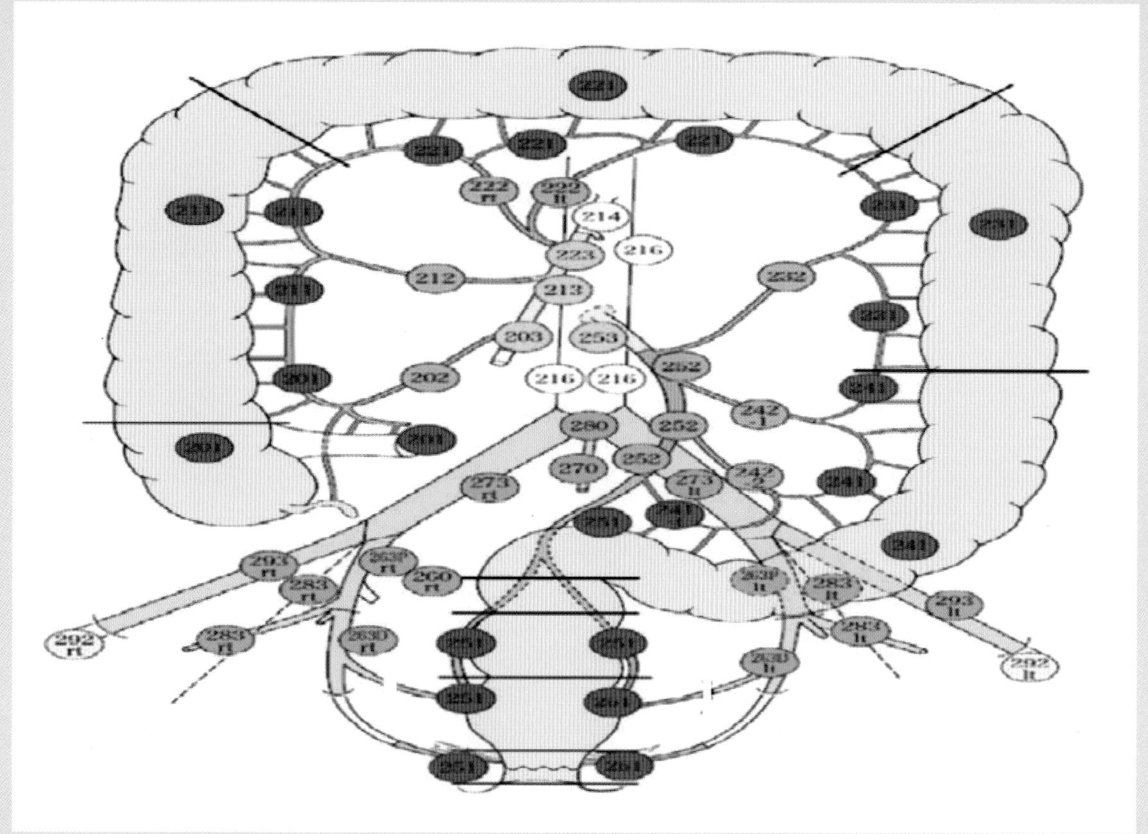

1. red : pericolic/ perirectal lymph nodes
2. blue : intermediate lymph nodes
3. yellow : main lymph nodes
4. green : lateral lymph nodes
5. gray : downward lymph nodes
6. white : lymph nodes proximal to the main lymph nodes
7. Rt : right side, Lt : left side, P : Internal iliac proximal(central) nodes, D : Internal iliac distal(peripheral) nodes

[표 2-1-10] 하부 장관 림프절의 분류와 위치(Japan classification의 분류 방법)

	백단위		십단위	일단위
하부 장관 림프절	2	SMA & IMA root LN	0 : ileocolic artery 1 : right colic artery 2 : middle colic artery 3 : left colic artery 4 : sigmoid artery 5 : superior rectal artery 6 : lateral sacral nodes(superior rectal artery의 분지) 7 : median sacral nodes(aortic bifurcation의 분지) 8 : aortic bifurcation nodes 9 : inguinal nodes	1 : pericolic lymph nodes 2 : intermediate lymph nodes 3 : main lymph nodes

[표 2-1-11] 하부 장관 림프절의 분류와 위치(장간막동맥별 분류)

	위치	superior mesenteric artery	inferior mesenteric artery	iliac artery
하부 장관 림프절	pericolic & perirectal lymph nodes	pericolic lymph nodes(201, 211, 221)	pericolic lymph nodes(231, 241) perirectal lymph nodes(251)	perirectal lymph nodes(251)
	intermediate lymph nodes	ileocolic nodes(202) right colic nodes(212) middle colic nodes(222)	left colic nodes(232) sigmoid colic nodes(242) inferior mesenteric trunk nodes(252)	
	main lymph nodes	ileocolic root nodes(203) right colic root nodes(213) middle colic root nodes(223)	inferior mesenteric root nodes(253)	
	lateral lymph nodes			internal iliac nodes(263) obturator nodes(283) common iliac nodes(273) external iliac nodes(293) lateral sacral nodes(260) median sacral nodes(270) aortic bifurcation nodes(280)
	downward lymph nodes			inguinal nodes(292)
	proximal to the main lymph nodes	superior mesenteric arterial root nodes(214) para-aortic nodes(216)	paraaortic nodes(216)	
	other lymph nodes	subpyloric nodes(206) gastroepiploic nodes(204) splenic hilar nodes(210)		

〈그림 2-1-20〉 직장 림프절의 세부 분류(Japan classification)

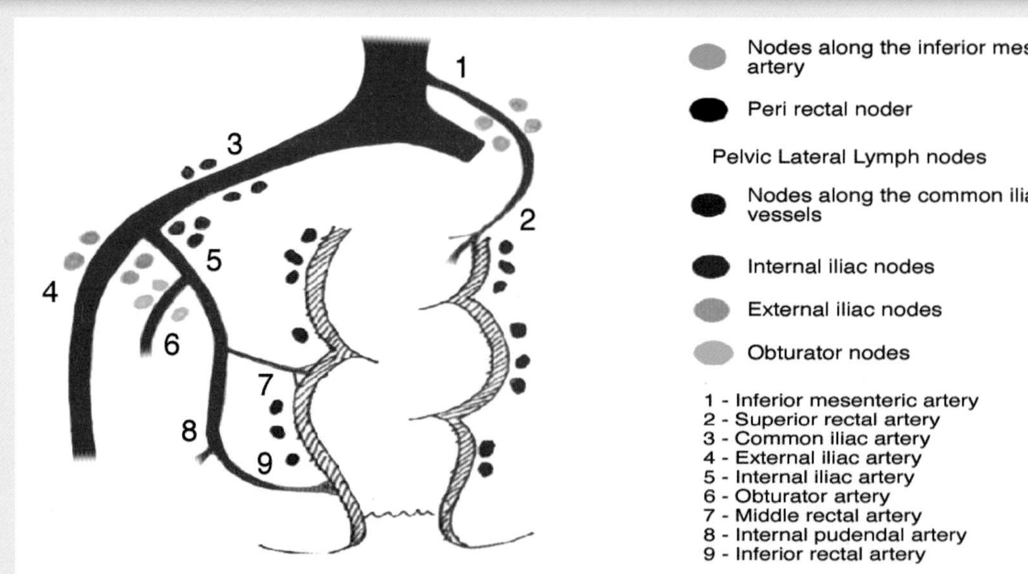

하부직장암은 상직장혈관과 하장간막혈관을 따라 위치한 장간막 림프절로의 상방 전이뿐 아니라 중직장혈관, 천골혈관, 장골혈관을 따라 위치한 하복(hypogastric), 폐쇄(obturator), 전천골(presacral) 림프절 등의 측방 림프절로의 측방 전이가 같이 발생할 수 있다.

mesenteric) 림프절은 214번, 대동맥(para-aortic) 림프절은 216번, 유문하(subpyloric) 림프절은 206번, 그물막(omental) 림프절은 204번, 비장문(splenic hilar) 림프절은 210번으로 분류한다.

4. 소화기계의 신생물

신생물(neoplasm)은 새로운 성장(new growth), 즉 종양(tumor)을 의미한다. 종양은 2가지 기본 성분으로 구성되는데 첫 번째는 종양 실질(tumor parenchyma)을 구성하는 신생물 조직이며, 두 번째는 결합조직, 혈관, 면역계통의 세포로 구성된 반응성 조직이다. 종양의 분류에는 종양 실질에 기반하여 분류하지만 종양의 성장과 전이에는 반응성 조직에 영향을 받는다. 그리고 반응성 조직 중 결합조직에 의하여 부드러운 신생물(결합조직이 산재되어 있는 경우), 딱딱한 경질성(scirrhous) 신생물(결합조직이 증식되어 있는 경우)이 형성된다.

4.1. 종류

1) 양성 종양(benign tumor)

종양이 국소적이고 다른 부위로 확산되지 않은 형태이다. 종양이 기원되는 세포종류에 따라 '-oma' 를 붙여 명명한다. 양성 종양 또는 악성 종양이 점막표면에서 내강으로 돌출되어 육안으로 관찰되는 경우에는 용종(폴립, polyp)이라고 명명한다.

2) 악성 종양(malignant tumor)

종양이 인접구조를 침습하며, 먼 부위로 전이되는 형태를 지닌다. 양성 신생물의 명명과 동일한 도식을 따르며, 특정 표현을 더하는 방식으로 명명된다. 상피세포의 기원은 암종(carcinoma), 고형 중간엽 조직의 기원은 육종(sarcoma), 혈구 형성 세포의 기원은 백혈병(leukemia) 또는 림프종(lymphoma)이라고 부른다.

4.2. 내시경적 분류

식도, 위, 대장에 상관없이 동일한 분류를 사용한다. 2002년 프랑스 파리에서 채택한 위장관암의 파리 분류(the paris endoscopic classification of superficial neoplastic lesions)를 현재 가장 많이 사용하고 있다. 아시아에서는 대부분 일본식 분류법(Japan classification)을 채택하여 세분화 되어 있다. 육안적 소견에 따라 총 5가지의 형태(type 0 - 5)로 분류한다. 파리 분류와 달리 일본식 분류에서는 측방 발육형이 별도로 사용된다. 현재 한국에서는 type 0을 대장암과 위암에서 조기암이라고 표현하며, 식도암에서는 표재성 식도암(superficial esophageal cancer)으로 표현한다. 그리고 type 1부터 type 5까지를 진행성 암이라고 표현한다. 진행성 병변의 형태 분류는 아라비아 숫자로 표기하고, 조기암 및 표재성 암의 분류는 로마 숫자로 표기하고 있다.

1) type 0 [표 2-1-12] 소화기계 암종 type 0의 내시경적 분류

(1) type 0 - I : 폴립 모양의 형태(polypoid type)

[표 2-1-12] 소화기계 암종 type 0의 내시경적 분류

종류	형태	세부 형태	기호	육안 형태
type 0	type 0 - I (융기형, superficial and protruding type)	유경성 (pedunculated type)	0 - Ip	
		아유경성 (subpedunculated type)	0 - Isp	
		무경성 (sessile type)	0 - Is	
	type 0 - II (표면형, superficial and flat type)	표면융기형 (superficial elevated type)	0 - IIa	
		표면평탄형 (superficial flat type)	0 - IIb	
		표면함몰형 (superficial depressed type)	0 - IIc	
	type 0 - III(superficial and excavated type)	궤양형 (excavated type)	0 - III	
	측방 발육형(lateral spreading tumor) : 병변의 크기가 1.0 cm이상인 경우에 적용	비과립형 (nongranular type)	LST - NG	평탄융기형 (flat elevated type)
				위함몰형 (pseudo depressed type)
		과립형(granular type)	LST - G	균일과립형 (homogeneous type)
				결절혼합형 (nodular mixed type)

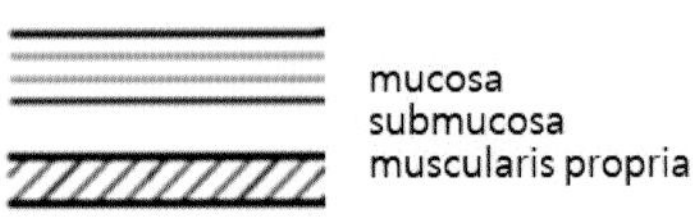

① type 0 - Ip : 유경성 형태(pendunculated type), 즉 목이 있는 융기형 용종이다.

② type 0 - Is : 무경성 형태(sessile type), 즉 목이 없는 융기형 용종이다.

(2) type 0 - II : 표면형(non-polypoid type)

① type 0 - IIa : 표면 융기형(superficial elevated type), 즉 병변의 높이가 점막층 두께의 2배 이하인 경우이다.

② type 0 - IIb : 표면 평탄형(superficial flat type), 즉 융기나 함몰이 없고 편평한 경우이다.

③ type 0 - IIc : 표면 함몰형(superficial depressed type), 즉 점막층내 일부가 함몰한 경우이다.

(3) type 0 - III : 표면 궤양형(superficial and excavated〈ulcer〉 type), 궤양이 있지만 병변이 그 가장자리에만 국한되어 있는 경우이다.

(4) 측방 발육형(lateral spreading type)

표면형 종양 중 수직 방향의 발육보다는 측 방향으로 발육이 강한 융기성 병변으로 종양 직경의 크기가 1.0 cm 이상인 경우이다. 옆으로 퍼지면서 자라기 때문에 용종의 높이가 낮고 편평하다. 대부분 종양의 경계가 불분명하며, 결절혼합형(nodular mixed type)과 위(거짓)함몰형(pseudo depressed type)이 암으로 발전할 가능성이 크다.

① 비과립형(nongranular type)

평탄융기형(flat elevated type)과 위함몰형으로 나뉜다.

[표 2-1-13] 소화기계 암종의 내시경적 분류(type 1 - 4)

종류	형태	육안형태
type 1	돌출형(protruding type)	
type 2	국소궤양형(ulcerative and localized type)	
type 3	침습궤양형(ulcerative and infiltrative type)	
type 4	방산침습형(diffusely infiltrative type)	

〈그림 2-1-21〉 소화기계 암종의 내시경적 분류

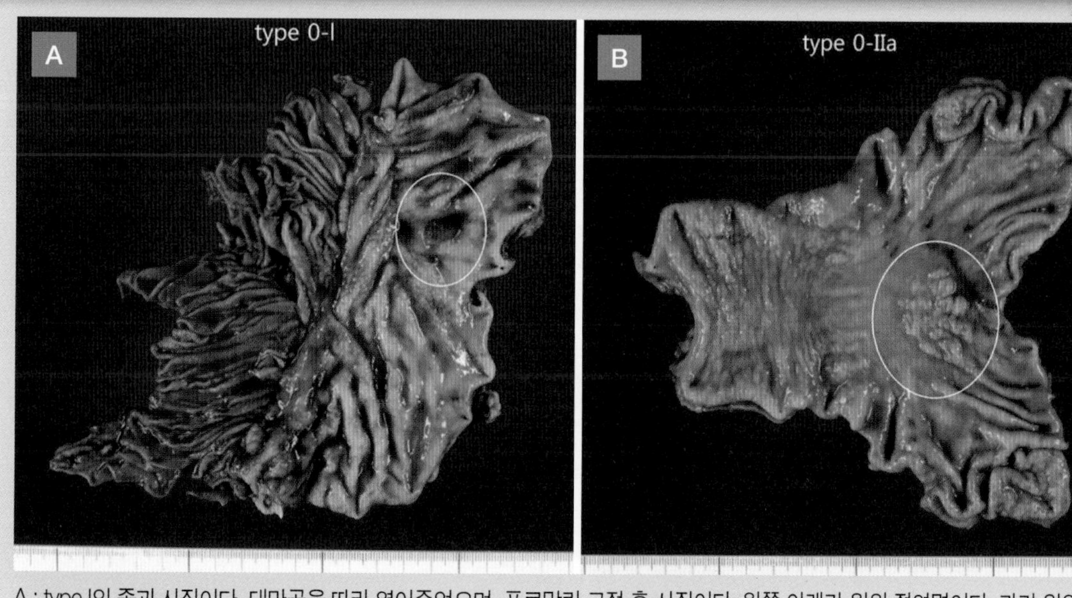

A : type I의 종괴 사진이다. 대만곡을 따라 열어주었으며, 포르말린 고정 후 사진이다. 왼쪽 아래가 원위 절연면이다. 과거 원위부절제술 시행 후 남아있는 위장(remnant stomach) 조직이다. 오른쪽이 근위 절연면이다.

B : type 0 - IIa(slightly elevated type)의 종괴 사진이다. 대만곡을 따라 열어주었으며, 포르말린 고정 후 사진이다. 왼쪽이 원위 절연면, 오른쪽이 근위 절연면이다.

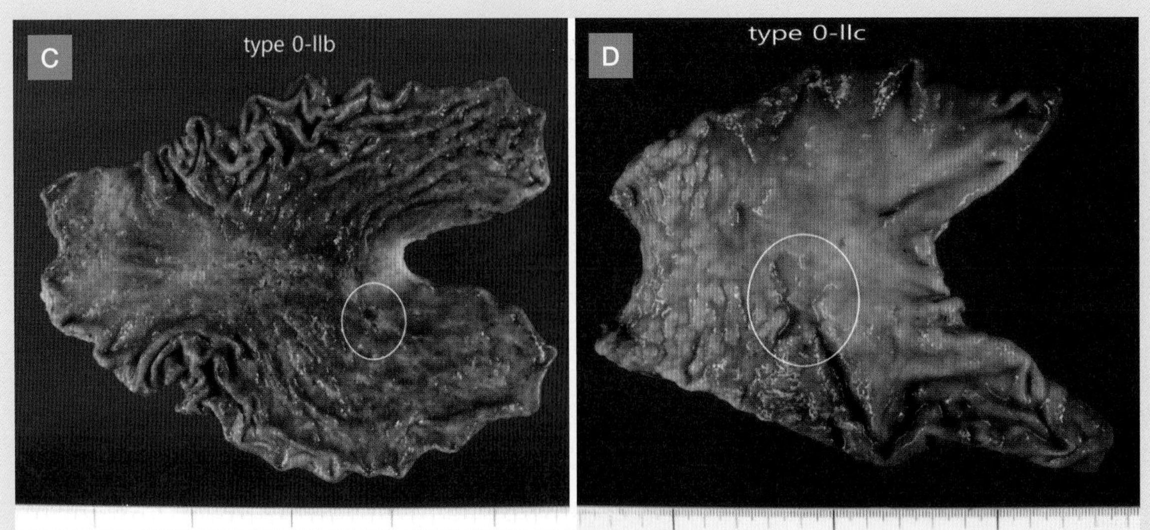

C : type 0 - IIb의 종괴 사진이다. 대만곡을 따라 열어주었으며, 포르말린 고정 후 사진이다. 왼쪽이 원위 절연면, 오른쪽이 근위 절연면이다.

D : type 0 - IIc의 종괴 사진이다. 대만곡을 따라 열어주었으며, 포르말린 고정 후 사진이다. 왼쪽이 원위 절연면, 오른쪽이 근위 절연면이다.

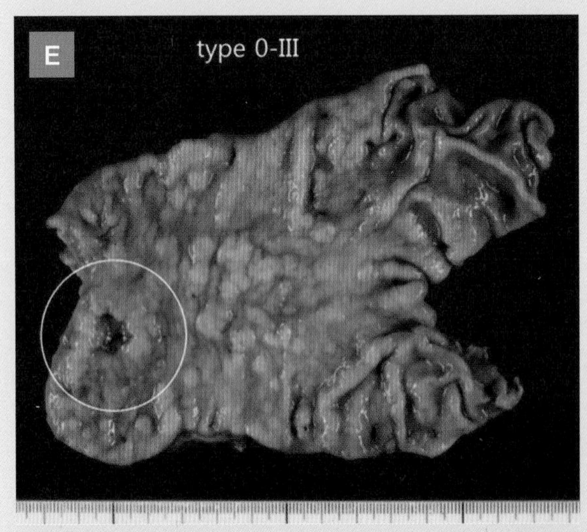

E : type 0 - III의 종괴 사진이다. 대만곡을 따라 열어주었으며, 포르말린 고정 후 사진이다. 왼쪽이 원위 절연면, 오른쪽이 근위 절연면이다.

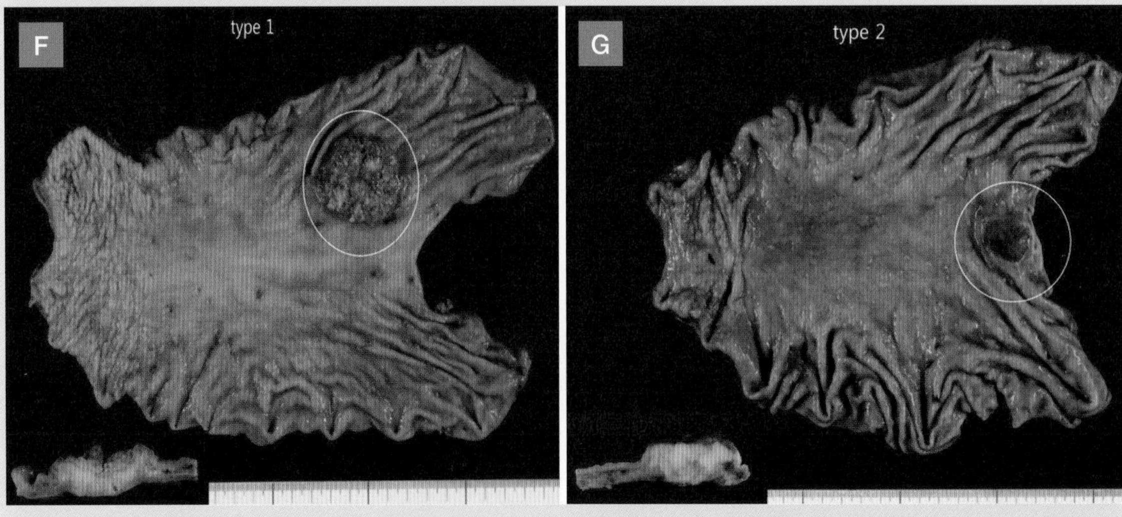

F : type 1의 종괴 사진이다. 대만곡을 따라 열어주었으며, 포르말린 고정 후 사진이다. 왼쪽이 원위 절연면, 오른쪽이 근위 절연면이다. 왼쪽 밑은 종괴 대표 단면 사진이다.

G : type 2의 종괴 사진이다. 대만곡을 따라 열어주었으며, 포르말린 고정 후 사진이다. 왼쪽이 원위 절연면, 오른쪽이 근위 절연면이다. 왼쪽 밑은 종괴 대표 단면 사진이다.

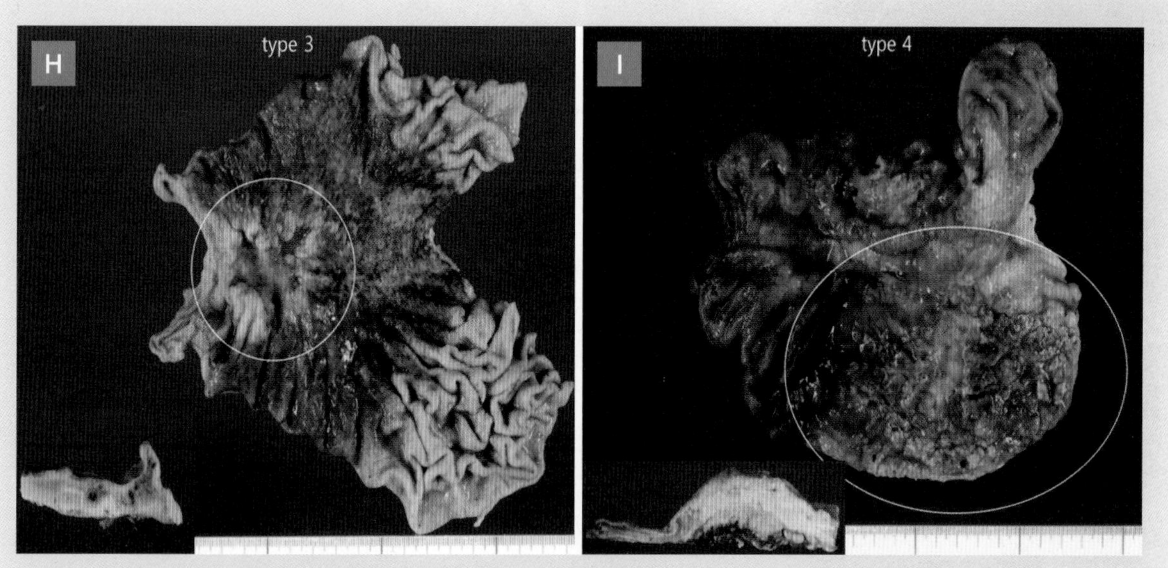

H : type 3의 종괴 내강 사진이다. 대만곡을 따라 열어주었으며, 포르말린 고정 후 사진이다. 왼쪽이 원위 절연면, 오른쪽이 근위 절연면이다. 왼쪽 밑은 종괴 대표 단면 사진이다.
I : type 4의 종괴 내강 사진이다. 대만곡을 따라 열어주었으며, 포르말린 고정 후 사진이다. 왼쪽이 원위 절연면, 오른쪽이 근위 절연면이다. 왼쪽 밑은 종괴 대표 단면 사진이다.

② 과립형(granular type)

균일과립형(homogeneous type)과 결절혼합형으로 나뉜다.

2) type 1 : 돌출형(protruding type)

3) type 2 : 국소궤양형(ulcerative and localized type)

4) type 3 : 침습궤양형(ulcerative and infiltrative type)

5) type 4 : 방산침습형(diffusely infiltrative type)

6) type 5 : 분류할 수 없는 형태(unclassifiable type)

5. 소화기계의 검체

5.1. 내시경 생검

내시경은 신체 내부 장기에 직접 삽입하여 조직검사, 지혈, 이물질 제거 등의 행위를 하기 위한 의료 기구이다. 검사하는 부위에 따라 기관지경, 위내시경, 대장내시경, 복강경 등으로 구분한다. 내시경 기구의 끝에는 카메라와 조직검사를 위한 채널이 존재하여 실시간으로 검사와 처치를 수행할 수 있다.

1) 내시경의 종류

(1) 협대역 영상 내시경(narrow band imaging) 〈그림 2-1-22〉 일반 내시경과 협대역 영상 내시경의 비교

가시광선을 투과하는 필터를 이용하여 점막 표면과 미세혈관의 구조를 기존 내시경보다 선명한 영상

〈그림 2-1-22〉 일반 내시경과 협대역 영상 내시경의 비교

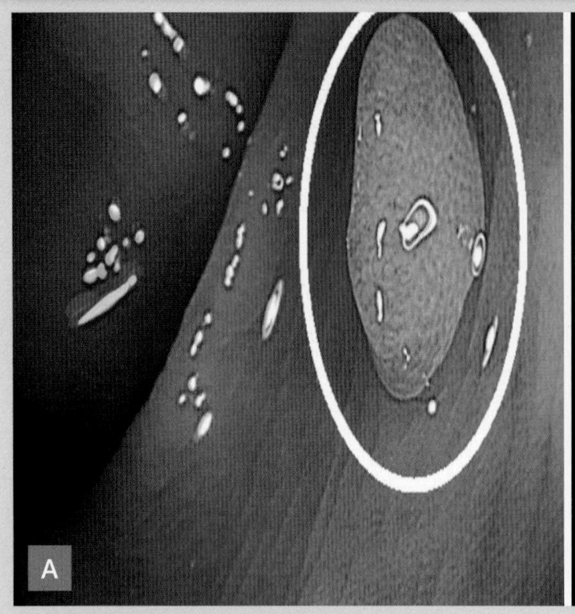

A : 유경성 용종(pedunculated type)의 일반 내시경 사진이다.

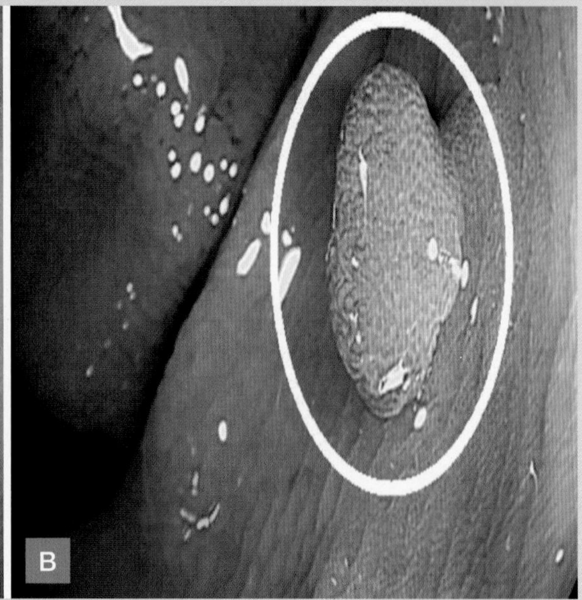

B : 청색 광을 적용시킨 협대역 영상 내시경 사진이다.

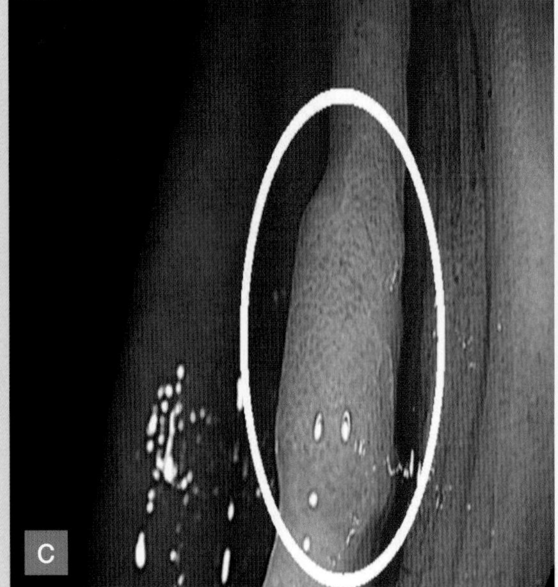

C : 무경성(sessile type) 용종의 일반 내시경 사진이다.

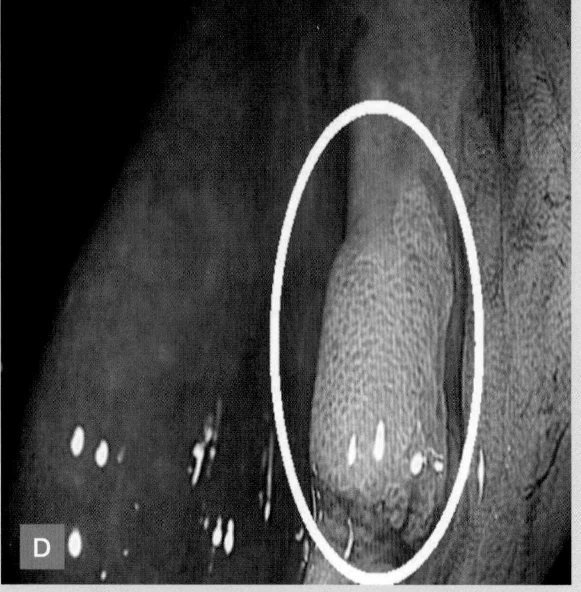

D : 청색 광을 적용시킨 협대역 영상 내시경 사진이다.

으로 볼 수 있는 내시경 방법이다. 조직에 빛을 조영하였을 때 파장의 길이와 투과하는 깊이가 비례하는 원리를 이용한다. 위장관암은 대부분 점막층에서 기원하기 때문에 파장이 짧은 청색, 녹색의 단파장 가시광선을 이용하여 점막층까지만 투과시킨다. 점막층의 혈관 내 헤모글로빈이 청색 광을 흡수하여 검은 색으로 나타난다. 암 병변의 혈관신생 이론에 따라 혈관이 풍부하고, 신생 혈관이 많이 보이는 병변에 대하여 진단적 도움을 준다.

(2) 색소 내시경(chromo-endoscopy)

① 대조 색소(contrast dye) 〈그림 2-1-23〉 일반 내시경에서의 대조 색소

〈그림 2-1-23〉 일반 내시경에서의 대조 색소

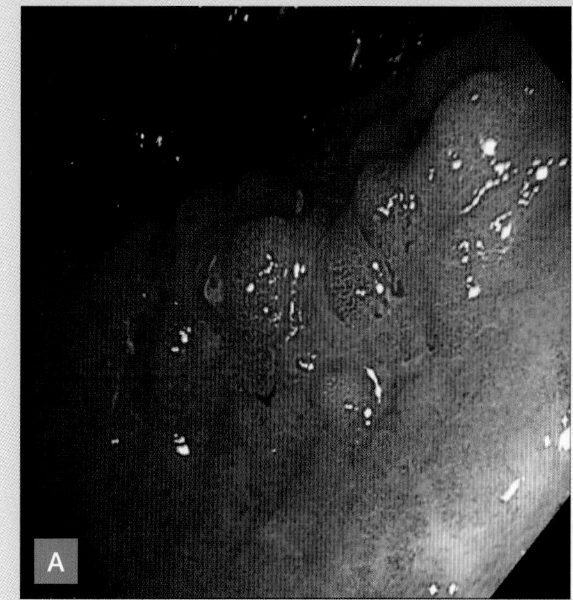

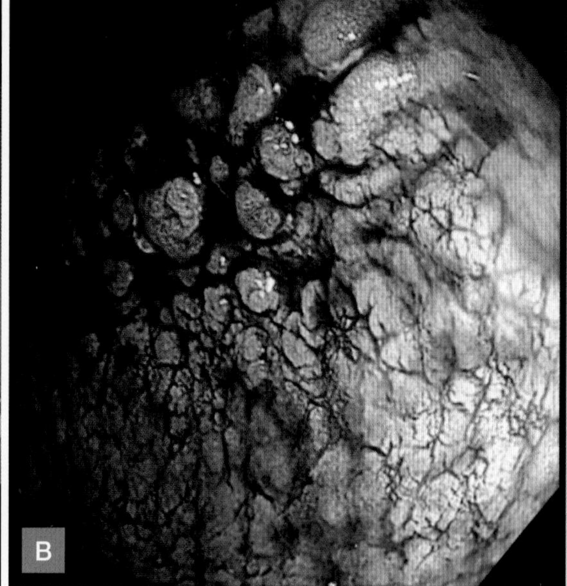

A : 무경성(sessile type) 용종의 일반 내시경 사진이다.　　B : 인디고 카민을 적용시킨 색소 내시경 사진이다.

점막의 함몰 및 융기 부위의 대조를 강조하여 관찰하는 방법이다. 함몰 부위에 색소가 많이 저류되고 융기 부위에 적은 양이 부착된다. 병변의 경계와 모양을 확인하는 데 유용하다. 내시경점막하절제술을 시행할 때 병변의 범위를 결정하기 위하여 많이 이용된다. 대표적으로 비흡수성 청색 색소인 인디고 카민(indigo carmin)용액을 이용한다.

② 반응성 색소(reactive dye) 〈그림 2-1-24〉 식도 조직에서의 반응성 색소

상피세포에 함유된 물질의 친화성(affinity)을 이용한 방법이다. 대표적으로 루골 용액(lugol solution)을 이용한다. 용액에 포함된 아이오다인(iodine)이 식도의 정상 편평상피세포(squamous epithelium)에 함유된 글리코겐과 친화성(affinity)을 가지고 있는 것을 이용한다. 정상 식도의 점막세포는 글리코겐을 가지고 있어 아이오다인이 염색되며, 비정상 편평상피세포에서는 염색이 이루어지지 않는다(불염색대). 이 반응은 병변의 유무를 확인할 수 있을 뿐만 아니라 병변의 경계 확인에도 유용하게 이용된다.

③ 흡수성 색소(absorptive dye)

특정 물질이 장상피로 잘 흡수되는 특징을 이용한다. 대표적으로 메틸렌 블루(methylene blue) 용액이 많이 이용된다. 메틸렌 블루는 바렛 식도에서 장상피화생(intestinal metaplasia) 병변에 푸른색으로 염색된다.

④ 내시경 문신(endoscopic tattooing)

복강경 및 로봇 수술 시 병변의 위치를 정확하게 찾기 위하여 수술 전 내시경적 표식법으로 많이 이용된다. 크기가 작은 편평암종, 폴립절제술 이후 추가 절제가 필요한 경우 등에 중요성이 강조되고 있다. 불활성화 된 카본입자를 이용하며, 약 36개월 이상 표식된다.

2) 내시경 생검 절제술의 종류 [표 2-1-14] 내시경 생검 절제술의 종류

〈그림 2-1-24〉 식도 조직에서의 반응성 색소

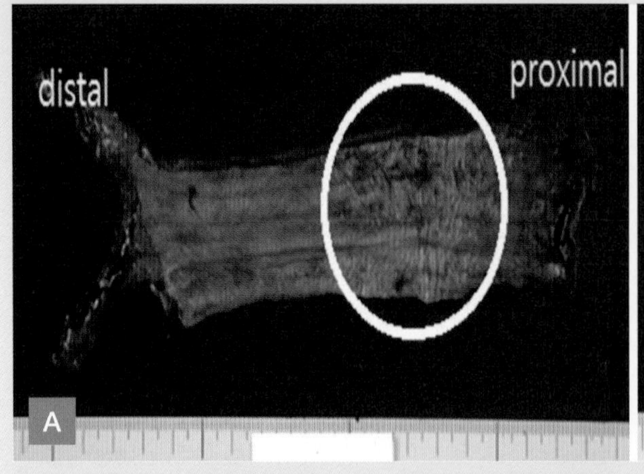

A : 루골 용액을 사용 전(dysplasia) 신선 상태 식도 절제술 검체의 내강 사진이다. 병변과 주위 정상 조직의 차이를 명확하게 구분할 수 없다.

B : 루골 용액을 사용 후(dysplasia) 신선 상태 식도 절제술 검체의 내강 사진이다. 병변과 주위 정상 조직의 차이를 명확하게 구분할 수 있다.

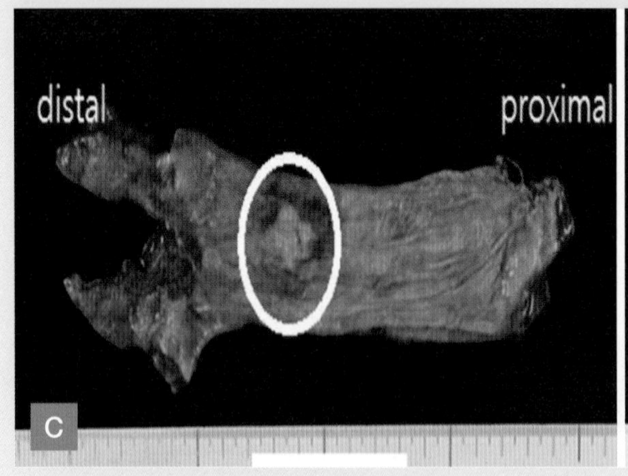

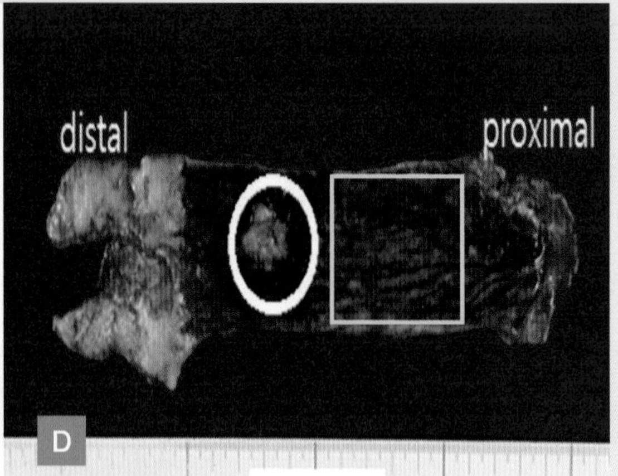

C : 루골 용액 사용 전(early cancer) 신선 상태 식도 절제술 검체의 내강 사진이다. 병변과 주위 정상 조직의 차이를 명확하게 구분할 수 없다.

D : 루골 용액 사용 후(early cancer) 신선 상태 식도 절제술 검체의 내강 사진이다. 병변과 주위 정상 조직의 차이를 명확하게 구분할 수 있다. 또한 추가 병변의 유무를 알 수 있다.

> 알아두기 : 동그라미 표기는 종괴 조직을 나타내고 있으며, 네모 표기는 dysplasia 병변을 나타내고 있다. 루골을 이용하여 주위 정상 조직 외 병변(정상 조직과 달리 색소 침착이 없는 부위)을 쉽게 찾을 수 있다.

(1) 내시경적 폴립절제술(polypectomy)

① 용종절제술(polypectomy with forceps) : 겸자(forceps)를 이용한 단순 절제술로 융기성 병변에만 시행한다.

② 저온 올가미 용종절제술(cold snare polypectomy) : 융기성 병변에 주로 시행한다. 고온 올가미(hot snare)보다 더 얇은 올가미를 이용하여 전기통전을 하지 않고, 점막을 포획하여 뜯어내는 방식이다(전기통전 과정이 없기 때문에 상대적으로 고온 올가미 용종절제술보다 출혈, 천공 등의 합병증이 적게 발생).

③ 고온 올가미 용종절제술(hot snare polypectomy) : 융기성 병변에 주로 시행한다. 용종의 기부에

[표 2-1-14] 내시경 생검 절제술의 종류

종류	시행방법
용종 절제술 (polypectomy with forceps)	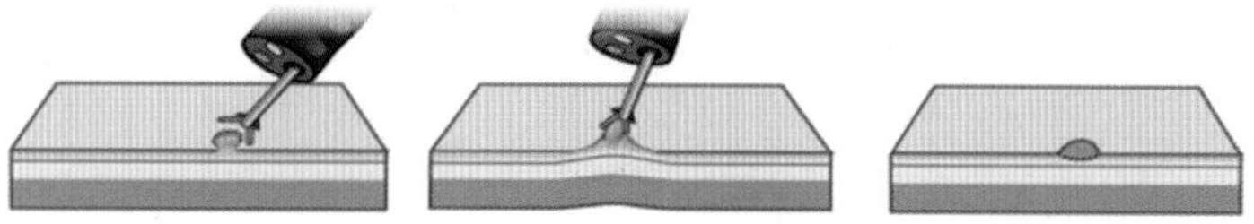
저온 또는 고온 올가미 용종 절제술 (cold or hot snare polypectomy)	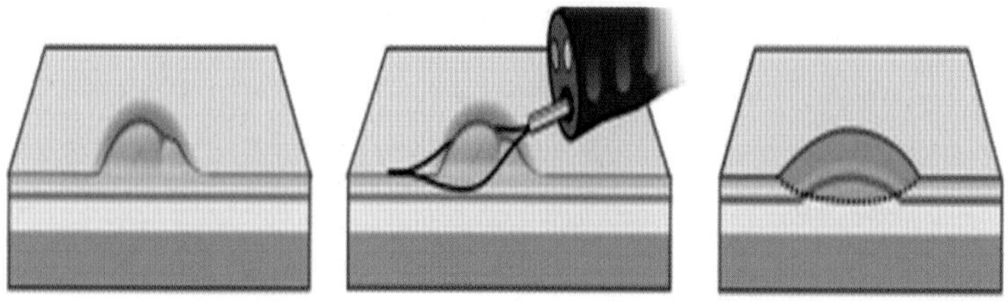
내시경적 점막 절제술 (endoscopic mucosal resection, EMR)	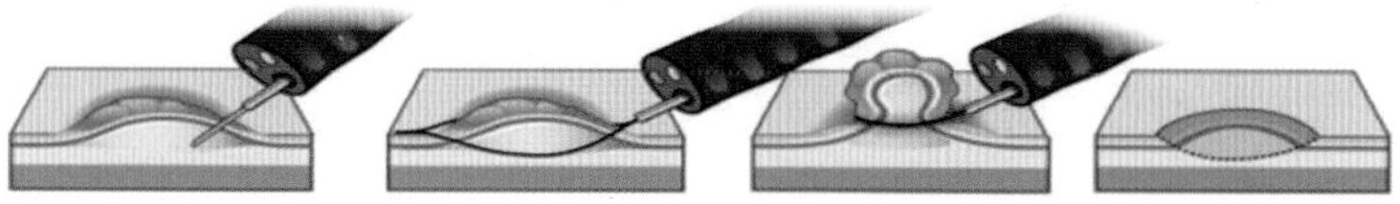
내시경적 점막 분할 절제술 (piecemeal endoscopic mucosal resection, PEMR)	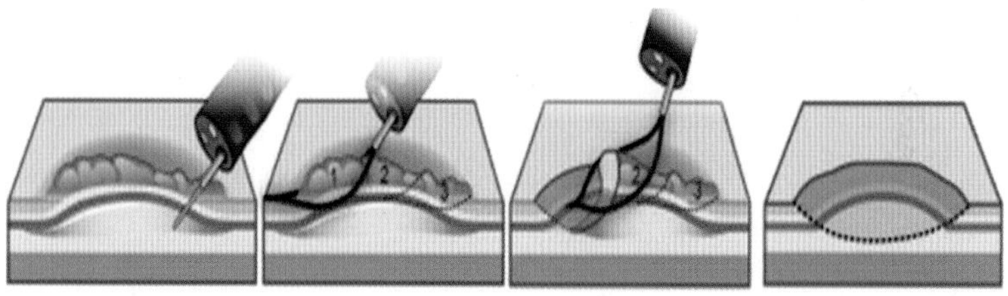
내시경적 점막하 박리술 (endoscopic submucosal dissection, ESD)	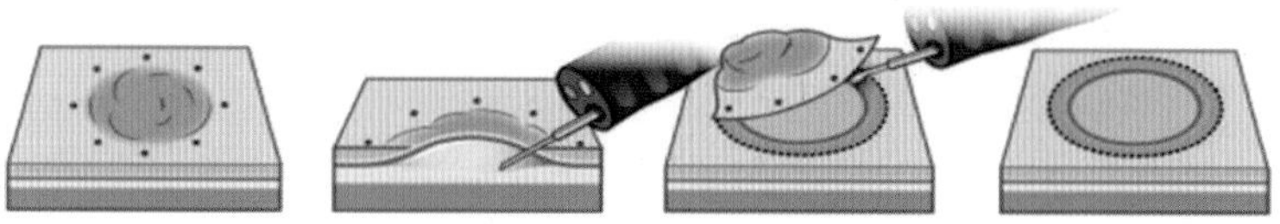
내시경적 전층 전제술 (endoscopic full thickness resection, EFTR)	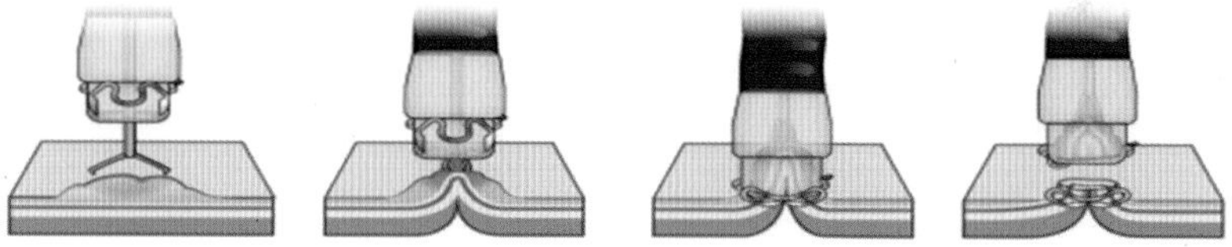

전기가 통하는 필라멘트 올가미를 걸고 고주파 전류를 흐르게 하여 태워내는 방법이다.

(2) 내시경적 점막절제술(endoscopic mucosal resection, EMR)

① 병변부의 점막 밑에 주입액을 국소 주입한다. 인위적으로 점막을 부풀어 오르게 하여, 폴립을 절제하는 방법이다.

② 적응증

a. 병변이 하나인 경우

b. 표면형(type 0 - II)인 경우

c. 분화형 선암종인 경우

d. 병변의 크기가 15 mm 이하인 경우

e. 궤양이 없는 경우(궤양 또는 궤양 반흔이 있는 경우 정확한 침윤 깊이를 알 수 없기 때문에 시행하지 않는다.)

(3) 내시경적 점막분할절제술(piecemeal endoscopic mucosal resection)

올가미로 한 번에 포획되지 않는 크기가 큰 무경성 용종을 여러 조각으로 분할 절제하는 방법이다. 고

〈그림 2-1-25〉 내시경적 점막절개박리술의 진행과정

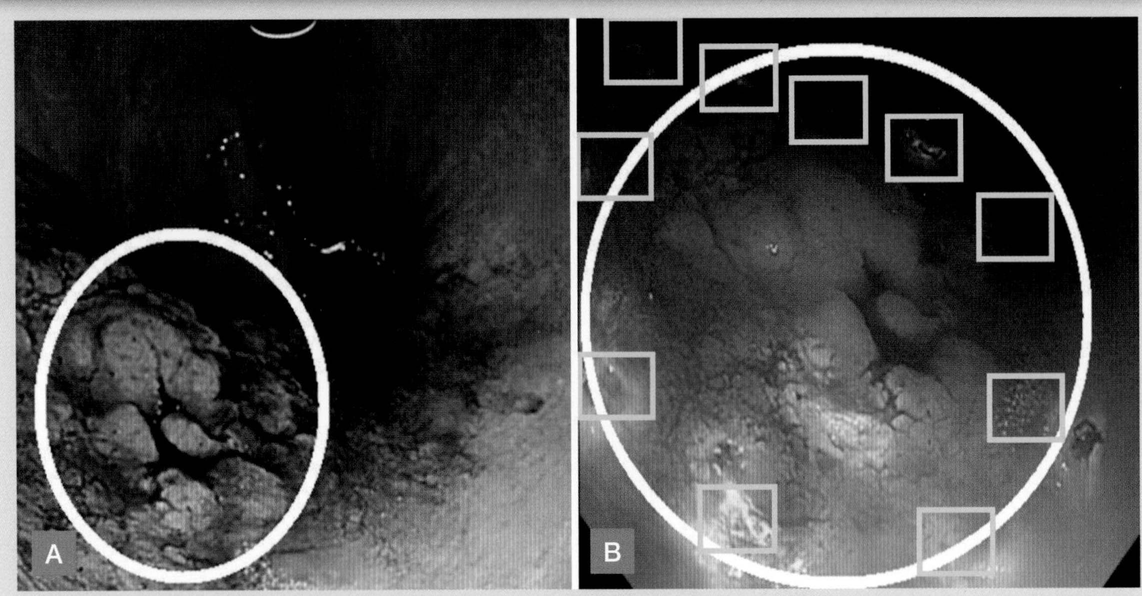

A : 내시경을 이용하여 병변 부위를 확인한다. 인디고 카민을 분주하여 병변을 정확하게 찾아준다.
B : 고주파 절개도의 끝 부분을 이용하여, 병변의 바깥쪽을 전기 장치로 표시한다. 또한 점막하층에 지혈제와 염색약을 섞은 약물(에피네프린, 글리세롤 용액 등)을 주입하여 점막이 충분히 부풀어 오르게 한다.

알아두기 : 동그라미 표기는 병변을 나타내고 있으며, 네모 표기는 시술 범위를 전기 장치로 표기한 것이다.

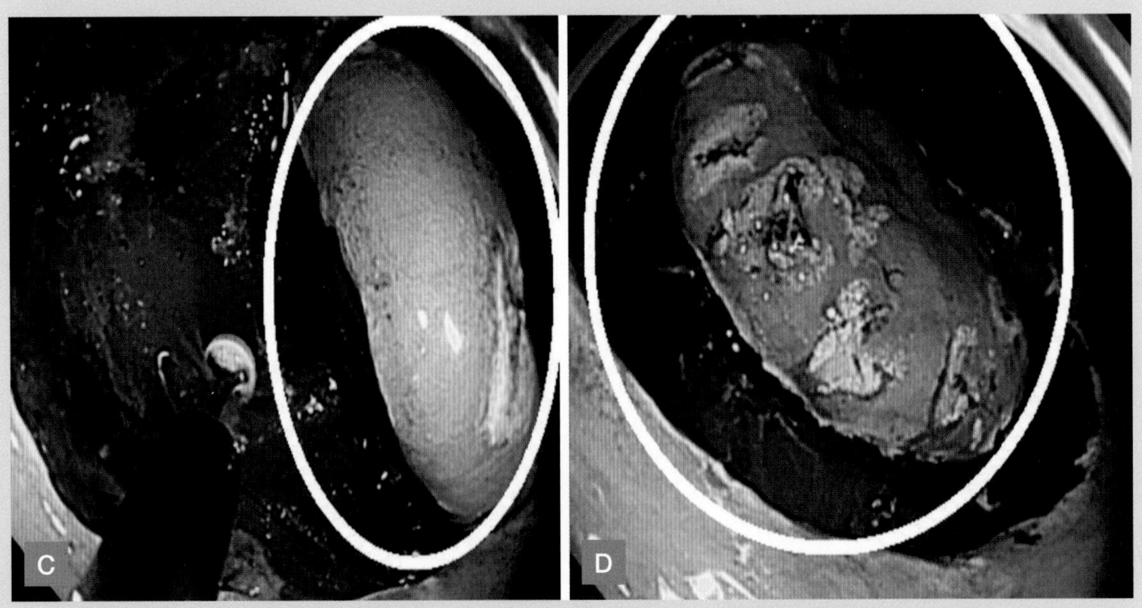

C : 내시경용 기구를 이용하여 표시해 두었던 병변의 바깥쪽 점막을 360° 회전하여 점막하층을 박리한다.
D : 절제된 병변을 꺼내어 조직검사를 실시한다.

도이형성증이나 점막내암 등의 침윤성 병변이 의심되는 경우 여러 조각으로 분할 절제된 검체가 재조합되어져 의뢰되는 경우도 존재한다. 이러한 경우 내시경적 점막절개박리술(endoscopic submucosal dissection, ESD) 시술방식과 동일하게 검사를 진행한다.

(4) 내시경적 점막절개박리술 〈그림 2-1-25〉 내시경적 점막절개박리술의 진행과정

내시경적 점막절제술로 시행하는 경우 병변 심부 절연을 명확하게 표기하지 않는 경우가 대부분이고 병변이 큰 경우 여러 번 나누어 절제하기 때문에 정확한 평가가 어렵다. 내시경적 점막절개박리술 검사 방법은 병변 주위의 점막을 절개하여 점막하층을 직접 떼어내는 일괄 절제방식(en-bloc resection)이다. 궤양이나 궤양 반흔(scar)이 있어도 절제하여 심부 절연에 대한 평가가 가능하다.

① 내시경적 점막 절제술과 내시경적 점막절개박리술의 차이점

내시경적 점막절개박리술은 병소 주변을 360도(°) cutting한 후, 올가미를 이용하지 않고 점막절개박리술용 칼(knife)을 이용하여 점막하 조직을 직접 절개한다.

② 위 점막절개박리술의 절대적응증(국내 위암 진료지침)

a. 점막에 국한된 분화암

b. 장경 2.0 cm 이하

c. 궤양이나 궤양 반흔이 없는 경우

d. 암세포의 림프관, 혈관 침범이 없는 경우

③ 위 내시경적 점막절개박리술 확대 적응증

a. 병변의 크기와 관계없이 궤양이 없는 점막내분화형 선암종

b. 궤양이 있더라도 3.0 cm 이하의 점막내분화형 선암종

c. 2.0 cm 이하의 궤양이 없는 점막내미분화형 선암종

d. 점막하 침윤 깊이가 500 ㎛(SM1로 표기하기도 함) 이하인 분화형 선암종

(5) 내시경적 전층전제술(endoscopic full thickness resection)

고유근층에서 기원한 상피하종양에 대하여 불완전 절제를 최소화하기 위해 시행한다. 전 층을 절개하여 천공 부위를 문합하는 방식이다.

3) 조직처리

(1) 내시경적 폴립절제술의 조직처리 〈그림 2-1-26〉 내시경적 폴립절제술의 조직처리 모식도

① 절차

a. 조직의 크기와 개수(조각 수 포함)를 측정한다.

b. 조직의 세부적인 묘사(감촉, 색상, 모양 등)를 한다.

c. 꼭지(stalk) 또는 심부 절연면을 잉크 표시한다.

d. 연속 절개하여 절취한다.

② gross template

a. description

환자이름[***], 병리번호[***]. 받은 조직은 [***통]으로 포르말린에 담겨져 온 생검 검체임.

A : one tissue fragment, 0.3 cm.

B : two tissue fragments, 0.1 cm and 0.4 cm.

〈그림 2-1-26〉 내시경적 폴립절제술의 조직처리 모식도

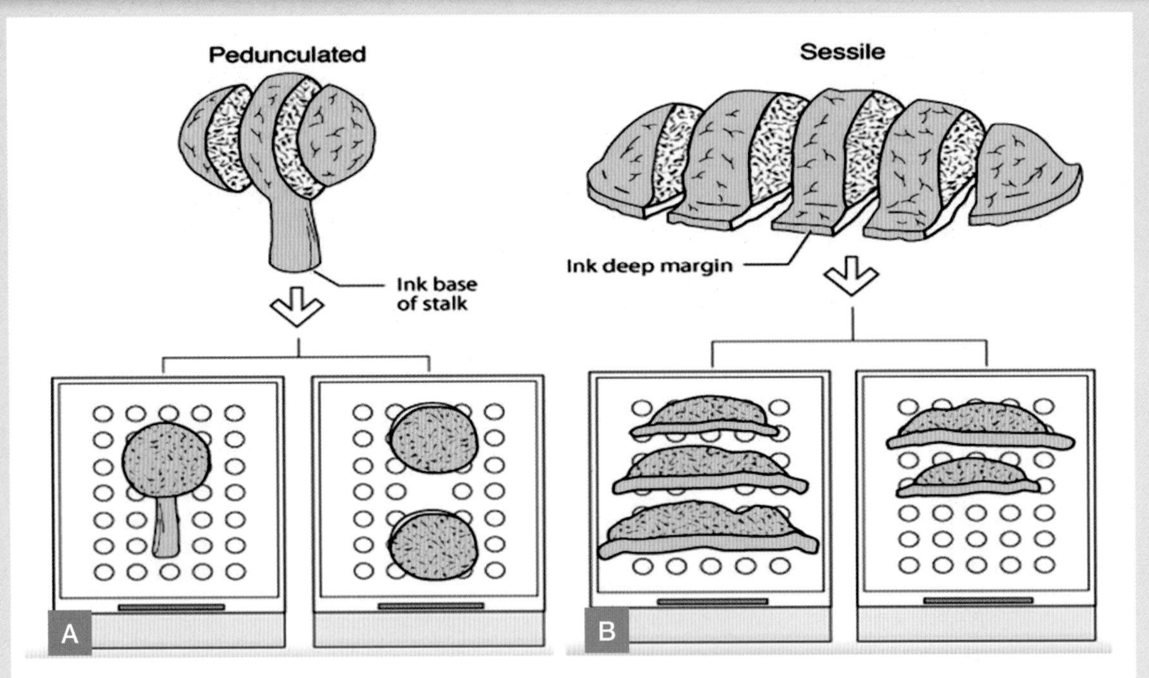

A : 유경성(줄기가 있는 용종, pedunculated type) 용종의 꼭지(stalk)에 잉크 표기하여 연속 절개한다. 연속 절개된 조직을 모두 절취한다.
B : 무경성(줄기가 없는 용종, sessile type) 용종의 꼭지(stalk)에 잉크 표기하여 연속 절개한다. 연속 절개된 조직을 모두 절취한다.

〈그림 2-1-27〉 내시경적 폴립절제술의 조직처리

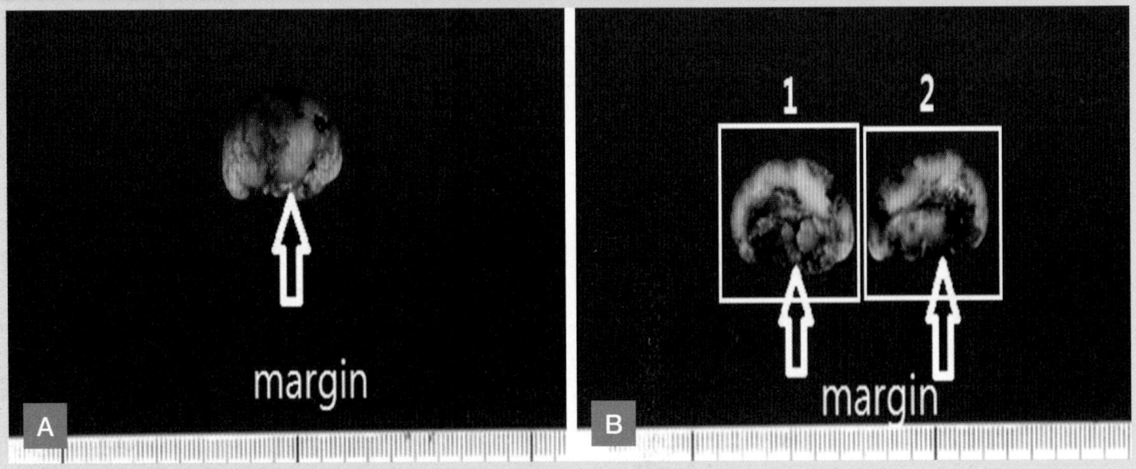

A : 신선 상태의 내기경 생검 검체이다. 무경성(sessile type) 용종이다.
B : 꼭지(stalk)에 파란색 잉크를 표기하여 반으로 절개하였다. 2개의 카세트에 모두 절취되도록 표기하였다.

C : three tissue fragments, 0.2 to 0.5 cm.

D : multiple tissue fragments, 0.1 to 0.4 cm, aggregating to 0.4 x 0.3 x 0.2 cm.

b. block allocation key

1 - 2 : 종괴 모두 절취

③ ink code

- black : 꼭지(stalk)

④ 주의사항

a. 조직의 소실 또는 분실에 대하여 주의한다.

b. 대부분의 점막 생검(mucosal biopsies)에서는 병변의 특성에 대한 기술이 필요하지 않다.

c. 여러 조각으로 나누어져 온 경우 조각의 유무를 기술한다.

d. 타 검사 조직이 혼합되지 않도록 한다.

e. 0.4 cm 이상의 크기를 가지는 조직은 연속 절개하여 모두 절취한다.

(2) 내시경적 점막절개박리술의 조직처리 〈그림 2-1-28〉 내시경적 점막절개박리술의 조직처리 모식도

① 절차

a. 조직의 크기와 개수(조각 수 포함)를 측정한다.

b. 조직의 세부적인 묘사(감촉, 색상, 모양 등)를 한다.

c. 방향에 맞추어 절연면들에 잉크 표시한다.

d. 조직을 0.2 cm 간격으로 절개한다.

e. 연속 절개하여 mapping 한다.

② gross template

a. description

〈그림 2-1-28〉 내시경적 점막절개박리술의 조직처리 모식도

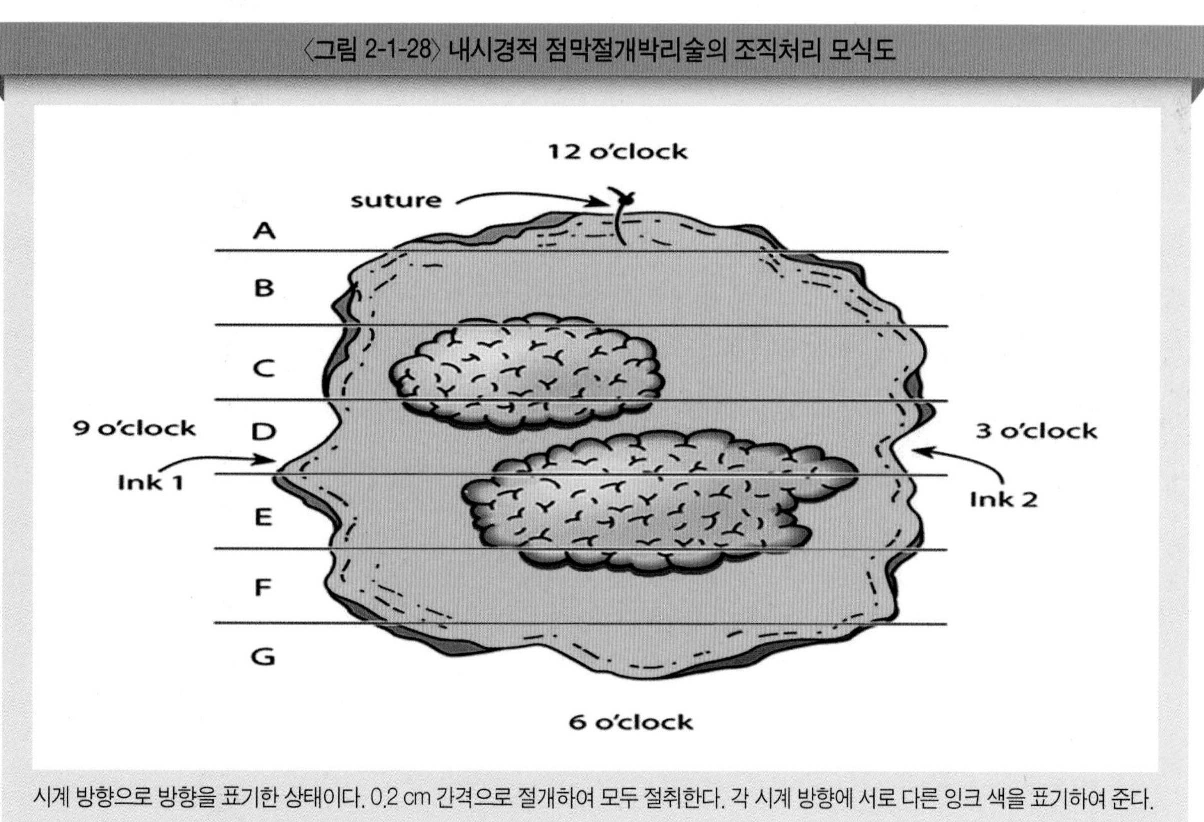

시계 방향으로 방향을 표기한 상태이다. 0.2 cm 간격으로 절개하여 모두 절취한다. 각 시계 방향에 서로 다른 잉크 색을 표기하여 준다.

〈그림 2-1-29〉 내시경적 점막절개박리술의 조직처리

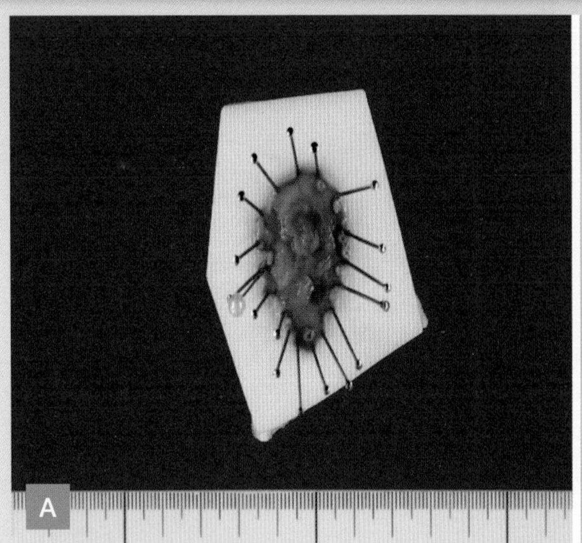

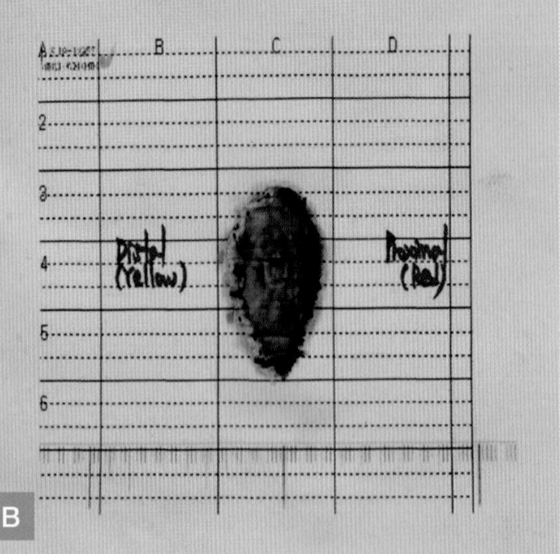

A : 수술실에서 핀을 이용하여 원위 방향에 방향을 따로 표기하였다.
B : 원위 절연면에서 근위 절연면 방향으로 0.2 cm 간격 연속 절개하였다. 원위 절연면에는 노란색, 근위 절연면에는 빨간색, 심부 절연면에는 검정색 잉크를 표기하였다.

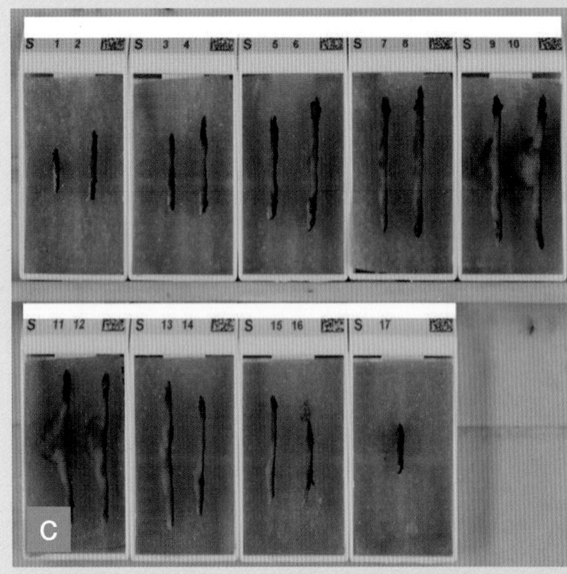

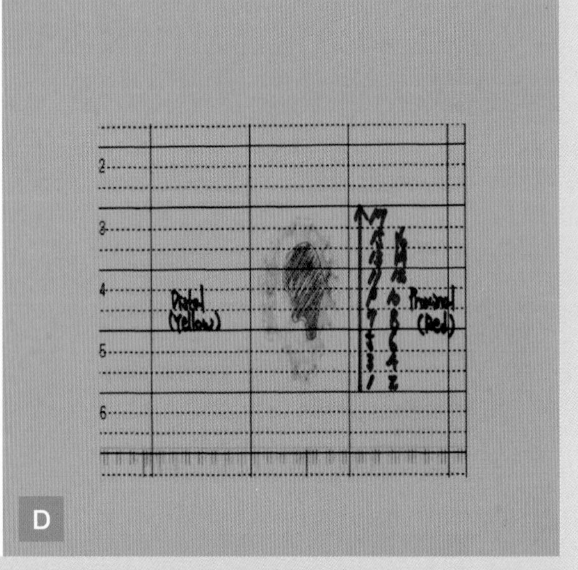

C : 카세트에 단면들을 절취한 모습이다. 한 카세트에 2개의 조직을 넣어 주었으며, 조직의 순서 혼동을 위하여 홀수 번호와 짝수 번호에 각기 다른 잉크색을 표기하는 게 바람직하다.
D : 종괴와 카세트 번호를 표기한 이미지 모습이다.

환자이름[***], 병리번호[***]. 받은 조직은 [fresh / in formalin] 상태로 온 [EMR / ESD] 검체임. 검체는 [방향 표기되어져 왔으며 / 방향 표기없이 왔으며], 크기는 [*** x *** cm] 임. 병변은 육안상 [형태, 경계, 색상, 모양, 절연면과의 거리] 임. 연속 절개하여 모두 절취함.

b. block allocation key

1 - 17 : 근위에서 원위 방향 연속 절개(5 - 14 : 병변 단면들)

③ ink code

a. blue : 외측 절연면(lateral margin)

b. green : 내측 절연면(medial margin)

c. red : 근위 절연면(proximal margin)

d. yellow : 원위 절연면(distal margin)

e. black : 심부 절연면(deep margin)

④ 주의사항

a. 방향이 명확하지 않은 경우에는 주변면(peripheral)과 심부면(deep)을 잉크 표시한다.

b. 병변과 주변부 절연면이 가장 가까운 면이 수직 절연되어지도록 연속 절편한다.

5.2. 구강 절제술

1) 종류

(1) 적출술(excision)

수술 종류에 따라 단순 절개 검체부터 연부 조직과 뼈 조직 및 상피조직들이 결합된 복합 검체까지 다양하다.

(2) 넓은 절제술(wide excision)

〈그림 2-1-30〉 하악골 절제술의 조직처리 모식도

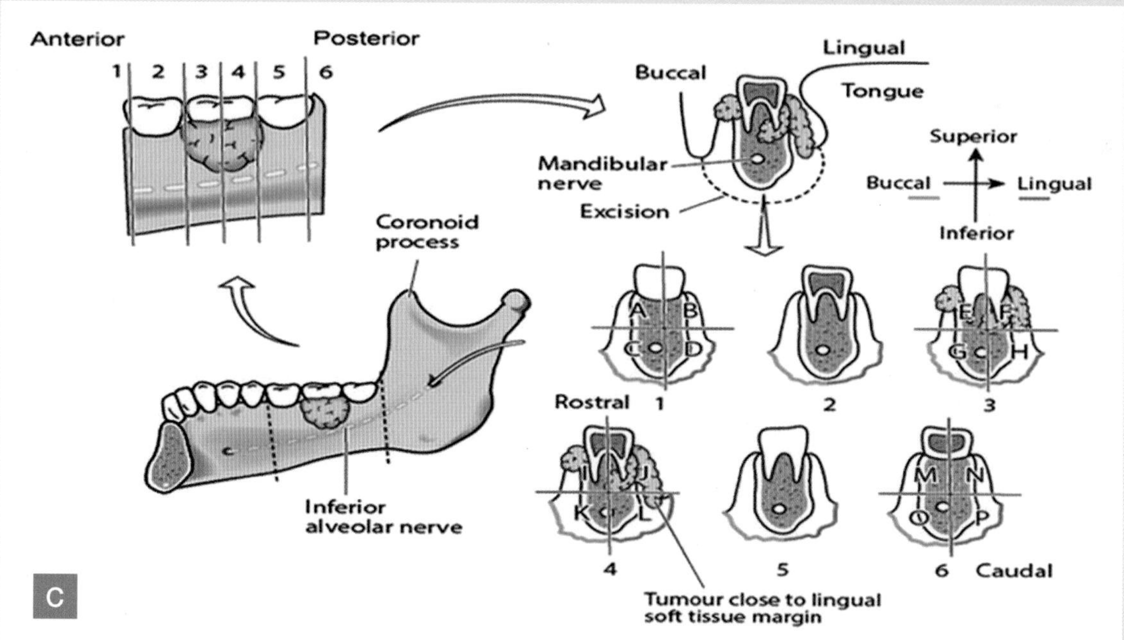

볼(buccal) 방향에서 혀(lingual) 방향으로 연속 절개하여 총 6단면으로 나누어 주었다. 각각의 방향에 맞추어 잉크 표기하여 주었으며(buccal-green, lingual-blue), 절연면과의 거리를 각각 측정해 주었다. 절연면에는 앞 점막 절연면(anterior mucosa margin), 앞 뼈 조직 절연면(anterior bone margin), 뒤 점막 절연면(posterior mucosa margin), 뒤 뼈 조직 절연면(posterior bone margin), 볼 점막 절연면(buccal mucosa margin), 볼 원주 절연면(buccal circumferential resection margin), 혀 점막 절연면(lingual mucosa margin), 혀 원주 절연면(lingual circumferential resection margin)이 있다. 마지막으로 종괴 대표 단면과 각 절연면과의 관계를 나타내는 대표 단면을 절취하여 준다.

〈그림 2-1-31〉 상악골 절제술의 조직처리 모식도

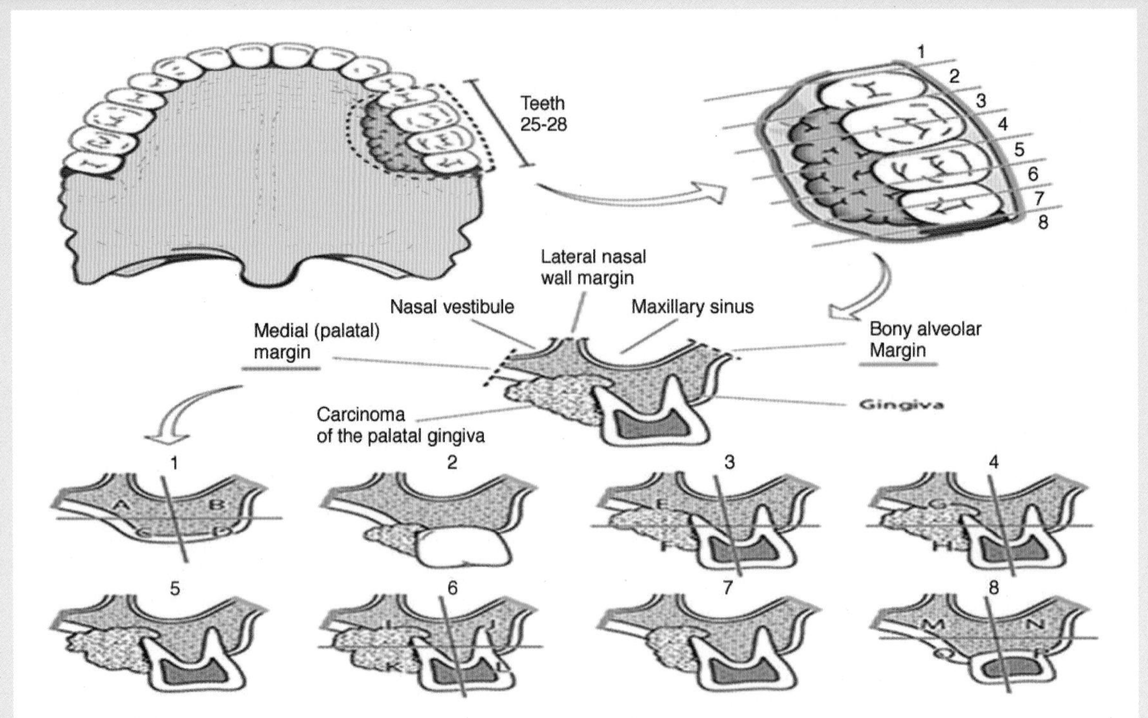

볼(buccal) 방향에서 안쪽(medial) 방향으로 연속 절개하여 총 8단면으로 나누어 주었다. 각각의 방향에 맞추어 잉크 표기하여 주었으며(buccal-green, medial-blue), margin과의 거리를 각각 측정해 주었다. 절연면에는 앞 점막 절연면(anterior mucosa margin), 앞 뼈 조직 절연면(anterior bone margin), 뒤 점막 절연면(posterior mucosa margin), 뒤 뼈 조직 절연면(posterior bone margin), 볼 점막 절연면(buccal mucosa margin), 볼 원주 절연면(bucal circumferential resection margin), 안쪽 점막 절연면(medial mucosa margin), 안쪽 원주 절연면(medial circumferential resection margin)이 있다. 마지막으로 종괴 대표 단면과 각 절연면과의 관계를 나타내는 대표 단면을 절취하여 준다.

여러 가지 조직들이 뒤섞인 조직에서는 먼저 각각의 구성 성분(혀, 근육 조직, 연부 조직, 뼈 조직)을 확인한다. 구성 성분들의 기하학적인 모양을 생각하며 방향을 잡는다.

2) 조직처리

(1) 절차

① 주변 구조물(혀, 볼, 잇몸, 치아, 턱뼈, 경구개, 연구개 등)이나 방향표기 된 부위들을 이용하여 조직의 방향을 잡는다. 사진 촬영을 한다.

② 방향에 맞추어 절연면들에 잉크 표시한다.

③ 조직의 세부적인 묘사(병변의 크기, 위치, 침윤 깊이, 절연면과의 거리)를 한다.

④ 연속 절개하여 대표 단면들(가장 깊은 침윤이 의심되는 단면, 병변과 주변 정상 조직과의 관계, 뼈 조직과 관계, 절연면)을 절취한다.

⑤ 함께 온 림프절 검체는 각 level에 맞게 나누어 박리한다.

⑥ 육안상 림프절에 전이가 관찰되는 경우에는 병변의 크기와 외부 결절성 신장(extranodal extension)을 기술한다.

(2) gross template

① description

환자이름 [***], 병리번호 [***].

받은 조직은 [fresh / in formalin] 상태로 온 [mandible / maxilla] 그리고 연부 조직, 근육을 포함하는 [적출술 / 넓은 절제술] 검체임. 검체 크기는 [*** x *** x *** cm] 임. 점막면 관찰 시 육안상 병변이 관찰되며 [위치, 크기, 절연면과의 거리] 임. 연속 절개하여 단면 관찰 시, 침윤 깊이는 [***

〈그림 2-1-32〉 하악골 절제술의 조직처리

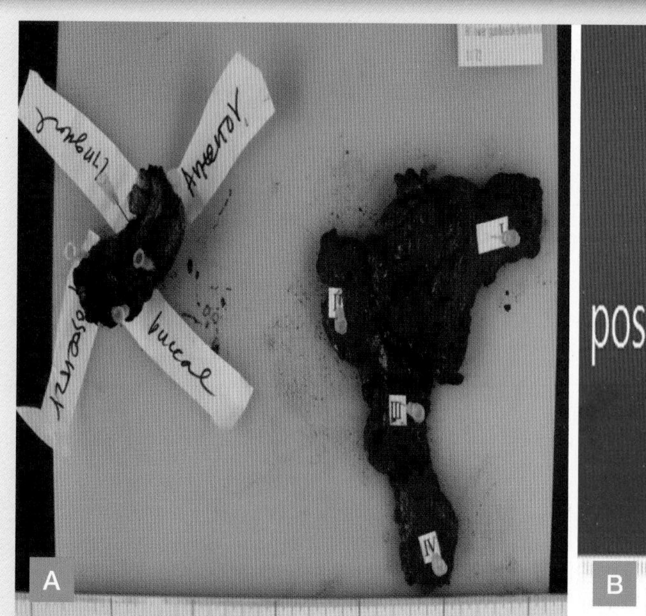

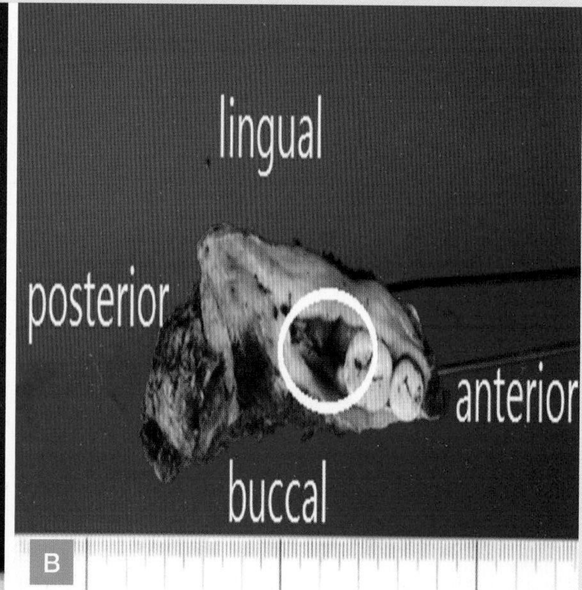

A : 신선 상태의 하악골 절제술 & 경부 림프절 청소술 검체의 사진이다. 수술실에서 병리과에 보내기 전 미리 방향을 표기하였다.
B : 포르말린에 고정 후 하악골 절제술 검체의 사진이다. 방향에 따라 각각의 잉크를 표기하였다.

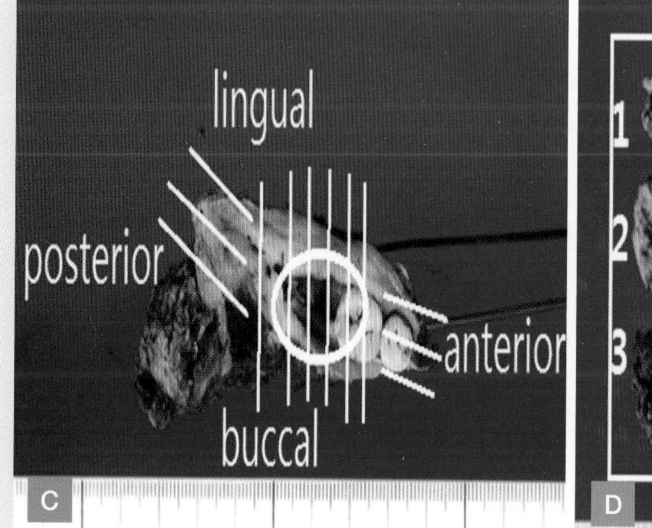

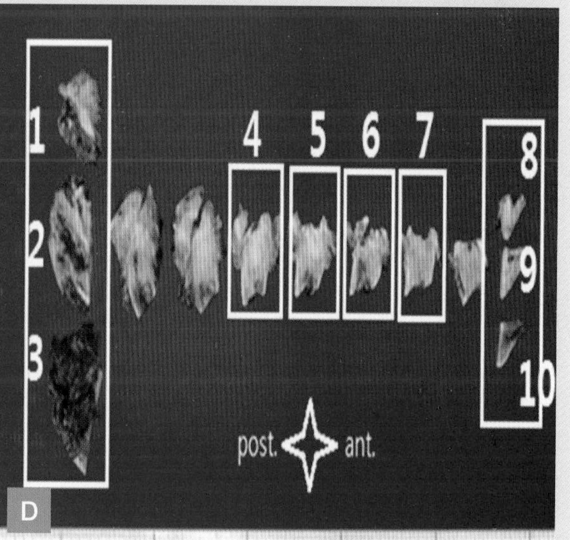

C : 포르말린 고정 후 하악골 절제술 검체의 외면 사진이다. 절개면 방향을 표기하였다. 종괴 대표 단면은 혀(lingual) 방향에서 볼(buccal) 방향으로 절개절제면을 나타내었다. posterior 절연면과 종괴와의 관계, anterior 절연면과 종괴와의 관계가 잘 나타나기 위하여 종괴 단면과 직각면으로 절제면을 표기하였다. 관계는 직각방향으로 표기하였다.
D : block allocation key는 1 - 3 : anterior 절연면과 종괴와의 관계, 4 - 7 : 종괴 대표 단면들, 8 - 10 : posterior 절연면과 종괴와의 관계 순서이다.

〈그림 2-1-33〉 설 절제술의 조직처리

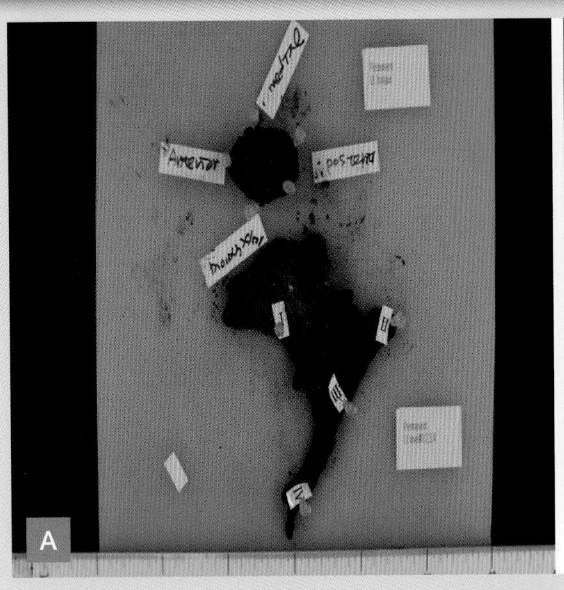

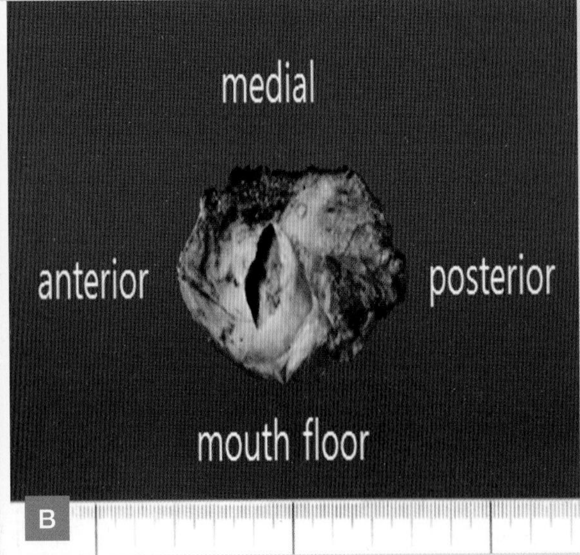

A : 신선 상태 혀 절제술 및 경부 림프절 청소술 검체의 사진이다. 수술실에서 표기되어 온 방향에 따라서 잉크 표기하여 준다. 점막면이 말려버리지 않게 코르크판에 핀 또는 바늘을 이용하여 단단히 부착시켜 준다.
B : 혀 절제술 검체의 방향을 잉크로 표기하였다. 점막면과 종괴의 거리가 가장 가까운 면이 우선적으로 나오게 절제면을 선택한다.

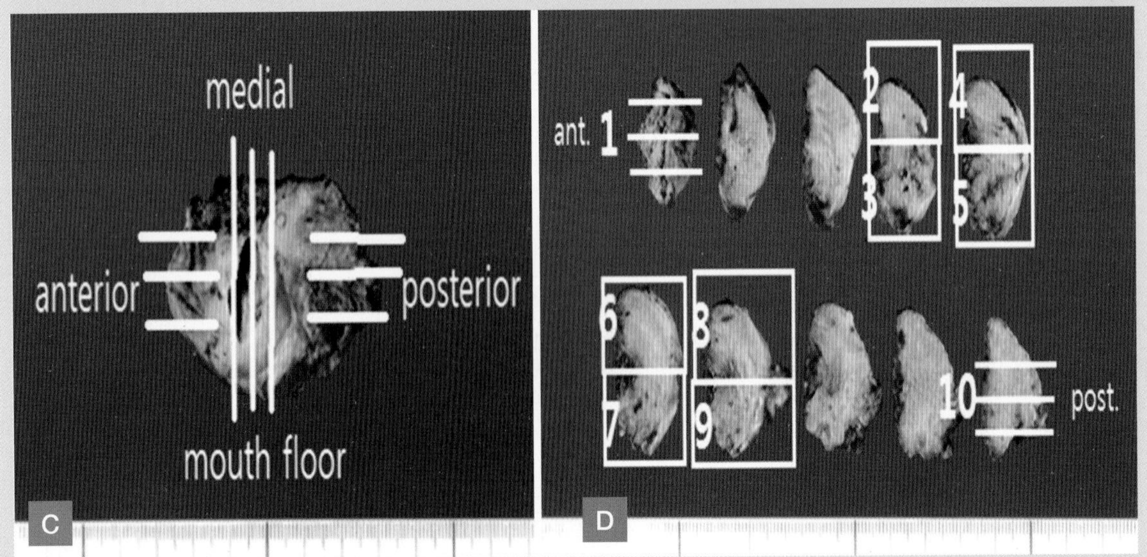

C : 부분 절제된 설 절제술 검체의 사진이다. 점막면 절연과 종괴의 관계가 가장 가까운 면이 안쪽(medial) 절연면이기 때문에 안쪽(medial)에서 구강저(mouth floor) 방향으로 종괴 단면들이 나타날 수 있도록 절제면을 표기하였다. 또한 뒤(posterior) 절연면과 종괴와의 관계, 앞(anterior) 절연면과 종괴와의 관계가 잘 나타나기 위하여 종괴 단면과 수직 방향으로 절제면을 표기하였다.
D : block allocation key는 1 : 앞(anterior) 절연면, 2 - 9 : 종괴 대표 단면(2 & 3, 4 & 5, 6 & 7, 8 & 9 : 한 단면), 10 : 뒤(posterior) 절연면을 표기하였다.

cm] 이며, 심부 절연면(deep margin)으로부터 [*** cm] 떨어져 있음. 그 외 점막면 관찰 시 다른 특이소견이 관찰되지 않음. 대표적 절편을 절취함.

② block allocation key

1 : 앞 절연면(anterior resection margin)

2 - 9 : 종괴 대표 단면(혀〈lingual〉 방향에서 볼〈buccal〉 방향으로 절연)

10 : 뒤 절연면(posterior resection margin)

(3) ink code

① yellow : anterior bone tissue & mucosa resection margin

② blue : posterior bone tissue & mucosa resection margin

③ green : lingual(medial) soft tissue & mucosa resection margin

④ red : buccal(mouth floor) soft tissue & mucosa resection margin

⑤ black : deep soft tissue or bone resection margin

(4) 주의사항

① 방향을 잡기 전에 절개를 함부로 하지 않는다.

② 방향이 명확하지 않은 경우에는 주변면(peripheral)과 심부면(deep)을 잉크 표시한다.

③ 병변과 주변부 절연면이 가장 가까운 면이 수직 절연되어지도록 연속 절편한다.

3) 구강 병변

(1) 백반증(leukoplakia)

구강내 점막 어디에서나 발생할 수 있으며, 경계가 분명하다. 약간 비후되고 매끈한 형태, 주름진 형태 또는 융기된 형태 모두 관찰된다.

(2) 편평세포암종(squamous cell carcinoma)

편평상피세포로 덮여 있는 두경부 어디에서나 발생할 수 있다. 주로 혀의 아래, 입 바닥, 아래 입술, 연구개에 호발한다. 초기에 융기되고, 단단하며, 진주 같은 판 형태를 지니거나 불규칙하고 거친 사마귀 형태로 관찰된다. 점차 크기가 커지면서 불규칙하고 단단한 경계를 갖는 궤양을 형성한다.

〈그림 2-1-34〉 근치적 경부 림프절 청소술의 조직처리 모식도

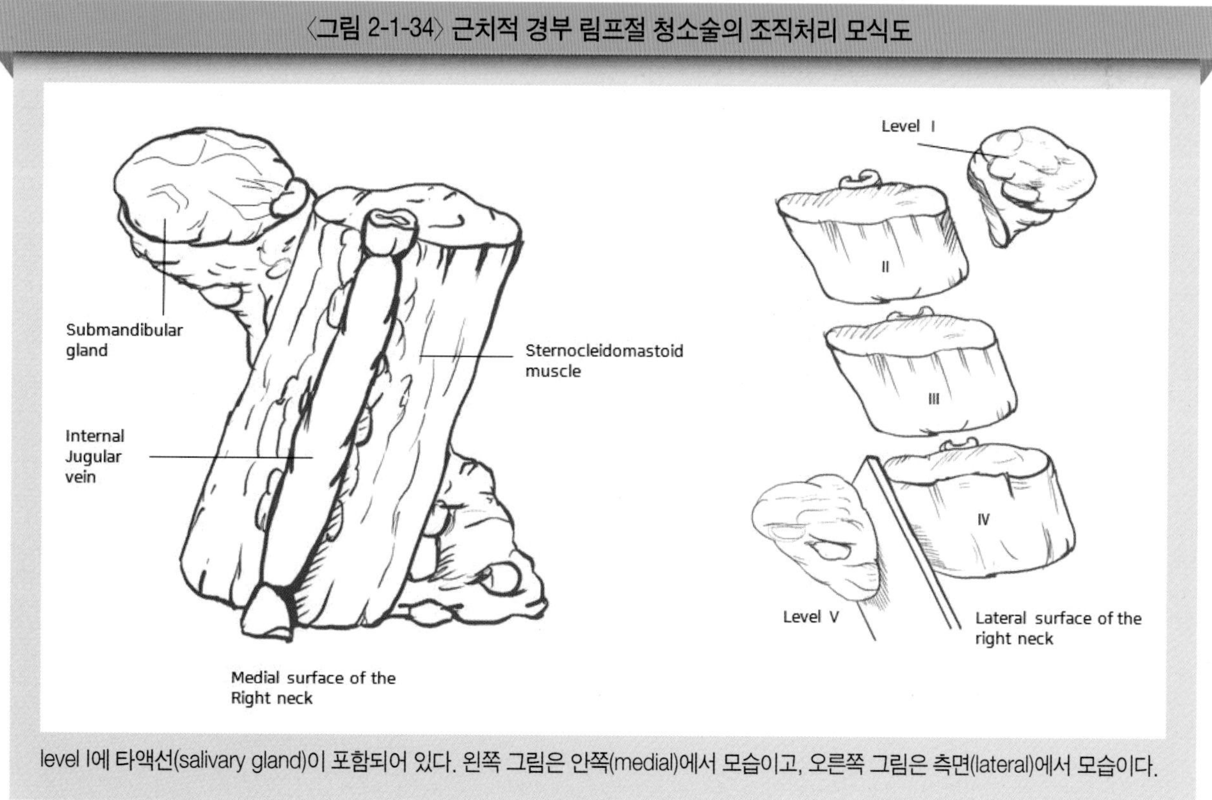

level I에 타액선(salivary gland)이 포함되어 있다. 왼쪽 그림은 안쪽(medial)에서 모습이고, 오른쪽 그림은 측면(lateral)에서 모습이다.

5.3. 경부 림프절 청소술(neck lymphnode disection)

1) 종류

(1) 근치적 경부 림프절 청소술(radical neck lymphnode disection)

경동맥(carotid artery), 미주 신경(vagus nerve), 횡격막 신경(phrenic nerve)을 보존한 경우이다.

(2) 기능적 경부 림프절 청소술(functional neck lymphnode disection 또는 modified radical neck lymphnode disection)

근치적 경부 림프절 청소술에서 부신경(accessory nerve), 내경 정맥(internal jugular vein), 흉쇄유돌근(목빗근, sternocleidomastoid muscle)까지 더 보존한 경우이다.

2) 조직처리

(1) 절차

① 방향에 맞추어 사진 촬영을 한다.

② 림프절 검체는 각 level에 맞게 나누어 박리한다.

③ 육안상 림프절에 전이가 관찰되는 경우에는 병변의 크기와 외부 결절성 신장(extranodal

〈그림 2-1-35〉 근치적 경부 림프절 청소술의 조직처리

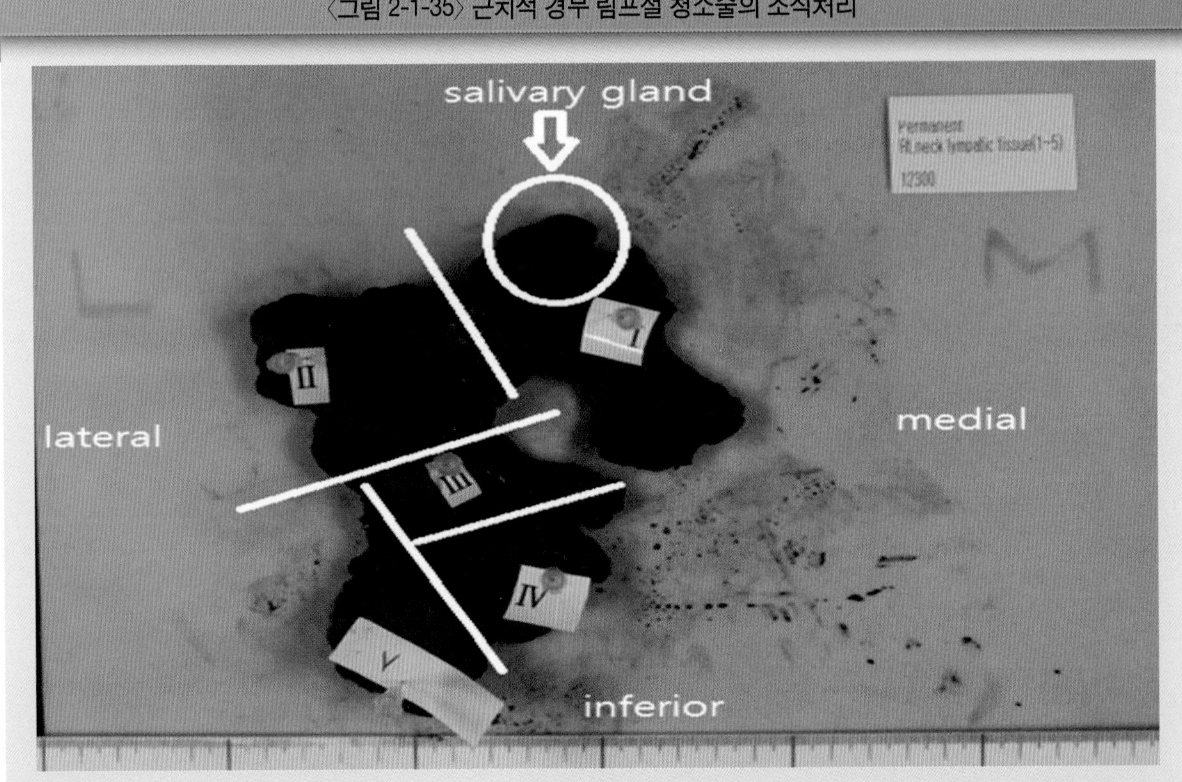

➤ 알아두기 : sternocleidomastoid muscle, external jular veins, internal jugular veins, submandibular gland를 확인한다. 림프절은 위치별로 반드시 구분하여 주고 근육내 종괴의 침윤여부를 확인한다.

사진은 경부 림프절 청소술 검체로 level I - V까지를 방향 표시하여 고무판에 고정시켜 놓은 상태이다. 각 level 구획에 따라 검체를 분류하여 림프절을 박리하여 카세트에 절취한다. level I에는 타액선이 포함되어 있다. 타액선을 잘 분리하여 크기, 무게를 측정하고 초기 상태를 사진 촬영한다. 단면상 특이점이 있는 경우 기술을 하고 대표 절편을 절취한다.

extension)을 기술한다.

(2) gross template

① description

받은 조직은 [fresh / in formalin] 상태로 온 연부 조직, 근육을 포함하는 neck lymph node dissection 검체임. lymph node의 구획은 나누어져 왔으며, [level ***]을 포함하고 있음. 전체 크기는 약 [*** x *** x *** cm] 임. level I에서 타선이 관찰되며, 크기는 [*** x *** x *** cm] 임. 외견 및 단면상 특이소견이 관찰되지 않음. 대표 절편을 절취함. 그 외 모든 림프절을 골라 절취함.

② block allocation key

a. L1R - 1(L1L - 1) : right(left) 타선(침샘) 대표 단면

b. L1R - 2(L1L - 2) : right(left) level I

c. L2R(L2L) : right(left) level II

d. L3R(L3L) : right(left) level III

e. L4R(L4L) : right(left) level IV

f. L5R(L5L) : right(left) level V

(3) ink code

- black : 타액선 외면

(4) 주의사항

① 타액선에서 병변의 유무를 확인한다.

② 림프절 피막의 ink code는 보통 생략한다.

5.4. 식도 절제술

병변의 위치와 문합하는 장기에 따라 절제술 방법이 다양하다.

1) 종류

(1) 식도 절제술(esophagectomy)

식도의 일부만 제거하는 수술이다. 배, 목, 세로칸의 림프절을 제거한 후 남아 있는 식도와 위를 연결한다. 타 장기과 함께 의뢰된 경우에는 방향을 맞추기 쉽지만 식도의 일부만 의뢰된 경우 근위면과 원위면을 구분하기 어렵다. 식도의 일부만 의뢰된 경우 수술실로부터 방향표기를 요청한다.

(2) 식도위 절제술(esophagogastrectomy)

위와 식도의 일부 또는 전부를 잘라내는 수술이다. 식도와 위가 함께 이어져서 의뢰되기 때문에 방향을 찾기가 비교적 쉽다.

2) 조직처리 〈그림 2-1-36〉 식도 절제술의 조직처리 모식도 〈그림 2-1-37〉 식도위 절제술의 조직처리 모식도

(1) 절차

① 외막에 수축(retraction), 경화(induration), 신장(extension), 천공(perforation), 림프절 종대(presence of enlarged lymph nodes) 등이 나타났는지 살펴본 후 병변의 외막부위에 잉크 표시를

〈그림 2-1-36〉 식도 절제술의 조직처리 모식도

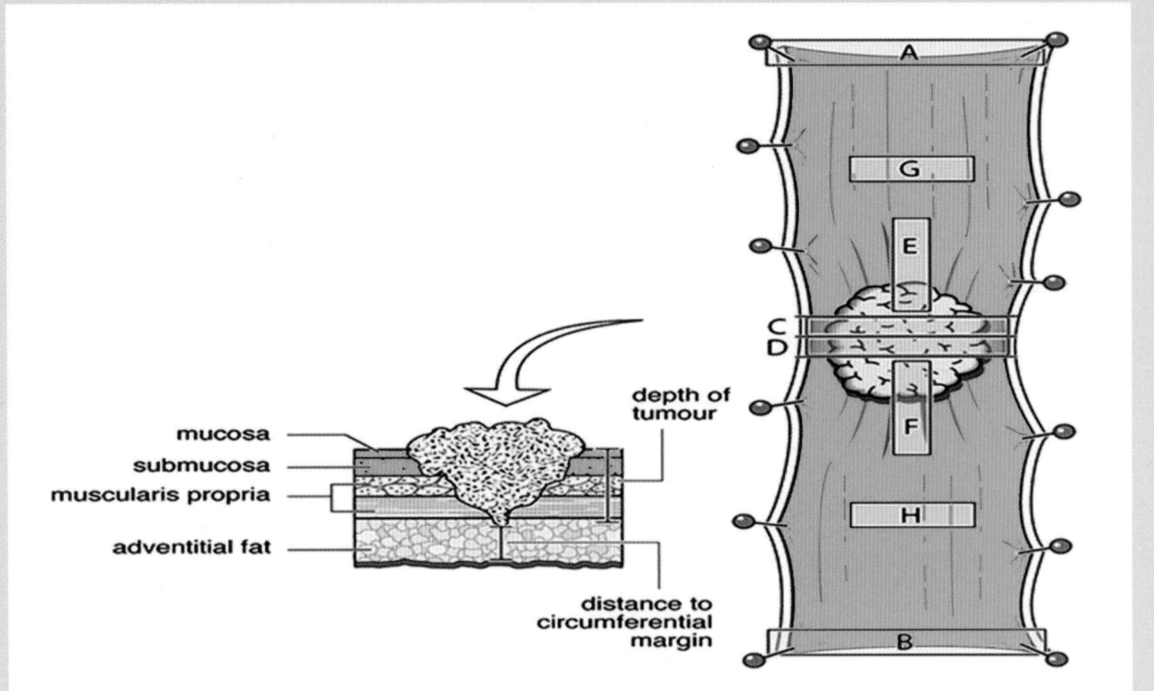

그림의 윗부분은 식도 조직(esophagus)으로 근위 절연면이고, 아랫부분도 식도 조직(esophagus)으로 원위 절연면이다. 방향표기가 없는 경우 영상자료, 수술기록지를 참고하고, 부재 시 수술의의 확인을 요청한다. block allocation key는 A : 근위 절연면, B : 원위 절연면, C & D : 종괴 대표 단면(circumferential margin과의 관계가 중요하다.), E & F : 종괴와 주변 실질과의 관계, H : 정상 실질 순서이다.

한다.

② 손가락으로 점막내부를 촉지하여 병변 부위를 먼저 찾는다.

③ 병변부위를 피해서 열어준다.

④ 식도의 길이와 평균 안둘레를 측정한다.

⑤ 식도는 움츠러드는 성질이 있기 때문에 펼친 상태로 측정한다.

⑥ 점막면에 종괴, 궤양, 선종, 내강 협소화(narrowing of the lumen) 등을 찾아서 크기를 측정한다.

⑦ 병변과 절연면과의 거리, 식도위 이음부(E / G junction)와의 거리를 측정한다.

⑧ 사진 촬영 후 식도와 위장을 잘 펼친 다음 주사침이나 핀(pin)을 이용하여 코르크판에 부착시킨 후 포르말린에 고정한다.

⑨ 고정 후 침윤이 가장 잘 나타나게 절개한다.

⑩ 대표 절편을 절취한다.

⑪ 궤양이 나타나는 병변은 전부 다 절취한다.

⑫ 정상 식도와 정상 위장을 1개 카세트씩 각각 절취한다.

⑬ 절연면과 식도위 이음부(E / G junction)를 절취한다.

(2) gross template

① description

〈그림 2-1-37〉 식도위 절제술의 조직처리 모식도

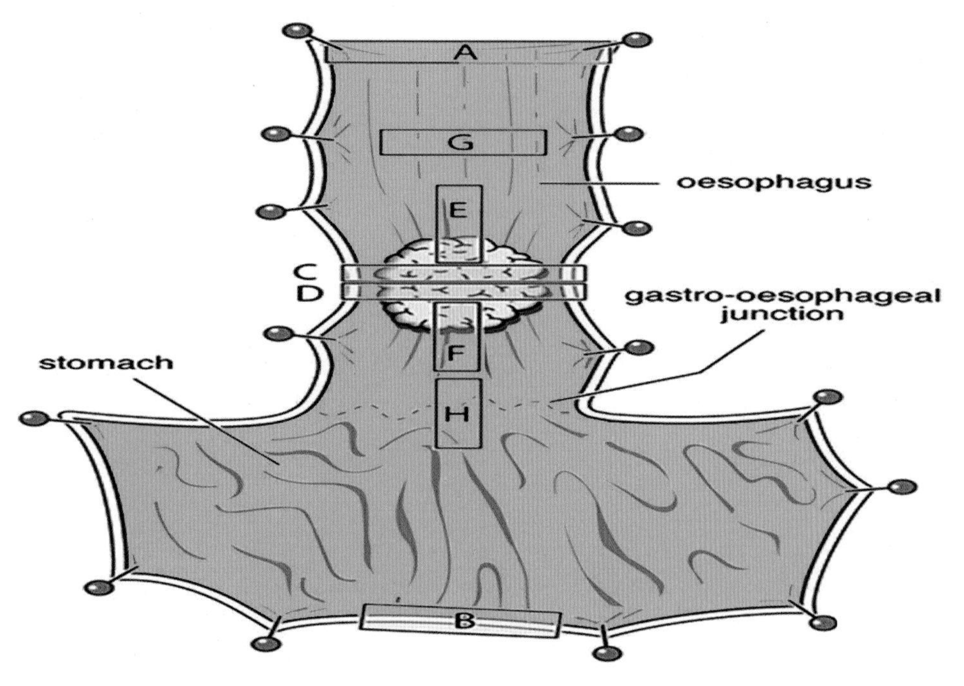

그림의 윗부분은 식도 조직(esophagus)으로 근위 절연면이고, 아랫부분은 위 조직(stomach)으로 원위 절연면이다. 종괴는 현재 식도위 이음부(E - G junction) 상단의 식도 점막에 위치하고 있다. block allocation key는 A : 근위 절연면, B : 원위 절연면, C & D : 종괴 대표 단면(circumferential margin과의 관계가 중요하다.), E & F : 종괴와 주변 실질 관계, G : 정상 실질, H : 식도위 이음부 순서이다.

〈그림 2-1-38〉 식도위 절제술의 조직 전처리 과정

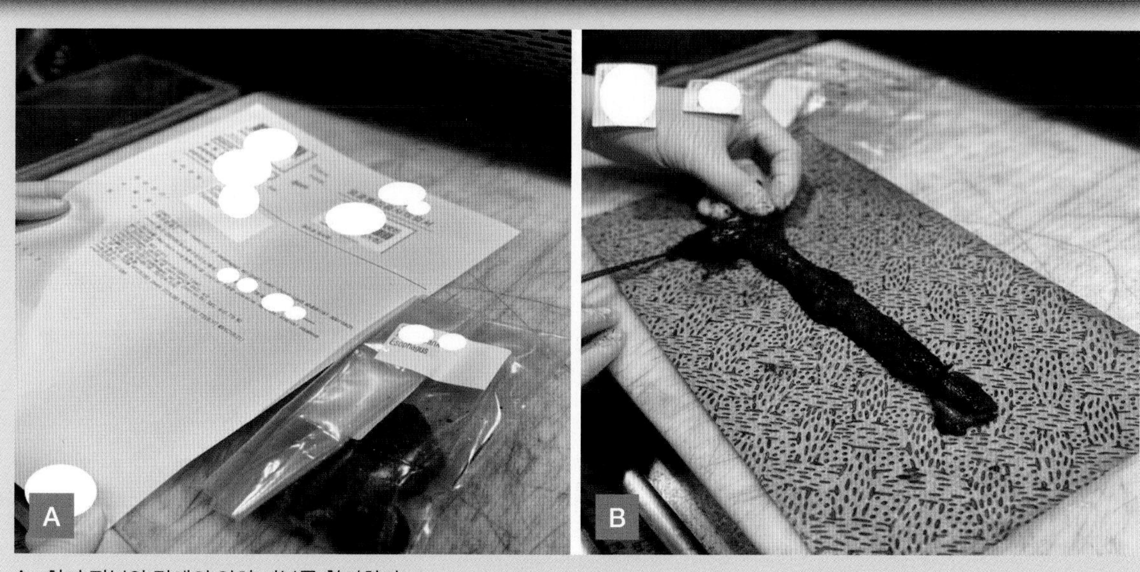

A : 환자 정보와 검체의 일치 여부를 확인한다.
B : 영상 기록 및 환자 병력 기록지를 찾아보고 검체의 방향을 정확히 잡아준다. 위장과 같은 다른 장기가 함께 붙어져 온 경우 방향을 쉽게 잡을 수 있다.

> 알아두기 : 검체 전처리 업무 중에는 한 번에 하나의 검체만 취급하여 업무에 임하며, 취급하고 있는 검체의 라벨을 손등 또는 작업판에 부착하여 타 장기와 혼돈되지 않게 계속해서 상기시킬 수 있도록 한다.

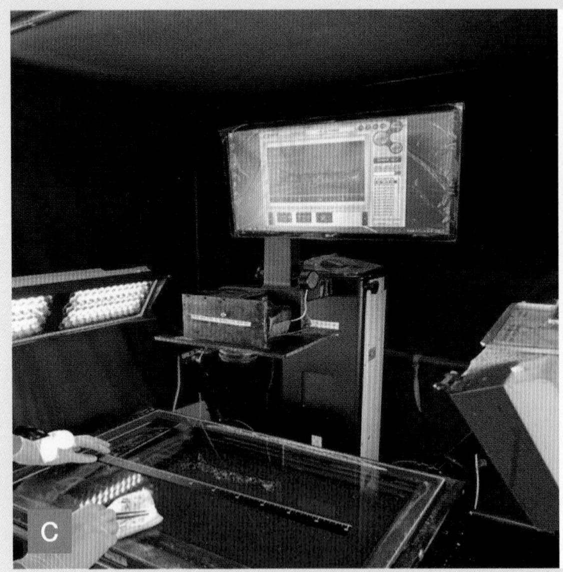

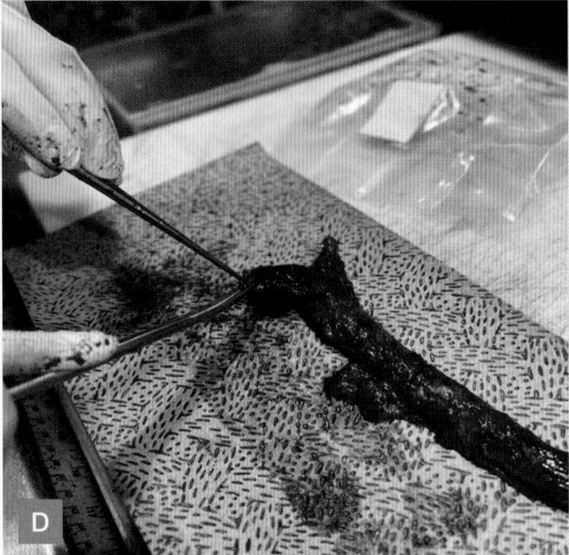

C : 초기 상태(외면)를 사진 촬영한다. 대부분의 검사실에서 디지털 육안 촬영대를 이용하여 사진 촬영한다.
D : 위장의 스테이플 라인(stapleline)을 제거한다.

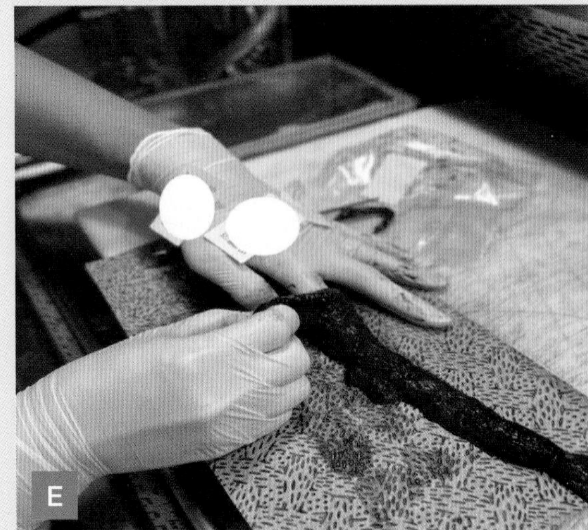

E : 손가락을 이용하여 종괴 위치를 정확히 파악한다.

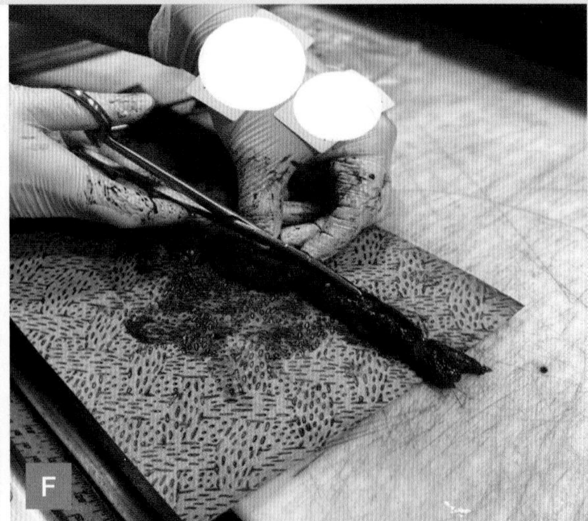

F : 종괴의 반대편을 따라 내강을 열어준다.

환자 이름 [***], 병리번호 [***]. 받은 조직은 신선 상태의 [식도 / 식도와 위장]의 일부 조직으로 [식도 절제술 / 식도위 절제술] 검체임. 식도의 길이는 [*** cm], 평균 안둘레 [*** cm]이며, [함께 붙어 온 위장의 면적은 *** x *** cm임]. 점막면을 관찰 시 종괴가 [*** 개] 관찰되며 종괴의 육안형태는 [type 0 / I / II / III / IV] 임. 종괴는 내강의 [일부에서 관찰되며 / 전체를 둘러싸고 있으며], 크기는 [*** x *** cm] 임. 근위 절연면에서 [*** cm], 원위 절연면에서 [*** cm], E / G junction에서 [*** cm] 떨어져 있음. 단면상 병변은 [점막층 / 점막하층 / 고유근층 / 외막/ 주위 장기]까지 침윤하고 있음. [그 외 특이소견 없음 / 그 외 용종이 *** 개 관찰되며 첫 번째 용종의 크기 *** x *** cm

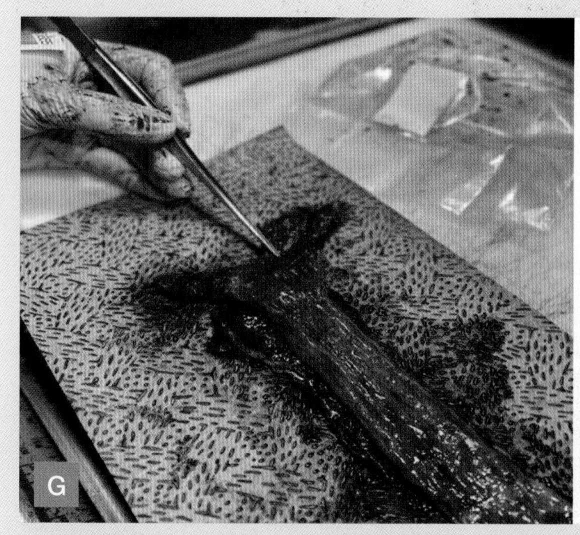

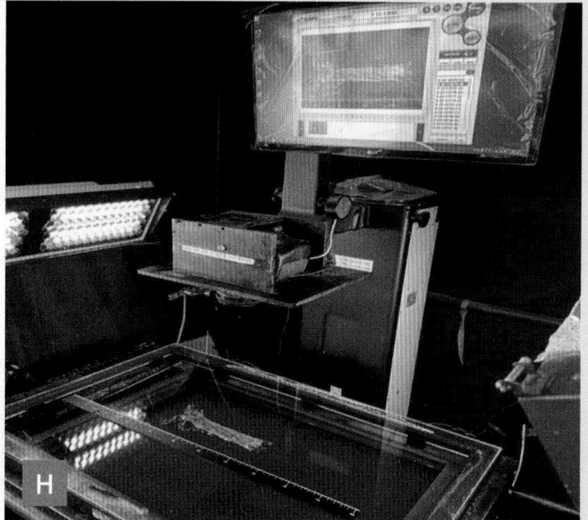

G : 절연면들(원위 절연, 근위 절연, 종괴 외막)에 잉크 표시한다. 검체의 크기를 측정한다. 내강이 비어 있는 장기는 무게를 측정할 필요가 없다.
H : 내강 상태(내면)를 사진 촬영한다.

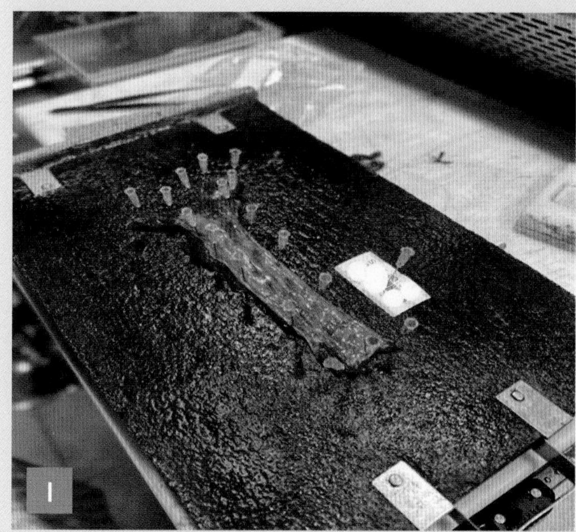

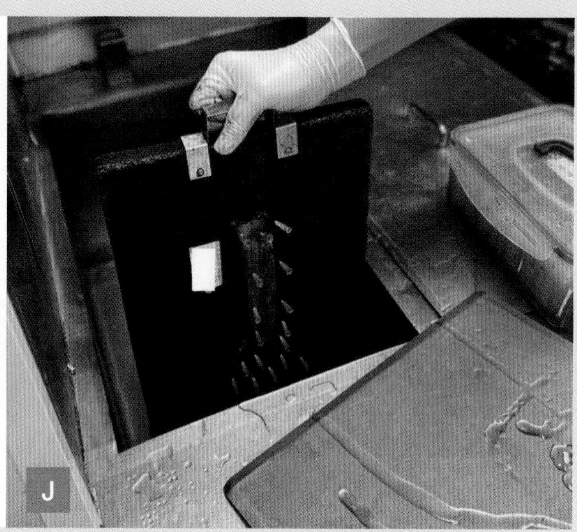

I : 코르크판에 핀 또는 바늘을 이용하여 단단히 고정시켜 준다.　J : 포르말린 저장탱크에 24시간 고정하여 준다.

임. 근위 절연면에서 *** cm, 원위 절연면에서 *** cm 떨어져 있음]. [대표적 절편을 절취함 / mapping 시행함].

② block allocation key

a. 대표 절편 절취

1 - 5 : 종축 따라 한 줄(1 : 원위 절연면, 2 - 4 : 종괴 대표 단면, 5 : 근위 절연면)

6 - 9 : 종괴 다른 단면(6 & 7, 8 & 9 : 한 단면)

b. mapping

1 - 26 : esophagus mapping(1 - 8 : 식도의 종축을 따라 한 줄, 9 - 26 : 병변 단면들)

(3) ink code

① black : 식도 외막

② red : 근위 절연면

③ yellow : 원위 절연면

(4) 주의사항

① 육안상 종괴가 없거나 선행 화학 요법, 선행 방사선 요법을 받은 경우 병변을 모두 절취한다.

② 병변이 작을 때(1.0 cm 이하)는 병변 부위 모두를 절취한다.

③ 두께가 두껍거나 병변이 큰 경우 적절한 포르말린 고정을 위하여 인위적인 절연을 가해 준다.

④ 정확한 종괴 형태구분이 어려울 때는 보다 큰 범주인 폴립 모양의(polypoid) 또는 궤양의

〈그림 2-1-39〉 식도위 절제술(GIST) 조직처리

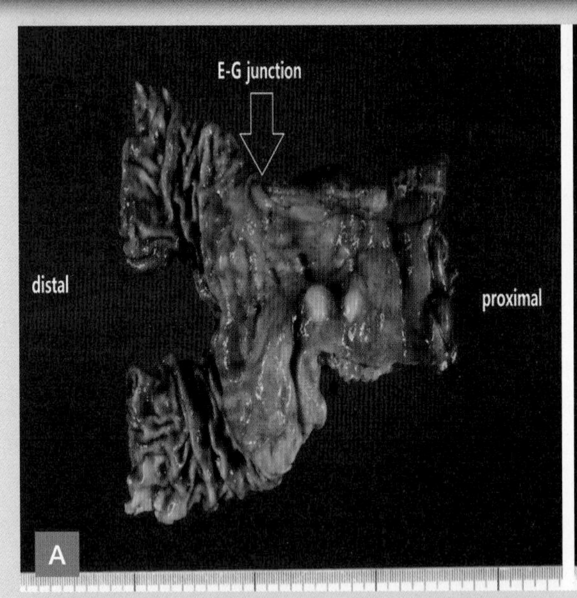

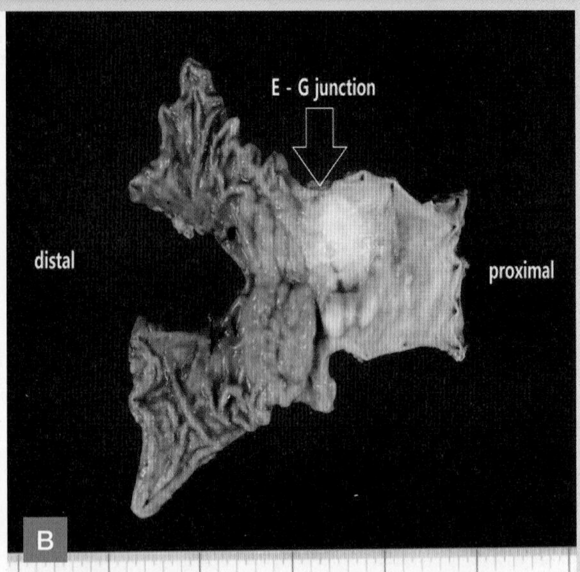

A : 신선 상태 식도 절제술 검체의 내강 사진이다. 왼쪽이 원위 방향, 오른쪽이 근위 방향이다.
B : 포르말린 고정 후 식도 절제술 검체의 내강 사진이다.

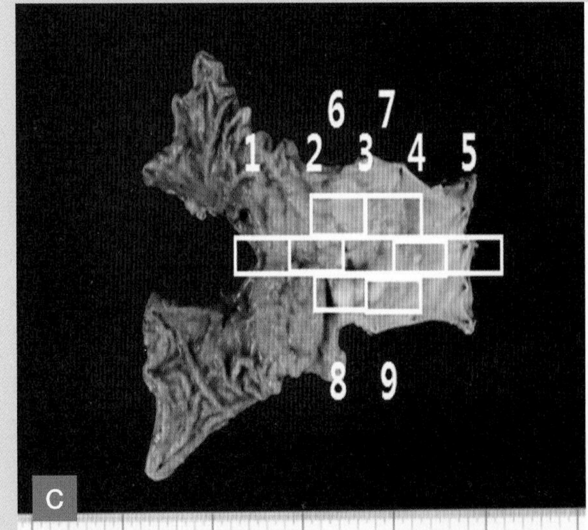

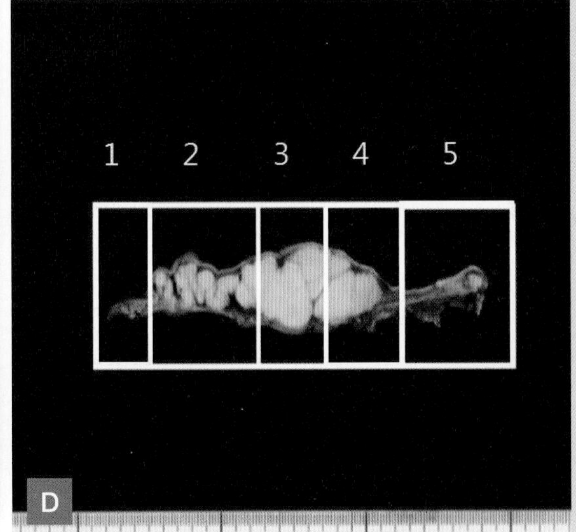

C : 포르말린 고정 후 식도 절제술 검체의 내강 사진이다. block allocation key는 1 - 5 : 식도의 종축을 따라 한 줄(2 - 4 : 종괴 대표 단면), 6 - 9 : 종괴 다른 단면들(6 & 7, 8 & 9 : 한 단면)을 표기하였다.
D : 포르말린 고정 후 식도 절제술 검체의 종괴 대표 단면 사진이다. block allocation key 2 - 4에 해당한다.

〈그림 2-1-40〉 식도 절제술(squamous cell carcinoma)의 조직처리

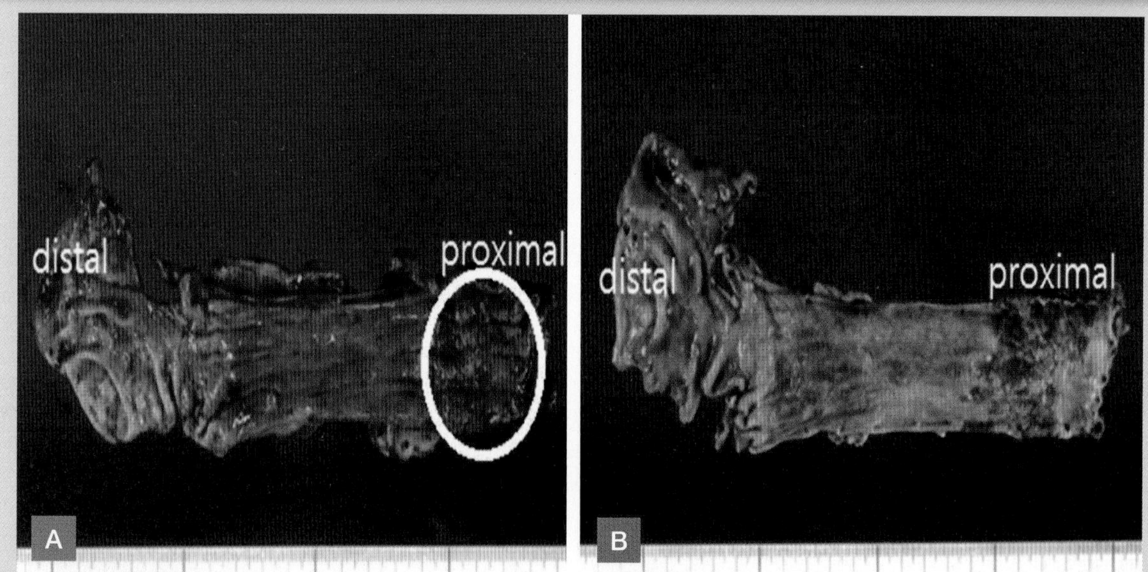

A : 신선 상태 식도 절제술 검체의 내강 사진이다. 왼쪽이 원위 방향, 오른쪽이 근위 방향이다.
B : 포르말린 고정 후 식도 절제술 검체의 내강 사진이다.

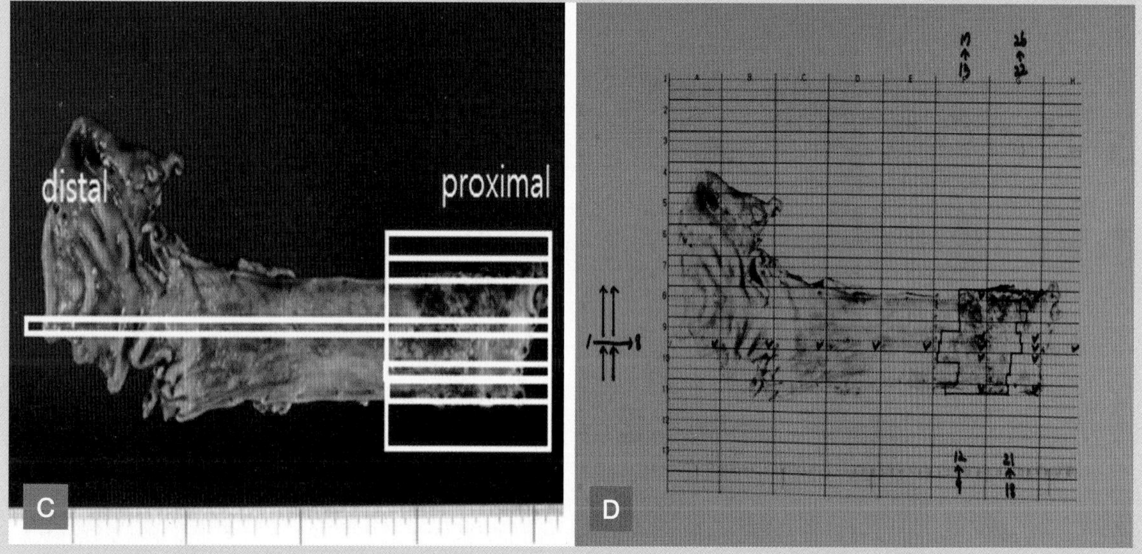

C : block allocation key는 식도의 종축을 따라 한 줄 및 종괴 단면들이다. 조기암의 경우 병변의 크기를 정확히 측정하기 위할 뿐만 아니라 침윤 깊이를 정확히 검사하기 위하여 대부분 모두 절취한다.
D : block allocation key를 표기한 이미지 모습이다. 카세트 번호를 기록하였으며, 검정색으로 종괴의 위치를 표시하였다.

(ulcerated) 또는 돌출형(fungating) 중에서 선택한다.

⑤ 절연면은 병변과 멀리 있을 때는 수평 절연면(shave section)으로 하고 종괴와 가까이 있을 때는 수직 절연면(perpendicular section)을 절취한다.

⑥ 용종 및 흉터 등의 추가 병변 관찰 시 절취한다.

⑦ 식도와 위의 림프절을 정확하게 분리하여 절취한다.

3) 식도 병변

〈그림 2-1-41〉 식도의 선암종(adenocarcinoma)

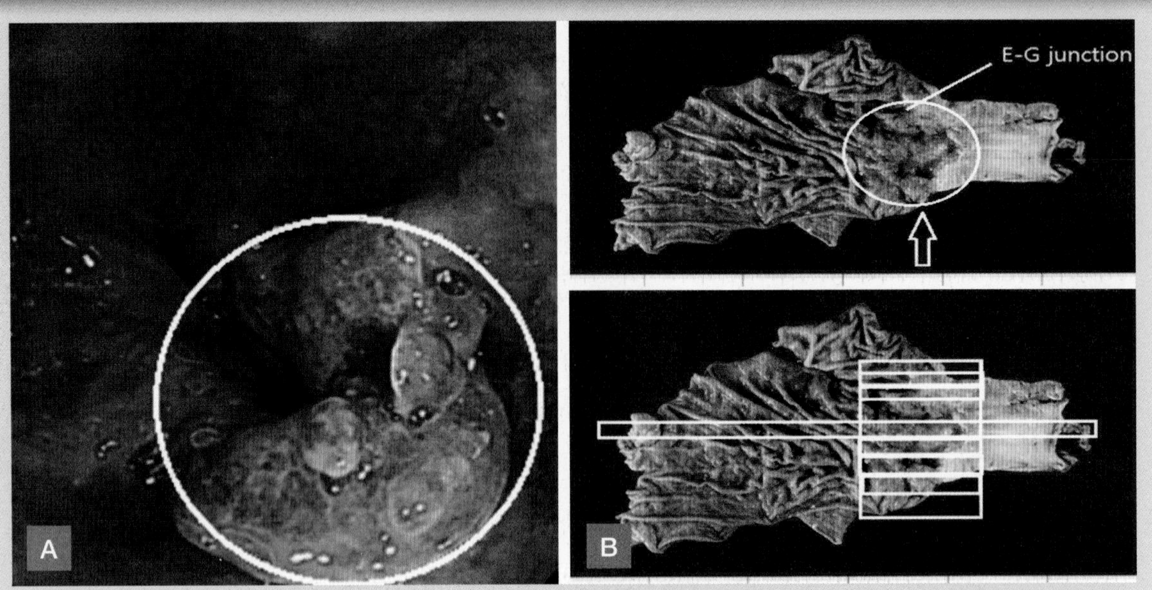

A : 종괴(동그라미 표기 방향)의 내시경 사진이다.
B : 포르말린 고정 후 식도 절제술 검체 내강 사진이다. 종괴를 동그라미 표기하였다. block allocation key는 식도 종축을 따라 한 줄, 종괴 대표 단면들 순서이다.

(1) 선암종(adenocarcinoma) **〈그림 2-1-41〉 식도의 선암종(adenocarcinoma)**

식도 선암종의 대부분은 바렛 식도에서 기원하여 식도의 먼 쪽에서 발생한다. 인접된 위분문(위들문, gastric cardia)으로 침습될 수 있으며, 초기에 편평하고 융기된 판 형태로 시작되어 점차 궤양 침윤화된다.

(2) 편평세포암종(squamous cell carcinoma) **〈그림 2-1-42〉 식도의 편평세포암종(squamous cell carcinoma)**

편평형성이상(squamous dysplasia)의 상피 내 병변에서 시작되어 중간 식도에서 흔하게 발생한다. 폴립모양 또는 돌출형으로 자라는 경우에는 내강을 폐쇄시키며, 궤양화되어 침윤하는 경우에는 내강을 비후시키고 경화시킨다.

(3) 바렛 식도(Barrett's esophagus) **〈그림 2-1-43〉 식도의 바렛 식도(Barrett's esophagus)**

정상적인 식도 점막은 중층편평상피이다. 바렛 식도란 식도의 정상적인 편평상피세포가 원주상피세포(columnar epithelium)로 바뀌는 것으로 위식도 역류질환의 합병증이다. 음식물 및 위산의 역류로 식도 점막에 손상이 계속해서 발생하면 편평상피세포보다 원주상피세포의 산 저항성이 강하기 때문에 식도의 정상 편평상피세포가 원주상피로 화생(metaplasia)된다. 역류가 발생하는 첫 번째 원인으로는 하부 식도 괄약근(아래 식도 조임근, lower esophageal sphincter)의 압력이 감소하는 경우, 두 번째 원인으로는 위 내용물이 위식도 연결 부위에 위치한 경우로 하부 식도 괄약근이 이완된 경우이다. 세 번째 원인으로는 과도한 양의 음식물로 위(stomach)의 압력이 하부 식도 괄약근의 압력을 초과한 경우이다.

〈그림 2-1-42〉 식도의 편평세포암종(squamous cell carcinoma)

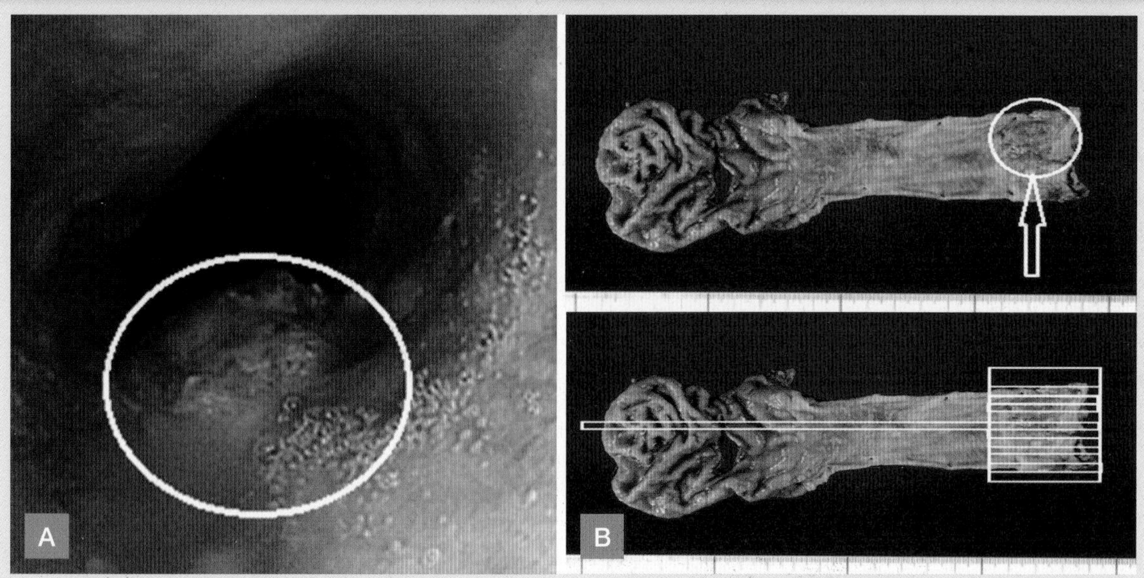

A : 종괴(동그라미 표기 방향)의 내시경 사진이다.
B : 포르말린 고정 후 식도 및 위장 내강 사진이다. block allocation key는 식도 종축을 따라 한 줄 및 종괴 단면들을 표기하였다. 병변 부위는 동그라미로 표기하였다.

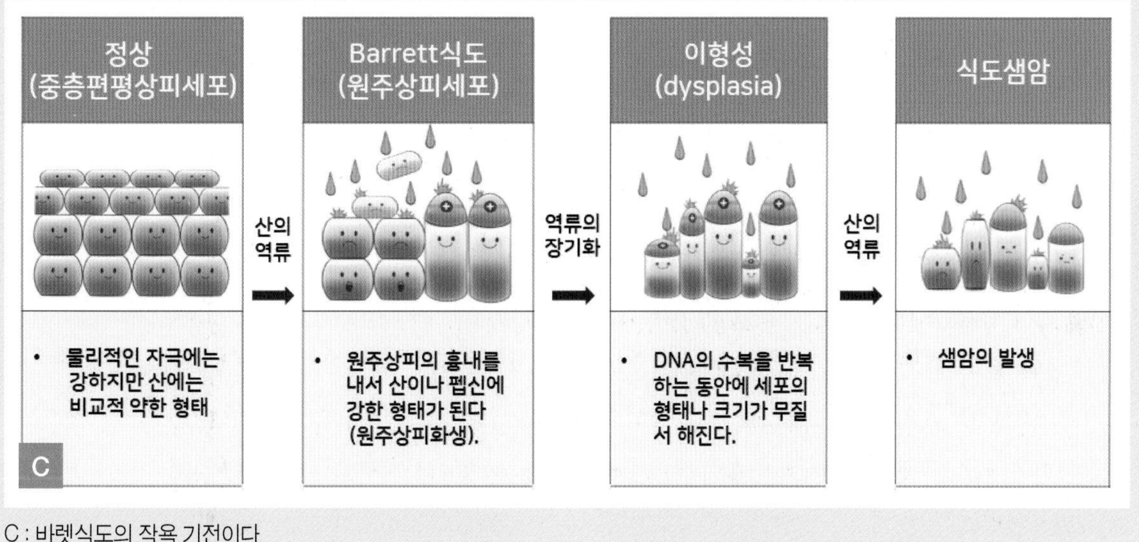

C : 바렛식도의 작용 기전이다.

5.5. 위장 절제술

위장 절제술은 위의 절제범위에 따라 전체 절제와 부분 절제로 크게 나눌 수 있다. 위를 절제하고 남은 위와 십이지장의 끝을 연결하는 방법을 외과의사 크리스티안 빌로트가 처음으로 성공하여 이 수술 방식을 빌로트(Billroth) I법이라고 한다.

〈그림 2-1-43〉 식도의 바렛식도(barrett' s esophagus)

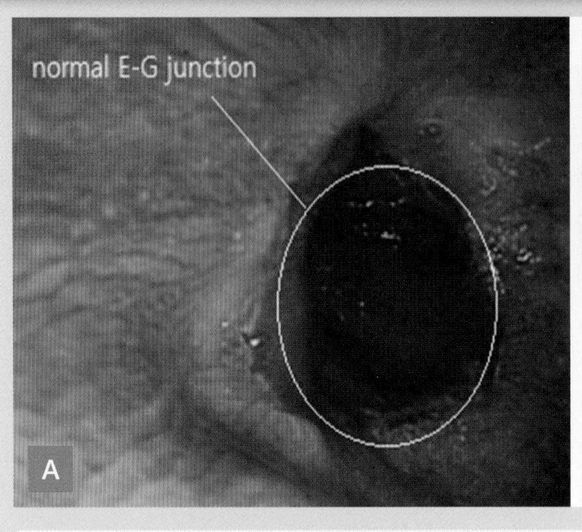

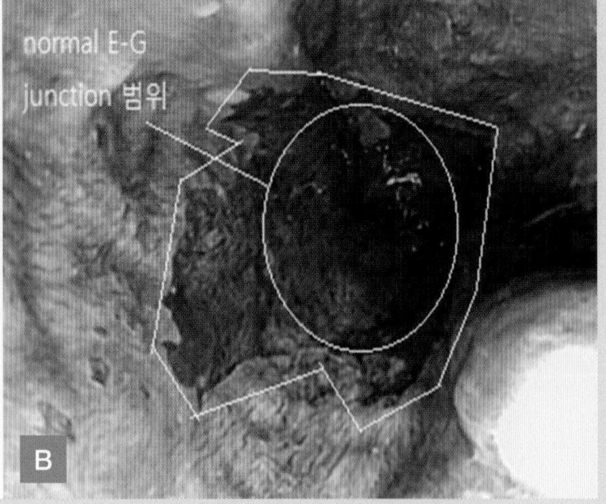

알아두기 : 동그라미는 정상 식도위임부를 나타내고 있으며, 지그재그로 표기한 부위는 바렛식도에 의하여 원주상피화생이 발생한 병변부위이다.

A : 정상 소견의 협대역 영상 내시경 사진이다.
B : 바렛식도의 협대역 영상 내시경 사진이다. 동그라미 표기로 정상 식도위 이음부 범위를 표기하였다. 흑갈색의 경계가 불분명한 점막 표면이 관찰된다.

1) 절제술의 종류 〈그림 2-1-44〉 위장 절제술의 종류

(1) 쐐기 절제술

위의 일부만 쐐기 모양(설상)으로 떼어내는 수술이다. 림프절 절제가 필요 없는 점막하 종양에서 시행한다. 림프절 전이가 발견될 경우 다른 수술로 대체된다.

(2) 위 부분 절제술

① 원위부 아전 절제술(distal subtotal gastrectomy)

위 상부의 일부를 남기고 아래 남은 단면을 십이지장 또는 공장에 문합하는 방법이다. 위 소화기능을 일부 보존할 수 있다.

② 근위부 아전 절제술(proximal gastrectomy)

병변이 위의 상부 1/3(근위부) 지점에 있을 때 1기 위암에서 위의 아래 부분을 보존하기 위한 수술 방법이다. 림프절 절제 범위가 제한되기 때문에 조기위암에서 제한적으로 이용된다.

③ 위 전절제술(total gastrectomy)

위 전체를 절제하는 수술로서 암의 위치가 위의 전체에 있거나 상부에 있을 때 하는 수술이다.

④ 기능 보존 수술

a. 유문 보존 수술(pylorus preserving gastrectomy, PPG)

위장을 절제한 경우 나타나는 합병증을 최소화하기 위하여 유문을 보존하여 수술하는 방법이다. 병변이 유문 또는 유문 근처에 있거나 유문 주변의 림프절을 제거해야 하는 경우에는 시행이 불가능하다. 현재 위의 중간 부분에 있는 조기 위암에서만 시행되고 있다.

〈그림 2-1-44〉 위장 절제술의 종류

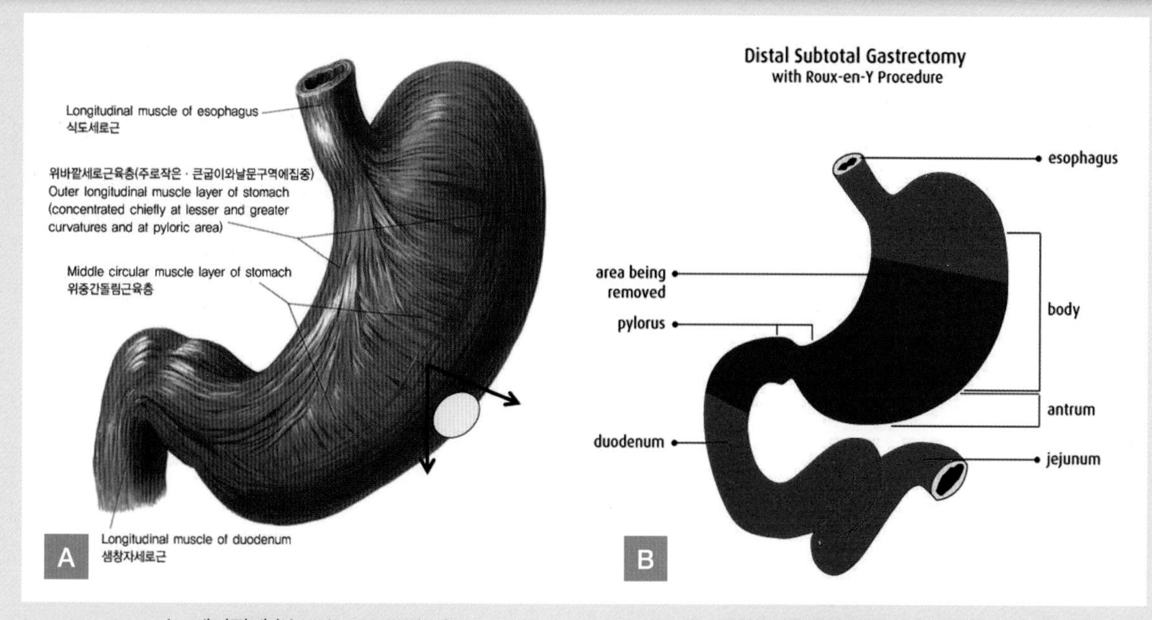

A : 쐐기절제술(wedge resection)

B : 원위부 절제술(distal subtotal gastrectomy)

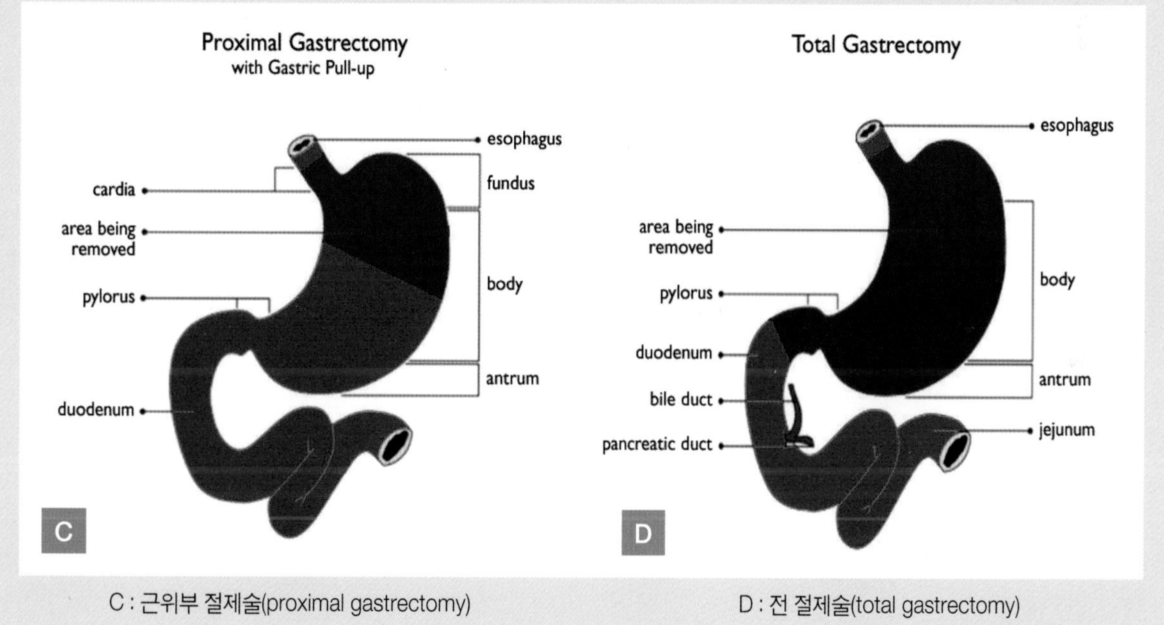

C : 근위부 절제술(proximal gastrectomy)

D : 전 절제술(total gastrectomy)

b. 유문 성형술(pylorplasty)

유문의 통과가 어려운 경우 유문괄약근 절단과 유문확장을 시행하여 위 내용물이 십이지장으로 이행하기 쉽게 한다.

2) 문합술의 종류 〈그림 2-1-45〉 위장 문합술의 종류

(1) 위 십이지장 문합술(Billroth I)

① 정의

위 아전 절제술을 시행한 이후 남아 있는 위와 십이지장을 문합하는 재건술이다. 음식물의 통과 순

〈그림 2-1-45〉 위장 문합술의 종류

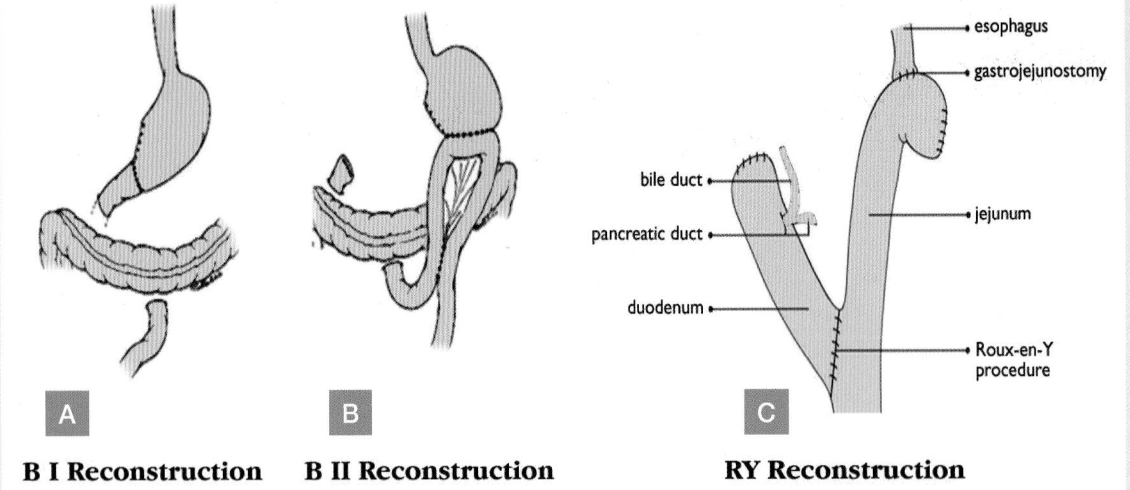

esophagus
gastrojejunostomy
bile duct
pancreatic duct
jejunum
duodenum
Roux-en-Y procedure

A **B I Reconstruction** B **B II Reconstruction** C **RY Reconstruction**

A : 위 십이지장 문합술(Billroth I) B : 위공장 문합술(Billroth II) C : 식도공장 문합술(Roux en Y)

서가 식도, 위, 십이지장, 소장의 순서로 수술 전과 동일하다.

② 장점

타 수술에 비해 남아 있는 위의 용량이 많기 때문에 식사량의 증가를 기대할 수 있다.

③ 단점

유문괄약근이 소실되어 음식물이 내려가는 속도를 조절해 줄 수 없다. 소화가 어려운 음식물이 빠른 속도로 소장에 흘러들어 간 경우 덤핑 증후군을 유발한다.

(2) 위 공장 문합술(Billroth II)

① 정의

위 아전 절제술을 시행한 이후 공장에 개구부를 인위적으로 만들어 수술 후 남아 있는 위와 공장을 문합하는 재건술이다. 십이지장의 끝은 타 장기와 이어주지 않고 끝을 봉합하여 그대로 유지한다. 위, 십이지장 문합술에서 문합부위의 천공, 수축 등의 긴장이 우려되는 경우에도 위 공장 문합술을 시행한다.

② 장점

위 십이지장 문합술에서는 빠르게 유입되는 음식물로 인하여 십이지장에 염증 또는 궤양이 형성될 수 있는데 위 공장 문합술을 통하여 이 증상을 유발하지 않는다.

③ 단점

위 십이지장 문합술에 비하여 남아 있는 위의 크기가 작다. 보다 적은 식사량을 기대할 수 있다.

(3) 식도 공장 문합술(Roux en Y)

① 정의

위 전 절제술을 시행한 이후 식도와 공장을 문합하는 재건술이다.

② 장점

위 십이지장 문합술과 위 공장 문합술에서 발생하는 덤핑 증후군의 감소를 기대할 수 있다.

③ 단점

섭취된 음식물의 저장 공간이 매우 부족하기 때문에 식사량의 감소와 영양소의 흡수 부족이 나타난다.

3) 조직처리

(1) 쐐기 절제술 〈그림 2-1-46〉 위 쐐기 절제술의 조직처리 모식도

① 절차

a. 검체의 방향을 잡는다. 그리고 함께 붙어온 검체들을 살펴본다.

b. 장막층(serosa)을 살펴보고 기술한다.

c. 위벽의 두께를 측정한다.

d. 점막층(mucosa)을 살펴보고 종괴, 궤양, 그 밖의 병변을 기술한다.

e. 단면상 병변의 위치, 크기, 육안적 형태, 절연면과의 거리를 측정한다.

f. 장막층에 잉크 표시한다. 사진 촬영 후 포르말린에 고정한다.

g. 종괴 대표 단면(가장 깊은 침윤 또는 가장 큰 종괴 대표 단면)을 절취한다.

h. 절연면과의 관계를 절취한다.

② gross template

a. description

〈그림 2-1-46〉 위 쐐기 절제술의 검체 처리 모식도

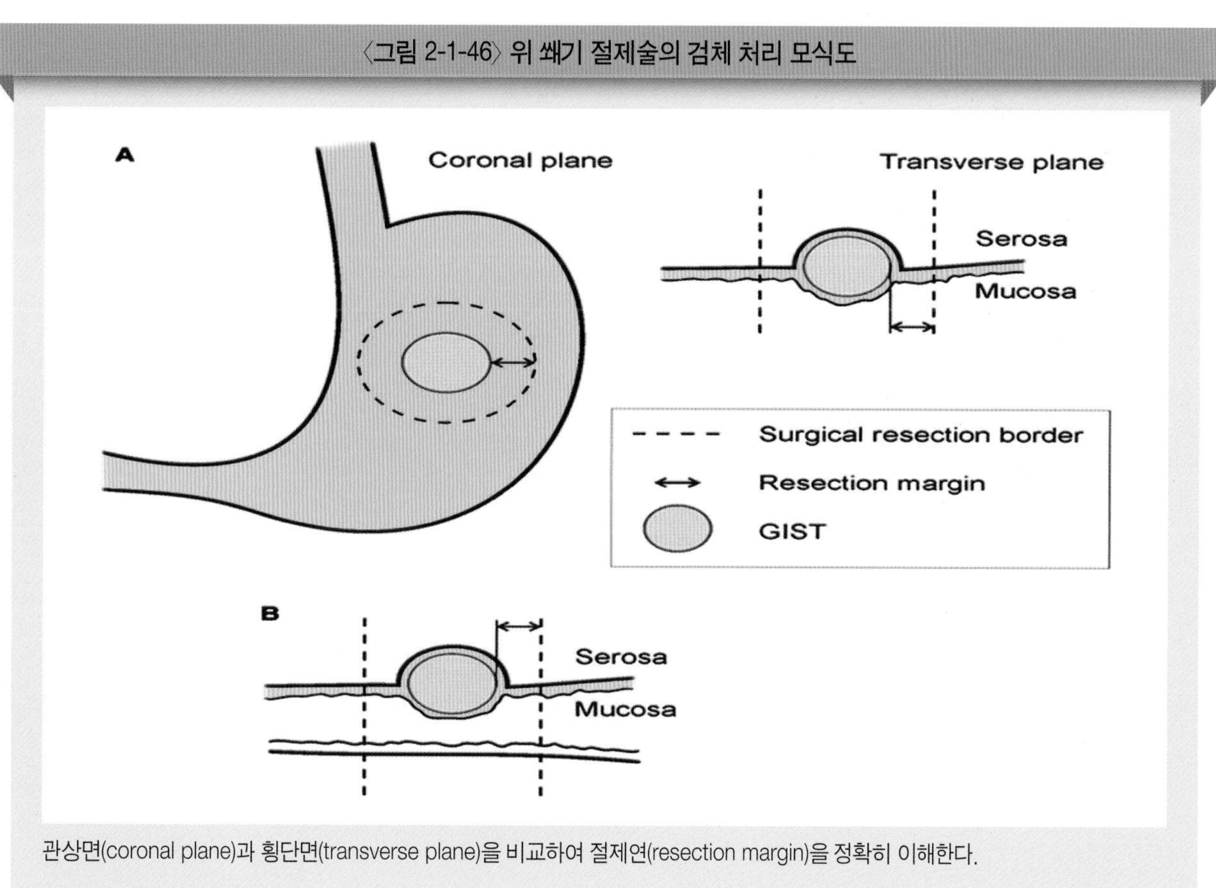

관상면(coronal plane)과 횡단면(transverse plane)을 비교하여 절제연(resection margin)을 정확히 이해한다.

〈그림 2-1-47〉 위 쐐기 절제술 조직처리

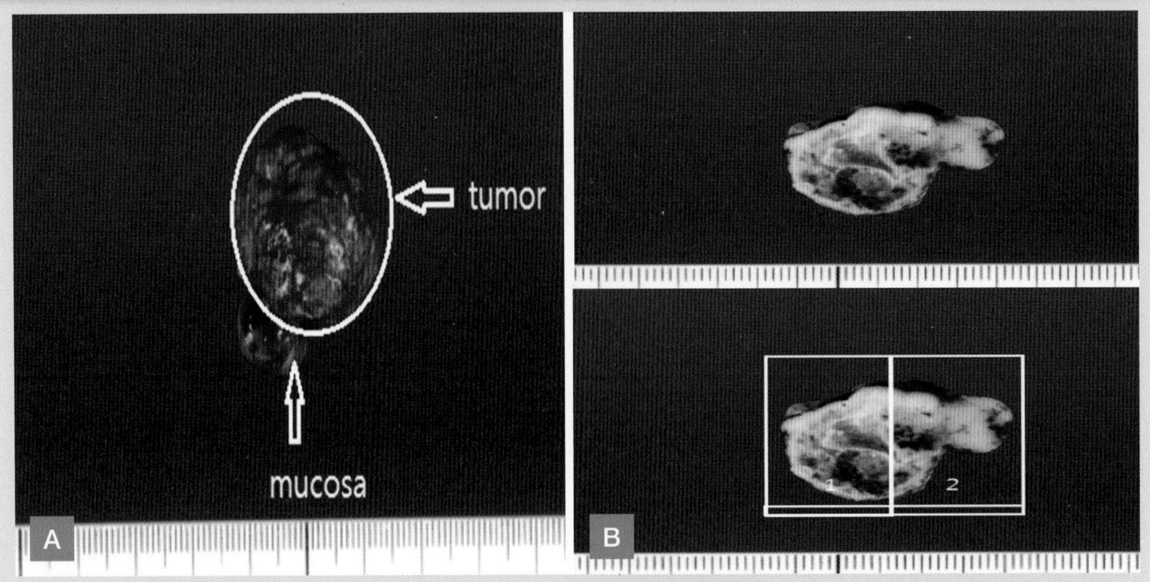

A : 신선 상태의 쐐기 절제술 검체 사진이다. 점막층과 종괴를 정확히 구분하여 방향을 잡아준다. 둘의 관계가 잘 나타나게 반으로 절제(bisection)하여 포르말린 고정한다.
B : 포르말린 고정 후 사진이다. block allocation key는 1 & 2 : 종괴 대표 단면(한 단면)으로 표기하였다.

〈그림 2-1-48〉 위장 절제술의 조직처리 모식도

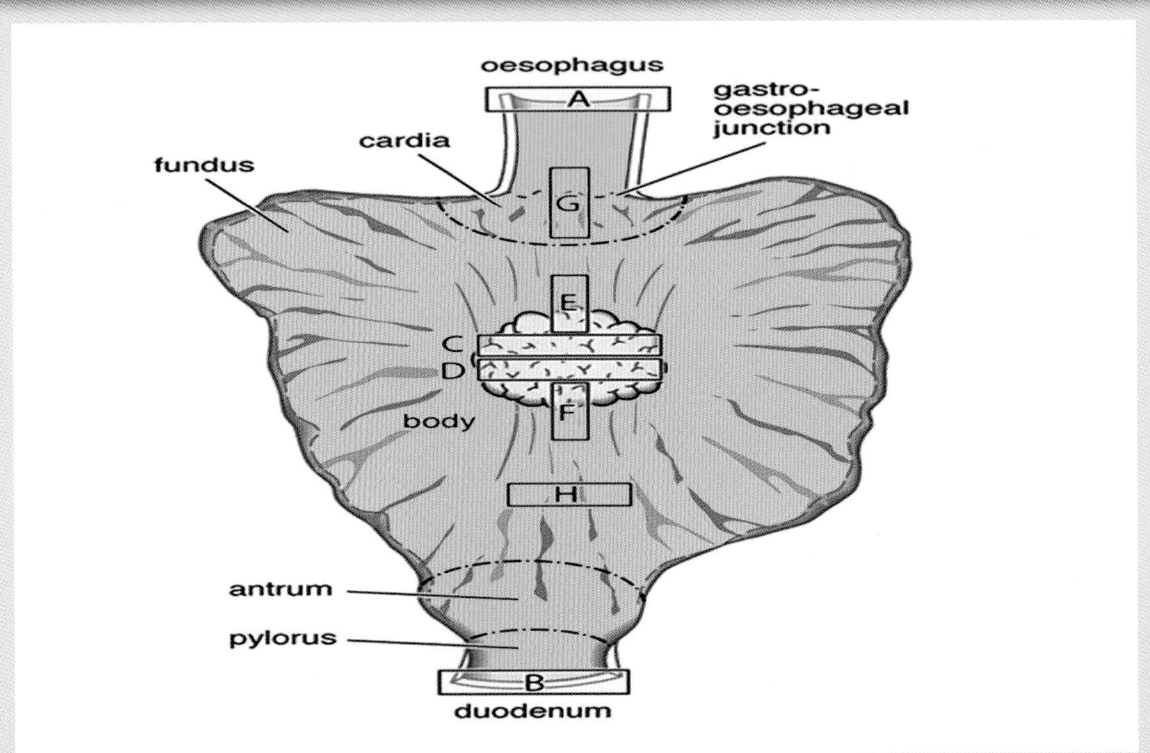

그림의 윗 부분은 식도 조직(esophagus)으로 근위 절연면이고, 아랫부분은 위 조직(stomach)으로 원위 절연면이다. block allocation key는 A : 근위 절연면, B : 원위 절연면, C & D : 종괴 대표 단면, E & F : 종괴와 주변 실질과의 관계, G : 식도 위 이음부, H : 정상 실질 순서이다.

환자 이름 [***], 병리번호 [***]. 받은 조직은 "stomach GIST"라고 표기된 신선 상태의 부분 절제된 위장 조직으로 위 쐐기 절제술 검체임. 검체의 크기는 [*** x *** x *** cm]이며, 점막면 관찰시 특이소견 관찰되지 않음. 단면상 점막하층에 경계가 지어지는 회백색 고형성 종괴가 관찰되며, 크기는 [*** x *** x *** cm]임. 가장 가까운 점막면 절연면으로부터 [*** cm] 떨어져 있음. 그 외 다른 특이소견이 관찰되지 않음. 연속 절개하여 대표적 절편을 절취함.

b. block allocation key

1 - 2 : stomach GIST 대표 단면(한 단면)

③ ink code

a. yellow : 점막 절연면

b. blue : 장막면

④ 주의사항

a. 병변이 작을 때(1.0 cm 이하)는 병변 부위 모두를 절취한다.

b. 침윤이 가장 잘 나타나는 면을 병변 대표 단면으로 절취한다.

(2) 부분 또는 전 절제술 〈그림 2-1-48〉 위장 절제술의 조직처리 모식도

① 절차

a. 주변 구조물들(식도, 십이지장 등)을 이용하여 조직의 방향을 잡는다.

b. 손가락으로 촉지하여 병변부위를 피해서 열어준다(대만곡 또는 소만곡을 따라서 열어 줄 것).

c. 사진 촬영을 한다.

d. 방향에 맞추어 절연면들에 잉크 표시한다.

e. 장막에 수축(retraction), 경화(induration), 신장(extension), 천공(perforation), 림프절 종대(presence of enlarged lymph nodes) 등이 나타났는지 살펴본 후 병변의 장막부위에 잉크 표시한다.

f. 위의 길이(대만곡, 소만곡의 길이 모두 측정)와 평균 안둘레를 측정한다.

g. 함께 붙어온 장기가 있는 경우 크기를 측정한다.

h. 조직의 세부적인 묘사(병변의 크기, 위치, 침윤 깊이, 절연면과의 거리, 식도 위 이음부〈E / G junction〉과의 거리를 측정)를 한다.

i. 연속 절개하여 병변을 대표 단면(가장 깊은 침윤이 의심되는 단면, 병변과 주변 정상 조직과의 관계, 절연면)을 절취한다.

j. 함께 온 그물막(omentum)의 무게를 측정한 후 림프절 검체는 각 level에 맞게 나누어 박리한다.

k. 육안상 림프절에 전이가 관찰되는 경우에는 병변의 크기와 외부 결절성 신장(extranodal extension)을 기술한다.

② gross template

a. description

환자이름 [***], 병리번호 [***]. 받은 조직은 신선 상태의 위장으로 [partial gastrectomy / total gastrectomy] 검체임. 위장은 [소만곡 / 대만곡]을 따라 열려왔으며 길이는 대만곡을 따라 [*** cm], 소만곡을 따라 [*** cm]임. 점막면을 관찰 시 [*** 개]의 병변이 관찰됨. 병변은 [upper /

mid / lower] third, [cardia / fundus / body / antrum], [greater curvature / lesser curvature / anterior wall / posterior wall]을 중심으로 크기 [*** x *** cm]의 [(EGC I / IIa /IIb / IIc / III) or(Borrmann type I / II / III / IV)]의 종괴가 관찰됨. 원위 절연면과 [*** cm], 근위 절연

〈그림 2-1-49〉 위 절제술 검체 전처리 과정

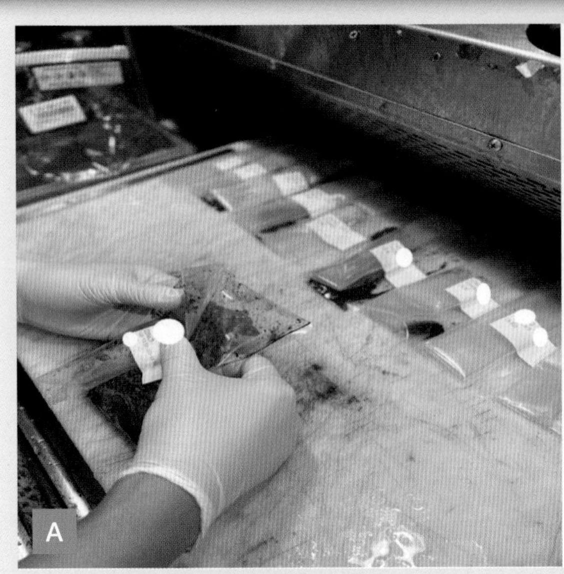

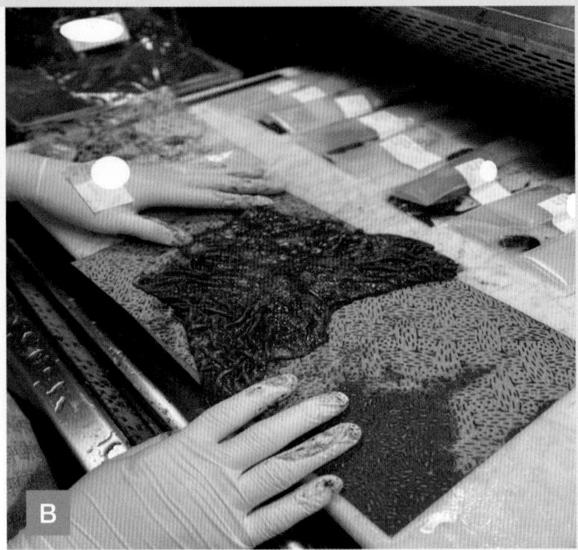

A : 환자 정보와 검체의 일치 여부를 확인한다.
B : 영상기록 및 환자 병력기록지를 찾아보고 검체의 방향을 정확히 잡아준다. 십이지장 또는 유문근(pyloric muscle)이 함께 붙어져 온 경우 쉽게 잡을 수 있다. 위장 내강이 열려져 오는 경우가 대부분이며, 열려오지 않은 경우 종괴의 반대편을 따라 열어준다. 보통은 소만곡 또는 대만곡 중 한 곳을 따라서 열어준다. 소만곡 및 대만곡의 길이를 각각 측정하여 기술한다. 사진은 대만곡을 따라 열려져 온 원위부절제술 검체이며, 왼쪽이 원위 절연면, 오른쪽이 근위 절연면이다.

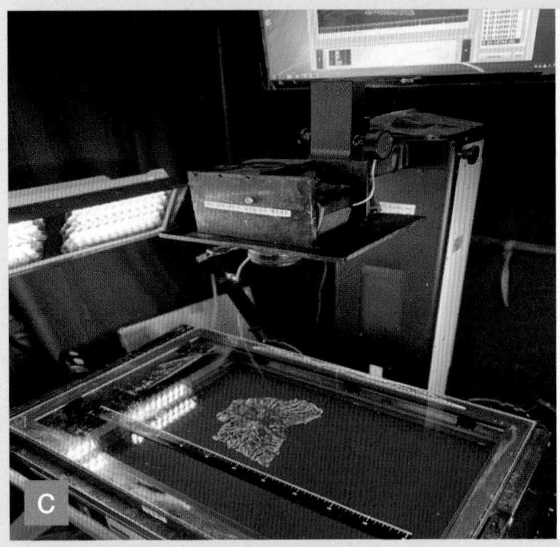

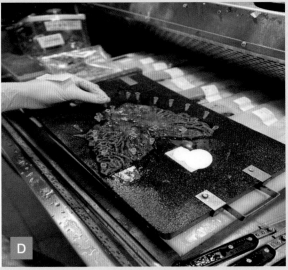

C : 초기 상태(외면)를 사진 촬영한다.
D : 코르크판에 핀 또는 바늘을 이용하여 단단히 고정시켜 준다. 주름을 과도하게 당겨주지 않으며, 기타 병변이 있는 경우 별도 잉크 표기하여 준다.

알아두기 : 점막면을 과도하게 잡아 당기는 경우 점막하층이 비스듬하게 고정되어 실제 침윤 깊이를 정확하게 구별하기 어려워진다.

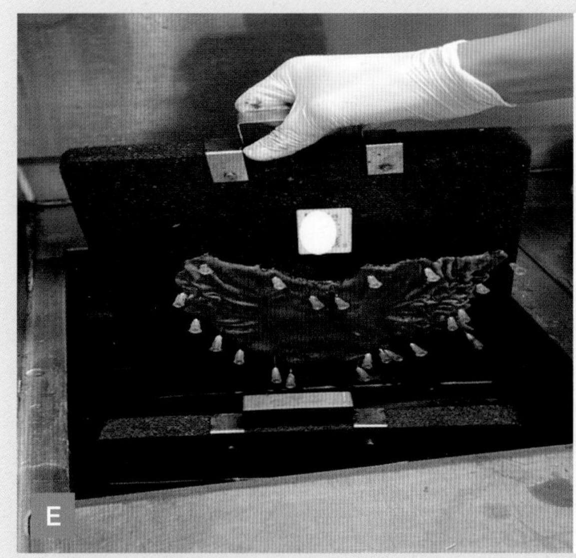
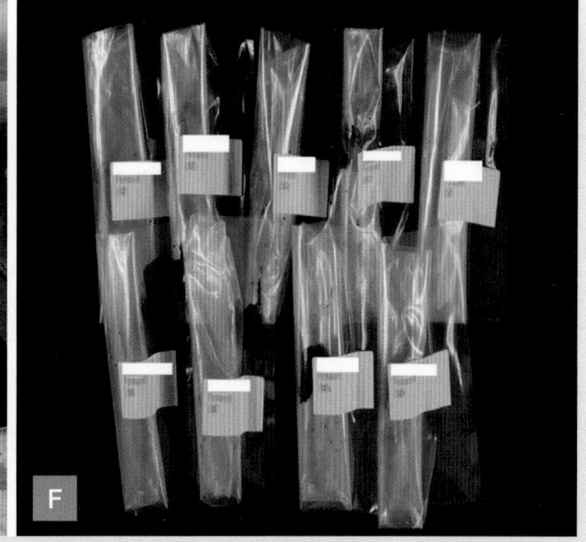

E : 포르말린 저장탱크에 24시간 고정하여 준다.
F : 위장 검체와 함께 온 림프절 검체들이다. 위 사진과 같이 림프절 분획이 모두 나누어져 오는 경우와 위장 조직에 붙어져서 오는 경우가 있다. 두 경우 모두 분획에 맞추어 나누어 림프절을 박리한다. 위장 조직에 붙어져 온 경우 전문의의 도움을 받고 부재 시 대만곡 구획, 소만곡 구획 등 구획을 최대한 분리하여 박리한다.

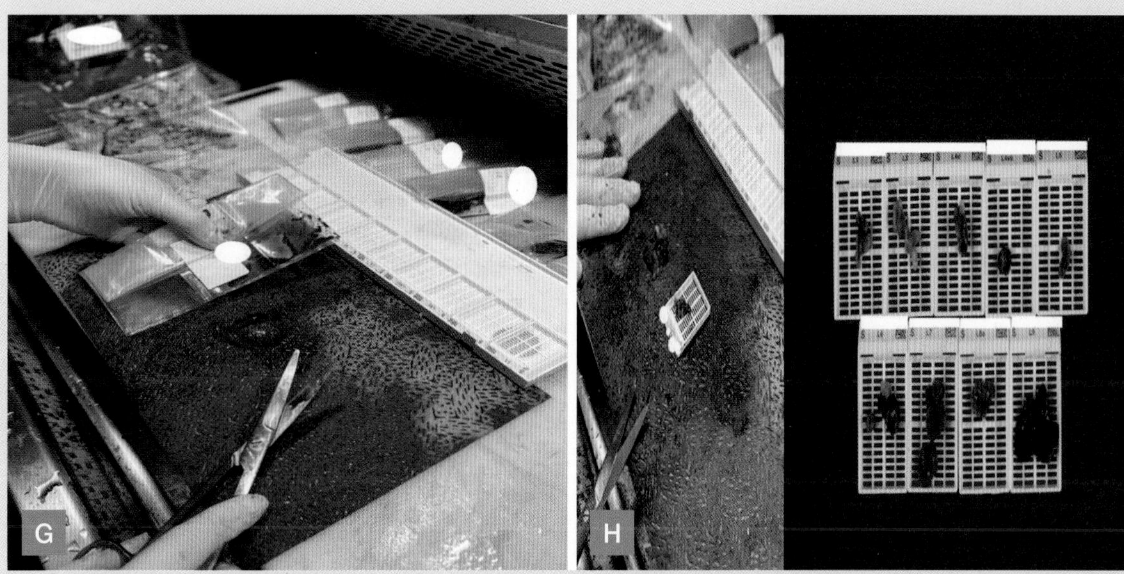

G : 림프절 분획과 색인을 완료한 카세트를 정확하게 비교하여 각각 박리한다.
H : 가위를 이용하여 림프절을 박리한 후 카세트에 절취한 모습이다. 한 카세트 내의 림프절의 크기가 많이 차이가 나는 경우 여러 카세트에 나누어서 절취한다.

면과 [*** cm] 떨어져 있음. 장막면을 보았을 때 [fibrosis와 fat adhesion 관찰됨 / 특이소견 관찰되지 않음]. 그 외 주변 점막면 관찰 시 [특이소견 관찰되지 않음 / 용종이 *** 개 관찰됨. 첫 번째 용종의 크기는 *** x *** cm이며 원위 절연면에서 *** cm, 근위 절연면에서 *** cm 떨어져 있음]. [대표적 절편을 절취함 / mapping 시행함].

b. block allocation key

대표 절편 절취

〈그림 2-1-50〉 진행성 위암(advanced gastric cancer)의 조직처리

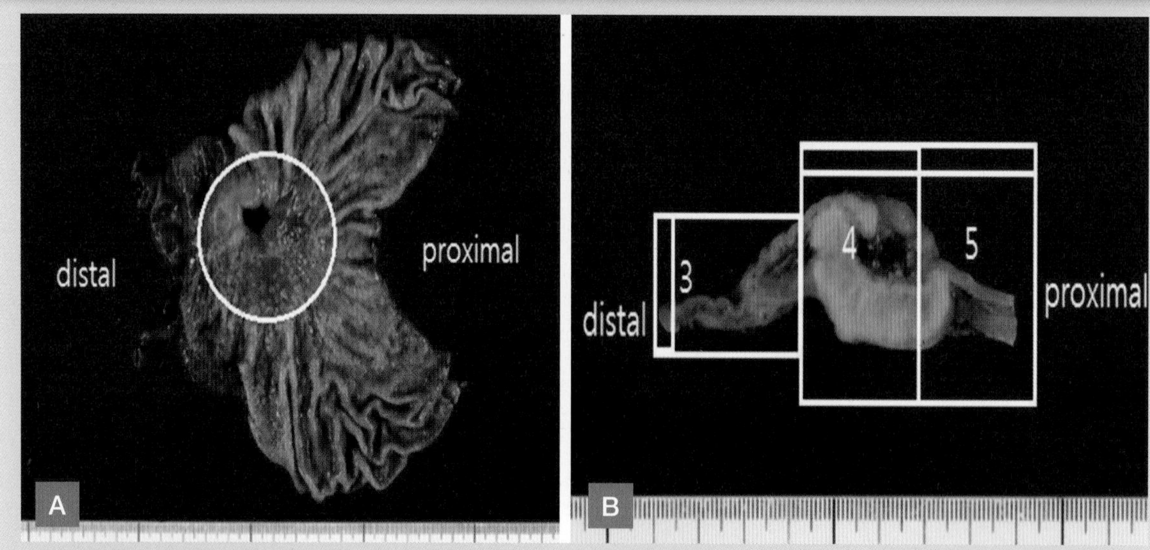

A : 신선 상태의 원위부절제술(distal gastrectomy) 검체 사진이다. 대만곡을 따라 열어주었으며, 왼쪽이 원위 절연면, 오른쪽이 근위 절연면이다.
B : 종괴 대표 단면 사진이다. block allocation key는 1 & 2 : 원위 절연면, 3 - 5 : 종괴 대표 단면(한 단면), 6 : 근위 절연면 순서이다.

〈그림 2-1-51〉 조기 위암(early gastric cancer)의 조직처리

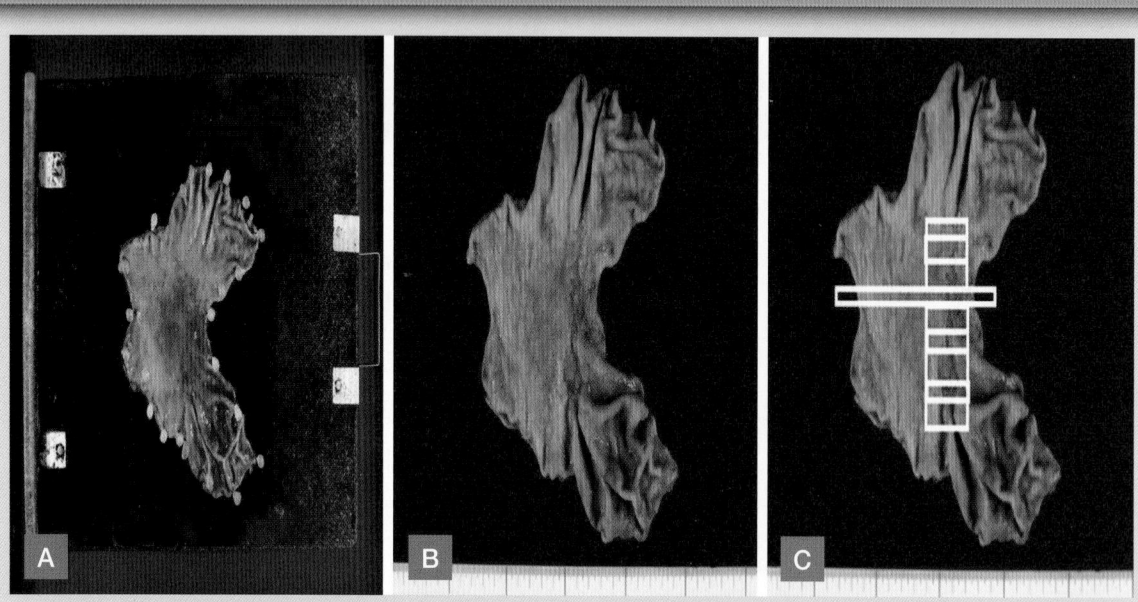

A : 신선 상태의 원위부절제술 검체의 내강사진이다. 대만곡을 따라 열어주었으며, 포르말린 고정을 위하여 코르크 판에 부착시켰다.
B : 포르말린 고정 후 원위부절제술 검체의 내강사진이다. 고정 전보다 명확하게 종괴를 구분할 수 있다.
C : block allocation key는 위장의 종축 따라 한 줄 및 종괴 대표 단면들을 표기하였다.

알아두기 : 한 카세트에 두 개의 단면을 넣게 되는 경우 홀수와 짝수 번호의 원위 절연면에 각각의 다른 잉크색을 부여하여 포매자의 작업을 용이하게 한다.

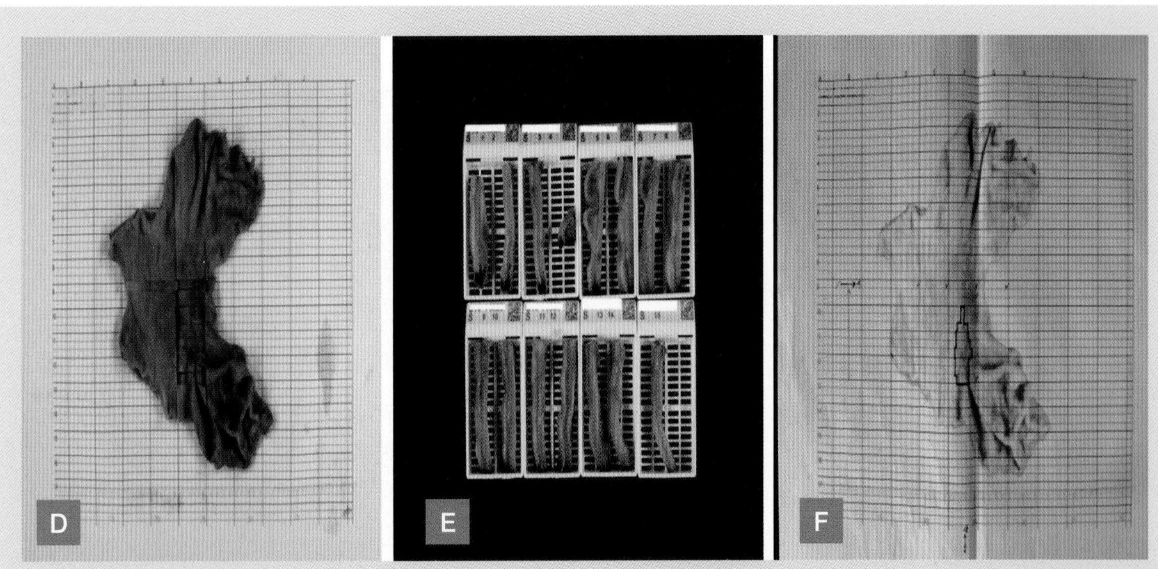

D : mapping sheet에 block allocation key를 바탕으로 절제면을 가한 모습이다. 절제면이 가해지고 나서는 방향성을 명확하게 알아보기 어렵기 때문에 원위 방향에 파란색 잉크를 표기하였다.
E : 카세트에 절취한 사진으로 원위 방향을 아래로 향하게 담아두었다. 한쪽 방향으로 일정하게 절취하여 판독의의 슬라이드에 대한 이해가 쉽도록 한다.
F : block allocation key를 표기한 이미지 모습이다. 카세트 번호 및 종괴의 위치를 표시하였다.

1 - 6 : 소만곡을 따라 한 줄(1 : 원위 절연면, 3 - 5 : 종괴 대표 단면, 6 : 근위 절연면)

7 - 14 : 종괴 다른 단면(7 & 8, 9 & 10, 11 & 12, 13 & 14 : 한 단면)

mapping

1 - 15 : stomach mapping(1 - 4 : 소만곡을 따라 한 줄, 5 - 15 : 병변 단면들)

③ ink code

a. black : 장막면(gastric serosa overlying the tumor or ulcer)

b. red : 근위 절연면(proximal resection margin)

c. yellow : 원위 절연면(distal resection margin)

④ 주의사항

a. 육안상 종괴가 없거나 조기 위암, 이전 시술의 흉터만 관찰되는 경우 의심부위를 모두 절취한다.

b. 정확한 종괴 형태 구분이 어려울 때는 보다 큰 범주인 폴립모양(polypoid), 궤양모양(ulcerated) 또는 돌출형(fungating) 중에서 선택한다.

c. 림프절 구획은 대만곡, 소만곡 구획 이상으로 분류하여 준다.

d. 절연면은 병변과 멀리 있을 때는 수평 절연면(shave section)으로 하고 종괴와 가까운 경우에는 수직 절연면(perpendicular section)을 절취한다.

e. 용종 및 흉터 등의 추가 병변 관찰 시 절취한다.

f. 식도와 위의 림프절을 정확하게 분리하여 절취한다.

4) 위 병변

(1) 소화성 궤양(gastric ulcer 또는 peptic ulcer) 〈그림 2-1-52〉 위 소화성 궤양

〈그림 2-1-52〉 위 소화성 궤양

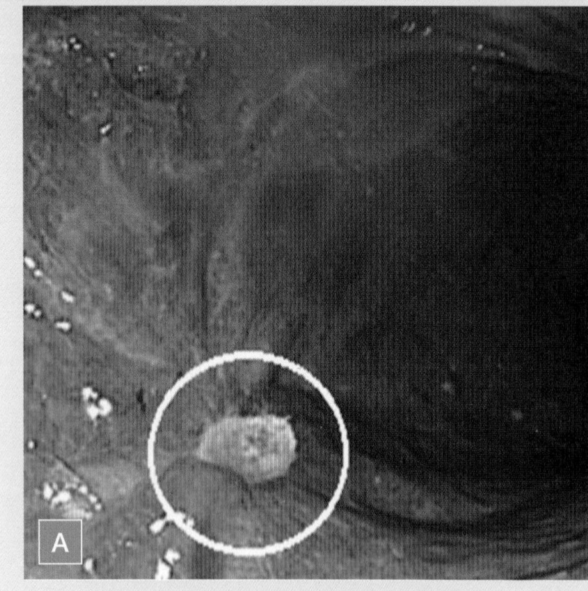

A : 위에서 아래로 내려다본 모습이다.

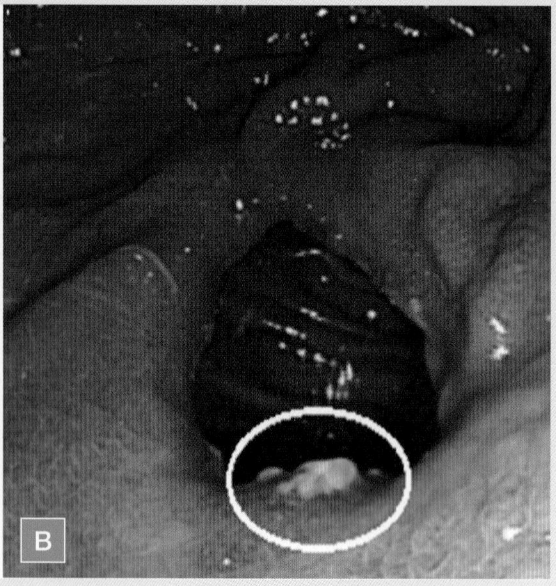

B : 옆에서 본 모습이다.

위산과 펩신 등의 자극으로부터 점막하층(submucosal layer)이나 그 하층 조직이 손상된 상태이다. 점막면에 한정된 경우에는 미란(erosion)이라고 표현한다. 주로 몸쪽 십이지장에서 발생하며, 둥글거나 난원형으로 경계가 명확한 천공을 형성한다. 점막모서리는 위쪽 면으로 약간 돌출되어 있다.

(2) 위 용종(gastric polyp) 〈그림 2-1-53〉 위 용종

대부분 염증성 용종 또는 과다형성성(세포의 과도한 성장) 용종이다. 대부분 지름이 1.0 cm 이하이며,

〈그림 2-1-53〉 위 용종

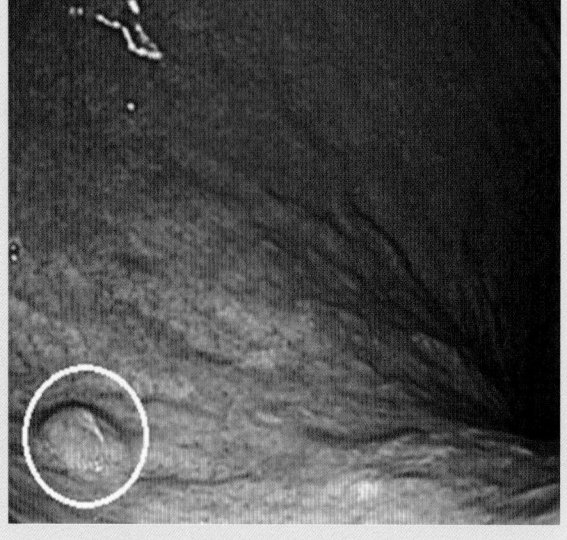

주변 점막 조직보다 내강으로 돌출한 병변이다.

〈그림 2-1-54〉 위장관 기질종양

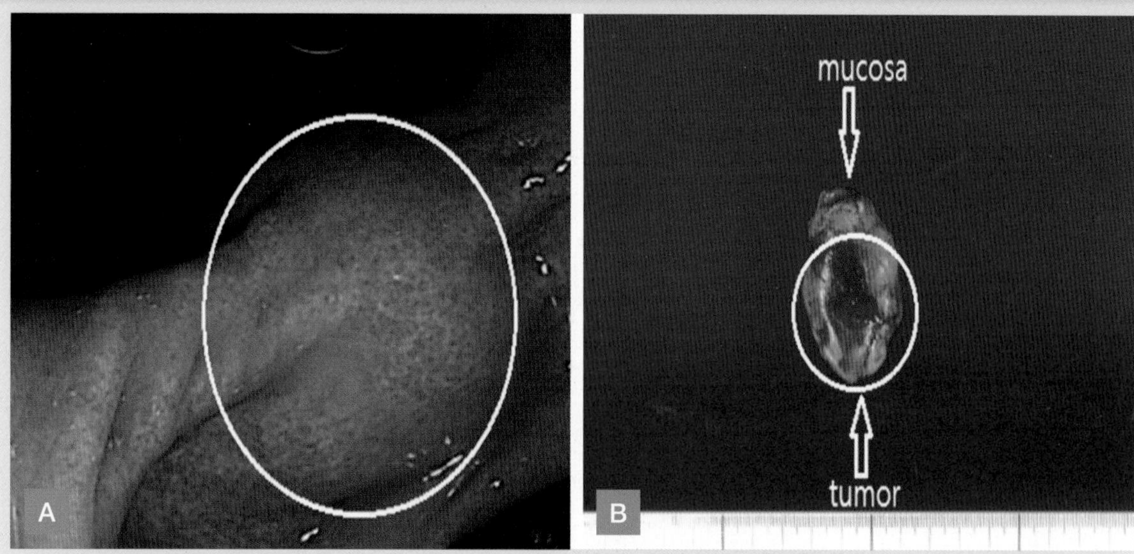

A : 내시경 사진으로 위점막하 종양(submucosal tumor, SMT)으로 명명한다. 병리 진단에서 CD 117(C-kit) 검사 결과가 positive(+)인 경우 위장관 기질종양(gastrointestinal stromal tumors, GIST)으로 명명한다.
B : 쐐기 절제술 검체의 사진이다. 사진의 윗부분이 점막층이며, 아랫부분이 종괴이다. 점막층이 서로 접혀지지 않게 잘 구분하여 포르말린에 고정한다.

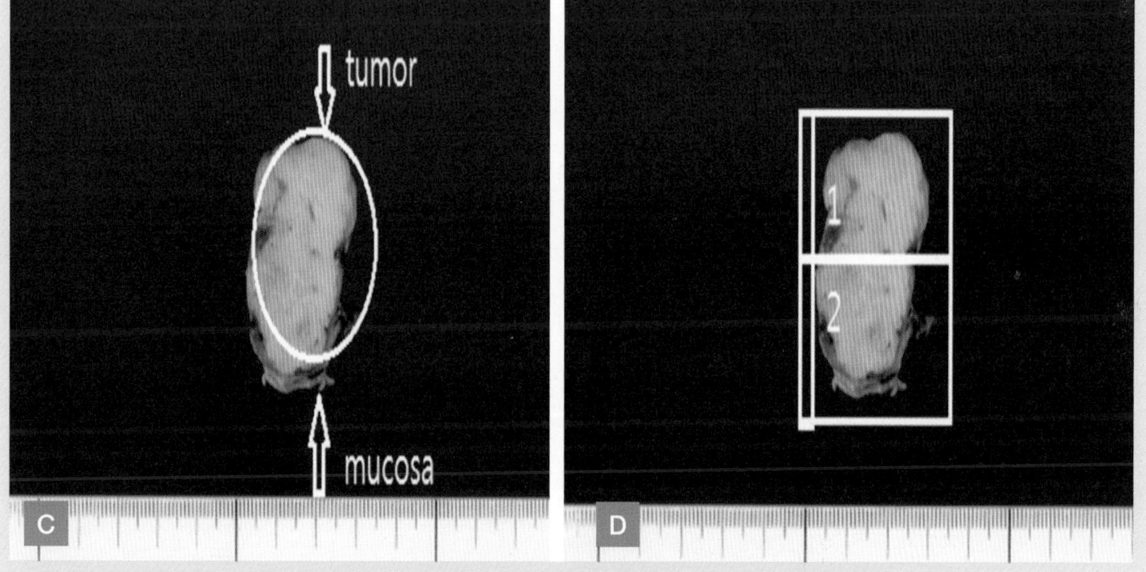

C : 포르말린 고정 후 종괴 대표 단면 사진이다. 점막의 절연과 장막화 되어진 종괴에 각각 잉크 표시한다.
D : block allocation key를 나타내었다. 한 카세트에 점막면과 종괴의 관계가 나타나도록 표기하였다.

난원형에 표면이 매끄러운 경우가 많다.

(3) 위장관 기질종양(위창자 버팀질종양, gastrointestinal stromal tumor) 〈그림 2-1-54〉 위장관 기질종양

지름이 30.0 cm까지 클 수 있는 종양이다. 경계가 명확하며, 온전한 점막으로 대부분 덮여 있다. 장막면의 바깥으로 돌출되어 관찰되기도 하며, 절단면은 소용돌이 모양을 보인다.

(4) 위 선암종(gastric adenocarcinoma) 〈그림 2-1-55〉 위 선암종

위의 가장 흔한 악성종양으로 모든 위암의 90% 이상을 차지한다. 대부분 위유문방(antrum)과 소만곡

〈그림 2-1-55〉 위 선암종

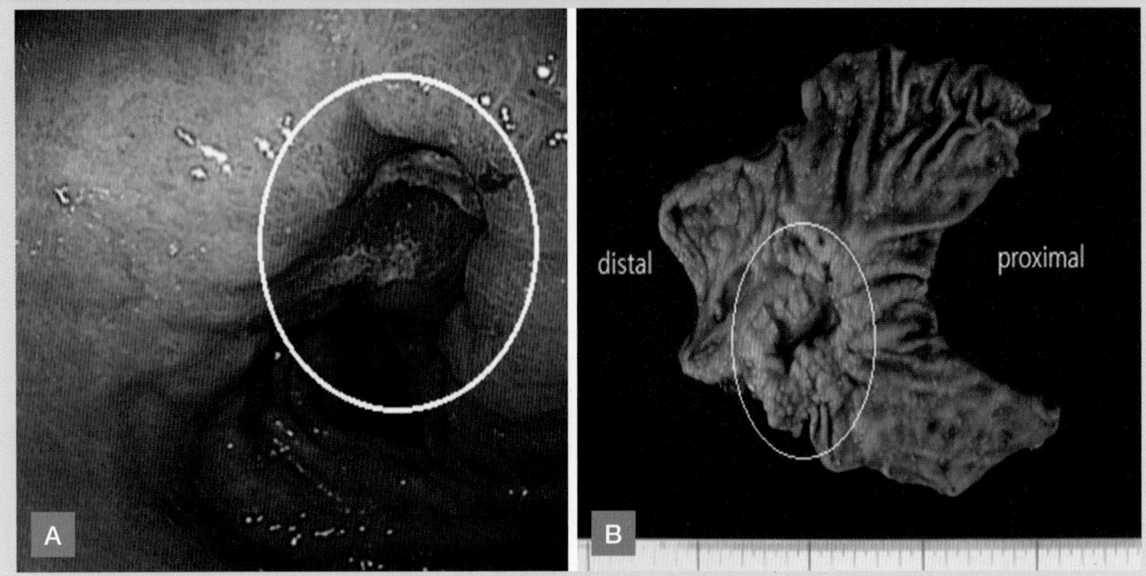

A : 선암종(adenocarcinoma) Borrmann type III의 내시경 사진이다.
B : 원위부절제술(distal gastrectomy) 검체의 위장 내강 사진이다. 대만곡을 따라 열어주었으며, 포르말린 고정 후 사진이다. 왼쪽이 원위 절연면, 오른쪽이 근위 절연면이다.

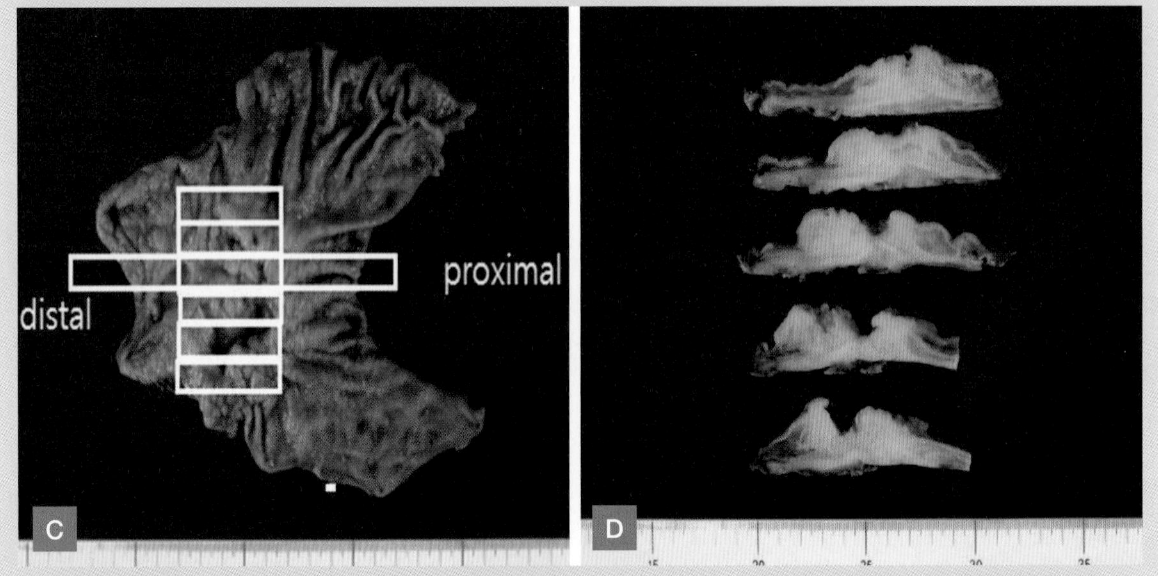

C : 포르말린 고정 후 사진이다. block allocation key를 표기하였으며, 원위 절연면, 근위 절연면 및 병변 대표 단면을 표기하였다.
D : 종괴 대표 단면들 사진이다. 침윤이 가장 잘 나타나는 면, 궤양과 주변 조직의 관계가 가장 잘 나타나는 면을 선택하여 절취한다.

(작은 굽이, lesser curvature)을 침범한다.

부피가 큰 종양을 형성하는 경우를 창자형(선세포로 구성), 광범위하게 벽에 침윤되어 벽을 비후시키는 경우를 광범위형(주로 반지세포로 구성)으로 분류한다. 창자형의 선암이 위벽을 침입하는 경우에는 대부분 돌출덩이가 넓은 접착부를 지니거나 궤양을 형성하고 있다.

5.6. 소장 절제술

1) 종류

(1) 췌십이지장 절제술(pancreaticoduodenectomy)

병변이 십이지장 근위부에 위치하는 경우에 시행한다. 장의 일부, 담관의 일부, 위의 일부를 함께 제거한다.

(2) 근치적 절제(radical resection)

병변이 십이지장 원위부, 공장 또는 회장에 위치하는 경우에 시행한다. 소장의 부분절제(segmental resection)와 병변 주위의 림프절을 함께 제거한다.

2) 조직처리 〈그림 2-1-56〉 소장 부분 절제술의 조직처리 모식도

(1) 절차

① 주변 구조물들을 이용하여 조직의 방향을 잡는다(대부분의 경우에는 방향 표시가 없음).

② 손가락 촉지하여 병변 부위를 피해서 열어준다.

③ 사진 촬영을 한다.

④ 방향에 맞추어 절연면들에 잉크 표시한다.

⑤ 장막에 수축(retraction), 경화(induration), 신장(extension), 천공(perforation), 림프절 종대(presence of enlarged lymph nodes) 등이 나타났는지 살펴본 후 병변의 장막부위에 잉크 표시한다.

⑥ 소장의 길이와 평균 안둘레를 측정한다.

〈그림 2-1-56〉 소장 부분 절제술의 조직처리 모식도

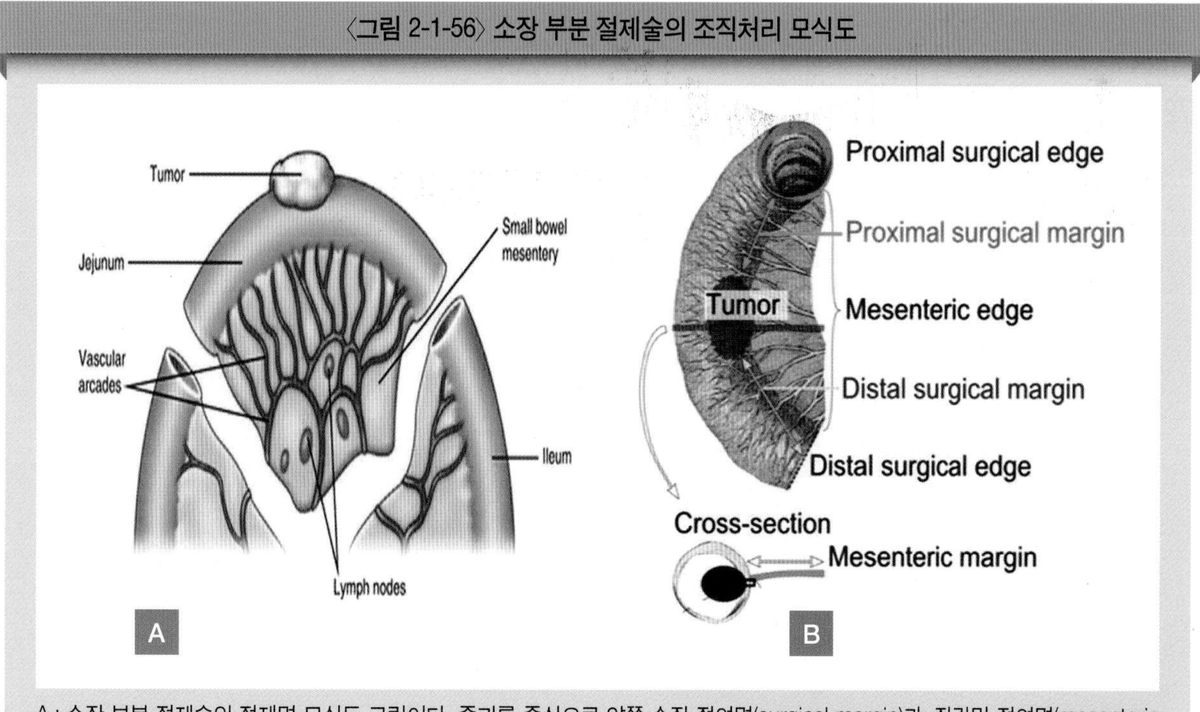

A : 소장 부분 절제술의 절제면 모식도 그림이다. 종괴를 중심으로 양쪽 소장 절연면(surgical margin)과, 장간막 절연면(mesenteric margin)을 표기하였다.

B : block allocation key는 소장의 근위 절연면, 소장의 원위 절연면, 소장의 장간막 절연면 및 소장의 병변 대표 단면이다.

⑦ 함께 붙어온 장기가 있는 경우 크기를 측정한다.

⑧ 조직의 세부적인 묘사(병변의 크기, 위치, 침윤 깊이, 절연면과의 거리)를 한다.

⑨ 가장 깊은 침윤이 의심되는 면, 병변과 주변 정상 조직과의 관계, 절연면을 절취한다.

⑩ 그밖에 용종이 존재하는 경우 크기와 절연면과의 거리를 측정한 후 절취한다.

⑪ 함께 온 그물막(omentum)의 무게를 측정하고, 림프절 검체는 각 구획에 맞게 나누어 박리한다.

⑫ 육안상 림프절에 전이가 관찰되는 경우에는 병변의 크기와 외부 결절성 신장(extranodal

〈그림 2-1-57〉 소장 부분 절제술의 조직 전처리 과정

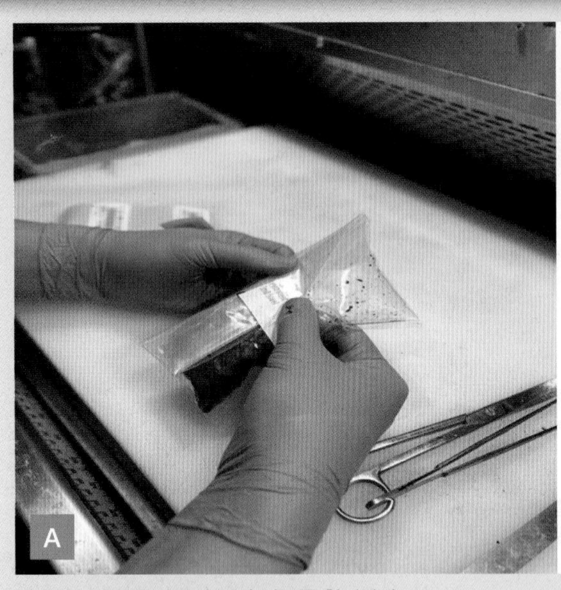

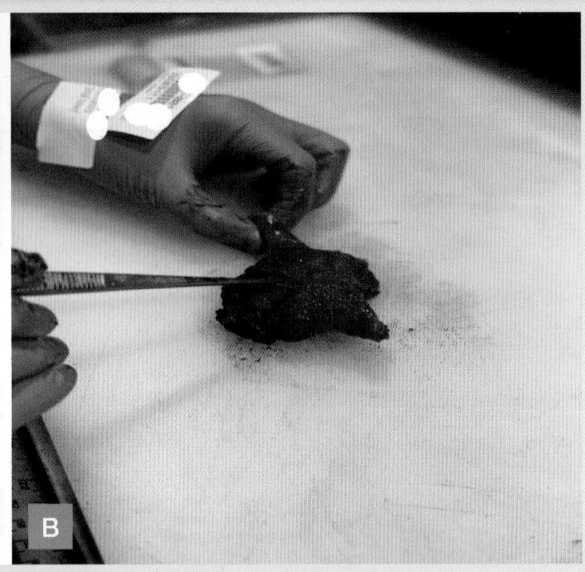

A : 환자 정보와 검체의 일치 여부를 확인한다.
B : 영상기록 및 환자 병력기록지를 찾아보고 검체의 방향을 정확히 잡아준다. 내강이 열려져 오는 경우가 대부분이고 열려오지 않은 경우 병변의 반대편을 따라 열어준다. 사진에서는 유착 병변을 확인하였으며, 원위 절연면과 근위 절연면에 대한 방향표시가 없이 온 검체이다. 한쪽을 소장 임의 절연면, 반대쪽을 소장 임의 반대 절연면으로 표기하여 검사를 진행하였다.

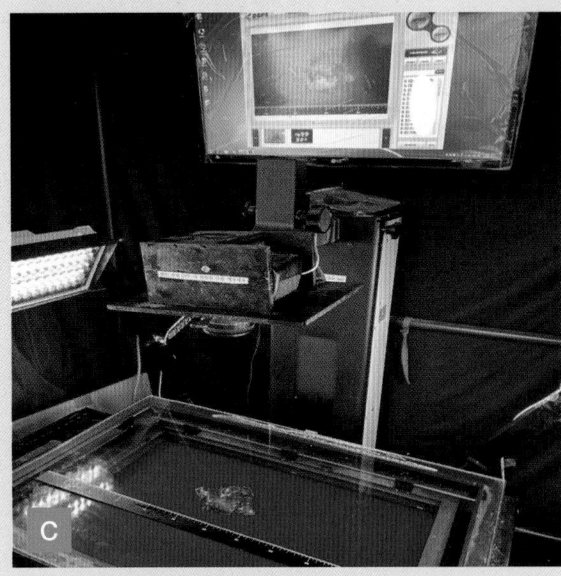

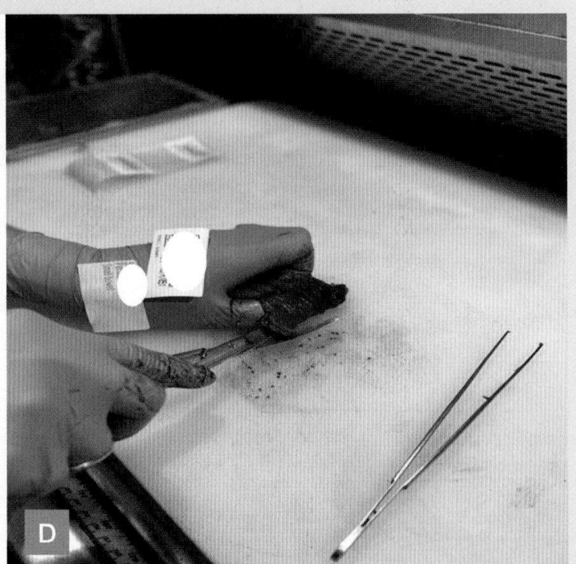

C : 초기 상태(외면)를 사진 촬영한다.
D : 병변의 반대편을 따라 내강을 열어준다.

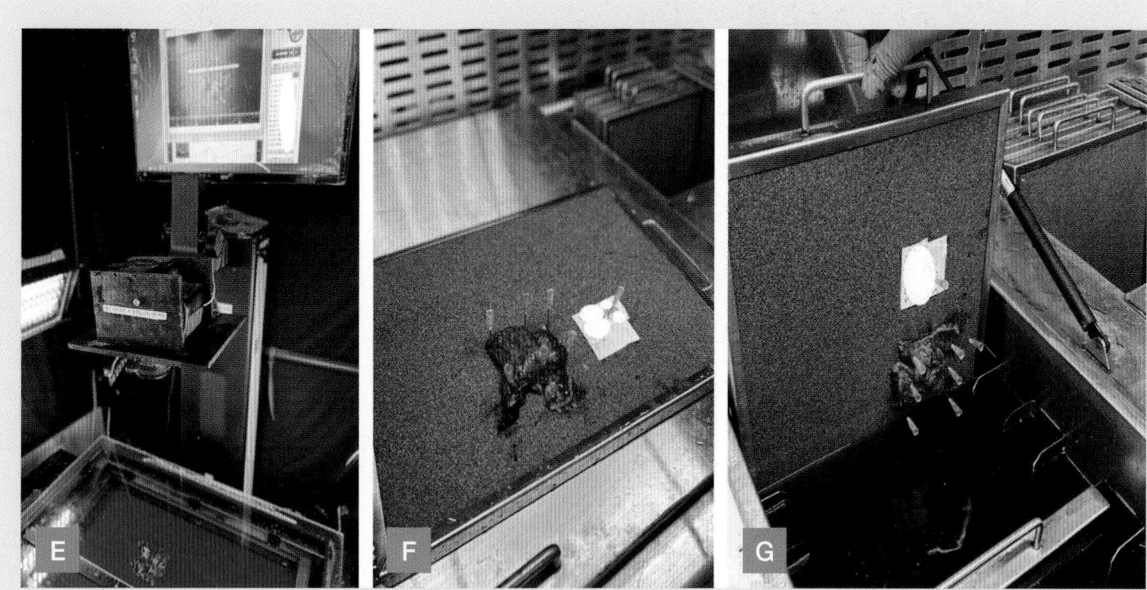

E : 소장 내강을 사진 촬영한다.
F : 코르크판에 핀 또는 바늘을 이용하여 단단히 고정시켜 준다. 주름을 과도하게 당겨주지 않으며, 기타 병변이 있는 경우 별도 잉크 표기하여 준다.
G : 포르말린 저장탱크에 24시간 고정하여 준다.

extension)을 기술한다.

⑬ 함께 온 장기의 대표 단면들을 절취한다.

(2) gross template

〈그림 2-1-58〉 소장 부분 절제술의 조직처리

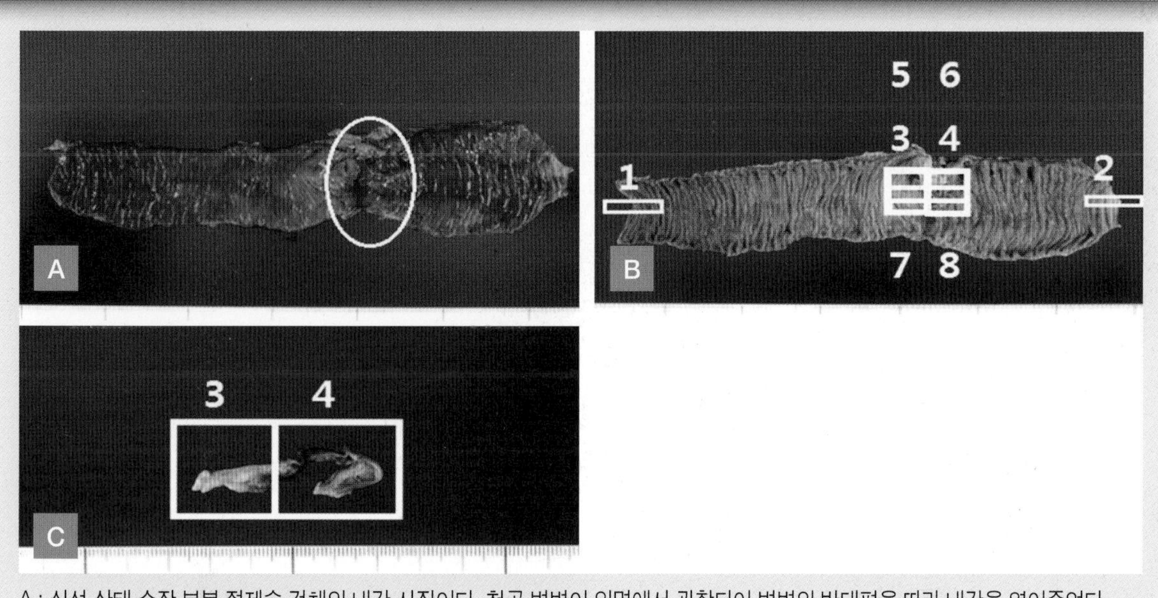

A : 신선 상태 소장 부분 절제술 검체의 내강 사진이다. 천공 병변이 외면에서 관찰되어 병변의 반대편을 따라 내강을 열어주었다.
B : 포르말린 고정 후 소장 부분 절제술 검체의 내강 사진이다. block allocation key는 1 : 소장의 원위 절연면, 2 : 소장의 근위 절연면, 3 - 8 : 장간막 절연을 포함한 천공 병변 대표 단면(3 & 4, 5 & 6, 7 & 8 : 한 단면)을 표기하였다.
C : block allocation key 3 & 4에 해당하는 천공 병변의 대표 단면 사진이다.

① description

환자이름 [***], 병리번호 [***]. 받은 조직은 신선한 상태의 소장 일부로서 small bowel segmental resection 검체임. 길이는 [*** cm], 평균 안둘레는 [*** cm] 임. 장막면 관찰시 [색상 / 경화한 부분 / 움츠러진 부분 / 천공 / 림프절 종대] 관찰됨. 장간막의 혈관 관찰시 [혈전이 존재함 / 특이소견 관찰되지 않음]. 내강을 관찰시 [협착 / 팽창 / 종괴] 관찰됨. 병변의 크기는 [*** x *** x *** cm] 임. 병변은 임의의 절연면으로부터 [*** cm], 임의의 반대쪽 절연면으로부터 [*** cm] 떨어져 있음. 대표적인 절편을 절취함.

② block allocation key

1 - 4 : 소장의 종축을 따라 한 줄(1 : 임의의 소장 절연면, 2 & 3 : 병변 대표 단면(한 단면), 4 : 임의의 소장 반대쪽 절연면)

5 - 8 : 종괴 다른 단면(5 & 6, 7 & 8 : 한 단면)

(3) ink code

① blue : 장막면

② red : 임의의 소장 절연면

③ yellow : 임의의 소장 반대쪽 절연면

(4) 주의사항

① 육안상 종괴가 없거나 이전 시술의 흉터만 관찰되는 경우 의심부위를 모두 절취한다.

② 정확한 종괴 형태구분이 어려울 때는 보다 큰 범주인 폴립모양의(polypoid) 또는 궤양의(ulcerated) 또는 돌출형(fungating) 중에서 선택한다.

③ 림프절 구획은 소장주위 림프절과 혈관주위 림프절로 분류하여 준다.

④ 절연면은 병변과 멀리 있을 때는 수평 절연면(shave section)으로 하고 종괴와 가까이 있을 때는 수직 절연면(perpendicular section)을 절취한다.

⑤ 근위 절연면과 원위 절연면에 대한 구별이 필요 없거나 확인이 어려운 경우에는 임의의 절연면, 임의의 반대쪽 절연면으로 명명한다.

⑥ 용종 및 흉터 등의 추가 병변 관찰 시 절취한다.

3) 소장 병변

(1) 탈장(hernia) 〈그림 2-1-59〉 소장의 탈장

신체의 장기가 제자리에 있지 않고 다른 조직을 통해 돌출되거나 빠져 나오는 증상으로 대부분의 탈장은 복벽에 발생한다. 복벽에 국소적으로 약해진 틈 사이로 지방 조직이나 복막이 덮인 장기가 돌출되면서 발생한다. 서혜부 탈장(inguinal), 대퇴 탈장(femoral), 반흔 탈장(incisional), 배꼽 탈장(umbilical) 등 발생부위가 다양하다.

(2) 천공(perforation) 〈그림 2-1-60〉 소장의 천공

궤양, 악성종양과 같은 병적 요인이나 화학적 기계적 손상 등에 의하여 파열된 경우이다. 장기 외 부분으로 구멍이 뚫려서 서로 통하는 상태이다.

(3) 위장관 기질종양 〈그림 2-1-61〉 소장의 위장관 기질종양

근육층에 위치하여 근육의 수축과 이완을 조절하는 카할세포에서 기원한 종양이다. 원발 부위, 크기,

〈그림 2-1-59〉 소장의 탈장

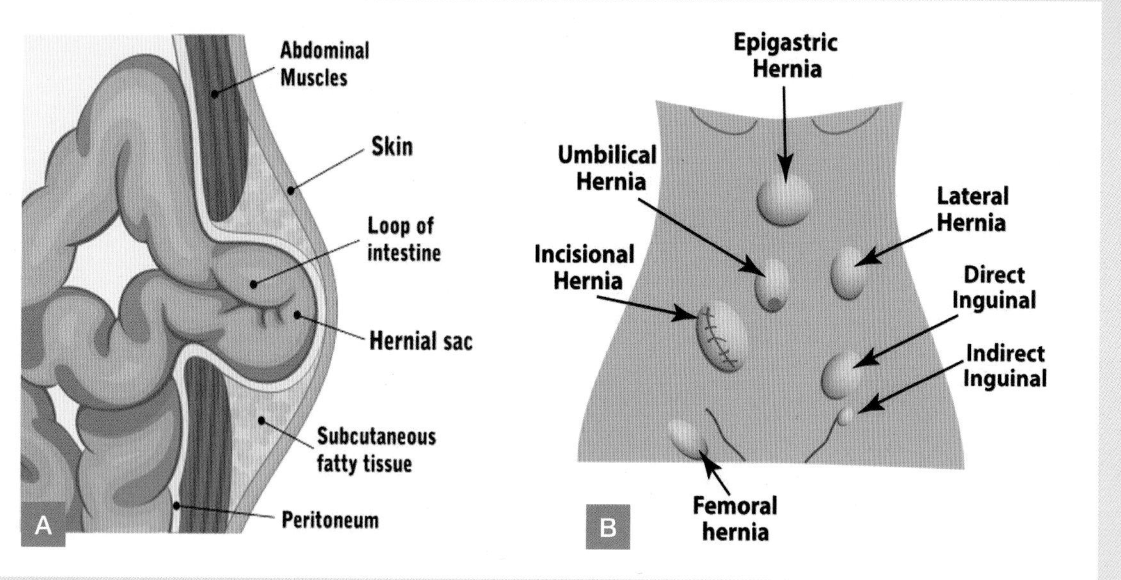

A : 소장의 일부가 복벽으로 탈장되어 고리(loop) 모양을 형성한 그림이다.
B : 탈장이 일어날 수 있는 여러 가지 발생 부위들이다. 각각의 위치에 따라 명명법이 다양하다.

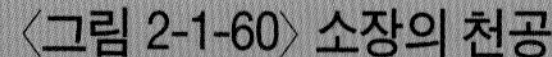

〈그림 2-1-60〉 소장의 천공

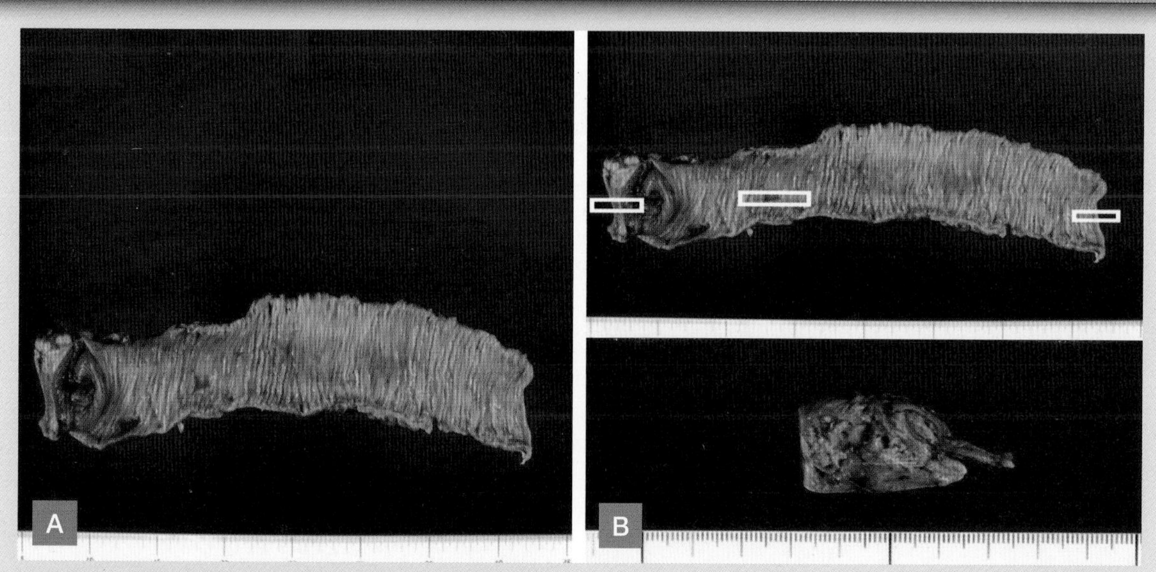

A : 포르말린 고정 후 소장 부분 절제술 검체의 내강 사진이다.
B : 포르말린 고정 후 소장 부분 절제술 검체의 장막면 및 천공 단면 사진이다. block allocation key는 양쪽 절연면과 천공 병변을 표기하였다.

알아두기 : 이전 시술 부위의 문합 부위 또는 문합 부위 주변부에서 천공이 많이 관찰된다.

〈그림 2-1-61〉 소장의 위장관 기질종양

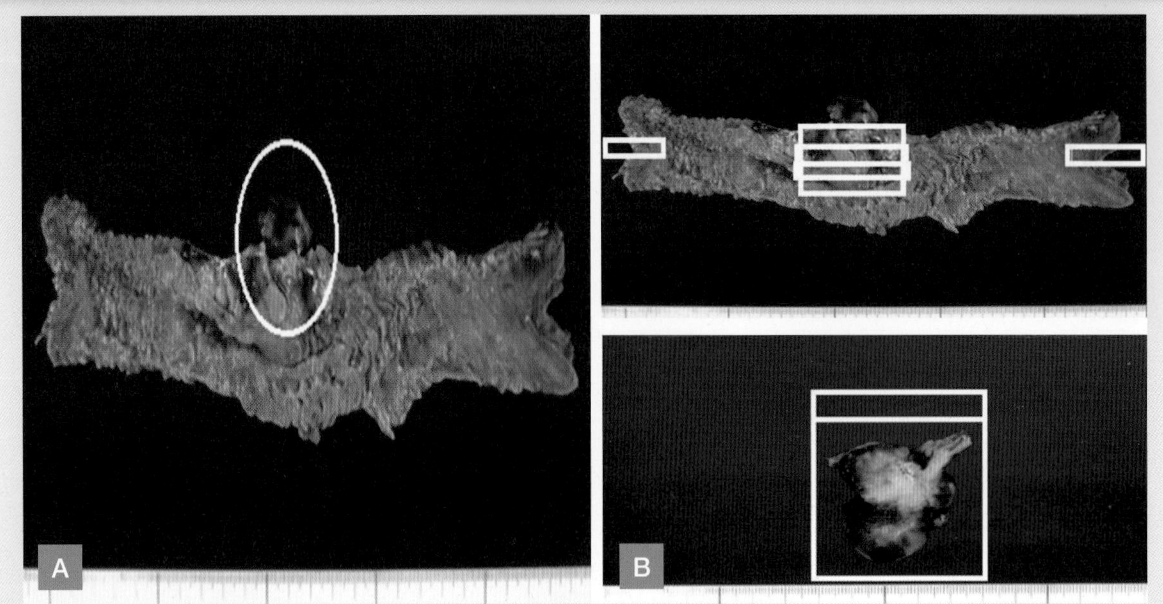

A : 신선 상태 소장 부분 절제술 검체의 내강 사진이다. 동그라미 부분이 위장관 기질 종양이다.
B : 신선 상태 소장 부분 절제술 검체의 내강 사진이다. block allocation key는 소장의 양쪽 절연면, 종괴 단면들을 표기하였다.

〈그림 2-1-62〉 소장의 허혈성 창자질환

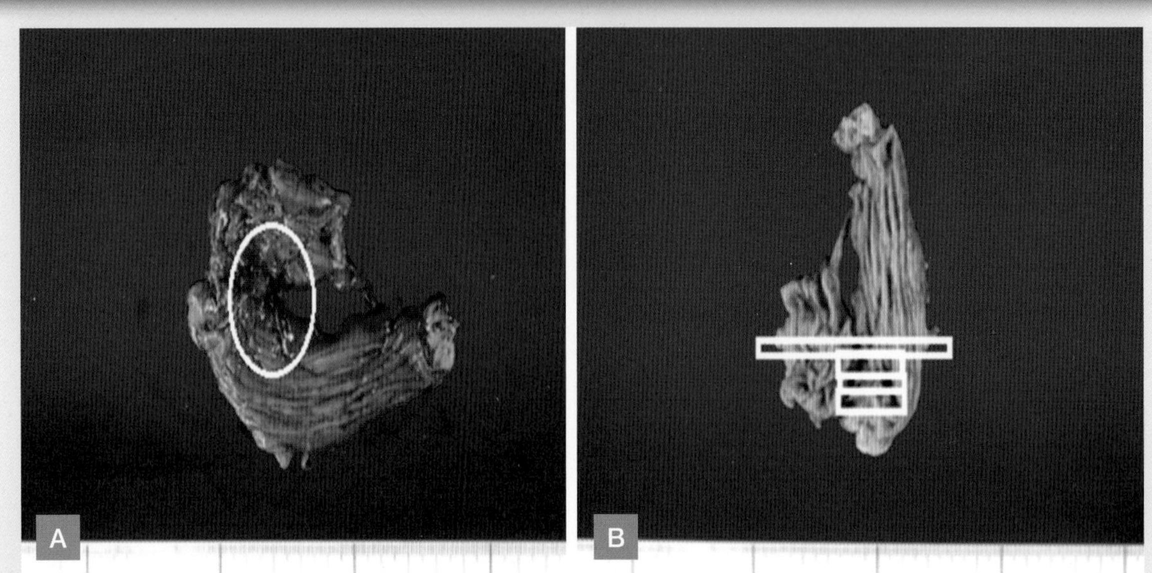

A : 신선 상태 소장 부분 절제술 검체의 내강 사진이다. 병변 부위를 동그라미 표기하였다.
B : block allocation key는 양쪽 절연면 및 병변 대표 단면을 표기하였다.

알아두기 : hemorrhagic infarct 경우 검붉은 부위와 정상 부위의 이행이 뚜렷하게 구별된다.

세포 분열 수에 따라 악성도를 결정한다. 식도에서 직장까지 위장관 어디에든 발생할 수 있고 위(65%), 소장(25%), 대장(5%), 식도, 복막 순 빈도로 발생한다. 세포 표면의 신호 전달 수용체 유전자 돌연변이에 의해 정상적인 증식 조절 기능 소실로 발병한다.

(4) 허혈성 창자질환(ischemic bowel disease) 〈그림 2-1-62〉 소장의 허혈성 창자질환

장간막 동맥 또는 장간막 정맥의 협착(stenosis), 폐쇄(obstruction)로 인한 경우와 협착, 폐쇄와 관계없이 순환 혈류량이 감소한 경우 발생한다.

5.7. 대장 절제술(colectomy)

1) 종류 〈그림 2-1-63〉 대장 절제술의 종류

(1) 부분 절제술(partial colectomy)

① 우측 결장 반 절제술(right hemicolectomy)

병변이 맹장, 상행결장 및 횡행결장의 근위부에 위치하는 경우에 시행한다. 소장의 일부(회장의 마지막 부분)와 횡행결장의 일부를 제거한 후 남은 회장 말단을 횡행결장의 중간 부위에 문합한다. 함께 결찰(ligation)되는 동맥혈은 회결장동맥(ICA, ileocolic artery), 우결장동맥(RCA, right colic artery), 중결장동맥(MCA, middle colic artery) 오른쪽 분지 가지이다.

② 확대 우측 결장 반 절제술(extended right hemicolectomy)

〈그림 2-1-63〉 대장 절제술의 종류

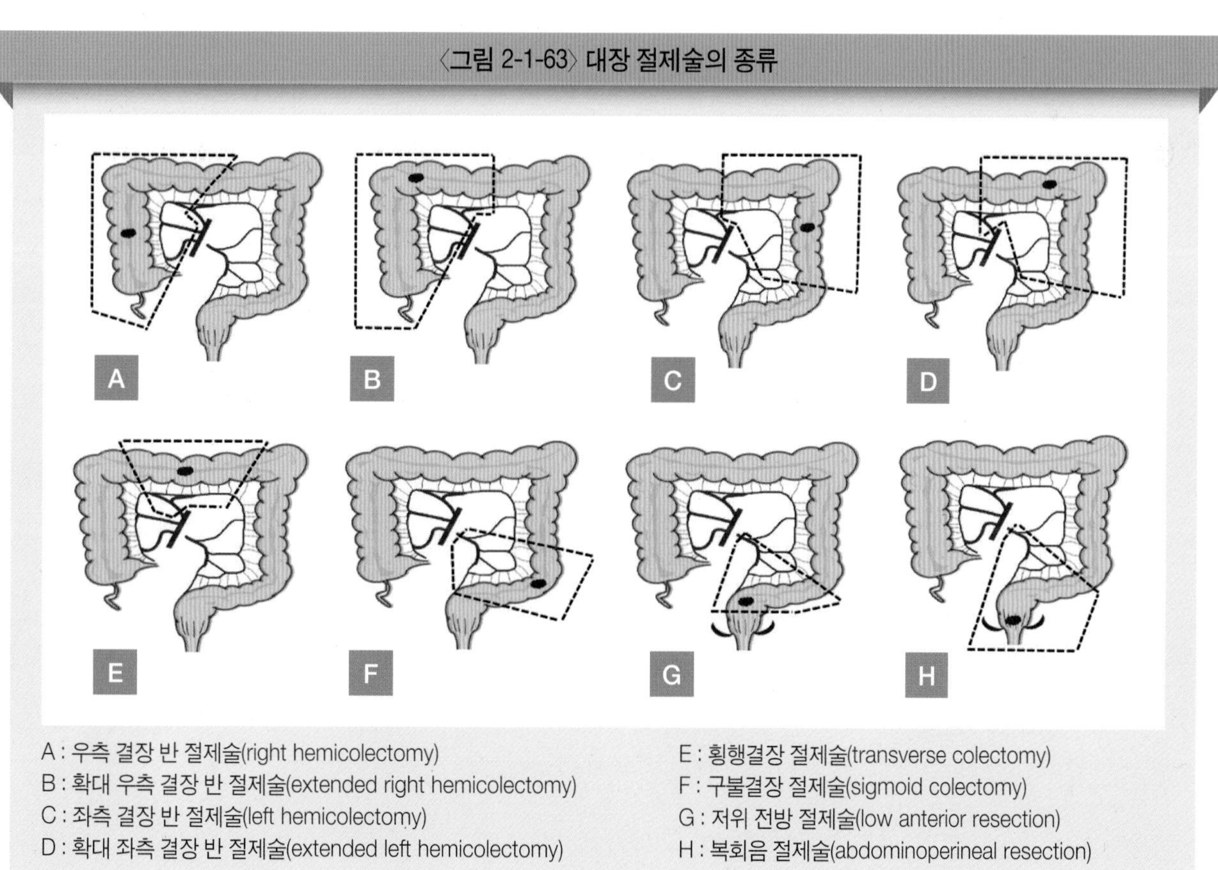

A : 우측 결장 반 절제술(right hemicolectomy)
B : 확대 우측 결장 반 절제술(extended right hemicolectomy)
C : 좌측 결장 반 절제술(left hemicolectomy)
D : 확대 좌측 결장 반 절제술(extended left hemicolectomy)
E : 횡행결장 절제술(transverse colectomy)
F : 구불결장 절제술(sigmoid colectomy)
G : 저위 전방 절제술(low anterior resection)
H : 복회음 절제술(abdominoperineal resection)

우측 결장 반 절제술에서 중결장동맥 결찰을 오른쪽뿐만 아니라 왼쪽 일부를 함께 결찰한다. 병변이 간만곡(liver flexure) 또는 횡행결장에 위치한 경우 충분한 절제면(resection margin)을 확보하기 위해 시행한다.

③ 횡행결장 절제술(transverse colectomy)

병변이 횡행결장 중앙부에 위치하는 경우에 시행한다. 횡행결장 전체를 제거한 후 상행결장과 하행결장을 서로 문합한다.

④ 좌측 결장 반 절제술(left hemicolectomy)

병변이 횡행결장의 원위부 또는 하행결장에 위치하는 경우에 시행한다. 횡행결장의 원위부 절반과 비장 만곡부, 하행결장 그리고 S상결장의 근위부 일부를 절제한다. 이후 횡행결장의 근위부와 S상결장의 원위부를 문합한다. 함께 결찰되는 동맥혈은 하장간막동맥(IMA, inferior mesenteric artery) 및 중결장동맥의 왼쪽 분지 가지이다.

⑤ 확대 좌측 결장 반 절제술(extended left hemicolectomy)

좌측 결장 반 절제술에서 중결장동맥 결찰을 왼쪽뿐만 아니라 오른쪽 일부를 함께 결찰한다. 병변이 비만곡(splenic flexure) 또는 횡행결장에 위치한 경우 충분한 절제면을 확보하기 위해 시행한다.

⑥ S상결장 절제술(sigmoid colectomy)

병변이 S상결장에 위치한 경우 시행한다. 악성 병변보다는 양성 병변이나 게실염에 의한 수술 시 이용된다.

⑦ 전방 절제술(anterior resection)

병변이 S상결장에 위치하는 경우 또는 직장 상부(항문으로부터 12.0 cm 이상)에 위치하는 경우 시행한다. 상부 직장 및 S상결장을 골반 복막(peritoneal reflection)의 상부에서 절제한다. 이후 하행결장과 직장 상부를 문합한다.

⑧ 저위 전방 절제술(low anterior resection)

골반 복막을 절개하여 직장의 측면 구조물(복강 외 구역, extraperitoneal region) 및 중치핵동맥(hemorrhoidal artery)을 절제하는 방법이다. 병변이 상부 직장에 위치한 경우 주로 시행한다.

⑨ 초저위 전방 절제술(ultra low anterior resection)

암이 중부 직장 또는 하부 직장에 위치하여 항문과 가까운 경우에 주로 시행된다. 괄약근을 보존하기 위해 시행하는 수술 방법으로 하행결장을 항문까지 이동시켜서 항문거근(levator ani muscle) 높이에서 문합한다.

⑩ 복회음 절제술(abdominoperineal resection, APR)

항문 괄약근에 암이 침범한 경우 시행하는 수술로 항문, 직장, 골반저 근육을 모두 절제한다. 항문을 보존하지 않기 때문에 항문과 직장 모두를 절제하고 하행결장을 복부 밖으로 빼내 영구적 결장루로 만들어 준다. 마일즈 수술(Mile's operation)이라고도 한다.

⑪ 분절 절제술(segmental resection)

결장 주위 림프절만 절제하거나 산재된 복막 파종이 있는 경우 시행한다.

⑫ 경항문 국소 절제술

항문을 통해 시행하는 자연개구부 내시경 수술이다. 림프절을 절제하지 않기 때문에 암이 혈관, 림프관을 침범하지 않은 상태 그리고 종양의 직경이 4.0 cm 이하, 장벽의 40% 이하로 침범, 항문연에서 6.0 cm 이내 위치한 경우 시행한다. 종양이 없는 절제면 확보 및 여러 조각으로 분할되지 않은 절제를 할 수 있다. 경항문 내시경하 미세수술(transanal endoscopic microsurgery)이 대표적 수술 방법이다.

⑬ 결장 아전 절제술(subtotal colectomy)

병변의 위치가 여러 곳에 위치한 경우 시행한다. S상결장을 보존하면서 말단 회장의 일부와 나머지 결장을 절제한다. 남아 있는 말단 회장과 S상결장을 문합한다.

⑭ 결장 전 절제술(total colectomy)

병변의 위치가 여러 곳에 위치한 경우, 유전성 비폴립 대장암, 가족성 샘종 폴립증, 크론 대장염에서 시행한다. 말단 회장의 일부와 S상결장을 포함한 전체 결장을 절제한다. 남아 있는 말단 회장과 직장을 문합한다.

⑮ 대장 전 절제술(total protocolectomy)

말단 회장 일부, 결장 전체, 직장, 항문을 모두 절제하는 수술이다.

2) 상장간막동맥의 가지를 절제한 경우 조직처리

〈그림 2-1-64〉 상장간막동맥의 가지를 절제한 경우(우측 결장 반절제술)의 조직처리 모식도

(1) 절차

① 수술명, 주변 구조물들(충수돌기, 말단 회장 등)을 이용하여 조직의 방향을 잡는다.

② 손가락으로 촉지하여 병변부위를 피해서 열어준다.

〈그림 2-1-64〉 상장간막동맥의 가지를 절제한 경우(우측 결장 반 절제술)의 조직처리 모식도

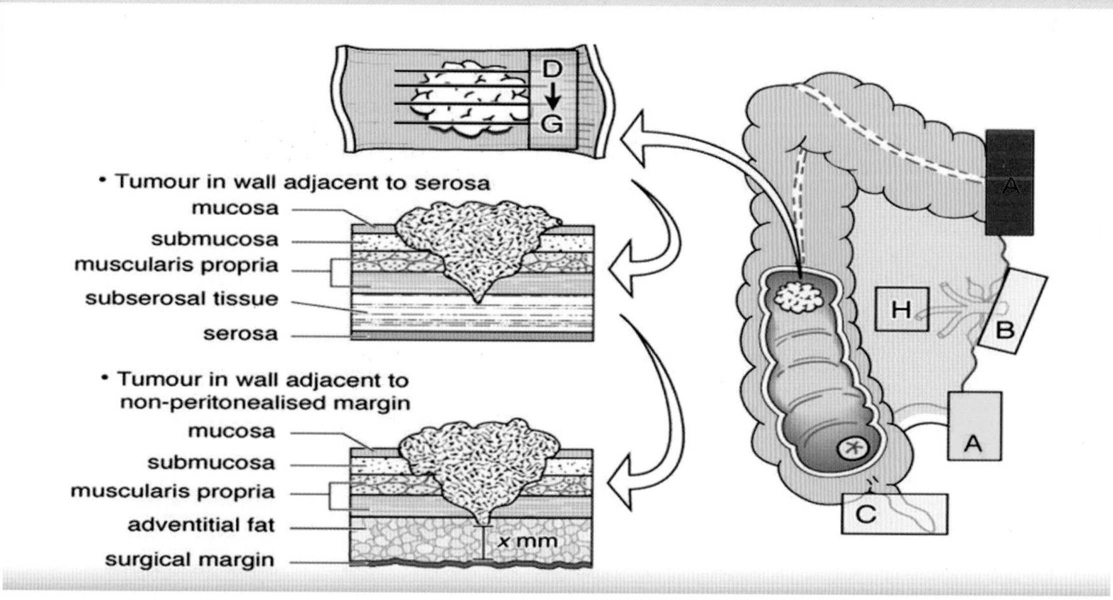

그림의 빨간색 A부분은 횡행결장(transverse colon)으로 원위 절연면이고, 노란색 A부분은 말단 회장(ileum)으로 근위 절연면이다. block allocation key는 A : 장의 양쪽 절연면, B : 동맥 주위 림프절, C : 충수돌기, D - G : 종괴 대표 단면들(장막면 방향으로 침윤하는 경우와 결장간막〈non-peritonealised〉 방향으로 침윤하는 경우를 구분할 것), H : 종괴 주위 림프절 순서이다.

③ 사진 촬영을 한다.

④ 방향에 맞추어 절연면들에 잉크 표시한다.

⑤ 장막에 수축(retraction), 경화(induration), 신장(extension), 천공(perforation), 림프절 종대(presence of enlarged lymph nodes) 등이 나타났는지 살펴본 후 병변의 장막부위에 잉크 표시한다.

〈그림 2-1-65〉 상장간막동맥의 가지를 절제한 경우(우측 결장 반 절제술)의 조직 전처리 과정

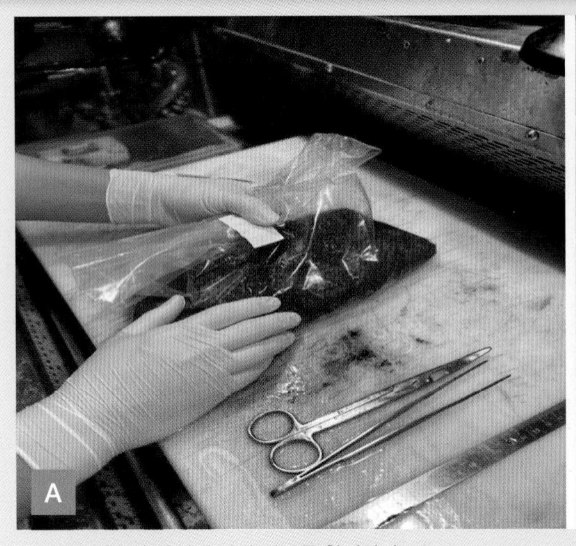

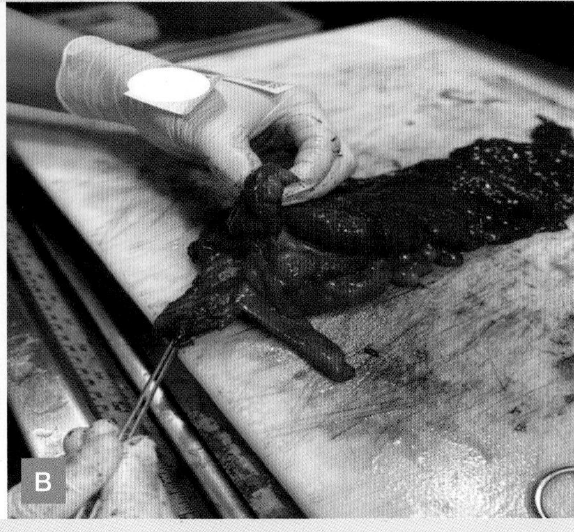

A : 환자 정보와 검체의 일치 여부를 확인한다.

B : 영상기록 및 환자 병력기록지를 찾아보고 검체의 방향을 정확히 잡아준다. 말단회장 또는 충수돌기(appendix)가 함께 붙어져 온 경우 쉽게 잡을 수 있다. 결장 내강이 열려져 오는 경우가 대부분이고 열려오지 않은 경우 종괴의 반대편을 따라 열어준다. 결장의 내강을 열 때 충수돌기를 자르지 않도록 주의한다. 사진은 충수돌기를 왼손으로 잡고 있으며, 겸자(forceps)를 이용하여 말단 회장을 잡고 있다.

> 알아두기 : 충수돌기의 유무와 위치를 확인하지 않고 내강을 열어주거나 pericolic LN을 박리하는 경우 충수돌기에 인위적인 절연을 가할 수 있다.

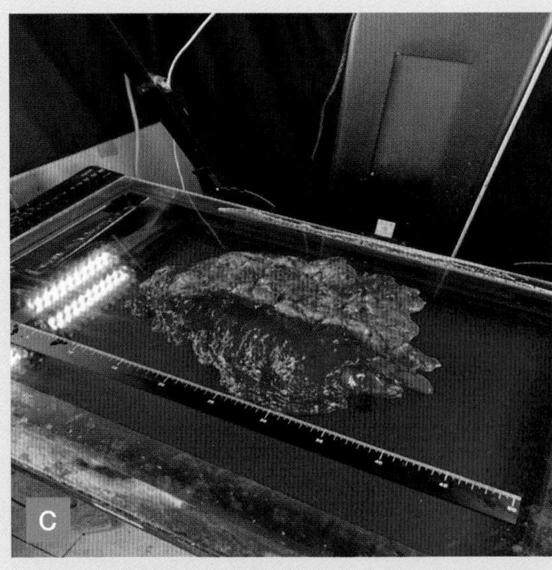

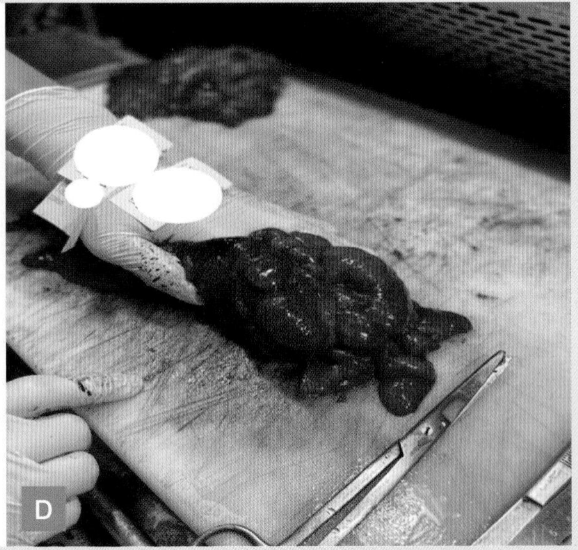

C : 초기 상태(외면)를 사진 촬영한다. 대부분의 검사실에서 디지털 육안 촬영대를 이용하여 사진 촬영한다.

D : 손가락을 이용하여 종괴 위치를 찾는다. 정확히 촉지되지 않거나, 선행화학요법을 받은 경우 조금씩 내강을 열어준다.

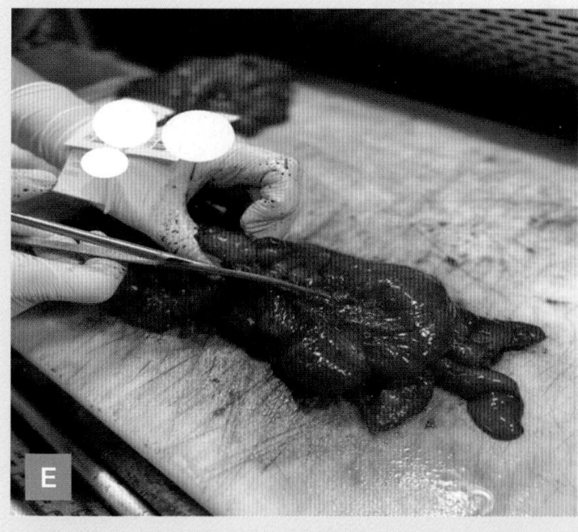

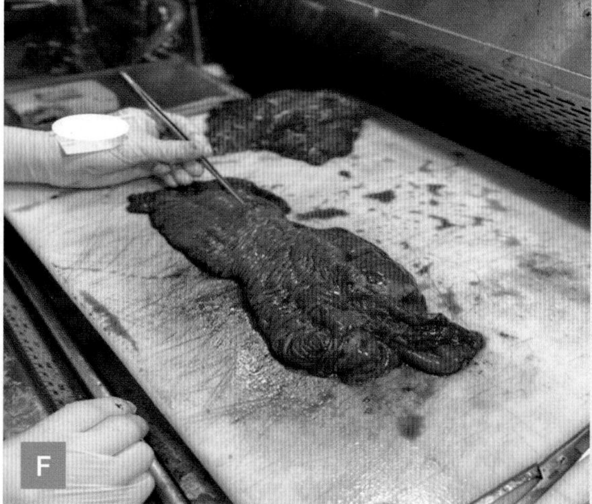

E : 종괴의 반대편을 따라 내강을 열어준다. 충수돌기와 종괴 위치를 계속해서 주의한다.
F : 종괴의 위치를 정확히 파악한다. 대장의 크기, 종괴 크기를 측정하여 기술한다. 종괴 뒷면을 제외한 림프절을 박리한다.

알아두기 : 종괴가 작거나 EMR scar와 같이 확인이 어려운 경우 tattoo가 되어진 점막을 탐색한다.

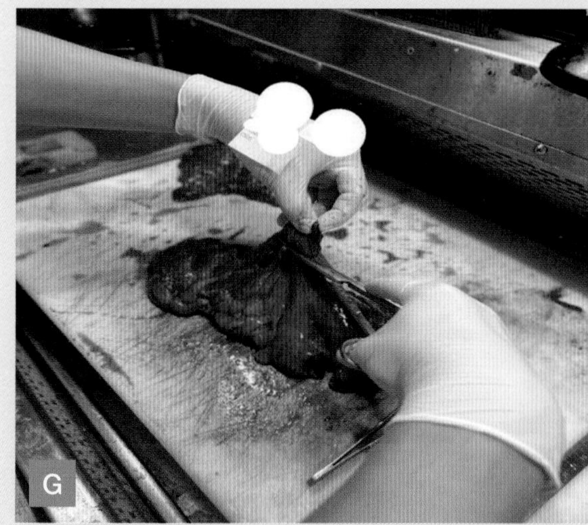

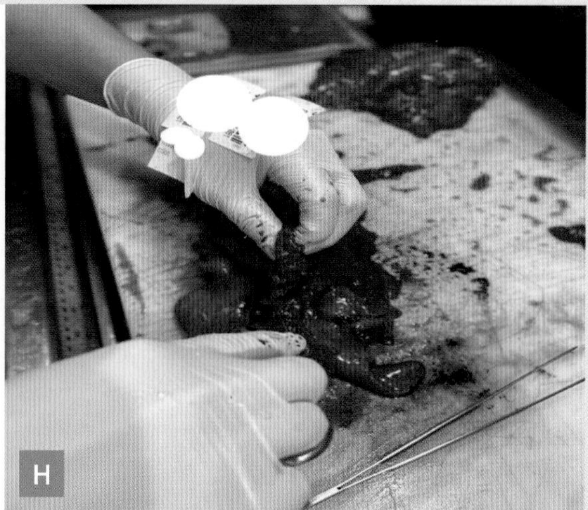

G : 종괴 뒷면을 제외한 림프절을 박리한다. 상장간동맥(superior mesenteric artery)의 가지(root) 림프절을 우선 박리한다.
H : 결장 주위 림프절(pericolic lymphnodes)을 박리한다.

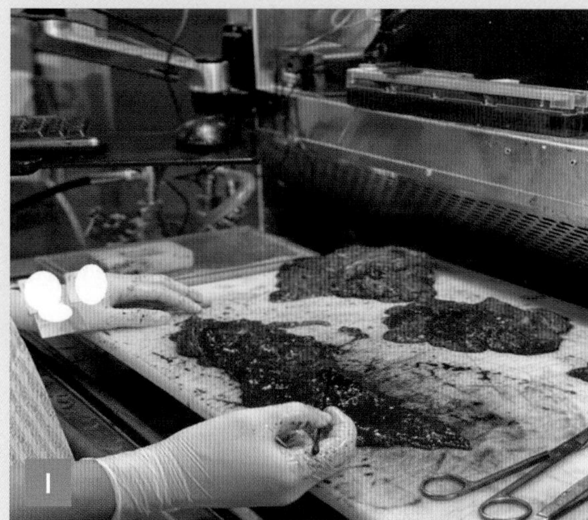

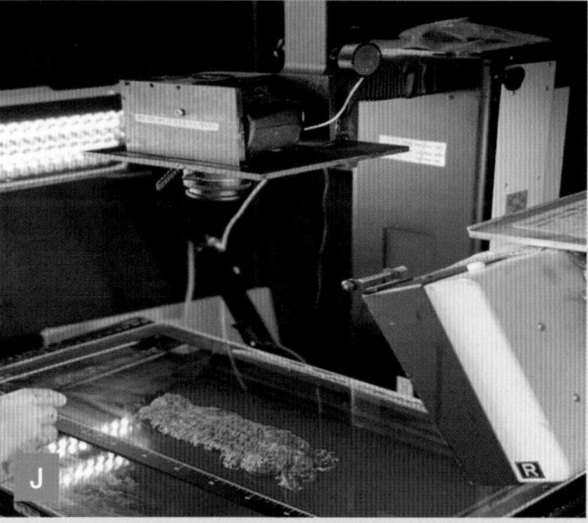

I : 종괴 뒷면에서의 복막 반전(peritoneal reflection)을 확인하고 잉크 표기한다.
J : 내강을 사진 촬영한다. 왼쪽이 원위 절연면(횡행결장), 오른쪽이 근위 절연면(말단 회장)으로 향하게 하였다.

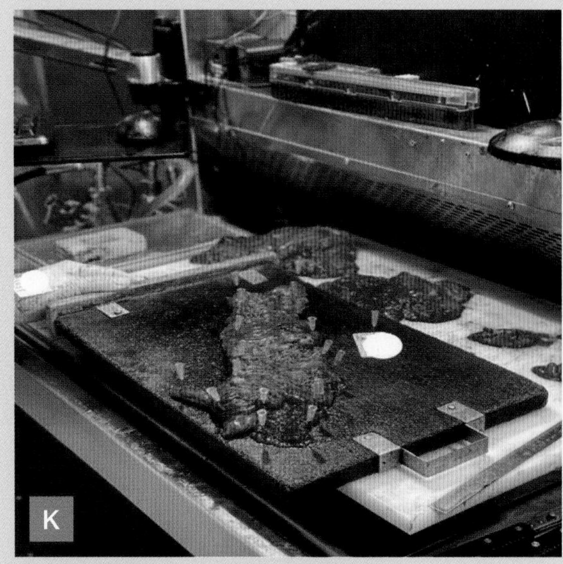

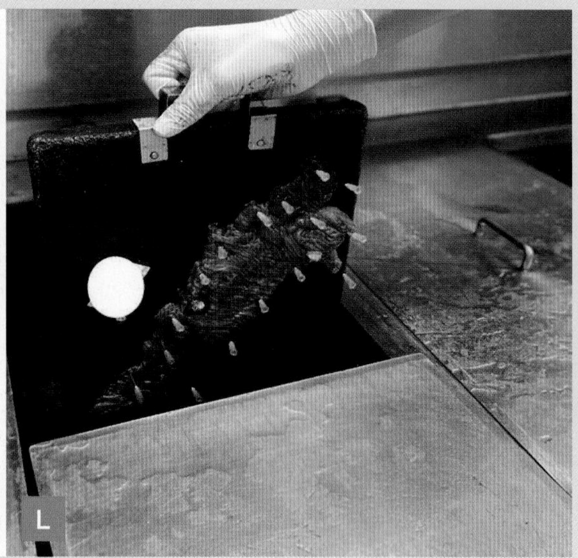

K : 코르크판에 핀 또는 바늘을 이용하여 단단히 부착시켜 준다. 주름을 과도하게 당겨주지 않으며, 기타 병변이 있는 경우 별도 잉크 표기하여 준다. 위 사진은 게실과 용종을 별도 표기하였다.
L : 포르말린에 24시간 고정하여 준다.

> 알아두기 : 게실, 용종 등 종괴 외 병변들을 미리 표기하여 고정 후 검체 처리시 작업을 용이하게 한다.

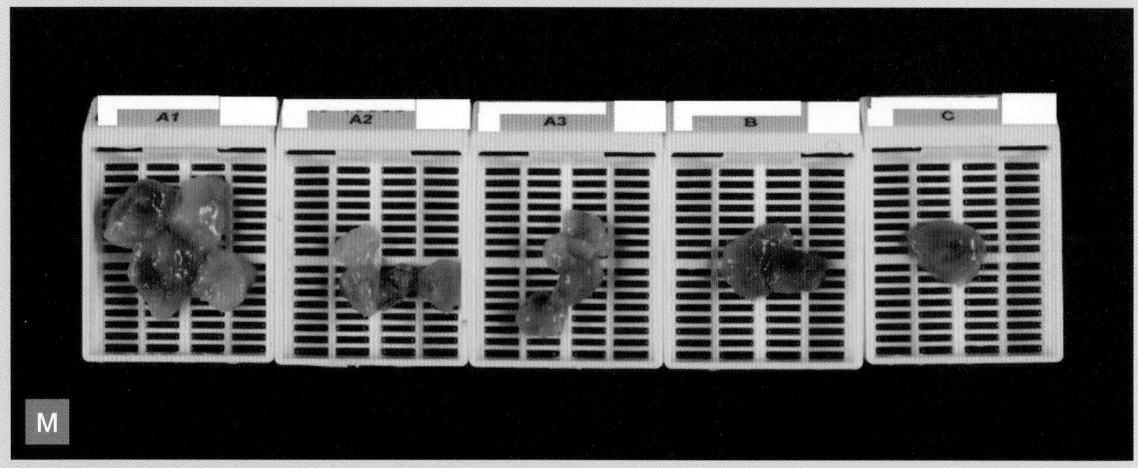

M : 결장 검체에 붙어져 온 결장간막(mesocolon)에서 림프절 분획을 나누어 박리하였다. block allocation key는 A1 - A3 : 결장 주위 림프절, B : 상장간막동맥 가지 림프절, C : 말단 회장 주위 림프절 순서이다.

> 알아두기 : 림프절 박리는 포르말린 고정 전에 시행하는 경우 림프절 찾기가 편리하며, 불빛이 밝은 곳에서 편안한 자세로 임해야 한다. 지방을 제거하는 데 있어서 림프절이 같이 떨어져 나가지 않게 조심하여야 하며, 두께가 2.0 cm 이상인 경우 림프절의 유문부를 중심으로 반으로 절제하여 카세트에 절취하도록 한다. 각 카세트에는 크기가 비슷한 림프절들로 분류하여 넣어 주어 다음 검사자의 작업이 용이하도록 한다.
>
> 알아두기 : 림프절은 peritumoral LN, pericolic LN(또는 perirectal LN), SMA root LN(또는 IMA root LN), mesenteric LN로 분류하며, peritumoral LN은 고정 후 단면에서, 그 밖의 LN는 신선 상태에서 주로 박리한다.

〈그림 2-1-66〉 상장간막동맥의 가지를 절제한 경우(우측 결장 반 절제술)의 조직처리

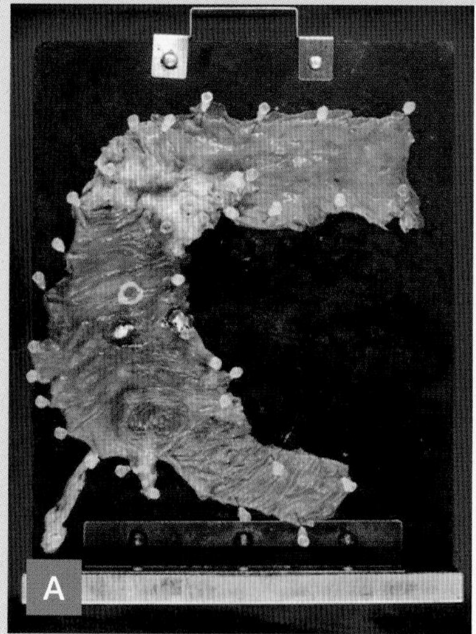

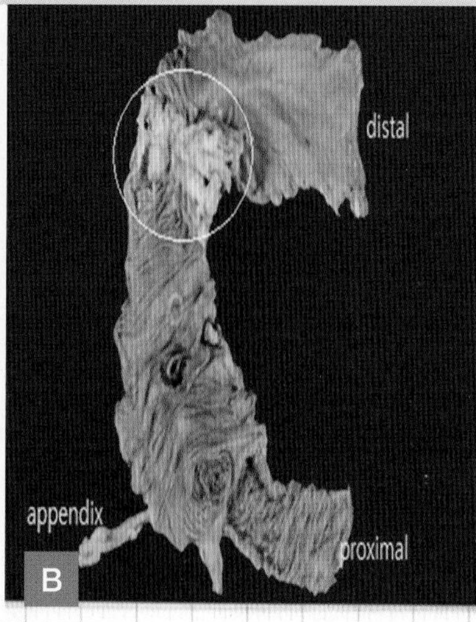

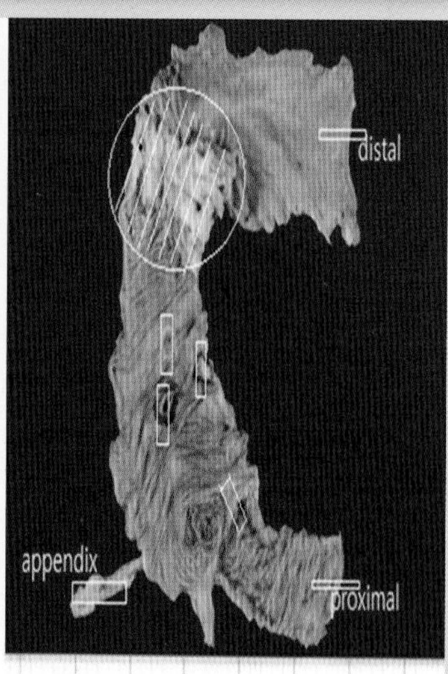

A : 신선 상태의 결장 조직을 코르크 판에 부착한 모습이다.
B : 포르말린 고정 후 결장의 내강 사진이다. block allocation key는 원위 절연면, 종괴 대표 단면, 회맹판, 근위 절연면 및 기타 병변(게실, 용종) 순서이다.

> 알아두기 : FAP 환자의 경우 전체 폴립의 개수를 정확히 확인한다. 그 중 크기가 1.0 cm 이상인 폴립은 크기, 형태, 위치 및 절연과의 거리를 기술한다. 대장의 종축을 따라 절취하며, 크기가 1.0 cm 이상 폴립은 모두 절취한다.

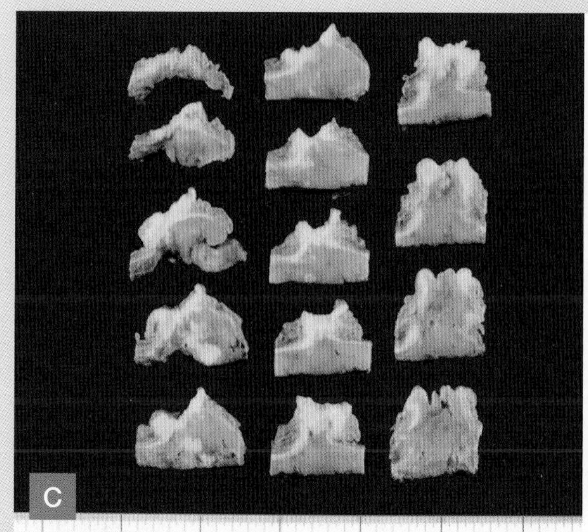

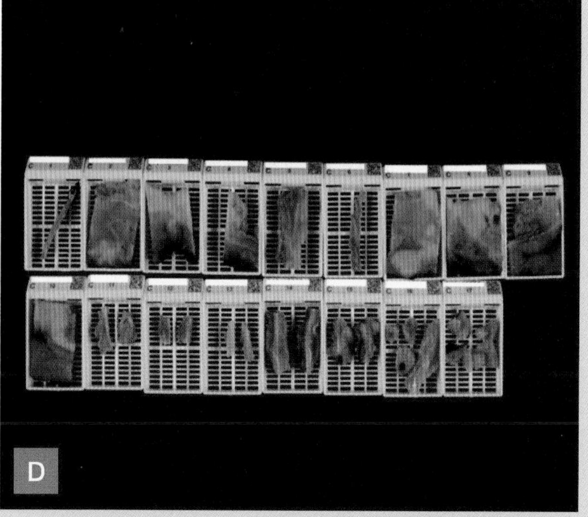

C : 종괴 단면들을 나란히 놓고 사진 촬영한 모습이다. 보통은 가장 깊은 침윤 부위를 나타내거나 다른 장기와의 관계를 나타내는 대표 단면을 선택하여 사진 촬영한다. 하지만 선행화학요법의 검체에서는 잔존해 있는 종괴를 정확히 파악하기 위하여 단면들 모두를 사진 촬영하고 종괴 단면들을 모두 절취한다.
D : block allocation key는 1 : 원위 절연면, 2 - 5 : 종괴 대표 단면, 6 : 근위 절연면, 7 - 10 : 종괴 다른 단면(7 & 8, 9 & 10 : 한 단면), 11 - 13 : 용종, 14 & 15 : 게실, 16 : 충수돌기, 17 : 종괴 주위 림프절 순서이다.

> 알아두기 : radial margin과의 관계를 확인하고 기술한다. 카세트 제작을 위하여 선택한 대표 단면을 제외한 단면들의 림프절을 박리하여 종괴 주위 림프절 카세트로 제작한다.

⑥ 결장의 길이와 평균 안둘레를 측정한다.

⑦ 대장, 소장, 충수돌기의 길이를 각각 측정한다.

⑧ 함께 붙어온 장기가 있는 경우 크기를 측정한다.

⑨ 조직의 세부적인 묘사(병변의 크기, 위치, 침윤 깊이, 절연면과의 거리, 회맹판과의 거리를 측정)를 한다.

⑩ 연속 절개하여 병변의 대표 단면들(가장 깊은 침윤이 관찰되는 단면, 병변과 주변 정상 조직과의 관계를 나타내는 단면, 절연면)을 절취한다.

⑪ 그밖에 용종이 존재하는 경우 크기와 절연면과의 거리를 측정한 후 절취한다.
함께 온 그물막(omentum)의 무게를 측정하고, 림프절 검체는 각 구획에 맞게 나누어 박리한다.

⑫ 육안상 림프절에 전이가 관찰되는 경우에는 병변의 크기와 외부 결절성 신장(extranodal extension)을 기술한다.

⑬ 함께 온 장기의 대표 단면들을 절취한다.

(2) gross template

① description

환자이름 [***], 병리번호 [***]. 받은 조직은 신선 상태의 [말단회장, 맹장, 상행결장, 횡행결장, 충수돌기]를 포함하는 [ileocecal resection / right hemicolectomy / transverse colectomy] 검체임. 결장의 길이는 [*** cm]이며, 평균 안둘레는 [*** cm]임. 말단회장의 길이는 [*** cm], 평균 안둘레는 [*** cm]임. 충수돌기의 길이는 [*** cm]이며, 평균외경은 [*** cm]임. 장막면을 관찰 시 지방 조직의 [섬유성 수축이 관찰됨 / 특이소견 관찰되지 않음]. 점막면을 관찰 시 [맹장 / 상행결장 / 횡행결장]에 [***]개의 종괴가 관찰됨. 육안형은 [융기형 / 궤양융기형 / 궤양침윤형 / 미만형]이며, 크기는 [*** x *** cm]임. 원위 절연면에서 [*** cm], 근위 절연면에서 [*** cm], 회맹판(ileocecal valve)로부터 [*** cm] 떨어져 있음. 단면상 [점막층 / 점막하층 / 근층 / 장막층 / 주위 연부조직]까지 침윤하고 있음. 그 외 [용종 또는 궤양 또는 천공 소견 관찰됨 / 특이소견 관찰되지 않음]. [용종의 크기는 *** x *** cm이며, 원위 절연면에서 *** cm, 근위 절연면에서 *** cm 떨어져 있음]. 대표적 절편 절취함. 충수돌기에서는 특이소견 관찰되지 않음. 대표적 절편 절취함.

② block allocation key

1 - 6 : 장의 종축을 따라 한 줄(1 : 원위 절연면, 2 - 4 : 종괴 대표 단면, 5 : 회맹판(ileocecal valve), 6 : 근위 절연면)

7 - 10 : 종괴 다른 단면들(7 & 8, 9 & 10 : 한 단면)

11 - 13 : 용종(11 : 첫 번째 용종, 12 : 두 번째 용종, 13 : 세 번째 용종)

14 & 15 : 게실(14 : 첫 번째 게실, 15 : 두 번째 게실)

16 : 충수돌기

17 : 종괴 주위 림프절

(3) ink code

① blue : 장막면

② yellow : 원위 절연면

③ red : 근위 절연면

(4) 주의사항

① 육안상 종괴가 없거나 이전 시술의 흉터, 선행 항암요법, 선행 방사선 요법을 받은 경우에는 의심부위 또는 병변을 모두 절취한다.

② 정확한 종괴 형태 구분이 어려울 때는 보다 큰 범주인 폴립 모양의(polypoid) 또는 궤양의(ulcerated) 또는 돌출형(fungating) 중에서 선택한다.

③ 림프절 구획은 결장 주위 림프절, 소장 주위 림프절 및 혈관주위 림프절로 분류하여 준다.

④ 양쪽 절연면은 병변과 멀리 있을 때는 수평 절연면(shave section)으로 하고 종괴와 가까이 있을 때는 수직 절연면(perpendicular section)을 절취한다.

⑤ 근위 절연면과 원위 절연면에 대한 구별이 필요없거나 확인이 어려운 경우에는 임의의 절연면, 임의의 반대쪽 절연면으로 명명한다.

⑥ 용종 및 흉터 등의 추가 병변 관찰 시 절취한다.

⑦ 다른 장기가 붙어온 경우 타 장기와의 관계가 나타나는 면을 절취한다.

⑧ 종괴 대표 단면을 절취한 후 종괴 주위 남은 림프절을 박리하여 절취한다.

⑨ 종괴 대표 단면에 포함된 림프절을 중복하여 넣지 않는다.

⑩ 융기형 종괴는 종괴 단면을 모두 절취한다(침습암의 발견 가능성이 존재).

3) 하장간막동맥의 가지를 절제한 경우 조직처리

〈그림 2-1-67〉 하장간막동맥의 가지를 절제한 경우(전방 절제술)의 조직처리 모식도

〈그림 2-1-67〉 하장간막동맥의 가지를 절제한 경우(전방 절제술)의 조직처리 모식도

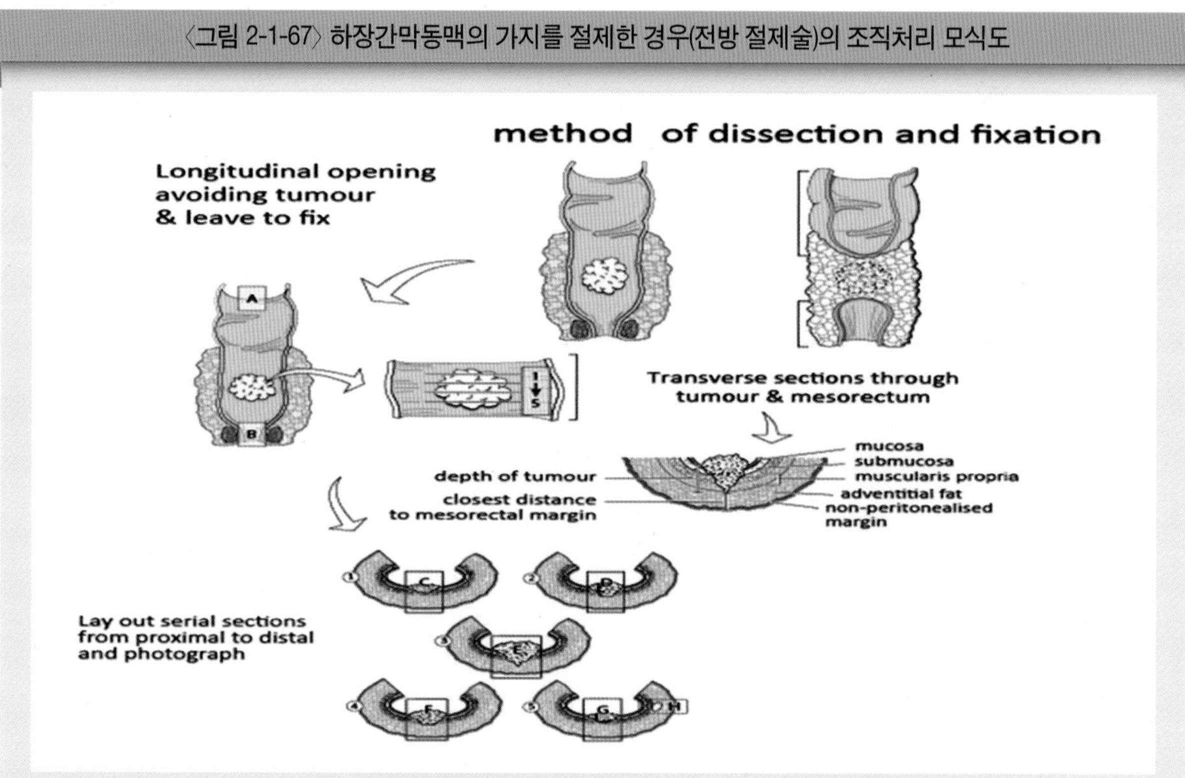

그림의 A부분은 S상결장(sigmoid colon)의 근위 절연면이고, B부분은 직장(rectum)의 원위 절연면이다. block allocation key는 A : 근위 절연면, B : 원위 절연면, C - G : 종괴 대표 단면들(종괴와 결장간막 관계를 정확하게 측정할 것), H : 종괴 주위 림프절 순서이다.

(1) 절차

① 수술명, 주변 구조물들을 이용하여 조직의 방향을 잡는다.

② 손가락 촉지하여 병변 부위를 피해서 열어준다.

③ 사진 촬영을 한다.

④ 방향에 맞추어 절연면들에 잉크 표시한다.

⑤ 장막에 수축(retraction), 경화(induration), 신장(extension), 천공(perforation), 림프절 종대(presence of enlarged lymph nodes) 등이 나타났는지 살펴본 후 병변의 장막 부위에 잉크 표시한다.

〈그림 2-1-68〉 하장간막동맥의 가지를 절제한 경우(전방 절제술)의 조직 전처리 과정

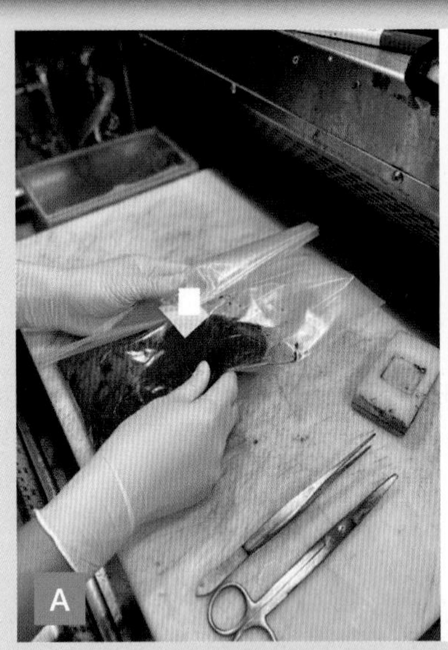

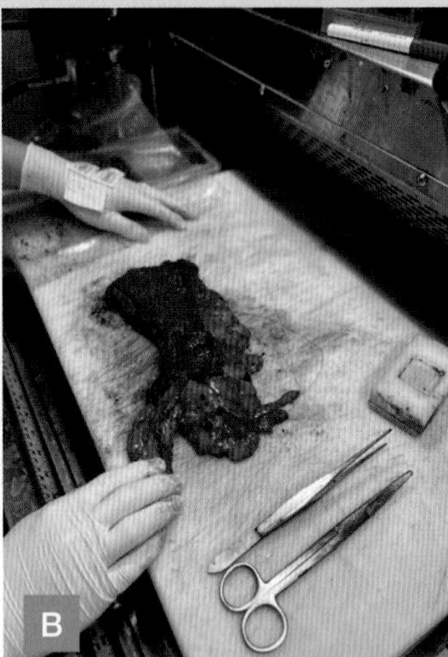

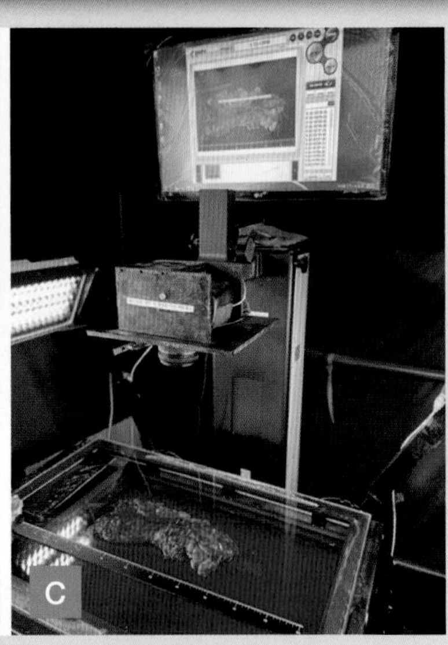

A : 환자 정보와 검체의 일치 여부를 확인한다.
B : 검체의 방향을 잡아준다. 외면의 복막 반전(peritoneal reflection)이 하나의 안내 표지자 역할을 한다. 혈관의 위치, 원위 절연면, 근위 절연면, 방사상 절연면을 찾아준다.
C : 초기 상태(외면)를 사진 촬영한다. 왼쪽이 원위 절연면(직장), 오른쪽이 근위 절연면(S상결장)이다.

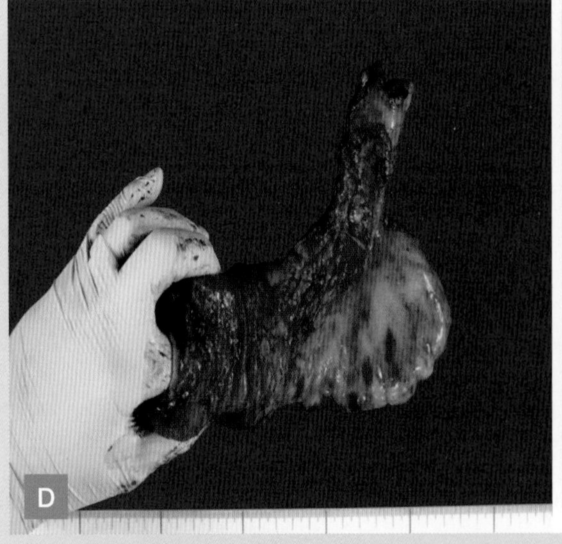

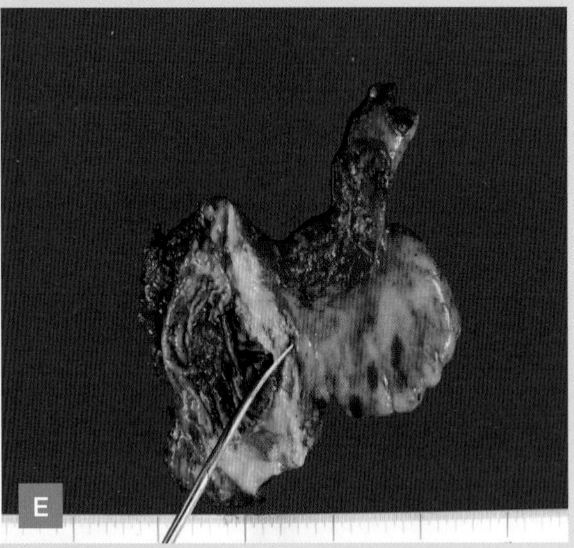

D : 손가락을 이용하여 종괴 위치를 찾는다. 정확히 촉지되지 않거나, 선행화학요법을 받은 경우 조금씩 내강을 열어준다.
E : 종괴의 반대편을 따라 내강을 열어준다.

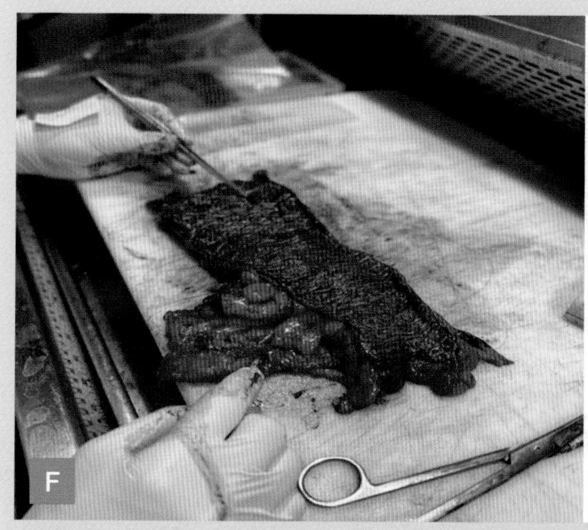

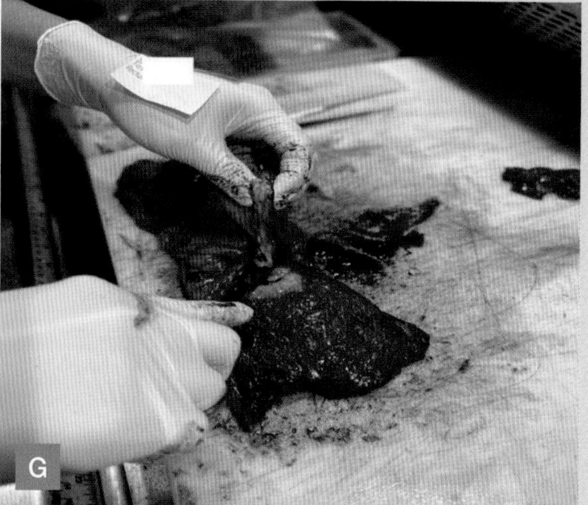

F : 종괴의 위치를 정확히 파악한다. 결장의 크기, 종괴 크기를 측정하여 기술한다. 종괴 뒷면을 제외한 림프절을 박리한다.
G : 하장간동맥(inferior mesenteric artery)의 가지(root) 림프절을 우선 박리한다. 다음 결장 주위 림프절을 분획하여 박리한다.

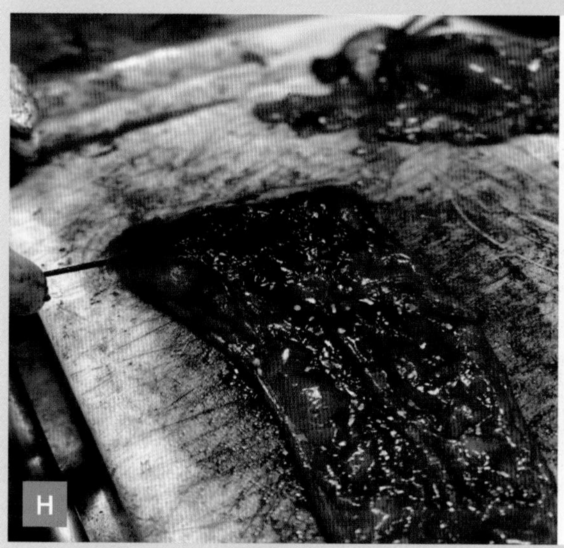

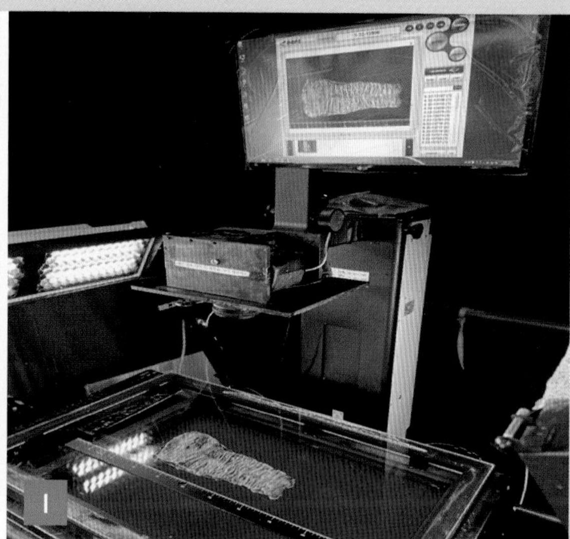

H : 종괴 뒷면에서의 복막 반전(peritoneal reflection)을 확인하고 잉크 표기한다.
I : 내강을 사진 촬영한다.

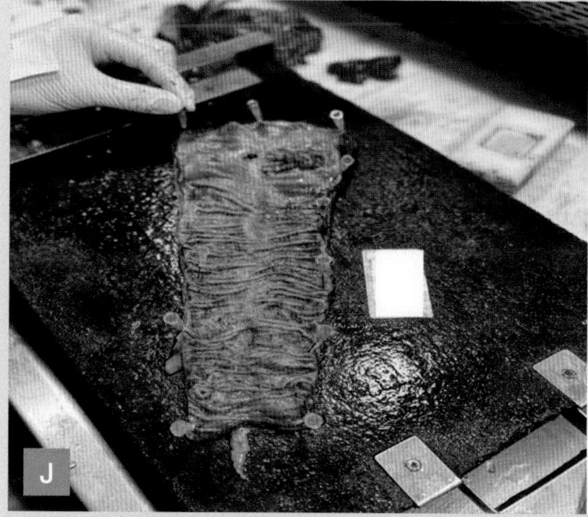

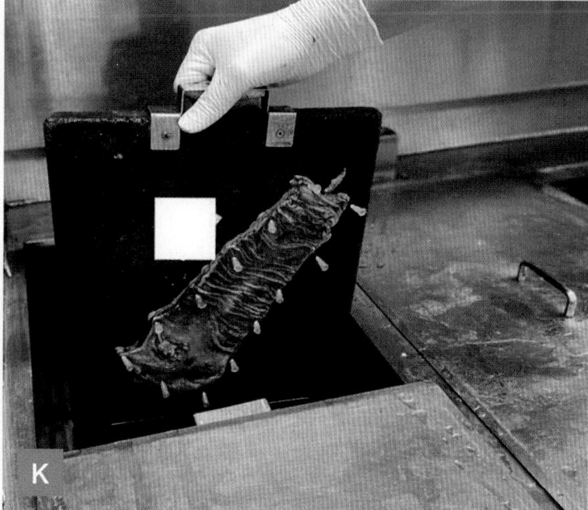

J : 코르크판에 핀 또는 바늘을 이용하여 단단히 고정시켜 준다. 주름을 과도하게 당겨주지 않으며, 기타 병변이 있는 경우 별도 잉크 표기하여 준다.
K : 포르말린 저장탱크에 24시간 고정하여 준다.

〈그림 2-1-69〉 하장간막동맥의 가지를 절제한 경우(전방 절제술)의 조직처리

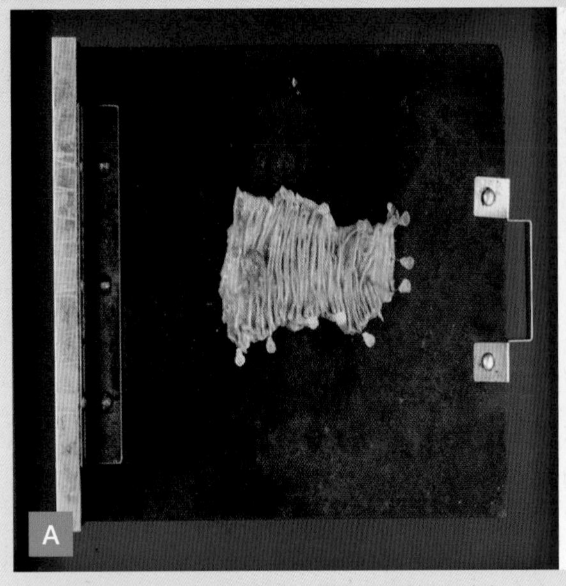

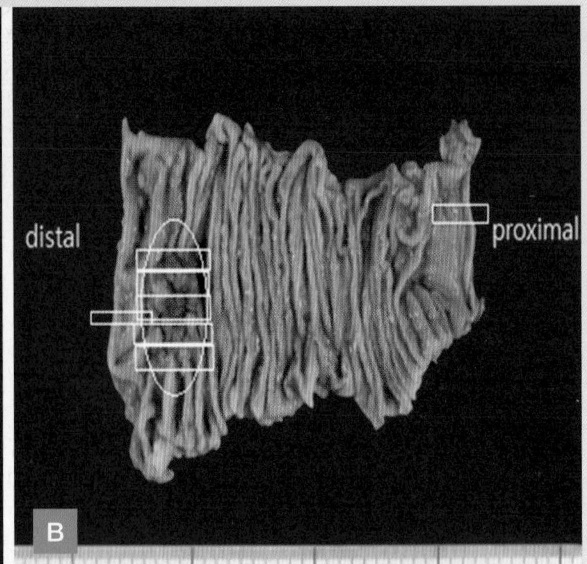

A : 신선 상태의 직장 조직을 코르크판에 부착한 모습이다.
B : 포르말린 고정 후 직장 내강 사진이다. block allocation key는 원위 절연면, 종괴 대표 단면 및 근위 절연면 순서이다.

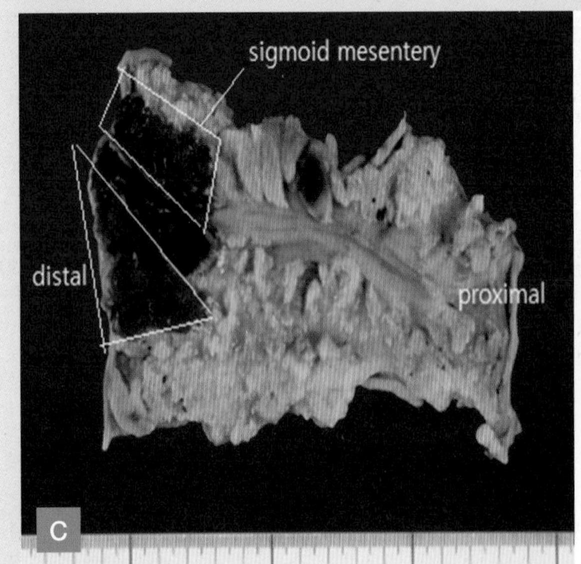

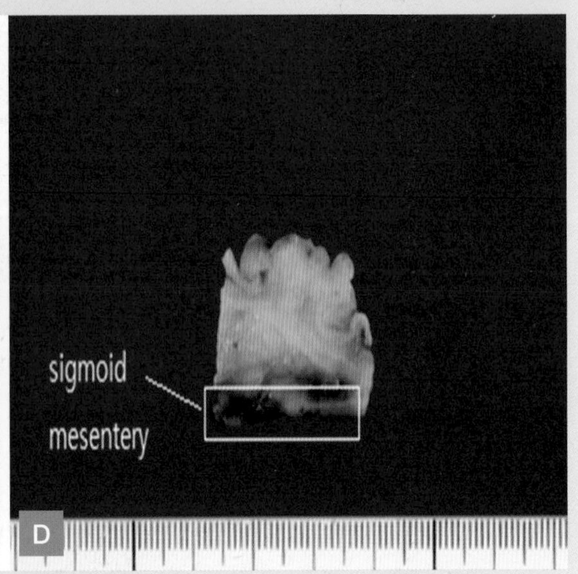

C : 고정 후 뒷면 사진이다. 초록색은 장막면, 파란색은 장간막 절연면이다.
D : 종괴 대표 단면과 장간막 절연면의 관계를 보여주는 사진이다.

⑥ 창자의 길이와 평균 안둘레를 측정한다.
함께 붙어온 장기가 있는 경우 크기를 측정한다.

⑦ 조직의 세부적인 묘사를 한다(병변의 크기, 위치, 침윤 깊이, 절연면의 거리, 회맹판의 거리).

⑧ 연속 절개하여 병변을 절취한다(가장 깊은 침윤이 의심되는 면, 병변과 주변 정상 조직과의 관계, 절연면).

⑨ 그밖에 용종이 존재하는 경우 크기와 절연면의 거리를 측정한 후 절취한다.

⑩ 함께 온 그물막(omentum)의 무게를 측정한 후 림프절 검체는 각 구획에 맞게 나누어 박리한다.

⑪ 육안상 림프절에 전이가 관찰되는 경우에는 병변의 크기와 외부 결절성 신장(extranodal extension)을 기술한다.

⑫ 함께 온 장기의 대표 단면들을 절취한다.

(2) gross template

〈그림 2-1-70〉 대장 위치별 결장간막(mesocolon)과 방사상 절연면(radial margin)

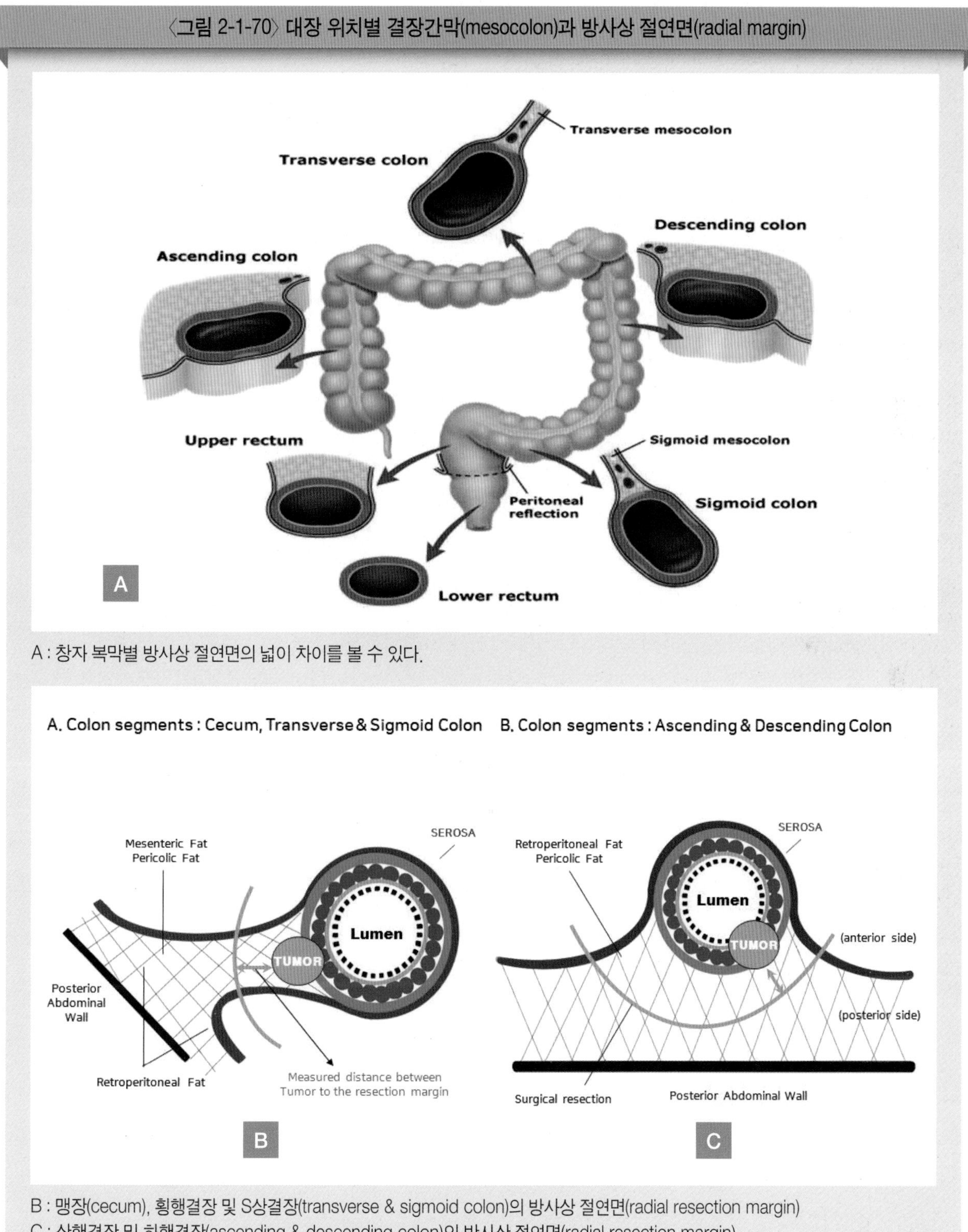

A : 창자 복막별 방사상 절연면의 넓이 차이를 볼 수 있다.

B : 맹장(cecum), 횡행결장 및 S상결장(transverse & sigmoid colon)의 방사상 절연면(radial resection margin)
C : 상행결장 및 하행결장(ascending & descending colon)의 방사상 절연면(radial resection margin)

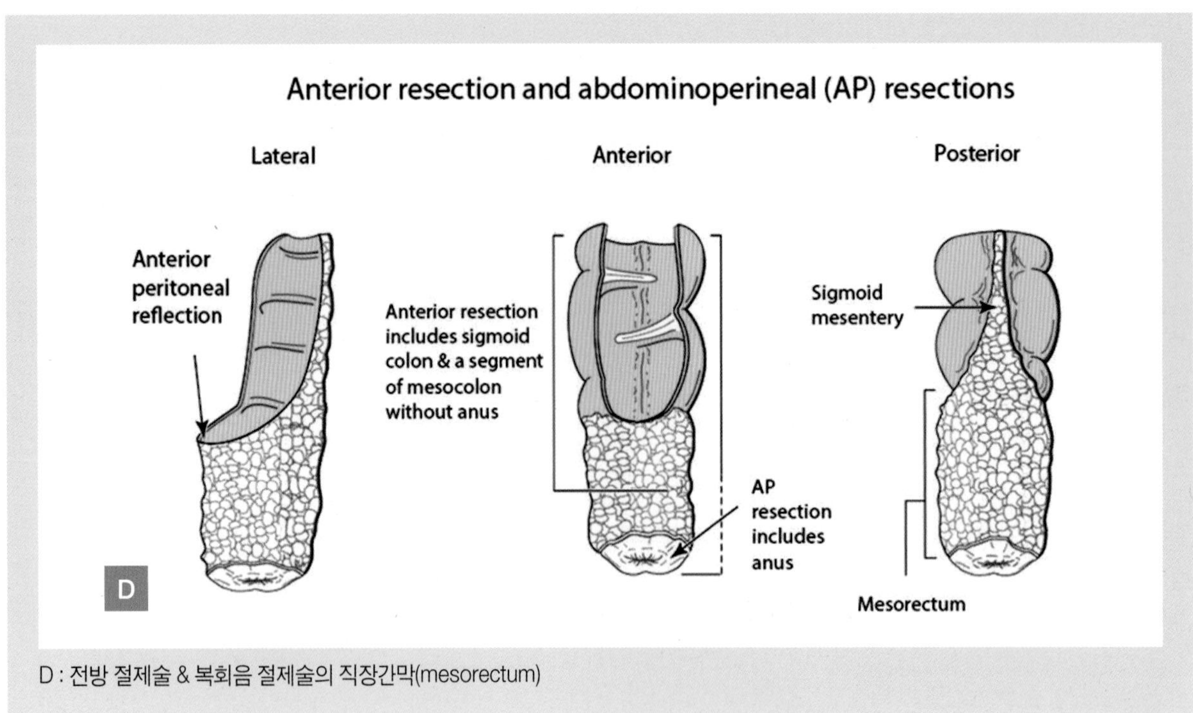

D : 전방 절제술 & 복회음 절제술의 직장간막(mesorectum)

① description

환자이름 [***], 병리번호 [***]. 받은 조직은 신선 상태의 [좌측 결장, S상결장 및 부분 절제된 직장]을 포함하는 조직으로 [좌측 결장 반 절제술 / 확대 좌측 결장 반 절제술 / 전방 절제술 / 저위 전방 절제술 / 초저위 전방 절제술 / 복회음 절제술] 검체임. 대장의 길이는 [*** cm], 평균 안둘레는 [*** cm] 임. 장막면 관찰시 [지방 조직의 섬유성 수축이 관찰됨 / 특이소견 관찰되지 않음]. 점막면을 관찰 시 [***개] 의 종괴가 관찰됨. 종괴의 육안형은 [융기형 / 궤양융기형 / 궤양침윤형 / 미만형] 이며, 크기는 [*** x *** cm] 임. 원위 절연면에서 [*** cm], 근위 절연면에서 [*** cm] 떨어져 있음. 단면상 [점막층 / 점막하층 / 근층 / 장막층 / 주위연부조직]까지 침윤하고 있음. [종괴는 장막화 되어 있으며 / 부분 장막화 되어 있으며 / 장막화 되어 있지 않으며], 가장 가까운 circumferential margin에서 [*** cm] 떨어져 있음. 그 외 [용종 또는 궤양 또는 천공 소견 관찰됨 / 특이소견 관찰되지 않음]. [용종의 크기는 *** x *** cm이며, 원위 절연면에서 *** cm, 근위 절연면에서 *** cm 떨어져 있음]. 대표적 절편 절취함.

② block allocation key

1 - 3 : 장의 종축을 따라 한 줄(1 : 원위 절연면, 2 : 종괴 대표 단면, 3 : 근위 절연면)

4 - 9 : 종괴 다른 단면들

10 : 종괴 주위 림프절

(3) ink code

a. blue : 장막면

b. yellow : 원위 절연면

c. red : 근위 절연면

(4) 주의사항

① 육안상 종괴가 없거나 이전 시술의 흉터, 선행 항암요법, 선행 방사선 요법을 받은 경우에는 병변을 모두 절취한다.

② 정확한 종괴 형태구분이 어려울 때는 보다 큰 범주인 폴립 모양의(polypoid) 또는 궤양의(ulcerated) 또는 돌출형(fungating) 중에서 선택한다.

〈그림 2-1-71〉 선암종

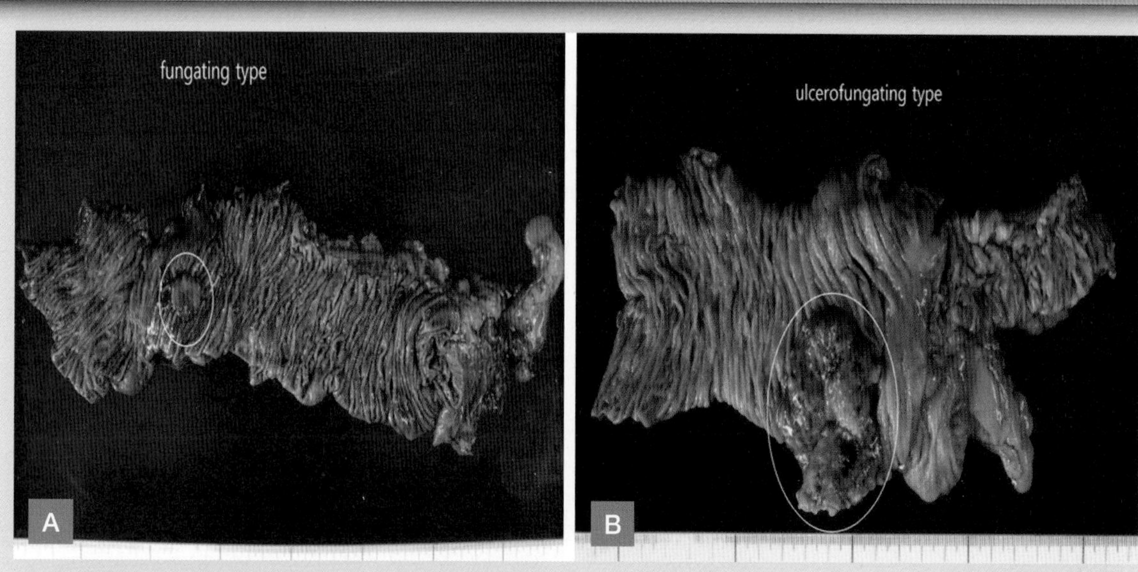

A : 신선 상태의 우측 결장 반 절제술 검체 내강 사진이다. 종괴 육안형은 융기형(fungating type)이고, 왼쪽이 원위 절연면, 오른쪽이 근위 절연면(말단회장)이다.

B : 신선 상태의 우측 결장 반 절제술 검체 내강 사진이다. 종괴 육안형은 궤양융기형(ulcerofungating type)이고, 왼쪽이 원위 절연면, 오른쪽이 근위 절연면(말단회장)이다.

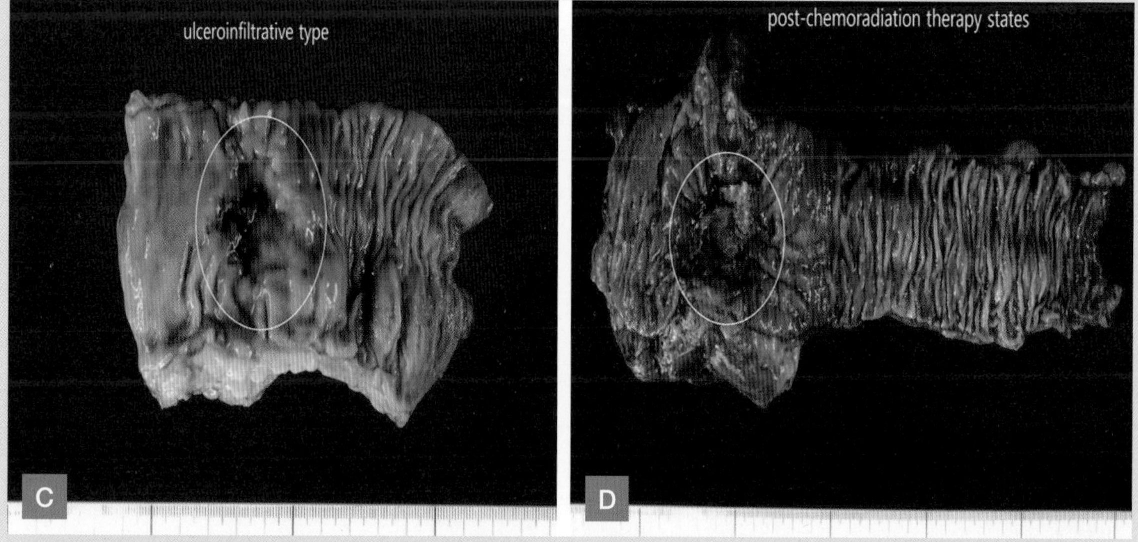

C : 신선 상태의 전방 절제술(anterior resection) 검체 내강 사진이다. 종괴 육안형은 궤양침윤형(ulceroinfiltrative type)이고, 왼쪽이 원위 절연면, 오른쪽이 근위 절연면이다.

D : 신선 상태의 저위 전방 절제술(low anterior resection) 검체 내강 사진이다. 선행 화학요법 및 방사선 용법 치료를 받은 상태로(post-chemoradiation therapy states) 종괴의 흉터(scar)로 관찰된다. 왼쪽이 원위 절연면, 오른쪽이 근위 절연면이다. 항암 예후 및 잔존 종괴 평가를 위하여 흉터 단면들을 모두 절취한다.

③ 림프절 구획은 소장 주위 림프절과 혈관주위 림프절로 분류하여 준다.

④ 절연면은 병변과 멀리 있을 때는 수평 절연면(shave section)로 하고 종괴와 가까이 있을 때는 수직 절연면(perpendicular section)을 절취한다.

⑤ 근위 절연면과 원위 절연면에 대한 구별이 필요 없거나 확인이 어려운 경우에는 임의의 절연면, 임의의 반대쪽 절연면으로 명명한다.

⑥ 용종 및 흉터 등의 추가 병변 관찰 시 절취한다.

⑦ 다른 장기가 붙어온 경우 타 장기와의 관계가 나타나는 면을 절취한다.

〈그림 2-1-72〉 대장 게실

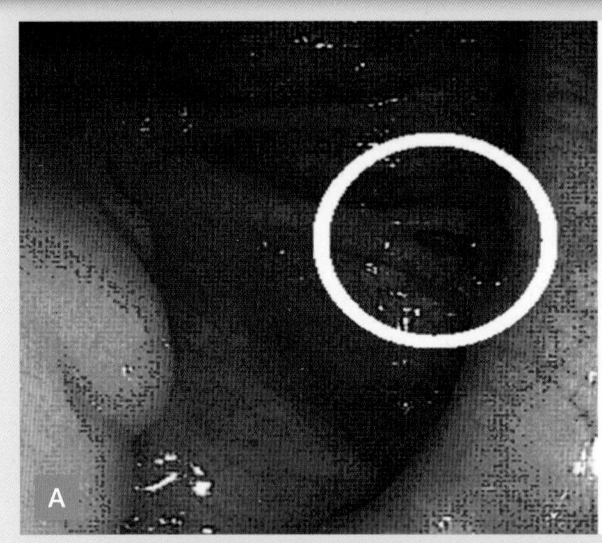

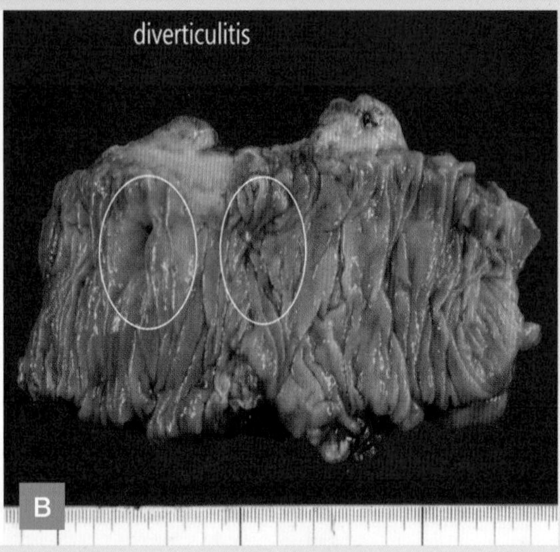

A : 게실증이 있는 환자의 내시경 사진이다.
B : 전방 절제술 검체의 내강 사진이다.(포르말린 고정 전) 게실염(diverticulitis)이 진행되어 수술을 진행한 경우이다.

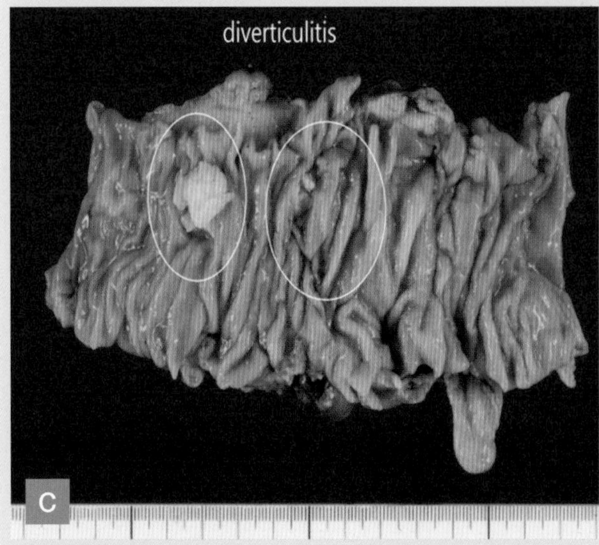

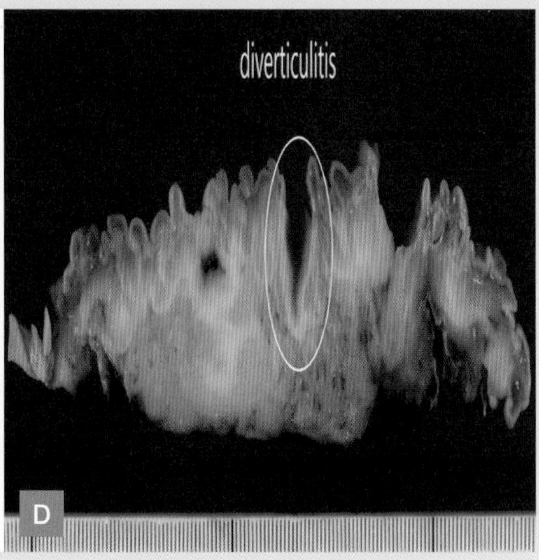

C : 포르말린 고정 후 S상결장의 내강 사진이다. 정확한 단면을 내기 위하여 전처리 업무에서 거즈 또는 휴지를 게실 빈 공간에 채워 넣어 두었다.
D : 게실염의 단면 사진이다.

⑧ 종괴 대표단면을 절취한 후 종괴 주위 남은 림프절을 박리하여 절취한다.

⑨ 종괴 대표단면에 포함된 림프절을 중복하여 넣지 않는다.

⑩ 융기형 종괴는 종괴를 모두 절취한다(침습암의 발견 가능성이 존재).

4) 대장 병변

(1) 선종

대부분 지름이 0.3~1.0 cm이다. 형태는 목이 있는 선종과 목이 없는 선종으로, 두 종류 모두 표면이 벨벳 형태를 지닌다. 목이 있는 선종은 점막하층으로부터 유래된 두드러진 혈관을 포함한 가느다란 섬유 근육줄기를 가진다. 줄기의 대부분은 비신생물성상피로 덮여 있지만 때로 형성이상성의 상피가 존재한다.

(2) 선암종(adenocarcinoma) 〈그림 2-1-71〉 선암종

결장 전체 길이를 따라 동일하게 분포한다. 맹장, 상행결장에 위치한 종양은 흔히 폴립모양의 돌출덩이로 성장하여 대부분 폐쇄를 일으키지 않는다. 반면 S상결장 및 직장의 암종은 고리모양 병변(annular lesion)으로 내강 협착을 일으켜 폐쇄를 유발한다. 두 종류 모두 병변이 진행됨에 따라 벽속으로 침윤한다.

(3) 대장 게실 〈그림 2-1-72〉 대장 게실

대장 게실(diverticulum)은 대장벽 일부가 벽 외부의 장막 쪽으로 탈출하여 생긴 작은 주머니 모양의 병변이다.

① 게실증(diverticulosis) : 게실이 존재하는 상태이다.

② 게실염(diverticulitis) : 게실에 염증이 생긴 경우이다.

③ 게실질환(diverticular disease) : 게실에 염증이나 출혈 등의 질환이 동반된 상태이다.

(4) 치질(hemorrhoid) 〈그림 2-1-73〉 치질

〈그림 2-1-73〉 치질

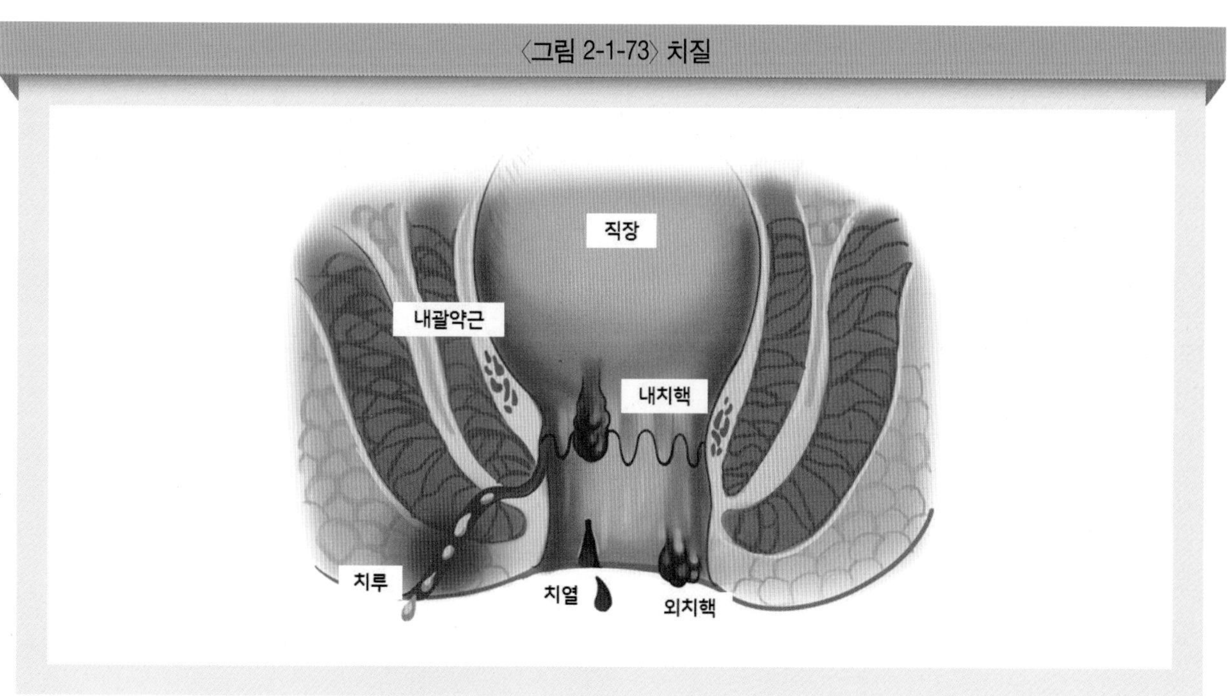

항문 안팎에 생기는 외과적 질병을 통칭하며 그 중 치핵, 치루, 치열이 대표적이다.

① 치핵 : 항문 질환의 절반이상을 차지한다. 항문 주변의 혈관과 결합 조직이 덩어리를 이루어 밀려나온 상태로 정맥총에 피가 몰려서 생긴 정맥류(varicose vein)이다. 위치나 형태에 따라서 내치핵, 외치핵, 혼합치핵으로 구분한다.

② 치루(anal fistula) : 항문 주위가 염증으로 인하여 누관이 형성된 상태이다. 누관을 통한 분비물이 발생된다. 외괄약근과 누관의 상관관계에 따라 여러 형태로 분류가 가능하다.

③ 치열 : 항문관 부위(항문 입구에서 항문 안쪽 치상선까지)가 찢어진 상태이다.

5.8. 충수돌기 절제술(appendectomy)

급성 충수돌기염(막창자꼬리염) 발생 시 주로 진행한다. 또한 난소암, 복막암이 외면에 전이된 경우 또는 전이되지 않더라도 예방적 절제가 필요한 경우 시행된다. 상행결장절제술이 시행되는 경우에도 함께 자연 절제된다.

1) 조직처리 〈그림 2-1-74〉 충수돌기 절제술의 조직처리 모식도

(1) 절차

〈그림 2-1-74〉 충수돌기 절제술의 조직처리 모식도

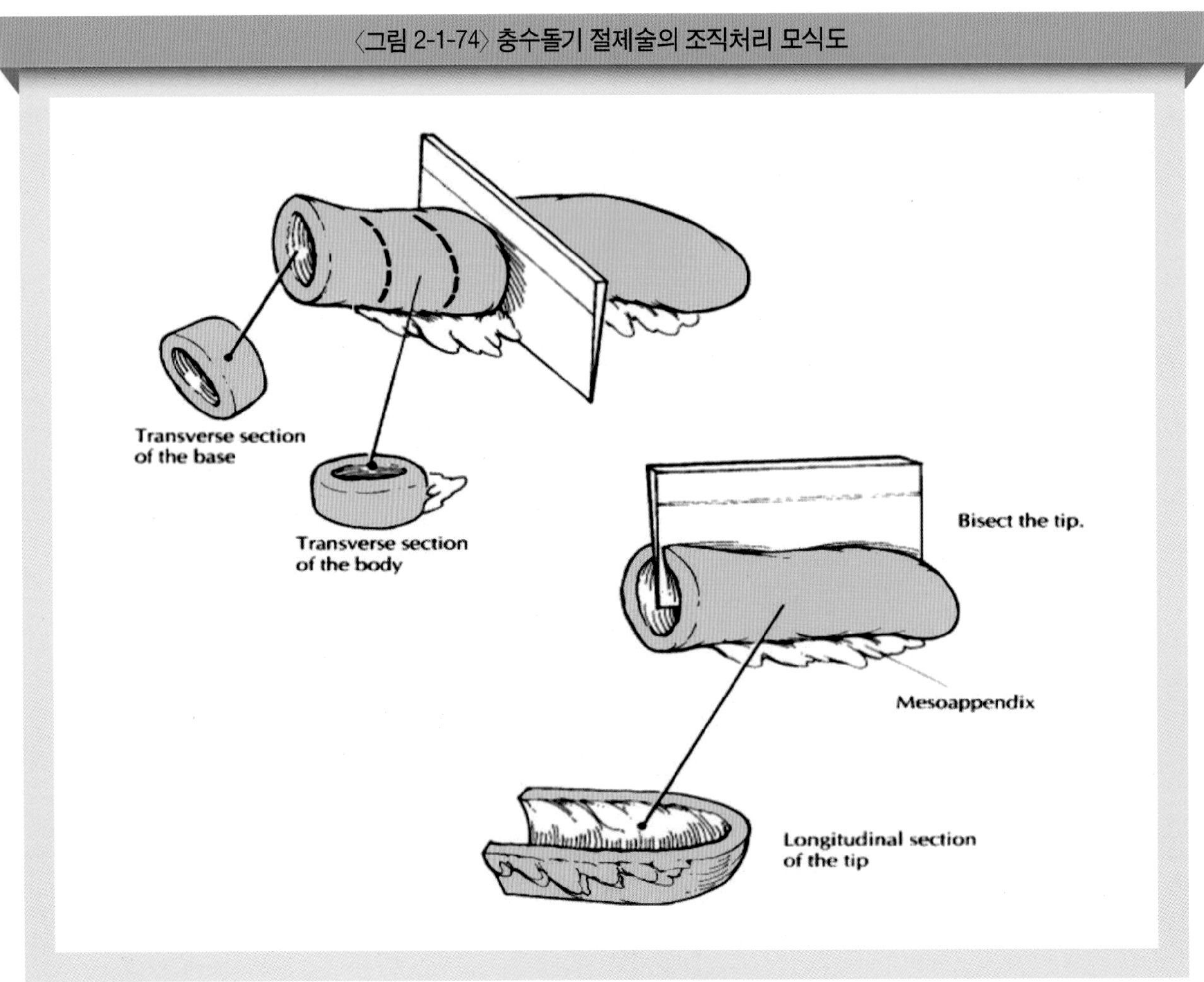

〈그림 2-1-75〉 충수돌기 절제술의 조직처리

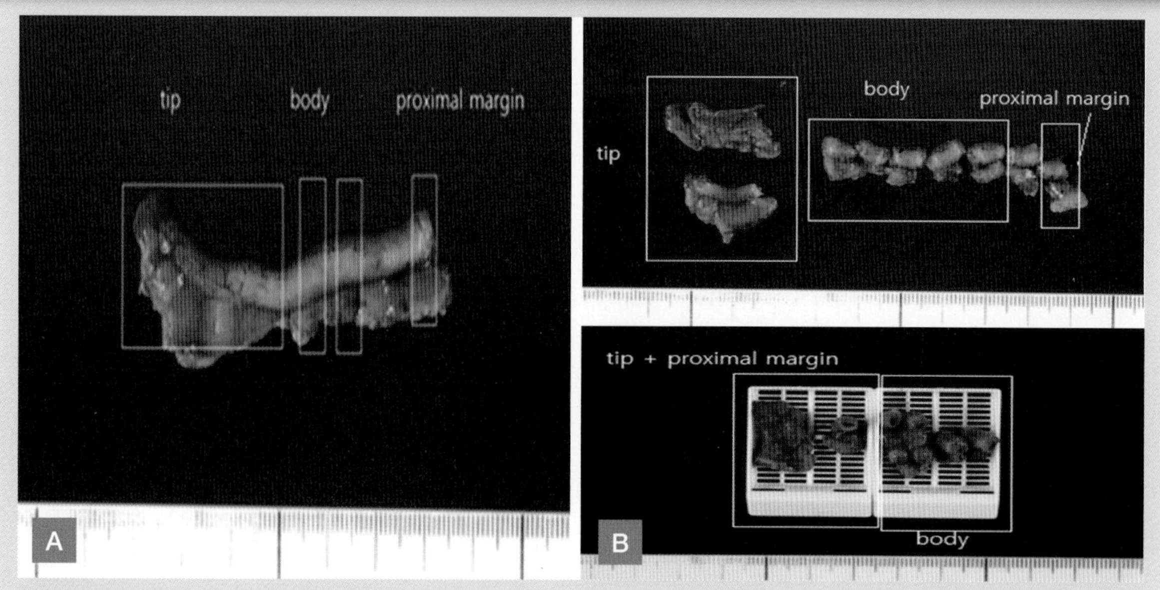

A : 단순 염증에 의한 충수돌기 절제술 검체 사진이다. 근위 절연면(proximal margin), 체부(body), 말단 부분(tip)을 표기하였다.
B : 충수돌기 말단 부분(tip)을 세로(longitudinal)로 절제하였고, 그 외 부분은 0.3 cm 간격으로 연속 절개하였다. 첫 번째 카세트에는 말단 부분과 근위 절연면, 두 번째 카세트에는 체부 부분을 절취하였다.

① 수술명, 주변 구조물(함께 붙어온 맹장)을 이용하여 조직의 방향을 잡는다.

② 사진 촬영을 한다.

③ 방향에 맞추어 근위 절연면 또는 함께 붙어온 맹장 절연면에 잉크 표시한다.

④ 충수간막(mesoappendix)에 수축(retraction), 경화(induration), 신장(extension), 천공(perforation) 등의 유무를 관찰한다. 그리고 병변의 장막부위에 잉크 표시한다.

⑤ 길이와 평균 외경을 측정한다.

⑥ 함께 붙어온 장기가 있는 경우 크기를 측정한다.

⑦ 병변의 크기, 위치, 침윤 깊이, 절연면과의 거리, 충수의 끝(appendix tip)과의 거리를 측정한다.

⑧ 연속 절개하여 병변을 절취한다.

⑨ 평균 벽두께, 내강(lumen)의 상태, 내강물질(고름〈pus〉, 대변돌〈fecaliths〉)을 확인한다.

⑩ 함께 온 장기의 대표 단면들을 절취한다.

(2) gross template

① description

환자이름 [***], 병리번호 [***]. 받은 조직은 신선 상태의 충수돌기로 appendectomy 검체임. 길이는 [*** cm]이며, 평균 외경은 [*** cm]임. 장막면을 관찰 시 [염증 / 지방 조직의 섬유성 수축 / 천공 / 결절 / 종괴가 관찰됨 / 특이소견 관찰되지 않음]. 내강을 관찰 시 특이 소견 관찰되지 않음 / *** 개의 종괴가 관찰됨]. 병변의 크기는 [*** x *** cm]이고 appendix tip에서 [*** cm], 근위 절연면에서 [*** cm] 떨어져 있음. 단면상 [점막층 / 점막하층 / 근층 / 장막층까지 침윤하고 있음 / 충수간막에 국한되어 있음]. 연속 절개하여 모두 절취함.

② block allocation key

1 - 2 : 충수돌기(1 : tip & 근위 절연면, 2 : body)

(3) ink code

① blue : mesoappendix overlying lesions

② green : mesoappendiceal fat margin

③ black : proximal resection margin

(4) 주의사항

① 다른 장기가 붙어온 경우 타 장기와의 관계가 나타나는 면을 절취한다.

② 가능한 모두 절취한다.

5.9. 장루 조직(stoma)

1) 종류

장루는 장 내용물이 복부 피부에 인위적으로 만든 누공으로 인공항문 장치이다. 수술 적응증에 의한 임시로 만든 경우와 회음부 절제에 의한 영구적으로 만든 장루가 있다. 장루를 만든 후 원위부에 장이 남아 있는 경우 또는 항문 괄약근이 남아 있는 경우 문합하여 장루를 제거하게 된다.

(1) 위치별 분류 [표 2-1-15] 장루 위치별 분류

장루는 위치에 따라 회장루와 결장루로 구분한다. 결장루는 다시 피부 밖으로 나오는 분절에 따라 상행결장루, 회행결장루, 하행결장루, S상결장루로 분류된다.

(2) 개구수별 분류 [표 2-1-16] 장루 개구수별 분류

[표 2-1-15] 장루 위치별 분류

<table>
<tr><th>부위</th><th>장기</th><th>그림</th><th>부위</th><th>장기</th><th>그림</th></tr>
<tr><td rowspan="4">결장루
(colostomy)</td><td>상행결장루</td><td>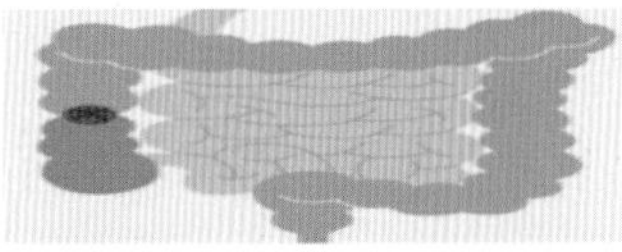</td><td rowspan="4">회장루
(ileostomy)</td><td rowspan="4">말단 회장루</td><td rowspan="4">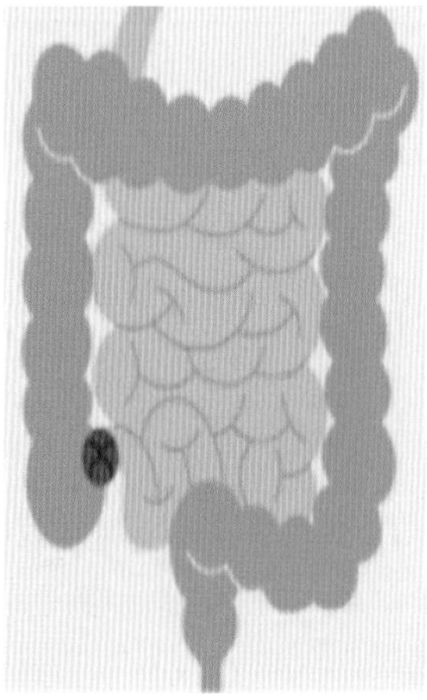</td></tr>
<tr><td>횡행결장루</td><td>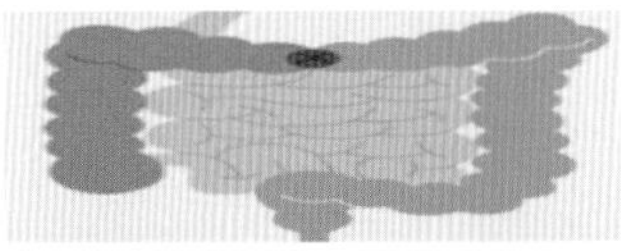</td></tr>
<tr><td>하행결장루</td><td>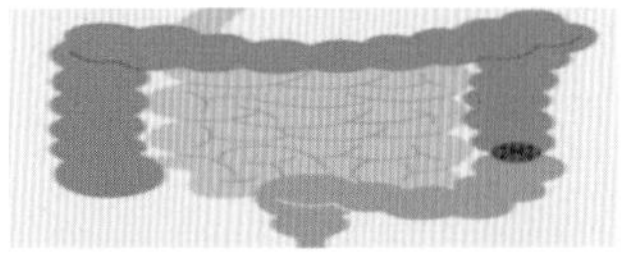</td></tr>
<tr><td>구불결장루</td><td>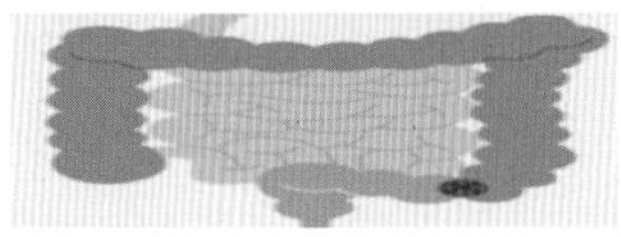</td></tr>
</table>

[표 2-1-16] 장루 개구수별 분류

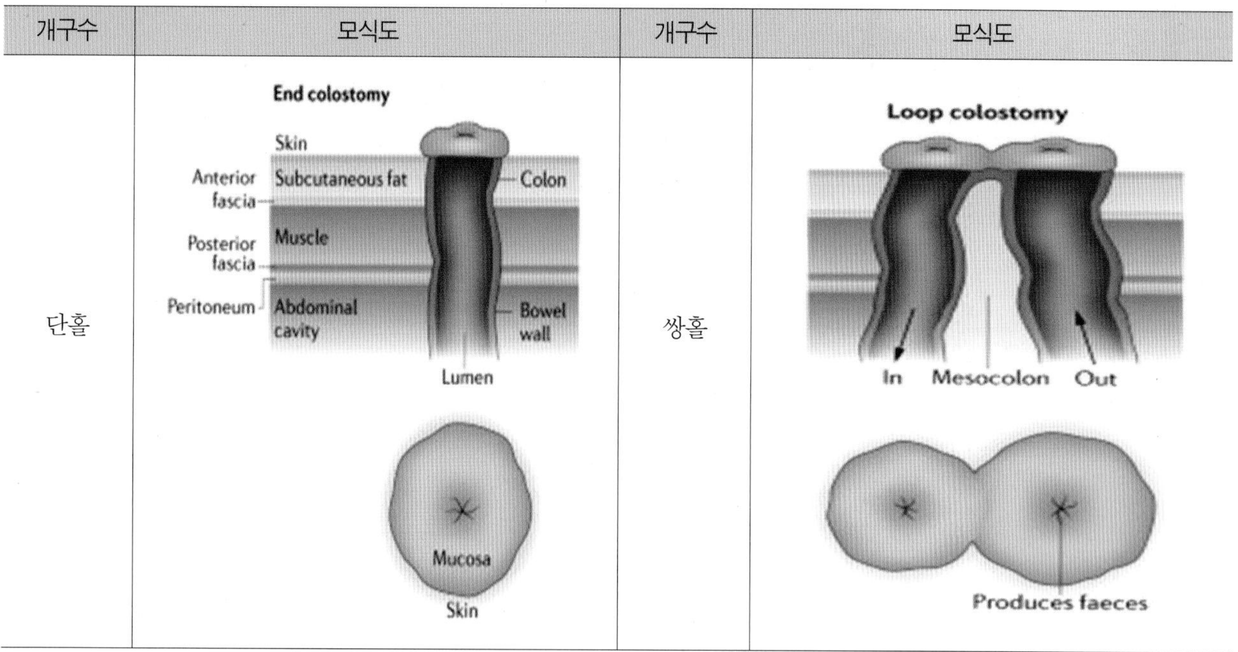

개구수	모식도	개구수	모식도
단홀	End colostomy	쌍홀	Loop colostomy

장의 근위부 끝부분이 단일구멍 형태로 피부 밖으로 나오는 단홀식과 고리형태로 피부 밖으로 나오는 쌍홀식이 있다.

2) 조직처리

(1) 절차

① 수술명, 주변 구조물들(피부)을 이용하여 조직의 방향을 잡는다.

② 사진 촬영을 한다.

③ 소장의 장막에 수축(retraction), 경화(induration), 신장(extension), 천공(perforation) 등이 나타났는지 살펴본다.

④ 길이와 평균 외경을 측정한다.

⑤ 함께 붙어온 장기(피부의 면적)가 있는 경우 크기를 측정한다.

⑥ 조직의 세부적인 묘사(병변의 크기, 위치)를 한다.

⑦ 연속 절개하여 병변을 절취한다.

⑧ 대표 단면들을 절취한다.

(2) gross template

① description

환자이름 [***], 병리번호 [***]. 받은 조직은 "stoma(ileum)" 이라고 표기된 신선 상태의 부분 절제된 소장과 피부를 포함하는 ileostomy repair 검체임. 소장의 길이는 [*** cm] 이며, 평균 안둘레는 [*** cm] 임. 함께 절제된 피부의 면적은 [*** x *** cm] 임. 장막면을 관찰 시 지방 조직의 [염증 / 섬유성 수축 / 천공 / 결절 / 종괴가 관찰됨 / 특이소견 관찰되지 않음]. 점막면을 관찰 시 충혈과 부종 외에 특이 소견 관찰되지 않음. 대표적 절편을 절취함.

〈그림 2-1-76〉 장루 복원술의 조직처리

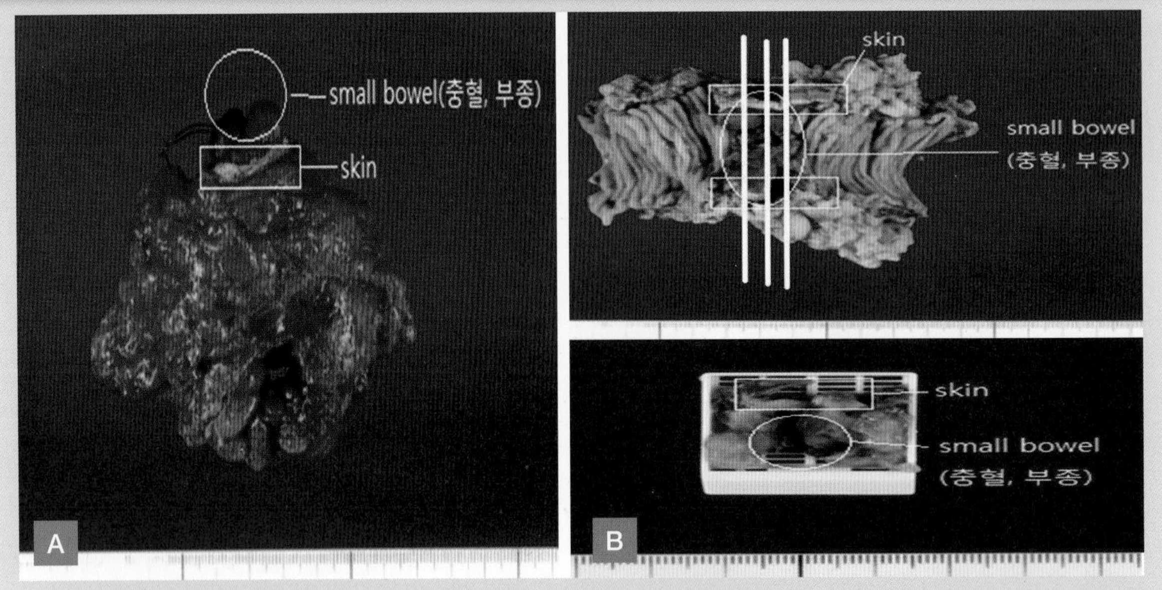

A : 신선 상태의 장루 복원술 검체 외면 사진이다. 소장 점막면에 충혈과 부종이 관찰된다. 바깥 외부로 변을 배출하기 위하여 만든 주머니이기 때문에 피부가 함께 붙어져 있다.
B : 포르말린 고정 후 장루 복원술 검체 내강 및 단면 사진이다. 소장 점막면의 충혈, 부종 및 피부와의 관계를 나타내는 대표 단면들을 절취한다.

② block allocation key

1 : 피부를 포함한 소장 점막 충혈 병변 대표 단면

(3) ink code

① yellow : 피부 절연면

② blue : 소장 장막면

(4) 주의사항

① 피부와 소장이 함께 나타나는 수직 절연 방향으로 절연한다.

② 결장루와 회장루를 구분한다.

③ 장루의 개구수를 이해한다.

6. 소화기계암의 병기

암의 병기 분류 방법에는 국제 임상 병기 분류(clinical stage classification)인 TNM 분류가 있다. T는 원발소(primary) 종괴의 크기, N는 부위 림프절(regional lymph node)의 전이 유무, M는 원격 전이(distant metastasis)의 유무를 나타낸다. 암의 치료와 예후 판정에 있어서 중요한 지표로 활용된다. 수술하기 전 혹은 수술하지 않고 치료할 때 사용되는 임상적 병기(cT, cN, cM) 표기와 수술한 후에 조직검사 결과에 따라 결정에 따르는 병리학적 병기(pT, pN, pM)로 구분된다.

6.1. 두경부암의 병기

1) 구강암의 병기

(1) 구강암의 TNM 분류

① 원발 종양(T)

a. Tis : 상피내 암종(carcinoma in situ)인 경우

b. T1 : 종양의 크기가 2.0 cm 이하이고, 침범 깊이가 5 mm 이하인 경우

c. T2 : 종양의 크기가 2.0 cm 이하이고, 침범 깊이가 5 mm 초과 또는 종양이 2.0 cm 초과 4.0 cm 이하이고, 침범 깊이가 10 mm 이하인 경우

d. T3 : 종양의 크기가 2.0 cm 초과 4.0 cm 이하이면서 침범 깊이가 10 mm를 초과하거나 또는 4.0 cm를 초과하면서 침범 깊이가 10 mm 이하인 경우

e. T4

a) T4a : 4.0 cm를 초과하면서 침범 깊이가 10 mm를 초과하거나 또는 인접조직을 침범한 경우

b) T4b : 저작극 공간(씹기 근육이 위치한 공간), 익상판(pterygoid plates), 두개저를 침범한 경우 또는 종양이 내경동맥(internal carotid artery)을 감싸고 있는 경우

② 국소 림프절 전이(N)

a. N0 : 국소 림프절 전이가 없는 경우

b. N1 : 최대 크기가 3.0 cm 이하의 한쪽 림프절의 전이가 있고 림프절 외 확장이 없는 경우

c. N2

a) N2a : 최대 크기가 3.0 cm 이하의 한쪽 림프절의 전이가 있고 림프절 외 확장이 있는 경우 또는 최대 크기가 3.0 cm 초과 6.0 cm 이하의 한쪽 림프절의 전이가 있고 림프절 확장이 없는 경우

b) N2b : 최대 크기가 6.0 cm 이하이며, 다중 동측의 림프절 전이가 있고 림프절 외 확장이 없는 경우

c) N2c : 최대 크기가 6.0 cm 이하이며, 양측 또는 반대 측의 림프절 전이가 있고 림프절 외 확장이 없는 경우

d. N3

a) N3a : 최대 크기가 6.0 cm을 초과하는 림프절 전이와 림프절 외 확장이 없는 경우

b) N3b : 최대 크기가 3.0 cm을 초과하는 한쪽 림프절의 전이가 있고 림프절 외 확장이 있는 경우 또는 다중 동측, 반대 측, 양측 림프절 전이가 있으면서 림프절 외 확장이 있는 경우

③ 원격 전이(M)

a. M0 : 원격 전이가 없는 경우

b. M1 : 원격 전이가 있는 경우

(2) 구강암의 stages

① 1기 : T1 N0 M0

② 2기 : T2 N0 M0

③ 3기 : T1～T3 N1 M0 / T4a N0～N1 M0

④ 4기

a. 4A기 : T1~T4a N2 M0 / T4a N0~N1 M0

b. 4B기 : any T N3 M0 / T4b any N M0

c. 4C기 : any T any N M1

2) 타액선암의 병기

(1) 타액선암의 TNM 분류

① 원발 종양(T)

a. Tis : 상피내 암종(carcinoma in situ)인 경우

b. T1 : 종양의 크기가 2.0 cm 이하이고, 주변 침범이 없는 경우

c. T2 : 종양의 크기가 2.0 cm 초과 4.0 cm 이하이고, 주변 침범이 없는 경우

d. T3 : 종양의 크기가 4.0 cm 초과하거나 주변 침범이 있는 경우, 단 연부조직으로의 육안적인 침습, 현미경적 침습은 제외

e. T4

a) T4a : 종양이 피부, 하악골, 외이도 또는 안면신경을 침범한 경우

b) T4b : 종양이 익상판(pterygoid plates), 두개저를 침범한 경우 또는 종양이 내경동맥(internal carotid artery)을 감싸고 있는 경우

② 국소 림프절 전이(N)

a. N0 : 국소 림프절 전이가 없는 경우

b. N1 : 최대 크기가 3.0 cm 이하의 한쪽 림프절의 전이가 있고 림프절 외 확장이 없는 경우

c. N2

a) N2a : 최대 크기가 3.0 cm 이하의 한쪽 림프절의 전이가 있고 림프절 외 확장이 있는 경우 또는 최대 크기가 3.0 cm 초과 6.0 cm 이하의 한쪽 림프절의 전이가 있고 림프절 확장이 없는 경우

b) N2b : 최대 크기가 6.0 cm 이하이며 다중 동측의 림프절 전이가 있고 림프절 외 확장이 없는 경우

c) N2c : 최대 크기가 6.0 cm 이하이며 양측 또는 반대측의 림프절 전이가 있고 림프절 외 확장이 없는 경우

d. N3

a) N3a : 최대 크기가 6.0 cm 초과하는 림프절 전이와 림프절 외 확장이 없는 경우

b) N3b : 최대 크기가 3.0 cm 초과의 한쪽 림프절의 전이가 있고 림프절 외 확장이 있는 경우 또는 다중 동측, 반대측, 양측 림프절 전이가 있으면서 림프절 외 확장이 있는 경우

③ 원격전이(M)

a. M0 : 원격전이가 없는 경우

b. M1 : 원격전이가 있는 경우

(2) 타액선암의 stages

① 0기 : Tis N0 M0

② 1기 : T1 N0 M0

③ 2기 : T2 N0 M0

④ 3기 : T0~T2 N1 M0 / T3 N0 M0

⑤ 4기

a. 4A기 : T0~T4a N2 M0 / T4a N0~N1 M0

b. 4B기 : any T N3 M0 / T4b any N M0

c. 4C기 : any T any N M1

6.2. 식도암의 병기

1) 식도암의 TNM 분류

(1) 원발 종양(T)

① T0 : 원발 종양의 증거가 없는 경우

② Tis : 상피 내 암종(carcinoma in situ)인 경우

③ T1

a. T1a : 점막고유층(lamina propria), 점막근육판(lamina muscularis mucosae)까지 침범한 경우

b. T1b : 점막하층(submucosa)까지 침범한 경우

④ T2 : 근육층까지 침범한 경우

⑤ T3 : 외막까지 침범한 경우

⑥ T4

a. T4a : 흉막(pleura), 심막(pericardium), 기정맥(azygos vein), 횡격막(diaphragm), 복막(peritoneum)을 침범한 경우

b. T4b : 그 외 다른 장기들(대동맥〈aorta〉, 척추체〈vertebral body〉, 기관〈trachea〉)까지 침범한 경우

(2) 국소 림프절 전이(N)

① N0 : 국소 림프절 전이가 없는 경우

② N1 : 국소 림프절 1~2개의 전이가 있는 경우

③ N2 : 국소 림프절 3~6개의 전이가 있는 경우

④ N3 : 국소 림프절 7개 이상의 전이가 있는 경우

(3) 원격 전이(M)

① M0 : 원격 전이가 없는 경우

② M1 : 원격 전이가 있는 경우

2) 식도암의 stages

(1) 0기 : Tis N0 M0

(2) 1기 : T1 N0 M0

(3) 2기

① 2A : T2~T3 N0 M0

② 2B : T1~T2 N1 M0

(4) 3기 : T3~T4 N1 M0 / T4 N0 M0

(5) 4기

- any T any N M1

6.3. 위암의 병기

1) 위암의 TNM 분류

(1) 원발 종양(T)

① T0 : 원발 종양의 증거가 없는 경우

② T1 : 점막층이나 점막하층까지 침범한 경우

③ T2 : 근육층까지 침범한 경우

④ T3 : 장막하층까지 침범한 경우

⑤ T4

a. T4a : 장막층까지 침범한 경우

b. T4b : 장막층을 뚫고 인접 장기, 주위 구조물을 침범한 경우

(2) 국소 림프절 전이(N)

① N0 : 국소 림프절 전이가 없는 경우

② N1 : 국소 림프절 전이가 1~2개 있는 경우

③ N2 : 국소 림프절 전이가 3~6개 있는 경우

④ N3

a. N3a : 국소 림프절 전이가 7~15개 있는 경우

b. N3b : 국소 림프절 전이가 16개 이상 있는 경우

(3) 원격 전이(M)

① M0 : 원격 전이가 없는 경우

② M1 : 원격 전이가 있는 경우

2) 위암의 stages

(1) 1기

① 1A : T1 N0 M0

② 1B : T1 N1 M0 / T2 N0 M0

(2) 2기

① 2A : T1 N2 M0 / T2 N1 M0 / T3 N0 M0

② 2B : T1 N3a M0 / T2 N2 M0 / T3 N1 M0 / T4a N0 M0

(3) 3기

① 3A : T2 N3a M0 / T3~T4a N2 M0 / T4a N1 M0 / T4b N0 M0

② 3B : T1~T2 N3b M0 / T3~T4a N3a M0 / T4b N1~N2 M0

③ 3C : T3~T4b N3b M0 / T4b N3a M0

(4) 4기 : any T any N M1

6.4. 대장암의 병기

1) 대장암의 TNM 분류

(1) 원발 종양(T)

① T0 : 원발 종양의 증거가 없는 경우

② Tis : 상피 내 암종(carcinoma in situ)인 경우

③ T1 : 점막하층까지 침범한 경우

④ T2 : 근육층까지 침범한 경우

⑤ T3 : 장막층까지 침범한 경우

⑥ T4

a. T4a : 장막층을 뚫은 경우

b. T4b : 인접 장기로 침범한 경우

(2) 국소 림프절 전이(N)

① N0 : 국소 림프절 전이가 없는 경우

② N1 : 국소 림프절 전이가 1~3개 있는 경우

a. N1a : 국소 림프절 전이가 1개 있는 경우

b. N1b : 국소 림프절 전이가 2~3개 있는 경우

c. N1c : 국소 림프절 전이가 장간막이나 복막으로 싸여 있지 않은 대장주위 림프 배액지역에 있는 경우

③ N2 : 국소 림프절 전이가 4개 이상 있는 경우

a. N2a : 국소 림프절 전이가 4~6개 있는 경우

b. N2b : 국소 림프절 전이가 7개 이상 있는 경우

(3) 원격 전이(M)

① M0 : 원격 전이가 없는 경우

② M1 : 원격 전이가 있는 경우

a. M1a : 복막 전이 없이 한 장기에만 원격 전이가 있는 경우

b. M1b : 복막 전이 없이 둘 이상의 장기에 원격 전이가 있는 경우

c. M1c : 복막 전이가 있는 경우

2) 대장암의 stages

(1) 0기

- Tis N0 M0

(2) 1기

- T1～T2 N0 M0

(3) 2기

① 2A : T3 N0 M0

② 2B : T4a N0 M0

③ 2C : T4b N0 M0

(4) 3기

① 3A : T1～T2 N1 M0 / T1 N2a M0

② 3B : T3～T4a N1 M0 / T2～T3 N2a M0 / T1～T2 N2b M0

③ 3C : T4a N2a M0 / T3～T4a N2b M0 / T4b N1～N2 M0

(5) 4기

① 4A : any T any N M1a

② 4B : any T any N M1b

③ 4C : any T any N M1c

2장 호흡기계(respiratory system) 〈그림 2-2-1〉 호흡기계의 해부학적 위치

〈그림 2-2-1〉 호흡기계의 해부학적 위치

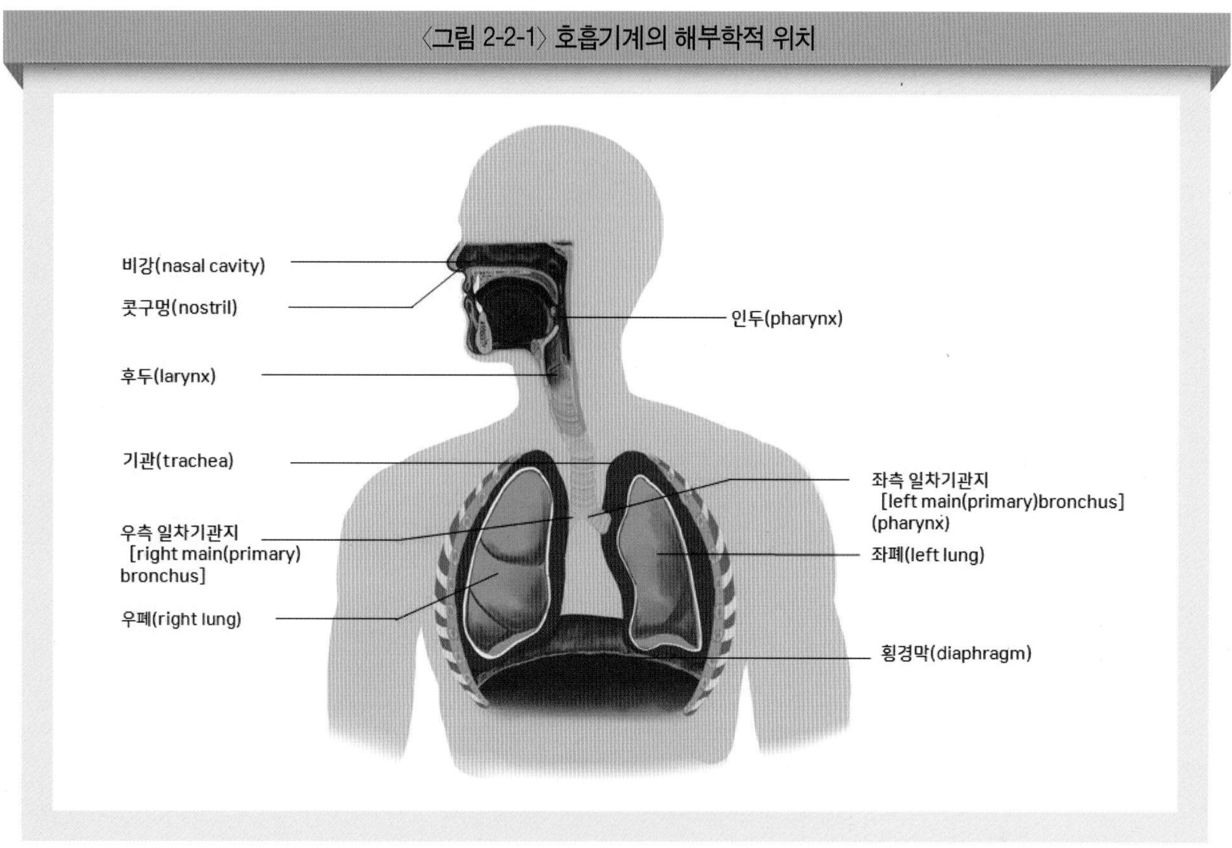

1. 상부 호흡기계(upper respiratory)의 기관별 구조

〈그림 2-2-2〉 상부 호흡기계의 해부학적 위치, [표 2-2-1] 상부 호흡기계 구조와 위치

1.1. 비강(코안, nasal cavity)

1) 해부학적 위치

얼굴의 정중앙에 위치한다. 비중격에 의해 좌우로 나누어져 있는 빈 공간으로 비공(콧구멍)에서 목젖 윗부분에 이른다.

2) 구조

(1) 전비공(바깥 콧구멍)

얼굴 앞쪽 2개의 구멍 입구를 말하며 가장 바깥쪽에 해당하는 부위이다.

(2) 후비공(뒷 콧구멍)

뒤쪽 비인두(코인두)로 통하는 부위이다.

〈그림 2-2-2〉 상부 호흡기계의 해부학적 위치

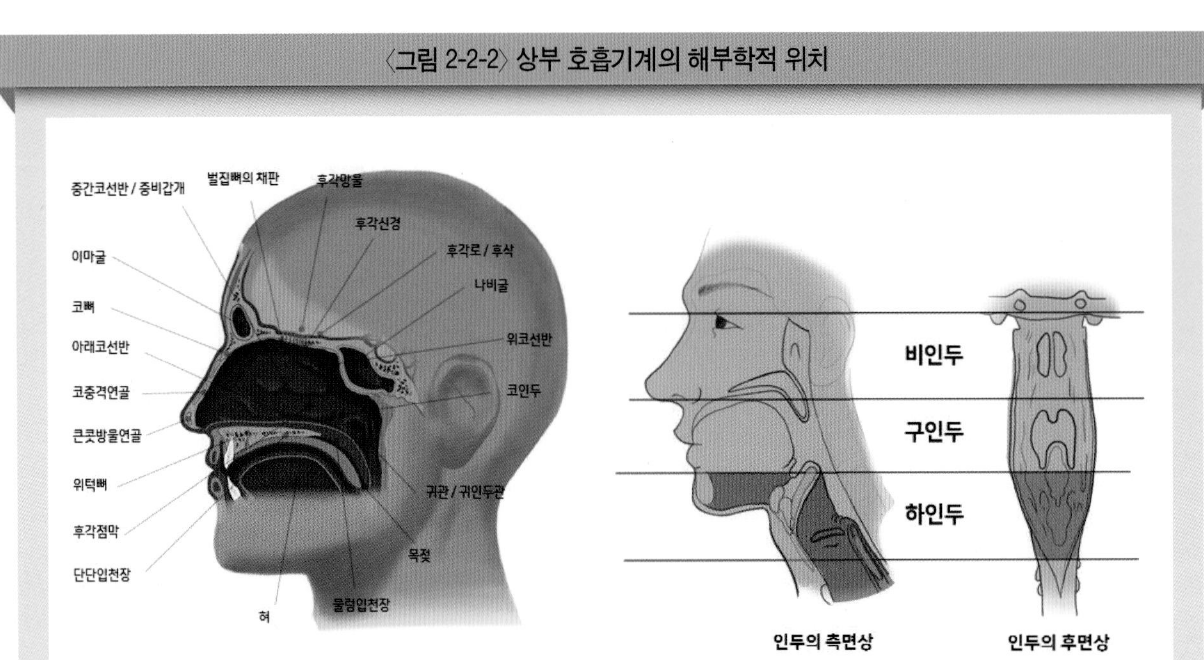

[표 2-2-1] 상부 호흡기계 구조와 위치

상기도 구조		위치 또는 세부구조
비강 (nasal cavity)	바깥 콧구멍(external naris)	외부 바깥쪽으로 연결되는 2개의 구멍
	뒷 콧구멍(choana)	인두와 연결되는 부분
	코중격(nasal septum)	비강의 좌우를 분리하는 벽
코곁굴 (부비동, paranasal sinus)	상악동 (위턱굴, maxillary sinus)	1. 뺨에 위치(어금니 위에 있는 공기주머니) 2. 피라미드 모양 3. 코안과의 연결 : 반달틈새(semilunar hitus)
	사골동 (벌집굴, ethmoidal sinus)	1. 양쪽 눈 사이에 위치 2. 여러 개의 작은 공간으로 나누어짐 3. 코안과의 연결 : 윗콧길(superior meatus), 반달틈새, 벌집뼈 융기(ethmoidal bulla)
	전두동 (이마굴, frontal sinus)	1. 눈썹 부근에 위치 2. 코안과의 연결 : 반달틈새
	접형동 (나비굴, sphenoidal sinus)	1. 가장 뒤편에 위치 2. 위쪽에 뇌하수체 위치 3. 코안과의 연결 : 나비벌집오목(sphenoethmoidal recess)
인두	비인두 (코인두, nasopharynx)	1. 인두 편도(pharyngeal tonsil) 존재 2. 유스타키오관(eustachian tube) 존재 : 중이와 이관으로 연결(귀와 인두의 기압차 조정)
	구인두 (입인두, oropharynx)	구개 편도(palatine tonsil) 존재
	후두인두 (하인두, laryngopharynx)	후두와 식도가 나누어지는 부위(혀 기저부에서 식도까지 위치)

<table>
<tr><th colspan="2">상기도 구조</th><th colspan="3">위치 또는 세부구조</th></tr>
<tr><td rowspan="7">후두</td><td>갑상연골(방패연골, thyroid cartilage)</td><td colspan="3">1. 목의 중앙에 위치
2. 후두의 앞부분으로 넓적한 방패모양
3. 후두 융기(Adam's apple) : 앞면은 겉으로 융기되어 있으며 남자에서 더 두드러짐</td></tr>
<tr><td>윤상연골
(cricoid cartilage)</td><td colspan="3">1. 위쪽으로 피열연골과 연결되며 아래로 기관과 기관지가 이어져 호흡 통로를 형성
2. 기관절개 부위로 이용
3. 앞쪽은 좁고 뒤쪽은 넓은 형태(반지모양의 연골)</td></tr>
<tr><td>피열연골
(arytenoid cartilage)</td><td colspan="3">1. 윤상연골 위에 있는 피라미드 모양의 연골
2. 성대와 직접 연결되어 있어 발성에 관여</td></tr>
<tr><td>후두개연골
(epiglottic cartilage)</td><td colspan="3">1. 갑상연골 위에 있는 연골(후두개 내에 존재)
2. 갑상후두개인대(thyro-epiglottic ligament)에 의해 방패연골과 연결</td></tr>
<tr><td>후두덮개(epiglottis)</td><td colspan="3">1. 구둣주걱 모양이다.
2. 후두의 위쪽 가장자리에서 인두 방향으로 돌출된 구조(후두부를 여닫는 역할)
3. 삼킴반사 : 음식물을 삼킬 때 후두가 위로 당겨 올라가 성문이 후두개로 막힌다.
(음식물의 기도 유입 차단)</td></tr>
<tr><td>설골(목뿔뼈, hyoid bone)</td><td colspan="3">1. 말굽 모양의 뼈(U자형 모양)
2. 다른 뼈와 관절하지 않고 인대와 근육에 의해 주변 구조물에 연결
3. 혀뿌리와 붙어 있음</td></tr>
<tr><td>후두내공간(성대)</td><td>1. 내강 점막에 두 쌍의 주름 형성
1) 위쪽 한 쌍의 주름 : 가성대(거짓성대주름, ventricular fold : 호흡상피로 구성)
2) 아래쪽 한 쌍의 주름 : 진성대(true vocal cord : 성대근육과 성대인대로 구성되어 발성 역할)
2. 대부분 연부조직으로 구성 내부에 벽 구조를 형성하고 있지 않고 림프절이 잘 발달 : 종양의 침범이 쉬움
3. 성대근(vocalis muscle) : 진성대 안쪽에 위치하여 갑상피 열근(thyroarytenoid muscle)로 구성</td><td>성문상부 (supraglottis)

성문부 (glottis)

성문하부 (subglottis)</td><td>후두의 윗부분, 후두개 끝에서 진성대 위까지

진성대부터 0.5~0.7 cm 아래까지(발성이 이루어지는 부분)

성문부의 최하단에서 기관이 시작하는 부위까지</td></tr>
</table>

(3) 비전정(코 안뜰)

앞 콧구멍 안쪽에 피부로 덮여 있는 부위이다. 피지선과 땀샘 등이 분포한다.

(4) 고유비강

코안뜰의 안쪽에 코점막으로 이루어져 있는 부분을 말한다.

① 구성

a. 비강저(코안 바닥)

코중격연골을 지지하며 앞뒤로 길게 위치한다.

b. 비강상벽(코안 천장)

후각점막으로 덮여 있는 부분이다.

c. 비중격(코안 안쪽벽)

오른쪽과 왼쪽을 나누는 부분이다.

d. 비강측벽(코안 가쪽벽)

코안 안쪽벽과 함께 콧길을 형성하는 부분이다. 부비동염이 발생하는 부위이다.

3) 기능

냄새를 맡고, 공기 흡입시 가습, 가온을 유지한다. 점막섬모를 통하여 공기속의 이물질을 여과한다.

1.2. 부비동(코곁굴, paranasal sinuses)

1) 해부학적 위치

비강에 이어져 있는 빈 공간으로 코점막과 이어져서 점막에 둘러싸여 있는 공간이다. 빈 공간 위치에 따라 전두동, 사골동, 접형동, 상악동으로 분류한다.

2) 구조

(1) 전두동(이마굴, frontal sinus)

이마뼈 내 눈썹 안쪽 부분으로 삼각형 모양의 비어 있는 공간이다. 코안 안쪽벽을 중심으로 좌우 한 쌍이 존재한다. 반달틈새(semilunar hitus)에 의하여 코안과 연결된다.

(2) 사골동(벌집굴, ethmoid sinus)

눈 뒷부분과 코안 사이의 여러 개의 작은 공간으로 벌집뼈 내 위치한다. 좌, 우 한 쌍이 존재한다. 윗콧길(superior meatus), 반달틈새, 벌집뼈 융기(ethmoidal bulla)에 의하여 코안과 연결된다.

(3) 접형동(나비굴, sphenoidal sinus)

코의 가장 뒤쪽에 해당하는 부분으로 나비뼈 몸통에 해당한다. 위쪽으로 뇌하수체가 위치한다. 나비벌집오목(sphenoethmoidal recess)에 의하여 코 안쪽과 연결된다.

(4) 상악동(위턱굴, maxillary sinus)

위턱뼈, 양쪽 뺨 안에 위치한다. 코곁굴 중 가장 큰 부분으로 눈확(orbit, 머리뼈 속 안구가 들어가는 공간) 바로 아래까지 이른다. 반달틈새에 의하여 코 안쪽과 연결된다.

3) 기능

두개골의 질량을 가볍게 하고 충격을 방지한다. 호흡시 가온, 가습 역할을 한다. 치아뿌리 및 안구를 분리한다.

1.3. 인두(pharynx)

1) 해부학적 위치

입안, 비강의 끝에서 시작하여 식도와 이어진다. 12.0 cm 정도의 길이로 목뼈 앞을 주행하는 막성 기관이다. 인두의 상부는 코인두로 시작되며, 인두의 하부인 후두인두에서 식도와 이어진다.

2) 구조

(1) 비인두(코인두, nasopharynx)

인두의 상단 부분으로 비강의 뒷부분이다. 두개저(머리뼈 바닥)과 접하고 있으며, 아래로 입 인두와 이어진다. 측면에 유스타키오관(귀관)을 통하여 중이(가운데 귀)와 연결되어 있다. 침을 삼킬 때 귀관이 열리게 되면서 중이 내부압력이 외부와 같게 조절된다.

(2) 구인두(입인두, oropharynx)

인두의 중간 부분으로 구강의 뒷부분이다. 연구개 높이에서 시작하여, 설골(목뿔뼈)에 이른다. 아래로는 하인두와 연결된다.

(3) 후두인두(하인두, laryngopharynx)

인두의 하단 부분으로 설골 높이에서 시작하여 세 번째 목뼈 높이에서 식도와 이어진다. 앞쪽에 후두가 있어 후두인두, 인후두부라고 부른다.

3) 기능

호흡기계통과 소화기계통의 기능을 공유하고 있다. 공기와 음식물이 섞이지 않고, 각각 폐와 식도로 구분하여 이동되는 공간이다. 음식이 삼켜질 때 연구개가 인두후벽과 붙어 비강으로 연결되는 통로가 막히게 되고, 혀뿌리가 들리면서 후두덮개가 후두의 입구를 막게 된다. 이에 따라 음식이 식도로 이동하게 된다. 또한 인두벽에는 림프절이 많이 모여 많은 수의 인두편도를 이루고 있다.

1.4. 후두(larynx)

1) 해부학적 위치 〈그림 2-2-3〉 후두의 해부학적 위치

인두와 기관 사이 부분, 목 중앙에 위치하는 기관으로 골격근과 여러 모양의 연골(후두개연골, 갑상연골, 윤상연골 등)들이 인대를 통하여 서로 연결되어 있다. 내부는 성대(vocal cord)가 위치한 성문부를 중심으로 성문상부, 성문부, 성문하부로 분류하며, 종양 발생 부위에 따라 성문상부암, 성문암, 성문하부암으로 명명한다.

2) 구조

(1) 연골

① 구성

a. 갑상연골(방패연골, thyroid cartilage)

〈그림 2-2-3〉 후두의 해부학적 위치

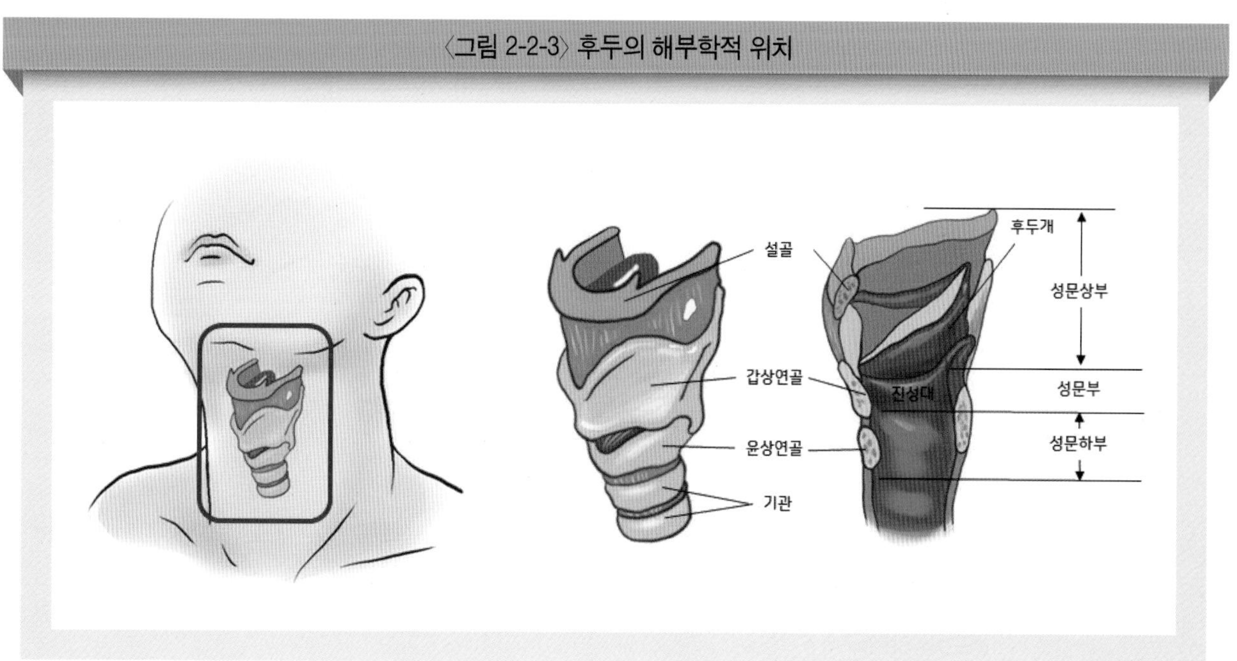

목의 중앙, 후두의 앞부분으로 넓적한 방패 모양을 이루고 있다. 앞면이 겉으로 융기되어 있으며, 후두 융기(Adam's apple)라고 명명한다. 여성보다 남성에서 더 두드러지게 보인다.

b. 윤상연골(cricoid cartilage)

갑상연골 및 피열연골의 아래에 위치하며, 아래로 기관과 기관지가 이어진다. 앞쪽은 좁고 뒤쪽은 넓은 반지모양 형태의 연골이다. 기관 절개 부위로 이용된다.

c. 피열연골(arytenoid cartilage)

윤상연골 상단의 피라미드 형태의 연골이다. 성대인대가 붙어 있어 성대인대의 긴장, 이완을 통해 성문의 개폐에 관여한다.

d. 후두개연골(epiglottic cartilage)

방패연골 위에 있는 연골로 후두덮개 내에 위치한다. 방패연골과 갑상후두개인대로 연결되어 있다.

(2) 후두덮개(epiglottis)

후두 위부분의 인두 방향으로 돌출된 구둣주걱 모양의 구조물이다. 음식물이 삼켜질 때 후두가 위로 당겨져 올라가 후두덮개로 성문을 막아주는 작용(삼킴 반사)을 한다.

(3) 설골(목뿔뼈, hyoid bone)

아래턱뼈와 갑상연골 사이의 말굽 모양(U자형) 뼈다. 다른 뼈와 관절하지 않고 인대와 근육에 의하여 주변 구조물과 연결되어 있다. 혀뿌리와 붙어 있다.

(4) 후두내공간과 성대

후두 내강 점막에는 두 쌍의 주름이 형성되어 성대를 이루고 있다. 위쪽 한 쌍의 주름은 호흡상피로 구성되어 거짓성대주름(ventricular fold)이라고 명칭하며, 아래쪽 한쌍의 주름은 성대근육과 성대인대로 구성된 발성 부분으로 진성대주름(true vocal cord)이라고 명명한다. 진성대를 기준으로 윗부분을 성문상부(supraglottis), 진성대부터 0.5~0.7 cm 아랫부분을 성문부(glottis), 성문부 아랫부분을 성문하부(subglottis)로 분류한다.

3) 기능

호흡과 발성의 기능을 한다. 발성은 후두 성문부의 기능으로 골격근 운동(날숨시 성대점막의 떨림)에 의하여 발성(phonation)이 발생한다. 점막 떨림의 진동은 목소리의 세기, 빠르기 및 높낮이를 조절한다. 또한 후두덮개(epiglottis)가 존재하여 음식물이 기도로 넘어가지 않도록 차단한다.

2. 하부 호흡기계(lower respiratory)의 기관별 구조

2.1. 기관(trachea)

1) 해부학적 위치

후두의 밑에서 시작되는 하기도 첫 부분이다. 식도 앞을 지나며, 길이 약 10.5 cm, 굵기 약 2.0 cm의 기다란 관 형태이다.

[표 2-2-2] 하부 호흡기계의 구조와 위치

<table>
<tr><th colspan="3">하기도 구조</th><th colspan="2">위치 또는 세부구조</th></tr>
<tr><td colspan="3">기관(trachea)</td><td colspan="2">1. 하기도가 시작되는 부분(후두 밑에서 시작되어 식도 앞을 지나는 부분)
2. 튜브 형태의 연골(cartilage)과 근육으로 이루어진 구조
3. 길이 약 10.5 cm, 굵기 약 2.0 cm의 긴 통로
4. 기관벽은 점막, 점막 밑, 바깥막 세층으로 구성</td></tr>
<tr><td colspan="3">용골(기관분기부, carina)</td><td colspan="2">1. 기관이 좌우로 갈라지는 분기부(제 5흉추)
2. 위의 긴 부분은 경부에 있고 아래쪽 짧은 부분은 흉강 내에 존재</td></tr>
<tr><td colspan="3">기관지나무(bronchial tree)</td><td colspan="2">1. 기관분기부에서부터 폐 내부 기도에 해당
2. 분지가 될수록 굵기가 가늘어짐</td></tr>
<tr><td colspan="3">폐문(hilum)</td><td colspan="2">1. 폐의 내측면 중앙부분에 위치
2. 기관지, 혈관, 림프관, 신경 등이 들어가는 입구</td></tr>
<tr><td rowspan="7">폐실질</td><td rowspan="3">우폐
(right Lung)</td><td>우상엽
(right upper lobe)</td><td colspan="2">1. 우폐의 1/3을 차지
2. 가장 위쪽에 위치</td></tr>
<tr><td>우중엽
(right middle lobe)</td><td colspan="2">1. 상엽과 하엽의 중간부분
2. 좁은 삼각형 모양</td></tr>
<tr><td>우하엽(right lower lobe)</td><td colspan="2">우폐에서 가장 크고 아래로 가로막이 위치</td></tr>
<tr><td rowspan="2">좌폐
(left lung)</td><td>좌상엽(left upper lobe)</td><td colspan="2">가장 위쪽에 위치</td></tr>
<tr><td>좌하엽(left lower lobe)</td><td colspan="2">좌폐에서 가장 크고 아래로 가로막이 위치</td></tr>
<tr><td rowspan="2">틈
(fissure)</td><td>작은 갈라진 틈
(minor fissure)</td><td colspan="2">1. 우상엽과 우중엽을 구분해 주는 틈
2. 뚜렷하게 구분되어지지 않는 경우 존재</td></tr>
<tr><td>큰 갈라진 틈
(major fissure)</td><td colspan="2">1. 우하엽과 우중엽을 구분해 주는 틈
2. 좌상엽과 좌하엽을 구분해 주는 틈</td></tr>
<tr><td rowspan="4">흉강내
구조물</td><td colspan="2">종격
(세로칸, mediastinum)</td><td colspan="2">1. 좌폐 실질과 우폐 실질을 구분
2. 심장, 대동맥, 기관, 식도, 가슴샘이 존재하는 공간
3. 앞부분 : 복장뼈(sternum)
4. 뒷부분 : 척추(vertebra)
5. 아래 부분 : 가로막(diaphragm)</td></tr>
<tr><td rowspan="3">흉막(pleura)</td><td>내장측 흉막
(visceral pleura)</td><td>폐실질과 마주한 면
(폐를 둘러싸고 있는 막)</td><td rowspan="2">1. 폐문(hilum) 부위에서 이어짐
2. 두 흉막면의 사이 공간을 흉막강이라고 명칭</td></tr>
<tr><td>벽측 흉막
(parietal pleura)</td><td>종격동, 가로막, 흉강벽과 마주한 면
(가슴벽을 둘러싸고 있는 막)</td></tr>
<tr><td>흉막강
(pleura cavity)</td><td colspan="2">1. 흉막 2개 층 사이 공간
2. 흉수(흉막액, pleura fluid) : 흉막강에 흐르는 윤활액</td></tr>
<tr><td rowspan="2">그 외
구조물</td><td colspan="2">횡격막(가로막, diaphragm)</td><td colspan="2">1. 칸막이 역할의 반구형 근막(근육)
2. 흉강(가슴안)과 복강(배안)을 분리
3. 수축시 폐내부 공기 유입
4. 이완시 외부로 공기 유출</td></tr>
<tr><td colspan="2">늑간근(intercostal muscle)</td><td colspan="2">1. 횡격막과 함께 폐의 공기유입에 관여
2. 내늑간근과 외늑간근으로 구성</td></tr>
</table>

2) 구조

연골 및 근육으로 이루어져 있으며, 기관벽은 점막, 점막 밑, 바깥막 세층으로 구성되어 있다.

2.1. 용골(기관분기부, carina)

1) 해부학적 위치

제 5흉추 높이에서 기관이 좌우로 갈라지는 분기점이다.

2) 구조

분기부의 윗부분은 경부에 위치하며, 아래쪽 짧은 부분은 흉강 내에 존재한다.

2.3. 기관지나무(bronchial tree)

1) 해부학적 위치

기관 분기부에서 시작하여 폐 내부로 이어진다. 분지가 될수록 굵기가 가늘어진다.

2) 구조 [표 2-2-3] 기관지나무의 구조와 위치

(1) 주기관지(left and right main bronchus)

기관에서 양쪽 폐로 갈라진 지점에서 시작하여 폐의 입구(폐문)에 이르는 관을 말한다. 오른쪽이 왼쪽보다 넓고 경사가 급하기 때문에 오른쪽 주기관지에 외부 이물질의 막힘이 더 많이 발생한다.

(2) 엽기관지(lobar bronchus)

① 구성

a. 오른엽기관지 : 오른엽기관지는 위, 중간, 아래 총 3개의 엽기관지로 구성된다. 주기관지에서 위엽기관지로 먼저 분지되고 이어져 중간, 아래기관지로 분지된다.

b. 왼엽기관지 : 위, 아래 총 2개의 엽기관지로 구성된다.

(3) 구역기관지(segmental bronchus)

거짓중층섬모원주상피세포로 구성되어 있으며, 말단으로 갈수록 세포의 크기가 작아진다. 상피세포 바로 아래 고유판에는 점액샘과 림프구 집합체가 존재한다.

① 구성

a. 오른구역기관지 : 10개의 구역기관지로 구성된다.

b. 왼구역기관지 : 8개의 구역기관지로 구성된다.

(4) 세기관지(bronchiole)

지지 연골이 없는 부분이다. 거짓중층섬모원주상피로 시작하여 말단에는 단층입방상피로 구성된다. 점액선이 존재하지 않는다.

(5) 종말세기관지(말단 세기관지, terminal bronchiole)

세기관지가 50~80개로 분지된다. 하기도 전도구역(conduction zone)의 마지막 부분이다.

(6) 호흡세기관지(respiratory bronchiole)

하기도 호흡구역(respiratory zone)의 시작 부분이다. 벽에는 허파꽈리(alveola)가 존재한다.

[표 2-2-3] 기관지나무의 구조와 위치

<table>
<tr><th colspan="2">기관지나무 구조</th><th colspan="2">위치 또는 세부구조</th></tr>
<tr><td colspan="2">주기관지(main bronchus)</td><td colspan="2">1. 기관에서 양쪽 폐로 갈라져서 폐의 입구까지 이르는 관
2. 오른쪽이 왼쪽보다 넓고 경사가 급함(외부 이물질의 막힘이 더 자주 발생)</td></tr>
<tr><td rowspan="2">엽기관지
(lobar bronchus)</td><td>오른엽기관지</td><td colspan="2">1. 오른엽기관지는 3개의 엽기관지(위, 중간, 아래)로 구성
2. 주기관지에서 위엽기관지로 먼저 분지하고 이어진 후 중간, 아래 기관지로 분지</td></tr>
<tr><td>왼엽기관지</td><td colspan="2">왼엽기관지는 2개의 엽기관지(위, 아래)로 구성</td></tr>
<tr><td rowspan="2">구역기관지
(segmental bronchus)</td><td>오른구역
기관지</td><td>10개의 구역기관지로 구성</td><td rowspan="2">1. 거짓중층섬모원주상피로 구성
2. 끝으로 갈수록 세포의 크기가 작아짐
3. 상피 바로 밑의 고유판에는 점액샘이 존재할 뿐만 아니라 병원체와 쉽게 반응할 수 있는 림프구집합체(bronchus associated lymphatic tissue, BALS)가 존재</td></tr>
<tr><td>왼구역기관지</td><td>8개의 구역기관지로 구성</td></tr>
<tr><td colspan="2">세기관지(bronchiole)</td><td colspan="2">1. 지지 연골이 없는 기도 부분
2. 첫 부분은 거짓중층섬모원주상피에서 시작하여 단층원주상피를 거쳐 마지막 부분은 단층입방상피로 구성
3. 점액샘은 없음</td></tr>
<tr><td colspan="2">종말세기관지(terminal bronchiole)</td><td colspan="2">1. 각각의 세기관지가 50~80개로 분지
2. 하기도 전도구역(conduction zone) 마지막 부분</td></tr>
<tr><td colspan="2">호흡세기관지(respiratory bronchiole)</td><td colspan="2">1. 하기도 호흡구역(respiratory zone)의 시작지점
2. 벽에 허파꽈리가 존재</td></tr>
<tr><td rowspan="5">허파꽈리
(alveola)</td><td>폐포관(alveolar duct)</td><td colspan="2">1. 섬모가 없음
2. 얇은 벽으로 된 통로
3. 단층편평상피세포로 구성</td></tr>
<tr><td>폐포주머니(alveolar sac)</td><td colspan="2">1. 폐포관의 끝에 존재
2. 폐포가 모여서 중심 공간 주위로 포도송이 형태로 존재
3. 중심부는 폐포방(alveolar atrium)이라고 명칭</td></tr>
<tr><td rowspan="3">폐포(alveolus)</td><td>폐포편평상피세포
(squamous alveolar cell, type I)</td><td>1. 폐포 표면적의 약 95%를 차지
2. 폐포를 둘러싼 모세혈관망에서 가스교환</td></tr>
<tr><td>큰입방폐포세포(cuboidal great alveolar cell, type II)</td><td>1. 폐포 표면적의 약 5%를 차지
2. 전체 세포수는 폐포편평상피세포보다 많음
3. 편평 상피세포가 손상되었을 경우 치유
4. 폐포벽 형태를 유지시키는 표면 활성제를 분비 : 팽창된 상태를 유지</td></tr>
<tr><td>폐포대식세포
(alveolar macrophage, dust cell)</td><td>1. 폐포 안 공간과 폐포 사이에 연결된 조직에 분포
2. 이물질 제거기능</td></tr>
</table>

(7) 허파꽈리(alveola)

세기관지 끝가지에 연결되어 있는 포도송이 모양의 공기주머니로 가스교환이 이루어지는 기관이다. 가스교환은 분압 차이에 의한 확산으로 이루어지는데 허파꽈리의 모세혈관을 지나는 적혈구가 이산화탄소는 배출하고 산소를 취하여 온몸으로 운반한다. 단층 편평상피로 이루어져 있다.

① 구성

a. 폐포관(alveolar duct)

섬모가 없는 얇은 벽으로 이루어진 통로이다. 단층 편평상피로 구성되어 있다.

b. 폐포 주머니(alveolar sac)

폐포관의 끝에 위치한 주머니를 말한다. 폐포가 모여서 중심부를 중심으로 포도송이 형태를 취하고 있으며, 중심부는 폐포방(alveolar atrium)이라고 명칭한다.

c. 폐포(alveolus)

폐포 주머니의 한 부분 낱알을 말한다. 편평상피세포, 입방세포, 대식세포로 구성되어 있으며, 표면은 모세혈관으로 덮여 있다.

a) 폐포 편평상피세포(squamous alveolar cell, type I)

표면적의 대부분(95%)을 차지한다. 폐포 표면의 모세혈관망과 가스교환 역할을 한다.

b) 큰입방 폐포세포(cuboidal great alveolar cell, type II)

표면적의 5%를 차지한다. 폐포벽의 형태를 유지하기 위하여 표면활성물질을 분비한다. 이로 인하여 폐포가 서로 합체하지 않고 팽창된 상태를 유지하게 된다.

c) 폐포 대식세포(alveolar macrophage, dust cell)

이물질 탐식작용을 하는 세포로 폐포안 공간 및 폐포 조직 사이사이에 분포한다. 기도의 섬모운동 등에 의해 객담과 같이 체외로 배출된다.

2.4. 폐문(hilum)

1) 해부학적 위치

좌우 폐 내측면 중앙부분이다.

2) 구조

기관지, 혈관, 림프관, 신경 등이 들어가는 입구이다.

2.5. 폐실질

1) 해부학적 위치

기관지 나무를 따라 좌우로 각각 위치하며, 스펀지처럼 탄력성을 지니고 있다. 외면상 원추형 모양으로 보인다. 폐의 윗부분을 정점(apex), 폐의 바닥부분을 바닥(base)으로 명명한다.

2) 구조

(1) 우폐(right lung)

우상엽(right upper lobe), 우중엽(right middle lobe), 우하엽(right lower lobe)의 3엽(lobe)으로 구성되어 있다. 대각선으로 길게 틈(fissure)이 존재한다.

① 구성

a. 우상엽 : 우폐의 가장 안쪽 부분에 위치하며, 우폐의 1/3을 차지한다.

b. 우중엽 : 우상엽과 우하엽의 중간부분으로 좁은 삼각형 모양이다.

c. 우하엽 : 우폐에서 가장 큰 부피를 차지하며, 아래로 횡격막이 위치한다.

(2) 좌폐(left lung)

좌상엽(left upper lobe), 좌하엽(left lower lobe)의 2엽으로 구성되어 있다. 대각선으로 길게 틈이 존재한다.

① 구성

a. 좌상엽(left upper lobe) : 좌폐의 가장 안쪽에 위치한다.

b. 좌하엽(left lower lobe) : 좌폐의 가장 큰 부피를 차지하며, 아래로 횡격막이 위치한다.

(3) 틈(fissure)

폐실질 사이 공간에는 각 엽을 분류해 주는 틈이 존재한다. 우폐에는 3개의 엽을 구분하는 2개의 틈이 존재하며, 좌폐에는 2개의 엽을 구분하는 1개의 틈이 존재한다.

① 구성

a. 큰 갈라진 틈(major fissure) : 상엽과 하엽을 구분하는 틈이다.

b. 작은 갈라진 틈(minor fissure) : 상엽과 중엽을 구분하는 틈이다. 작은 갈라진 틈은 사람마다 뚜렷하게 보이지 않는 경우도 존재한다.

2.6. 흉강내 구조물

1) 구조

(1) 종격(세로칸, mediastinum)

심장, 대동맥, 기관, 식도, 흉선(가슴샘, thymus)이 존재하는 공간으로 앞에는 복장뼈(sternum)가 위치하며, 뒤로는 척추(vertebra), 아래로는 횡격막(가로막, diaphragm)이 위치한다.

(2) 흉막(pleura)

폐를 둘러싸고 있는 이중막으로 폐실질을 둘러싸고 있는 내장측 흉막(visceral pleura)과 종격동, 가로막, 흉강벽을 둘러싸고 있는 벽측 흉막(parietal pleura)으로 구분된다. 두 막은 폐문(hilum)에서 만나 이어지며, 두 흉막면의 사이 공간을 흉막강(pleura cavity)이라고 명명한다. 흉막강에는 흉막액(pleura fluid)이 윤활제로 존재하여 완충작용을 한다.

2.7. 그 외 주변 구조물

1) 종류

(1) 횡격막(가로막, diaphragm)

칸막이 역할의 반구형 근막이다. 흉강(가슴안)과 복강(배안)을 분리하며, 수축시 폐내부에 공기가 유입된다. 이완 시 공기가 외부로 유출된다.

(2) 늑간근(intercostal muscle)

내늑간근과 외늑간근으로 구성된 근육 조직으로 횡격막과 함께 폐의 공기 유입에 관여한다. 흡기시

가로막과 외늑간근이 수축되며, 가로막이 아래로 내려가 폐가 확장된다. 호기시 가로막과 외늑간근 이완되며, 가로막이 위로 올라가 폐가 수축된다.

3. 호흡기계의 혈류

호흡기계의 혈류는 폐동맥, 폐정맥 및 폐포 표면의 모세혈관으로 구성된다. 우심실에서 폐순환(pulmonary circulation) 혈류가 시작되어 폐동맥(pulmonary trunk), 폐포세정맥(venule), 폐정맥(pulmonary vein)을 차례로 거쳐 좌심방으로 돌아오게 된다.

3.1. 폐순환(pulmonary circulation) 〈그림 2-2-4〉 호흡기계의 폐순환

심장과 폐사이의 혈액 순환이다. 온몸을 순환하고 심장으로 들어온 산소가 부족한 혈액을 폐를 거쳐 산소가 풍부한 혈액으로 바꾸어주는 혈류이다. 순서는 우심실, 폐동맥, 모세혈관, 폐정맥, 좌심방이다.

〈그림 2-2-4〉 호흡기계의 폐순환

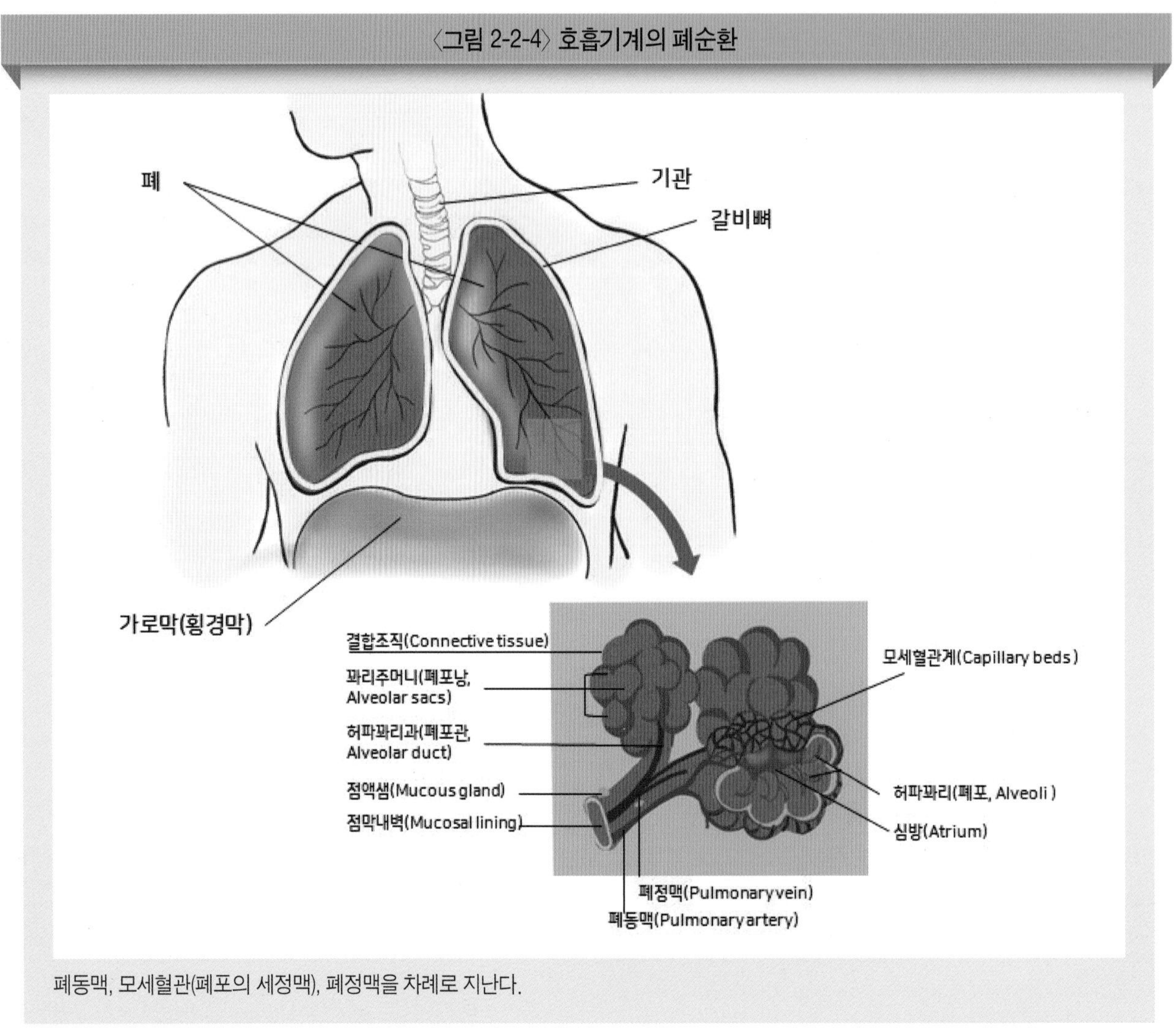

폐동맥, 모세혈관(폐포의 세정맥), 폐정맥을 차례로 지난다.

1) 동맥류

(1) 폐정맥(pulmonary vein)

각각의 폐에서 2개의 폐정맥을 형성한다.

(2) 좌심방

총 4개의 폐정맥이 좌심방으로 합류한다.

2) 정맥류

(1) 우심실

폐순환의 시작 부분이다.

(2) 폐동맥(pulmonary trunk)

복장뼈 각(sternal angle) 높이에서 좌측과 우측으로 나누어져 있다. 오른쪽 폐동맥은 대동맥과 위대정맥 뒤(posterior), 오른쪽 주 기관지 앞(anterior)에 위치하며, 왼쪽 폐동맥은 왼쪽 주기관지 위(superior)에 위치한다.

(3) 모세혈관

폐포의 세정맥(venule)에서 시작되며, 가스교환이 이루어진다.

3.2. 체순환(systemic circulation)

심장과 온몸 사이의 혈액 순환이다. 폐순환을 끝내고 좌심실로 들어온 산소가 풍부한 혈액이 온몸을 순환하고 심장으로 되돌아오는 혈류이다. 순서는 좌심실, 동맥, 모세혈관, 정맥, 우심방이다. 체순환의 일부로 신장(kidney)을 통하여 노폐물을 걸러내는 신장 순환(renal circulation)과 소장의 영양분을 흡수하는 문맥 순환(portal circulation)도 존재한다. 신장 순환은 순서는 대동맥, 신장 동맥, 신장, 신장 정맥, 하대정맥, 우심방이다. 문맥 순환의 순서는 대동맥, 창자, 간, 간정맥, 우심방이다.

1) 동맥류

(1) 좌심실(left ventricle)

혈액을 온몸으로 순환시키는 시작 부분이다. 온몸을 돌 수 있는 충분한 압력을 만들어 내기 위하여 두꺼운 근육층으로 구성되어 있다. 대동맥 반월판(aortic semilunar valve)에 의하여 대동맥과 구분되어 있다.

(2) 동맥(arteries)

대동맥 반월판을 지나 온몸으로 순환되는 혈액을 통칭한다. 좌심실에서 나오는 압력에 노출되기 때문에 두꺼운 벽으로 구성되어 있다. 여러 동맥으로 가지를 치고 모세혈관으로 이어지게 된다.

(3) 모세혈관(capillaries)

각각의 체내 조직에 분포하고 얇은 혈관으로 한 층으로 구성된 세포벽을 가지고 있다. 산소와 영양분은 체내에 공급하고 이산화탄소와 노폐물을 받아 정맥으로 이동한다.

2) 정맥류

(1) 정맥(veins)

이산화탄소와 노폐물을 받은 모세혈관이 모여 우심방으로 이동하는 혈관이다.

(2) 우심방(right atrium)

우심방은 2개의 큰 정맥혈이 들어오는 심장의 부분이다. 심장보다 윗부분의 혈액은 상대정맥(superior vana cava), 심장보다 아랫부분의 혈액은 하대정맥(inferior vena cava)을 통하여 우심방으로 들어오게 된다.

4. 호흡기계의 림프절

호흡기관 림프절은 크게 3구역으로 분류하며, 각 level 분류 내에서 방향(상, 하, 좌, 우, 중간)에 따라 세부 분류하기도 한다.

〈그림 2-2-5〉 호흡기계 림프절의 분류와 위치 : American Joint Committee on Cancer(AJCC) classification

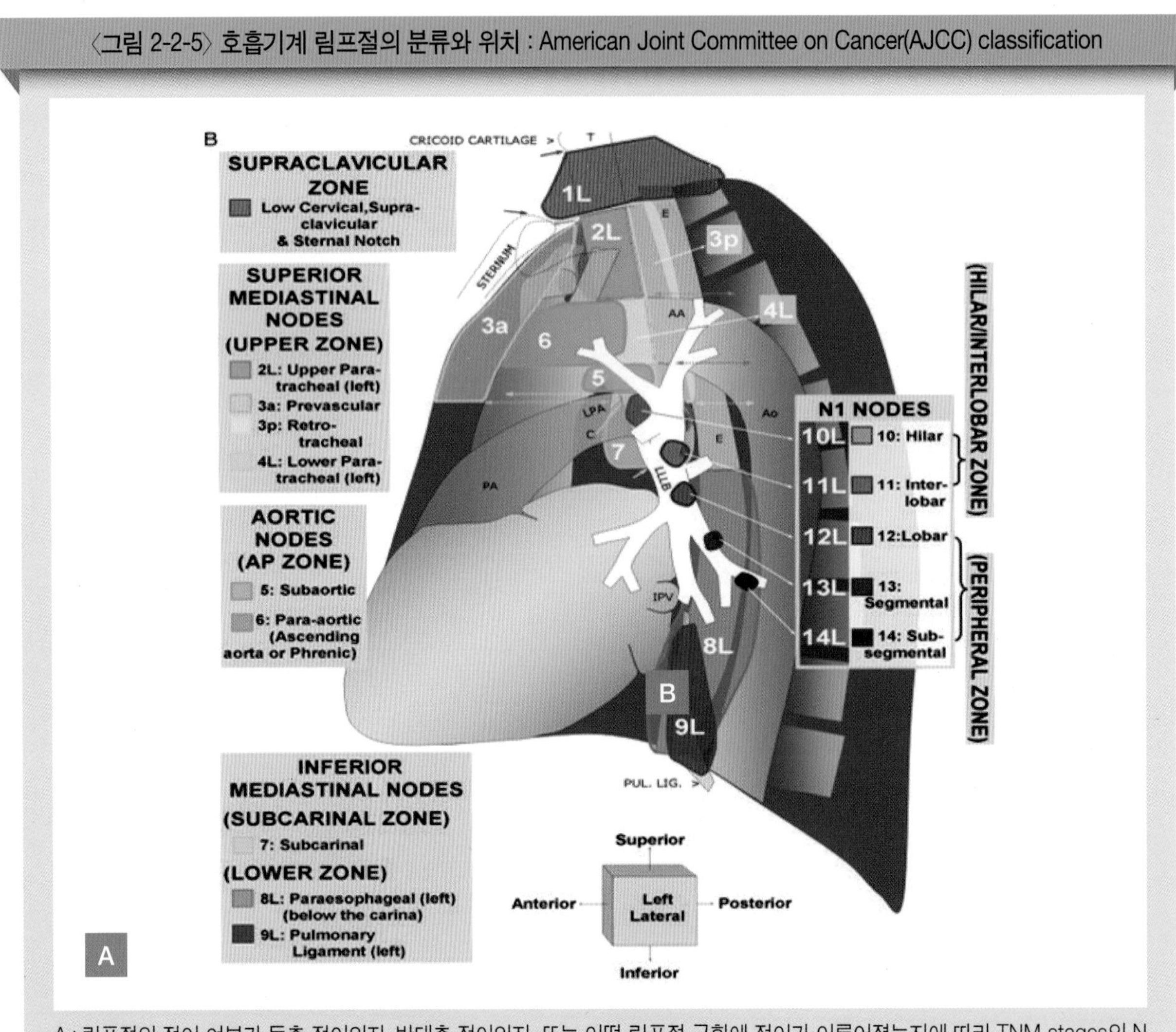

A : 림프절의 전이 여부가 동측 전이인지, 반대측 전이인지, 또는 어떤 림프절 구획에 전이가 이루어졌는지에 따라 TNM stages의 N 병기가 달라진다. 림프절 구획은 폐내 림프절(N1 nodes), 종격 림프절(mediastinal nodes), 대동맥 림프절(aortic nodes)로 3구역으로 분류한다.

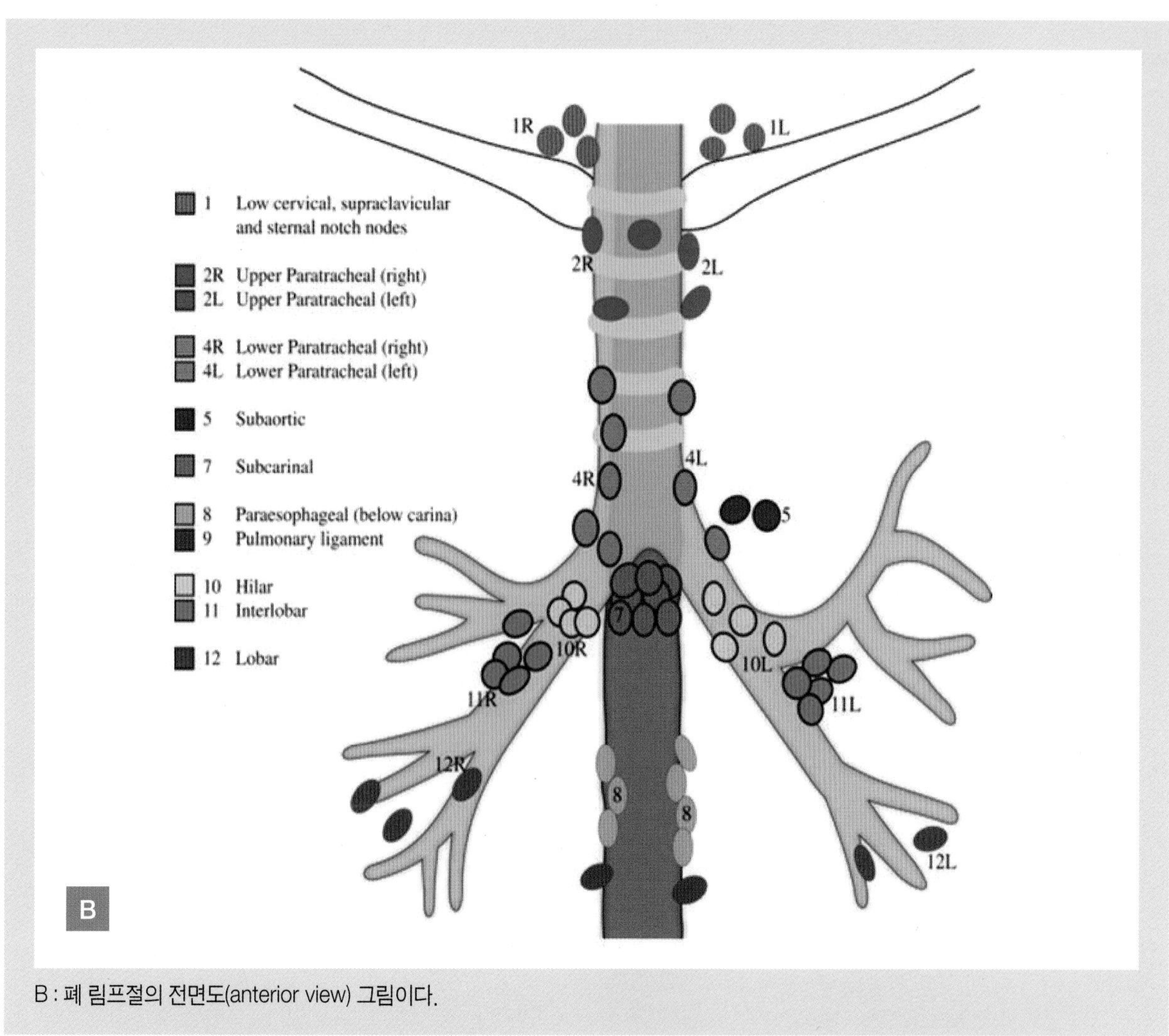

B : 폐 림프절의 전면도(anterior view) 그림이다.

4.1. 종격(세로칸, mediastinal)의 림프절

1) 분류체계

(1) 쇄골상(빗장위) 림프절(supraclavicular nodes)

세로칸의 최상단부로 흉부 외 림프절로 분류하기도 한다.

(2) 종격 상측 림프절(superior mediastinal nodes)

기관 옆(paratracheal)의 림프절 구역

(3) 종격 하측 림프절(inferior mediastinal nodes)

기관분기부(carina) 아래 림프절 구역

4.2. 대동맥의 림프절(aortic nodes)

1) 분류체계

(1) 대동맥 주위 림프절 구역

[표 2-2-4] 호흡기계 림프절의 분류와 위치(American classification)

분류		위치	
세로칸 상측 림프절 (superior mediastinal nodes)	1	highest mediastinal(supraclavicular nodes)	
	2	upper paratracheal	
	3	prevascular and retrotracheal(prevertebral or posterior mediastinal)	
	4	lower paratracheal	
대동맥 림프절(aortic nodes)	5	subaortic, lateral to aorta and pulmonary trunk(A-P window)	
	6	paraaortic	
세로칸 하측 림프절 (inferior mediastinal nodes)	7	subcarinal	
	8	paraesophageal(below carina)	
	9	pulmonary ligament	
폐내 림프절(pulmonary nodes : N1 nodes)	10	outside of the mediastinum	tracheobronchial(hilar)
	11		interlobar
	12		lobar
	13		segmental
	14		subsegmental

(2) 대동맥 아래 림프절 구역

4.3. 폐내 림프절(pulmonary nodes)

1) 분류체계

(1) 폐문과 폐엽 사이 구역(hilar and interlobal zone) 림프절

(2) 주변부 구역(peripheral zone) 림프절

5. 호흡기계의 신생물

5.1. 상기도의 신생물

코 및 비동(공기굴)에는 바이러스 및 세균에 의하여 염증성 질환이 대부분 발생하며, 드물게 원발성 종양이 발생한다.

1) 코폴립(nasal polyp)

점막의 국소적 돌출로 길이가 3.0~4.0 cm에 달한다. 점막 표면이 대부분 온전하지만 만성화되면 궤양이

생기거나 감염이 발생한다.

2) 비인두암종(nasopharyngeal carcinoma)

비인두암종은 유전성, 연령, Epstein-Barr virus(EBV)에 밀접한 영향을 받는다. 오랜 시간동안 잠행성을 나타내며, 70%의 환자에게서 림프절 전이가 발견된다. 각화성 편평세포암종, 비각화성 편평세포암종, 미분화암종 3가지로 분류할 수 있다.

5.2. 하기도의 신생물

폐에서는 다양한 양성종양과 악성종양이 발생하며, 암 사망의 가장 흔한 원인으로 폐 악성종양이 차지한다. 80% 이상의 대다수가 흡연에 의하여 발생되지만, 20%에서는 흡연과 관계없는 경우도 관찰된다.

6. 호흡기계의 검체

6.1. 내시경 생검

1) 상기도 내시경의 종류 〈그림 2-2-6〉 상기도 내시경의 종류

(1) 직선형(경성) 내시경

관이 직선인 내시경으로 소아환자나 또는 구강이 작거나 입벌림이 제한된 환자에게 이용된다.

(2) 굴곡형(연성) 내시경(flexible fiberoptic laryngoscopy)

관이 유연성이 있는 내시경으로 대부분의 성인에게 사용된다. 입 또는 코를 통하여 입 안쪽으로 검사하는 방법이다.

(3) 현수 후두경(suspension laryngoscopy)

후두와 인두 공간의 노출을 최대화시키기 위하여 후두경을 보조 기구의 지레 위에 올려두고 사용하는 검사방법이다. 미세수술이 가능하다.

2) 하기도 내시경의 종류 〈그림 2-2-7〉 하기도 내시경의 종류

(1) 기관지 내시경(bronchoscopy)

〈그림 2-2-6〉 상기도 내시경의 종류

종류	직선형(경성) 내시경	굴곡형(연성) 내시경	현수 후두경
모식도	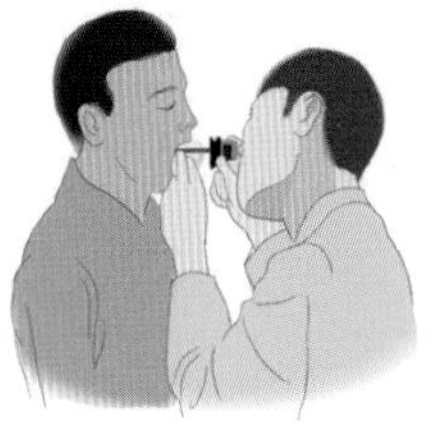	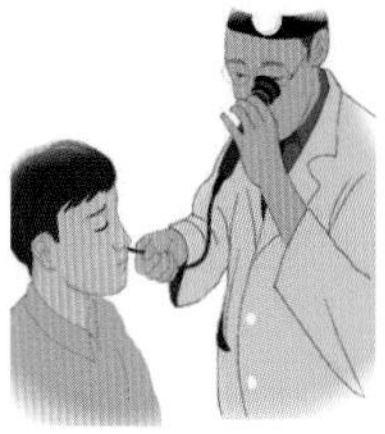	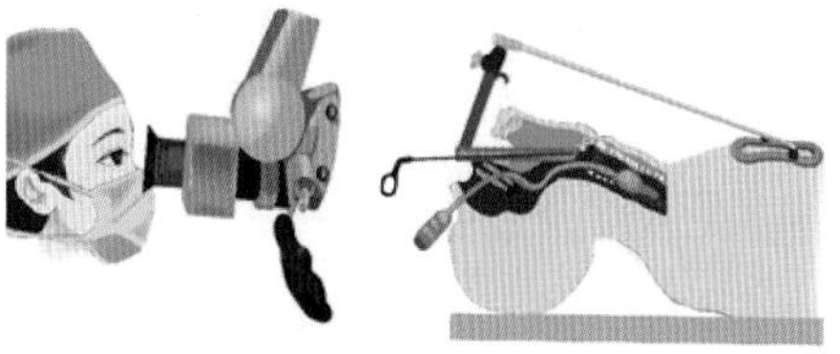

〈그림 2-2-7〉 하기도 내시경의 종류

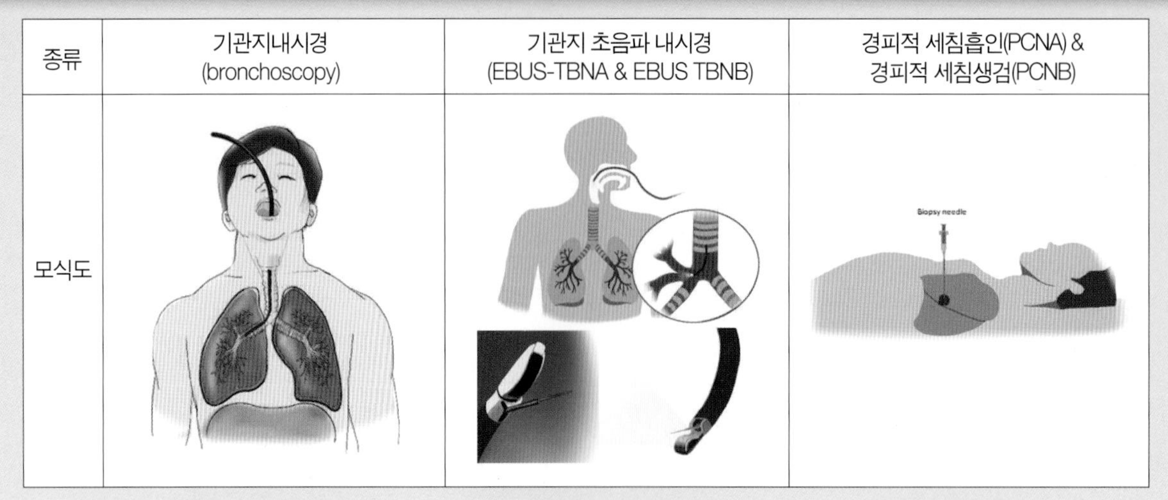

종류	기관지내시경 (bronchoscopy)	기관지 초음파 내시경 (EBUS-TBNA & EBUS TBNB)	경피적 세침흡인(PCNA) & 경피적 세침생검(PCNB)
모식도			

기관지 내부를 직접 검사하는 방법으로 기관지 내 이물질 제거, 출혈성 병변 등에 치료적 목적으로 이용된다.

(2) 경피적 세침 흡인, 생검(CT guided percutaneous needle aspiration & biopsy)

보조 장비로 CT를 이용하며, 피부를 통하여 폐결절 병변에 세침흡인검사를 시행한다. CT 영상뿐만 아니라 초음파 형광투사 등도 보조 장비로 이용이 가능하다. 얻어진 조직의 길이는 약 5.0 mm이다.

(3) 기관지 초음파 내시경(endobronchial ultrasound transbronchial needle aspiration & biopsy)

경기관지 내시경 끝에 달린 초음파 단자를 이용하여 기관지 내부, 폐 실질 및 종격동의 림프절까지 검사가 가능하다.

〈그림 2-2-8〉 하기도 내시경의 조직처리

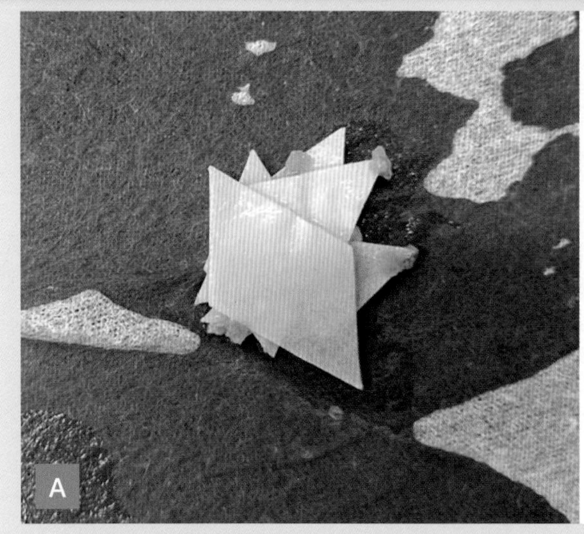

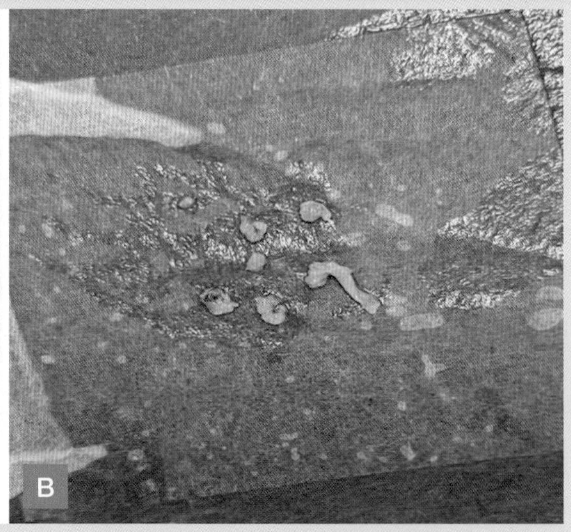

A : 기관지 내시경 조직으로 개수를 알려주기 위해 작은 종이 또는 숫자를 표기해 온다.
B : 작은 조각의 검체들은 분실되거나 오염되기 쉽기 때문에 lens cleaning paper와 같은 포장도구를 이용하여 절취한다.

3) 조직처리

(1) 절차

① 조직의 크기와 개수를 측정한다(조각 수 포함).

② 조직의 세부적인 묘사(촉감, 색상, 모양 등)를 한다.

③ 꼭지(stalk) 또는 심부 절연을 잉크 표시한다.

④ 연속 절개하여 절취한다.

(2) gross template

① one part case description

환자 이름[***], 병리번호[***]. 받은 조직은 [***통]으로 포르말린에 담겨져 온 생검 검체임.

A. one tissue fragment, 0.5 cm.

② block allocation key

— : A 검체 조직 모두 절취

③ multi part case description

환자 이름[***], 병리번호[***]. 받은 조직은 [***통]으로 포르말린에 담겨져 온 생검 검체임.

A. one tissue fragment, 0.3 cm.

B. two tissue fragments, 0.1 cm and 0.4 cm.

C. three tissue fragments, 0.2 to 0.5 cm.

D. multiple tissue fragments, 0.1 to 0.4 cm, aggregating to 0.4×0.3×0.2 cm.

④ block allocation key

1 : A 검체 조직 모두 절취

2 : B 검체 조직 모두 절취

3 : C 검체 조직 모두 절취

4 : D 검체 조직 모두 절취

(3) ink code

- black : 꼭지(stalk)

(4) 주의사항

조직의 소실 또는 분실에 대하여 주의한다.

① 대부분의 점막 생검(mucosal biopsies)에서는 병변의 특성에 대한 기술이 필요하지 않다.

② 여러 조각으로 나누어져 온 경우 조각의 유무를 기술한다.

③ 타 검사 조직이 혼합되지 않도록 한다.

④ 0.4 cm 이상 크기를 가지는 조직은 연속 절개하여 절취한다.

6.2. 후두 절제술 및 인두 절제술

1) 종류 〈그림 2-2-9〉 후두 절제술의 종류

(1) 부분 후두 절제술(partial laryngectomy)

〈그림 2-2-9〉 후두 절제술의 종류

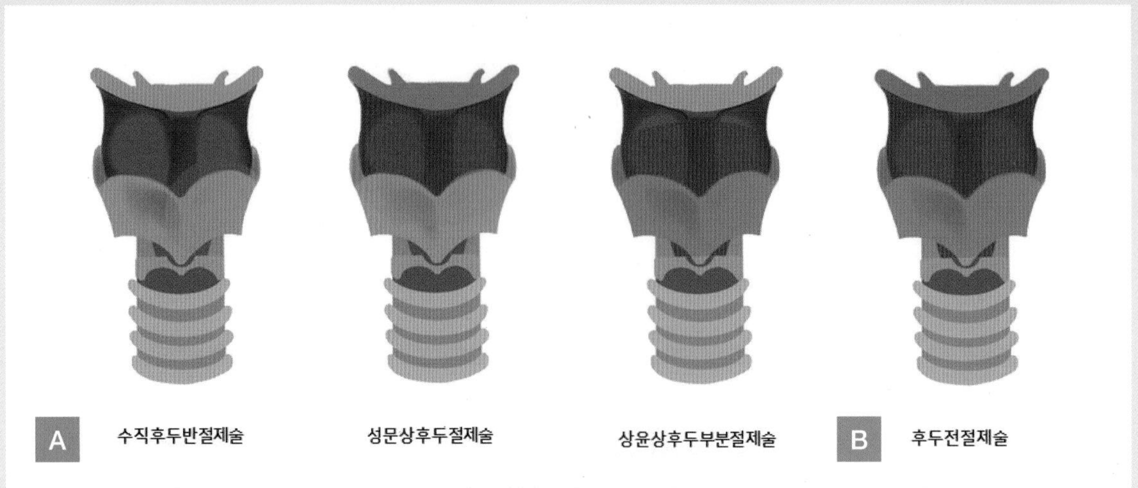

A : 후두 부분 절제술(음성 보존술) : 병변이 성대의 한쪽이나 후두 전방부에 국한된 경우에 후두의 일부만을 절제하는 수술로 성대를 보존할 수 있는 방법이다.
B : 후두 전 절제술(후두 전부 적출)로 병변이 후두 전체에 퍼져있는 경우에 시행한다. 후두 전체를 절제하는 수술로 인두 구멍은 막고 목에 기관구멍(영구 기관공)을 내어 호흡할 수 있게 한다. 후두암뿐만 아니라 후두를 심하게 침범한 인두암이나 목부위에 위치한 식도암의 경우에도 시행할 수 있다.

병변이 성대의 한쪽이나 후두 전방부에 국한된 경우에 후두의 기능을 유지하면서 병변 부위만을 절제하는 방법이다. 발생 위치 및 진행 정도에 따라 여러 방법으로 시행이 가능하다. 종류로는 수직 후두 반 절제술, 성문 상후두 절제술, 상윤상 후두부 절제술 등이 있다.

(2) 후두 전 절제술(total laryngectomy)

병변이 후두 전체에 퍼져 있는 경우에 후두 전부를 적출하는 수술 방법이다. 후두암뿐만 아니라 인두암, 식도암의 침범으로 인한 경우에도 시행할 수 있다. 인두 구멍을 막고 목에 기관구멍을 내어 호흡할 수 있게 한다.

2) 조직처리 〈그림 2-2-10〉 인두 절제술의 조직처리 모식도, 〈그림 2-2-11〉 후두 절제술의 조직처리 모식도

(1) 절차

① 조직의 방향을 찾고 사진 촬영을 한다.

② 크기와 무게를 측정하고, 함께 붙어온 장기가 있다면 같이 기술한다.

③ 방향에 맞추어 절연면들에 잉크 표시를 한다.

④ 후벽을 따라 내강을 열어주고(병변이 후벽에 위치한 경우에는 측벽을 따라 열어줄 것) 내강을 사진 촬영한다.

⑤ 포르말린에 고정한다.

⑥ 병변의 위치, 크기, 육안상 묘사(형태, 경계, 색상, 모양, 절연면과의 거리)를 기술한다.

⑦ 병변 대표 단면 및 다른 단면들을 절취한다.

⑧ 병변과 정상 실질의 관계를 나타내는 면을 절취한다.

⑨ 각 절연면을 절취한다.

〈그림 2-2-10〉 인두 절제술의 조직처리 모식도

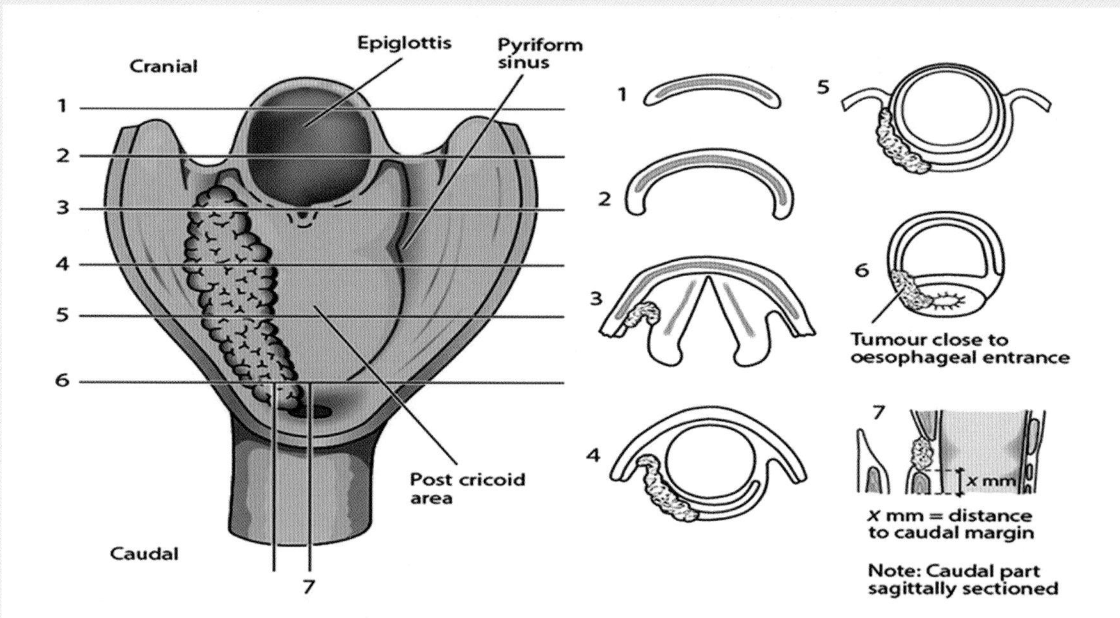

인두 절제술 검체에서는 종괴의 크기와 위치를 고려하여 점막 절연면을 연속 절개한다. 1번부터 6번까지 침윤 깊이가 잘 보이도록 관상면(coronal plane)으로 연속 절개한다. 7번은 꼬리 쪽의 절연면(caudal margin)에 해당하는 부위이다. 식도 절연면, 기관지 절연면 2가지 정보를 포함할 수 있도록 시상면 방향으로 절개한다. block allocation key는 1 : 후두개, 2 : 종괴 상단의 후두개(superior of tumor), 3 - 6 : 우측 절연면 및 좌측 절연면과의 관계를 포함한 종괴 단면들, 6 : 종괴와 식도 입구(esophageal entrance)의 관계, 7 : 꼬리쪽 절연면(caudal margin) 순서이다.

〈그림 2-2-11〉 후두 절제술의 조직처리 모식도

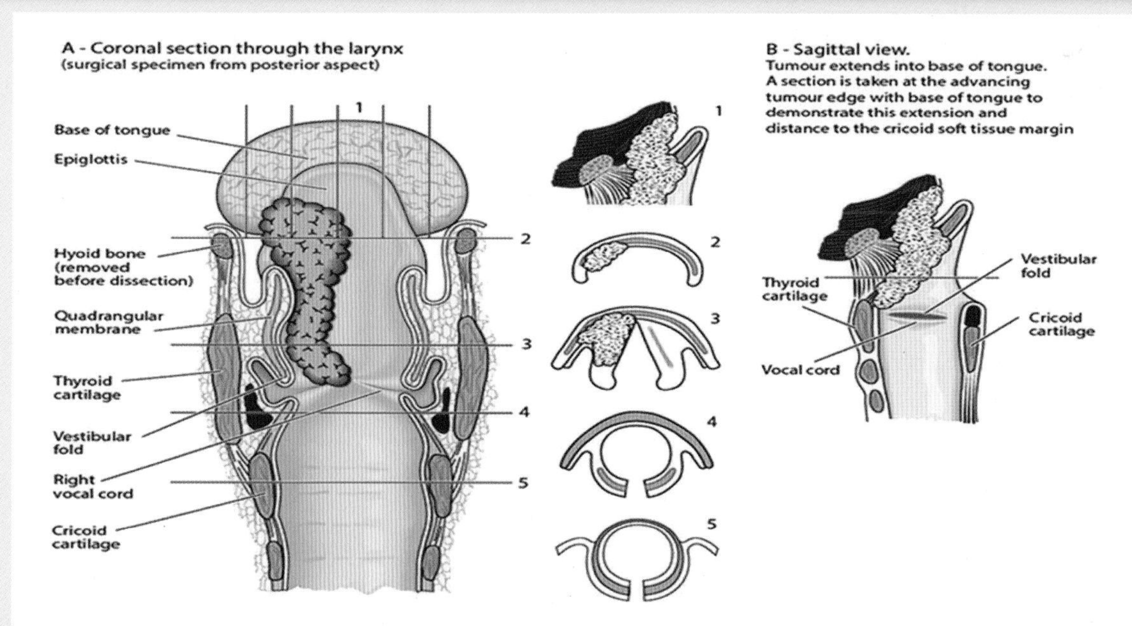

종괴, 후두개 및 혀 바닥(base of tongue)과의 관계가 잘 보이도록 가장 위쪽은 관상면 방향으로 연속 절개한다. 2번부터 5번까지는 침윤 깊이가 잘 보이도록 시상면 방향으로 연속 절개한다. block allocation key는 1 : 종괴와 후두개의 관계, 2 & 3 : 오른쪽 및 왼쪽 절연면을 포함한 종괴 대표 단면(2 : 종괴와 설골 관계, 3 : 종괴와 갑상연골 관계), 4 : 성문하부 대표 단면, 5 : 종괴 하단 윤상연골 대표 단면 순서이다.

〈그림 2-2-12〉 후두 절제술 및 인두 절제술의 조직 전처리 과정

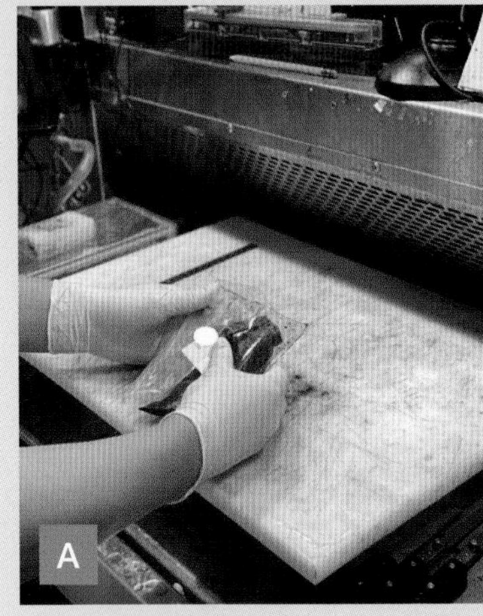
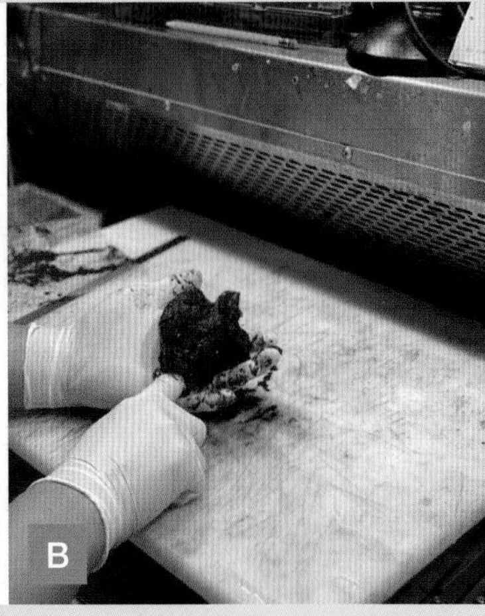
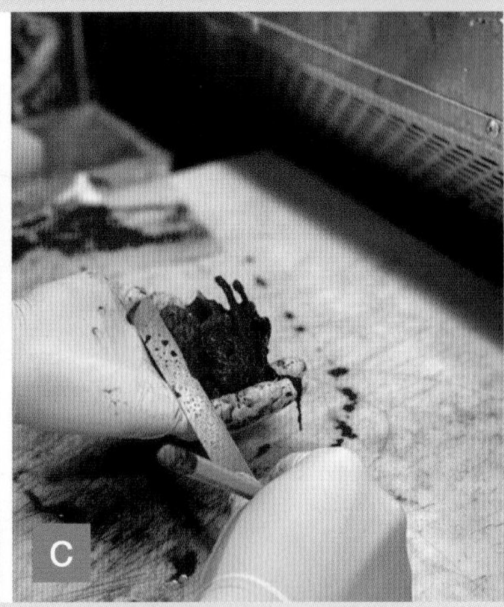

A : 환자 정보와 검체의 일치 여부를 확인한다.
B : 검체의 방향을 잡아준다. 윤상연골, 후두개, 갑상연골과 같은 주변 구조물을 찾는다. 또한 꼬리쪽 절연면을 찾는다.
C : 종괴의 위치를 정확히 파악한다. 후두와 인두의 크기, 무게를 기술한다. 종괴 크기를 측정하여 기술한다.

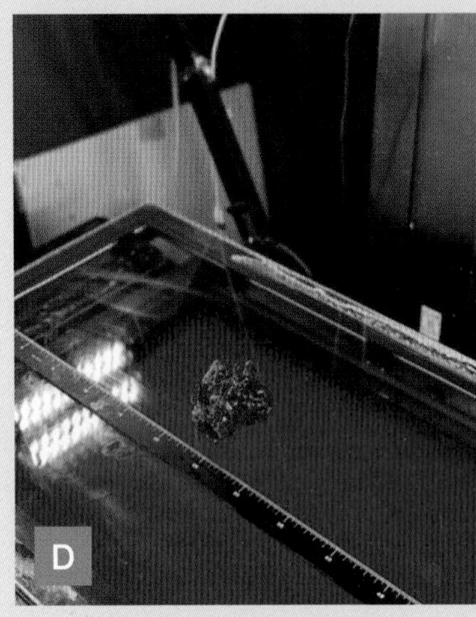
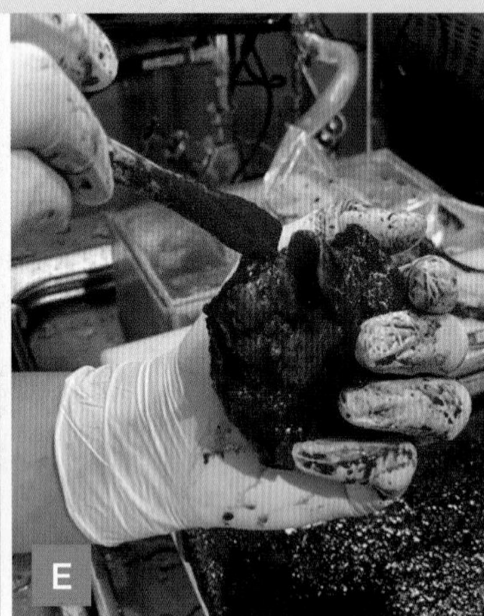
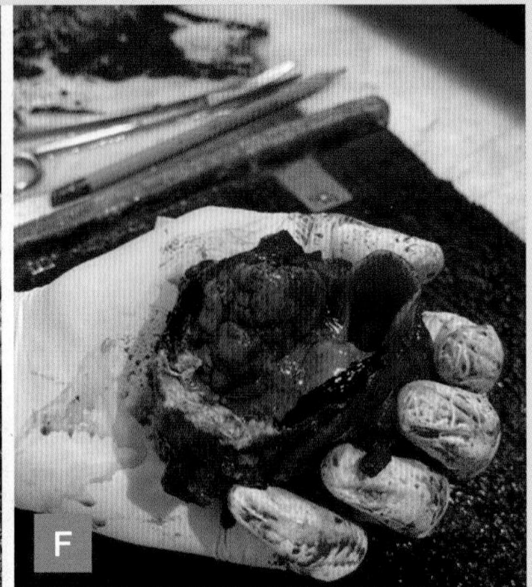

D : 초기 상태(외면)를 사진 촬영한다. 사진은 윗부분을 뇌쪽 방향(cranial), 아랫부분을 꼬리쪽(caudal) 방향으로 향하게 하였다.
E : 종괴 위치와 주변 절연면을 정확히 파악한다. 후두 내 종괴인 경우 후두의 후벽을 따라 열어준다. 인두 내 종괴인 경우 점막면의 절연면을 찾고 잉크 표시한다.
F : 종괴를 중심으로 위, 아래, 좌, 우, 앞, 뒤 방향으로 나누어 잉크 표시하였다.

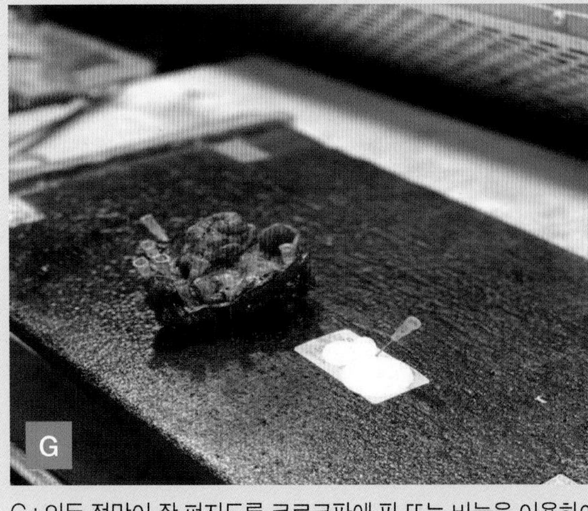
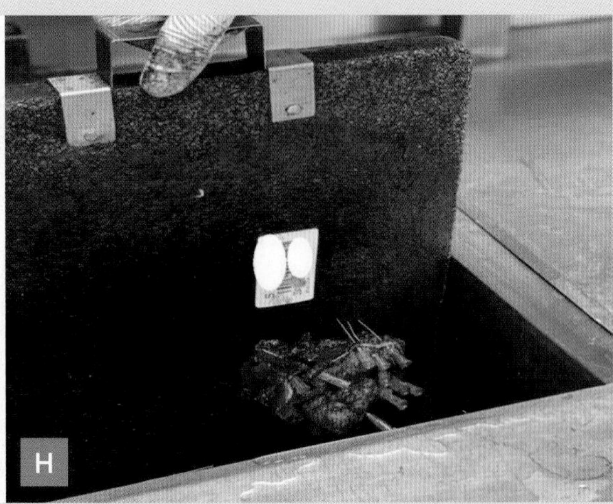

G : 인두 점막이 잘 펴지도록 코르크판에 핀 또는 바늘을 이용하여 단단히 고정시켜 준다. 주름을 과도하게 당겨주지 않으며, 기타 병변이 있는 경우 별도 잉크 표기하여 준다.
H : 포르말린 저장탱크에 24시간 고정하여 준다.

(2) gross template

① description

환자 이름[***], 병리번호[***]. 받은 조직은 [fresh / in formalin] 상태로 온 [partial / total] laryngectomy 검체임. 검체의 크기는 [*** x *** x *** cm], 무게는 [*** g]임. 점막면을 관찰 시 [성문상부, 성문부, 성문하부]에 병변이 관찰되며, 병변은 육안상 [형태, 경계, 색상, 모양, 절연면과의 거리]임. [연속 절개하여 대표적 절편 절취함 / 모두 절취함].

② block allocation key

〈그림 2-2-13〉 인두 절제술의 조직처리

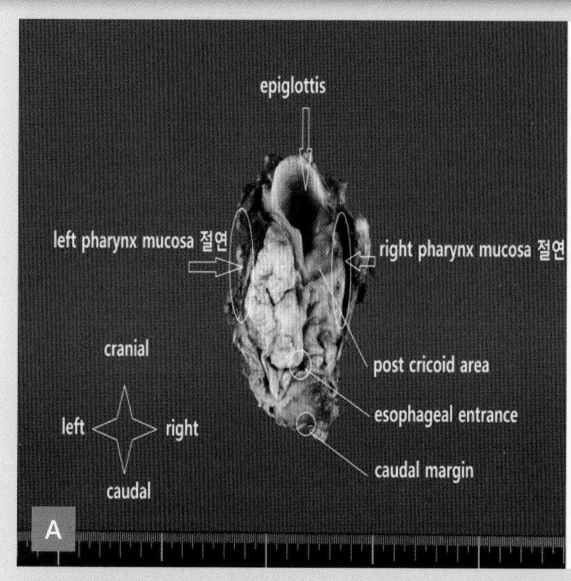

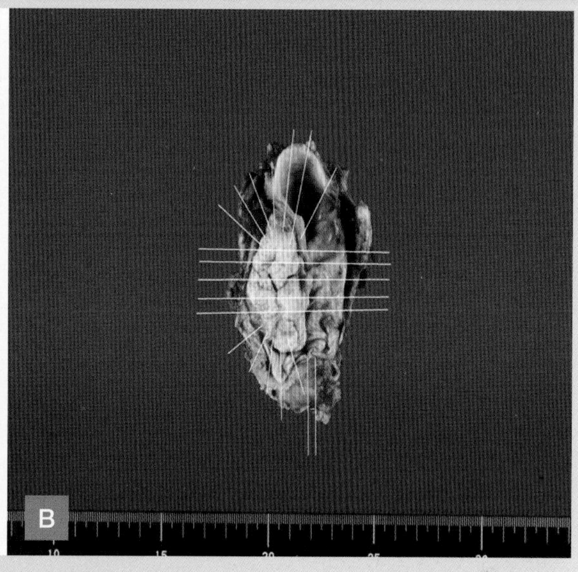

A : 코르크판을 이용하여 포르말린에 24시간 고정한 모습으로 뒷면에서 촬영한 사진이다.
B : 점막 절연을 중심으로 육안검사를 위한 절제면을 표기하였다.

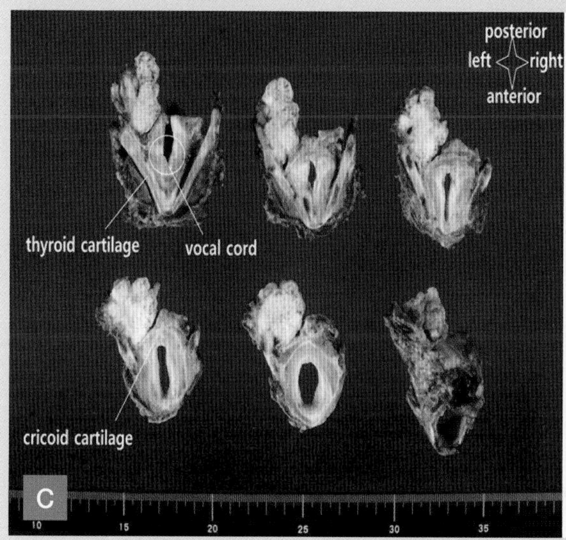

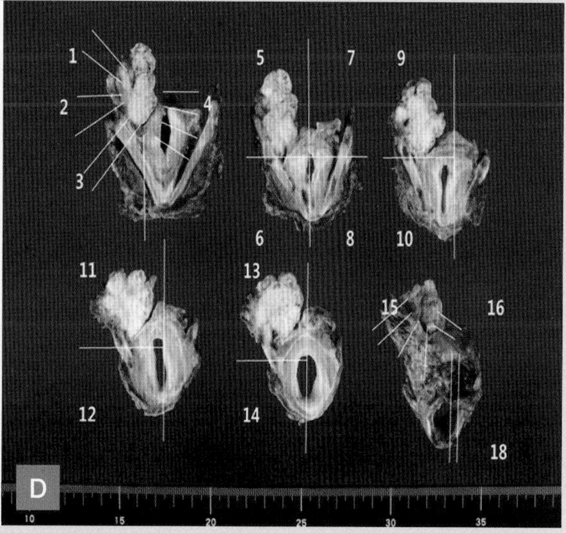

C : B 사진의 절제면을 따라 연속 절개한 단면 사진이다.
D : 종괴 대표 단면과 block allocation key에 맞추어 절제면을 표기한 사진이다. block allocation key는 1 - 3 : 종괴와 상단 절연면(cranial mucosa) 관계, 4-6 : 종괴와 후두개 관계(5 & 6 : 한 단면), 7 & 8 : 종괴와 성대 관계(한 단면), 9 - 18 : 종괴 대표 단면들(9 - 12, 13 & 14, 15 & 16, 17 & 18 : 한 단면), 19 : 하단 절연면(caudal margin) 순서이다.

1 - 4 : 전벽을 따라 한 줄(1 : superior resection margin, 2 & 3 병변 대표단면 한 단면, 4 : inferior resection margin)

5 - 10 : 병변 다른 단면들 모두 절취

11 : right lateral resection margin & posterior radial margin

12 : left lateral resection margin & posterior radial margin

(3) ink code

〈그림 2-2-14〉 후두 절제술의 조직처리

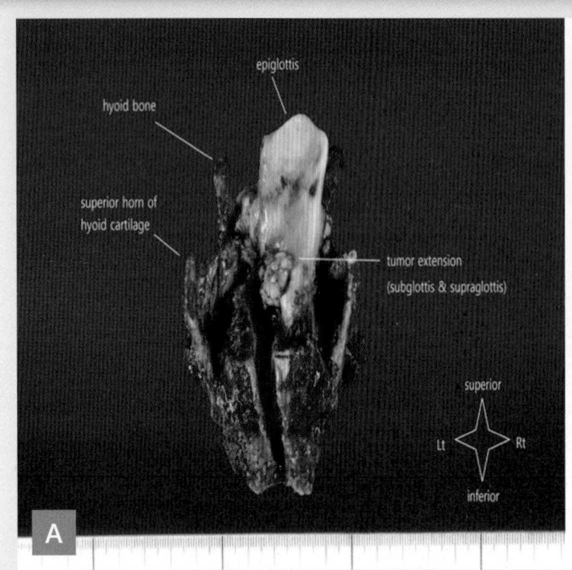

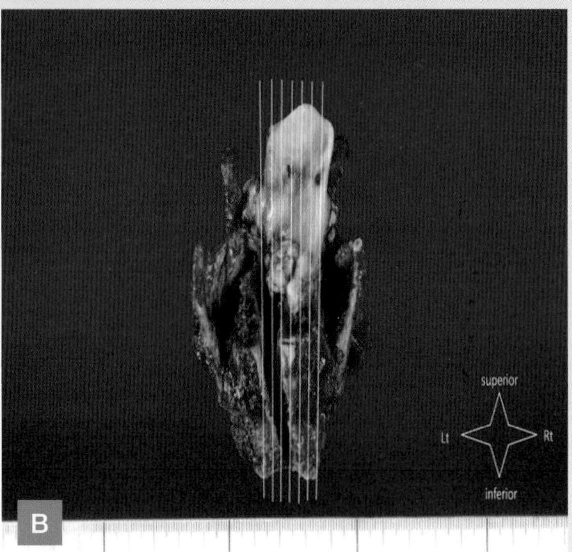

A : 내강이 잘 보이도록 후벽을 따라 열어주었다. 사진에서와 같이 연골조직의 특성상 다시 원래 형태로 돌아가려 하기 때문에 내강이 잘 보이지 않는다. 따라서 면봉과 같은 도구를 활용하여 강제로 고정한다.
B : 연속 단면을 위한 절제면을 표기한 사진이다.

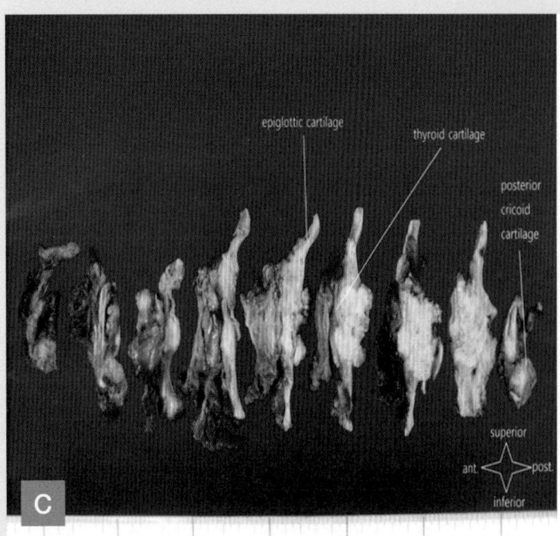

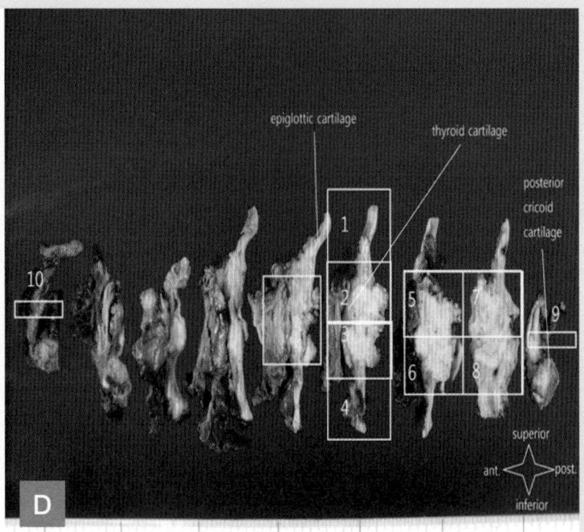

C : 고정 후 절제면을 따라 연속 절개한 단면들 사진이다.
D : 종괴 대표 단면과 다른 단면들을 선택하여 카세트에 절취한다. 또한 종괴와 절연면과의 관계가 잘 나타나는 면을 선택하여 카세트에 절취한다. block allocation key는 1 - 4 : 종축을 따라 한 줄(1 : 후두개, 2 & 3 : 종괴 대표 단면, 4 : 하단 절연면(caudal margin), 5 - 8 : 종괴 다른 단면들(5 & 6, 7 & 8 : 한 단면), 9 : 종괴와 우측 절연과의 관계, 10 : 종괴와 좌측 절연과의 관계 순서이다.

① green : left soft tissue margin

② blue : right soft tissue margin

③ black : inferior resection margin

④ yellow : posterior margin

⑤ orange : anterior margin

(4) 주의사항

① 후두를 열어줄 때 뒷면(posterior)에서 열어준다.

② 점막면이 잘 보이도록 고정하여 준다.

③ 면봉과 같은 물체를 이용하여 뒷면(posterior)을 양쪽으로 활짝 열어서 고정한다.

④ 선행적 항암 요법 또는 방사선 치료를 받은 경우 항암효과에 대한 평가 및 잔존 종양 세포(tumor cell) 확인을 위하여 병변 단면들을 모두 절취한다.

3) 후두 병변

(1) 반응 결절(reactive nodules)

흔히 심한 흡연자 또는 성대에 많은 자극을 주는 사람의 성대에서 주로 발생한다. 때문에 성대 결절(vocal cord nodules 또는 singer's nodule)이라고도 부른다. 대부분 양측으로 발생되며, 크기는 mm 단위로 측정할 수 있을 정도로 작다.

(2) 양성 종양

① 용종(polyp)

소아보다 성인의 성대에서 발생한다. 과격한 발성과 흡연이 주원인이며, 만성 염증에 의한 점막하 출혈로 인하여 발생한다. 후두 내시경 및 굴곡 내시경 검사로 관찰이 가능하다.

② 편평유두종

후두의 편평유두종은 양성종양으로, 대개 성대 위에 발생한다. 일반적으로 1.0 cm 미만의 크기이다. 성인보다 소아의 성대에서 발생한다. 사춘기 이후 대부분 사라지며, 드물게 악성으로 나타난다. 기도폐쇄를 일으킬 수 있다.

(3) 악성 종양

후두암은 95% 이상 대부분 편평세포암종으로 흡연, 음주와 연관되어 발생한다. 남성 만성 흡연자, 노인 남성에서 주로 흔하며, 성대에서 직접 발생하기도 하지만 성대 위, 성대 아래, 후두덮개, 이상동(pyriform sinuses)에서도 발생할 수 있다. 진주빛 회색의 상피내 병변으로 시작된다. 추후 궤양성 돌출을 보인다. 후두내에 국한된 병변은 내인성(intrinsic)이라 하고, 후두의 밖에서 발생되거나 밖으로 확장된 병변은 외인성(extrinsic)이라 한다. 후두 중앙부의 성문부를 기준으로 발생 부위에 따라 성문상부암, 성문암, 성분하부암으로 구분한다. 후두내 공간은 림프조직이 잘 발달되어 후두내 종양이 목의 림프절로 전이가 잘 발생한다. 편평세포암종 이외에 육종, 선암, 신경내분비 종양이 발생한다.

① 성문상부암

전체 악성 후두암종의 35~40%의 발생빈도를 차지한다. 림프절 전이가 흔하며 예후는 성문암보다는 나쁘며, 성문하부암보다 좋다.

② 성문암

전체 악성 후두암종의 60~65%를 차지한다. 림프절 전이가 드물게 발생하며, 다른 발생부위의 암보다 예후가 가장 좋다.

③ 성문하부암

전체 악성 후두암종의 1% 미만 비율로 발생한다. 림프절 전이가 흔하며, 예후가 가장 나쁘다.

6.3. 폐 절제술

1) 종류 〈그림 2-2-15〉 폐 절제술의 종류

(1) 폐 쐐기 절제술(wedge resection)

병변이 작을 때 주변부 병소를 포함하여 폐의 일부분을 절제한다. 폐암 유무의 감별, 전이성 병변에 시행된다. 또한 일부 조기폐암, 고령인 환자, 폐기능이 나쁜 환자, 기흉(pneumothorax)과 같은 양성병변에서 제한적으로 시행된다.

(2) 폐 구역 절제술(segmentectomy)

폐엽 안의 폐구역을 기준으로 하여 해부학적으로 한 구역만을 절제하는 수술 방법이다. 일부 조기폐암, 고령, 폐기능이 나쁜 환자에서 제한적으로 시행된다.

(3) 폐엽 절제술(lobectomy)

폐엽은 오른쪽 폐가 3개, 왼쪽 폐가 2개의 엽으로 구성되는데 그 중 암이 존재하는 엽 하나를 제거하는 수술 방법이다. 원발성 암인 경우 표준 수술로 이용되며, 폐엽 절제술과 함께 암의 전이 가능성이 있는

〈그림 2-2-15〉 폐 절제술의 종류

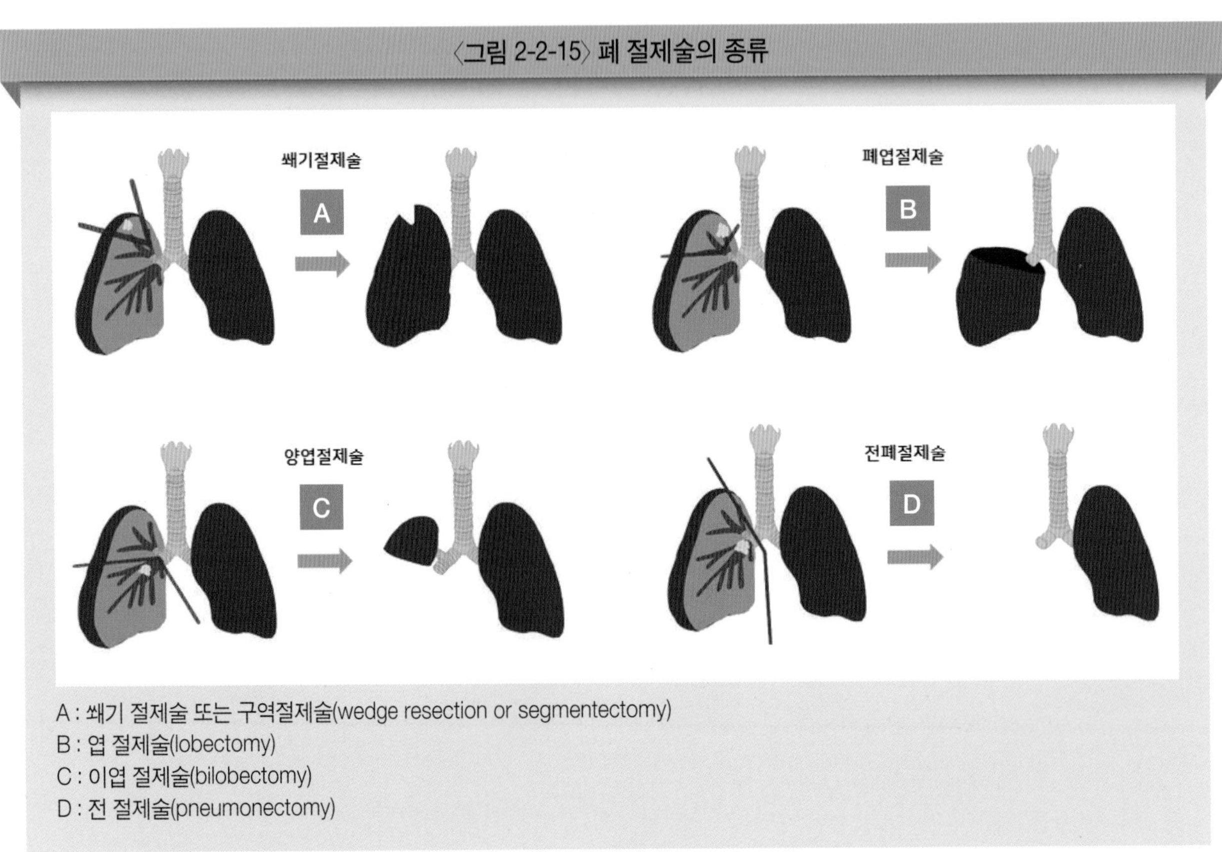

A : 쐐기 절제술 또는 구역절제술(wedge resection or segmentectomy)
B : 엽 절제술(lobectomy)
C : 이엽 절제술(bilobectomy)
D : 전 절제술(pneumonectomy)

폐안이나 기관, 기관지, 대혈관 주위의 림프절 적출술을 시행한다.

(4) 폐엽 소매 절제술(sleeve lobectomy)

기관지의 입구나 분지부에 암이 있는 경우 폐의 기능을 보전하기 위한 수술 방법이다. 주기관지 분절과 암이 존재하는 엽만을 절제하고 나머지 기관지와 엽을 다시 연결한다.

(5) 폐 이엽 절제술(bilobectomy)

종괴가 엽 사이 틈(fissure)에 있는 경우, 종괴가 2개의 엽에 걸쳐서 있는 경우에 시행한다. 우엽의 우상엽과 우중엽, 우중엽과 우하엽 절제술에 해당한다. 좌엽(총 2개의 엽)의 2개의 엽 수술은 폐 전 절제술로 명칭한다.

(6) 폐 전 절제술(pneumonectomy)

한쪽 폐 전체를 절제하는 수술 방법이다. 암의 위치가 주기관지를 침범한 경우나, 병소에 의해 한쪽 폐가 완전히 파괴된 경우에 시행된다.

(7) 흉막 절제술(가슴막 절제술, pleurectomy)

가슴막 공간(흉강) 내부를 덮고 있는 얇은 막인 가슴막(흉막)을 제거하는 수술 방법이다. 폐 원발 종양의 침범 또는 흉막 종양 제거에 시행된다.

① 원발성 흉막종양(primary pleural tumor)

악성 중피종(malignant mesothelioma)으로 석면 노출이 대부분의 원인이다.

흉막의 일부 또는 전부를 제거하고 손상된 폐 부위도 함께 제거한다.

② 이차성(전이성) 흉막 종양(secondary pleural tumor)

다른 부위의 암이 전이(metastatic)된 경우를 말한다.

2) 조직처리

〈그림 2-2-16〉 폐 쐐기 절제술의 조직처리 모식도, 〈그림 2-2-17〉 폐엽 절제술의 조직처리 모식도

(1) 절차

① 조직의 방향을 찾고 사진 촬영을 한다.

② 크기와 무게를 측정하고, 함께 붙어온 장기가 있다면 같이 기술한다.

③ 방향에 맞추어 절연면들(기관절연, 가장 가까운 흉막면)에 잉크 표시를 한다.

④ 기관지에 직접 포르말린을 주입하는 방법(관류고정)을 이용하여 포르말린에 고정한다. 또한 주사바늘을 이용하여 가장자리에도 포르말린을 추가로 주입한다.

⑤ 기관지를 따라 소식자를 넣어 연속 절개한다.

⑥ 대표 단면들을 사진 촬영한다.

⑦ 병변의 위치, 크기, 육안상 묘사(형태, 경계, 색상, 모양, 절연면과의 거리)를 기술한다.

⑧ 병변 대표 단면 및 다른 단면들을 절취한다.

⑨ 병변과 정상 실질 관계를 나타내는 면을 절취한다.

⑩ 기관지 절연면을 절취한다.

⑪ 기관지 주위 림프절을 절취한다.

(2) gross template

① description

〈그림 2-2-16〉 폐 쐐기 절제술의 조직처리 모식도

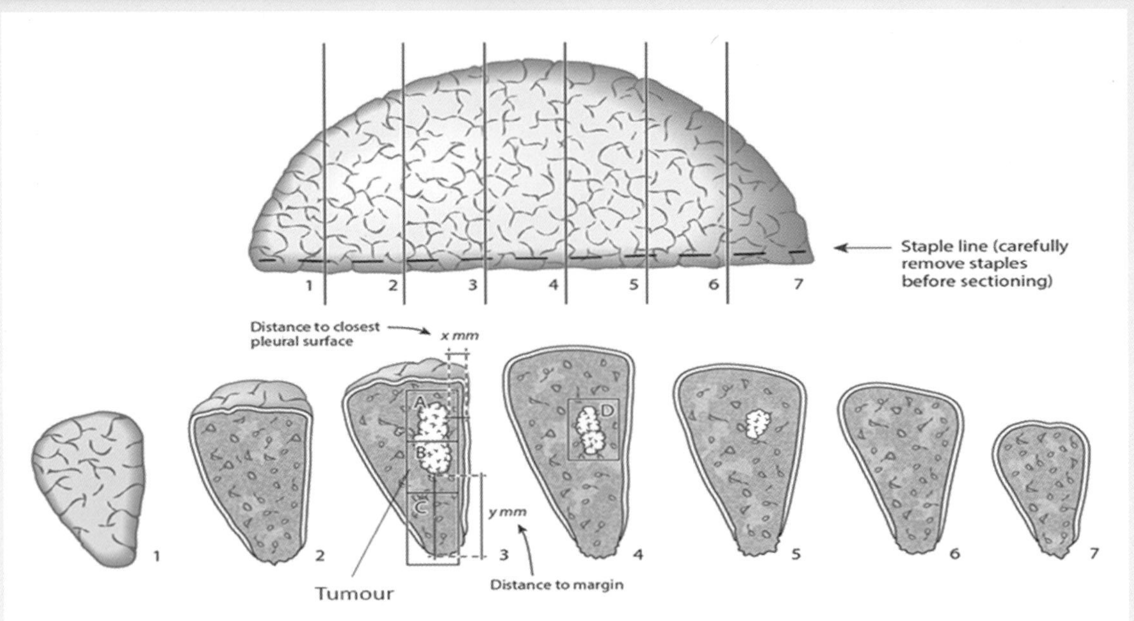

스테이플 라인(staple line)이 폐 실질 절연면에 해당한다. 따라서 주의하여 제거한다. 연속 절개하여 종괴 크기, 실질 절연과의 거리 및 흉막면과의 거리를 측정한다. block allocation key는 1 - 7 연속 단면들(3 - 5 : 종괴 단면들) 순서이다.

〈그림 2-2-17〉 폐엽 절제술의 조직처리 모식도

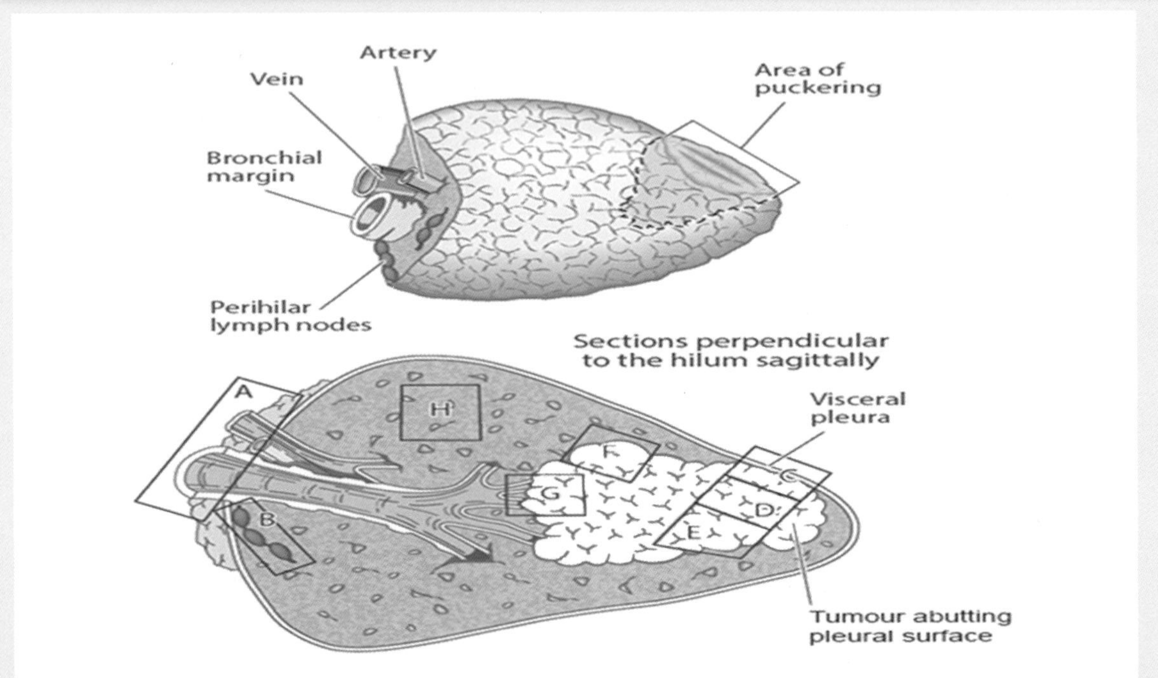

종괴로 인한 흉막의 변화(puckering, dimpling, retraction)를 기술한다. 기관지 절연(bronchial margin), 혈관절연(vascular resection margin), 폐문 주위 림프절(perihilar lymph nodes)은 미리 카세트에 절취한다. 기관지를 따라 소식자를 넣어 연속 절개한다. 종괴와 기관지의 관계, 종괴와 정상 실질의 관계 및 종괴와 흉막면의 관계가 나타나는 단면을 선택하여 카세트에 절취한다. block allocation key는 A : 기관지 및 혈관 절연면(bronchial and vascular resection margins), B : 폐문 주위 림프절(perihilar lymph nodes), C - E : 종괴 대표 단면, F : 종괴와 폐 실질의 관계, G : 종괴와 기관지(bronchus)의 관계, H : 정상 폐 실질 순서이다.

〈그림 2-2-18〉 폐 절제술의 조직 전처리 과정

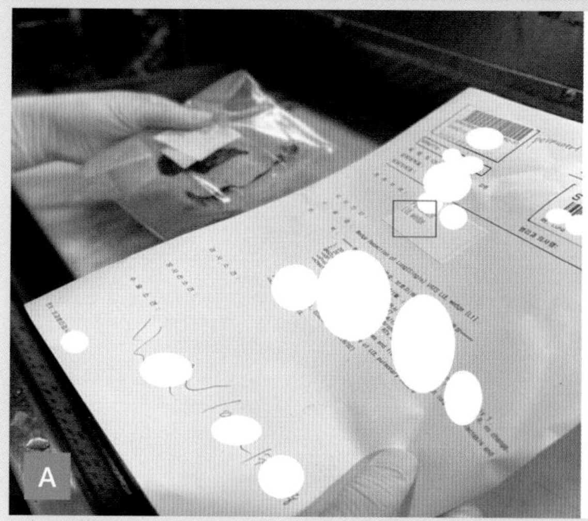

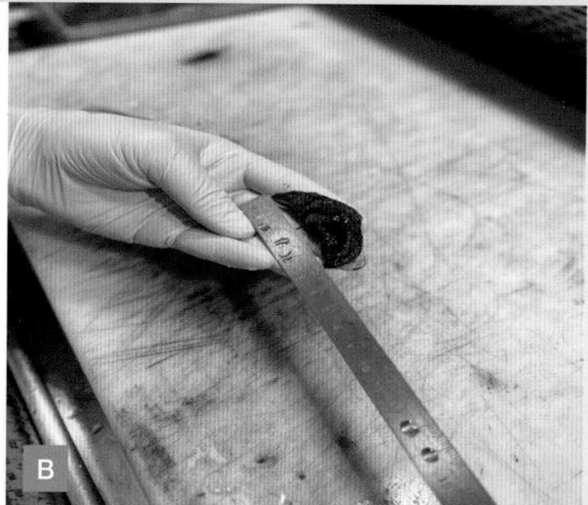

A : 환자 정보와 검체의 일치 여부를 확인한다.
B : 검체의 방향을 잡고, 크기와 무게를 측정한다.

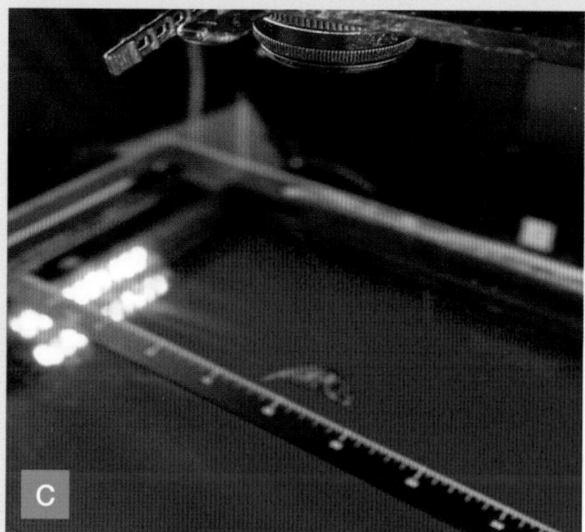

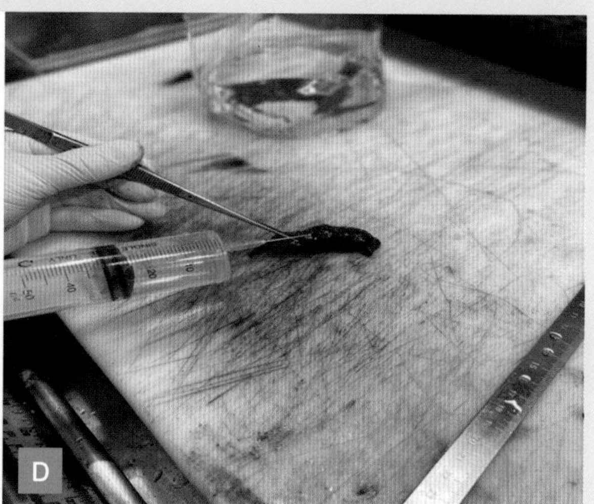

C : 초기 상태(외면)를 사진 촬영한다.
D : 주사기를 이용하여 스테이플 라인(stample line)을 따라 포르말린을 주입하여 고정한다.

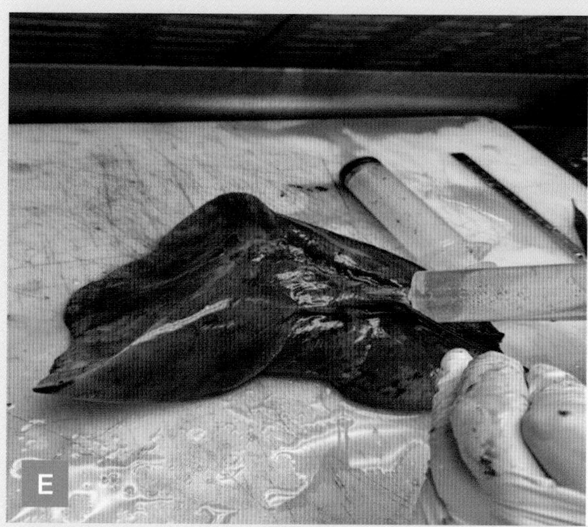

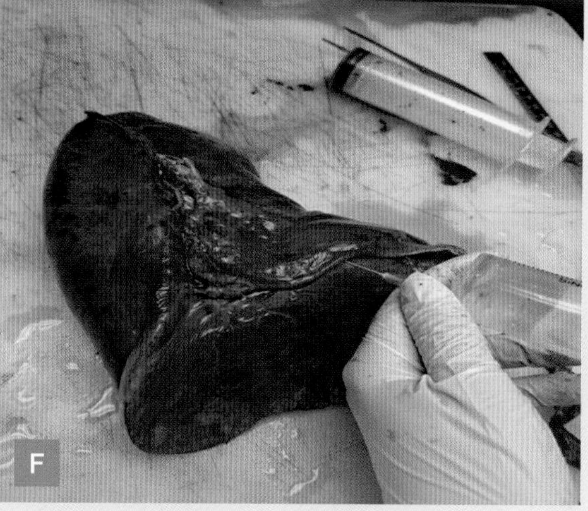

E : 엽 절제술 검체에서는 기관지에 포르말린을 직접 주입시키는 관류 고정법을 이용한다.
F : 주사기를 사용하여 가장자리에 적당한 양의 포르말린을 추가로 주입한다.

〈그림 2-2-19〉 폐 쐐기 절제술의 조직처리

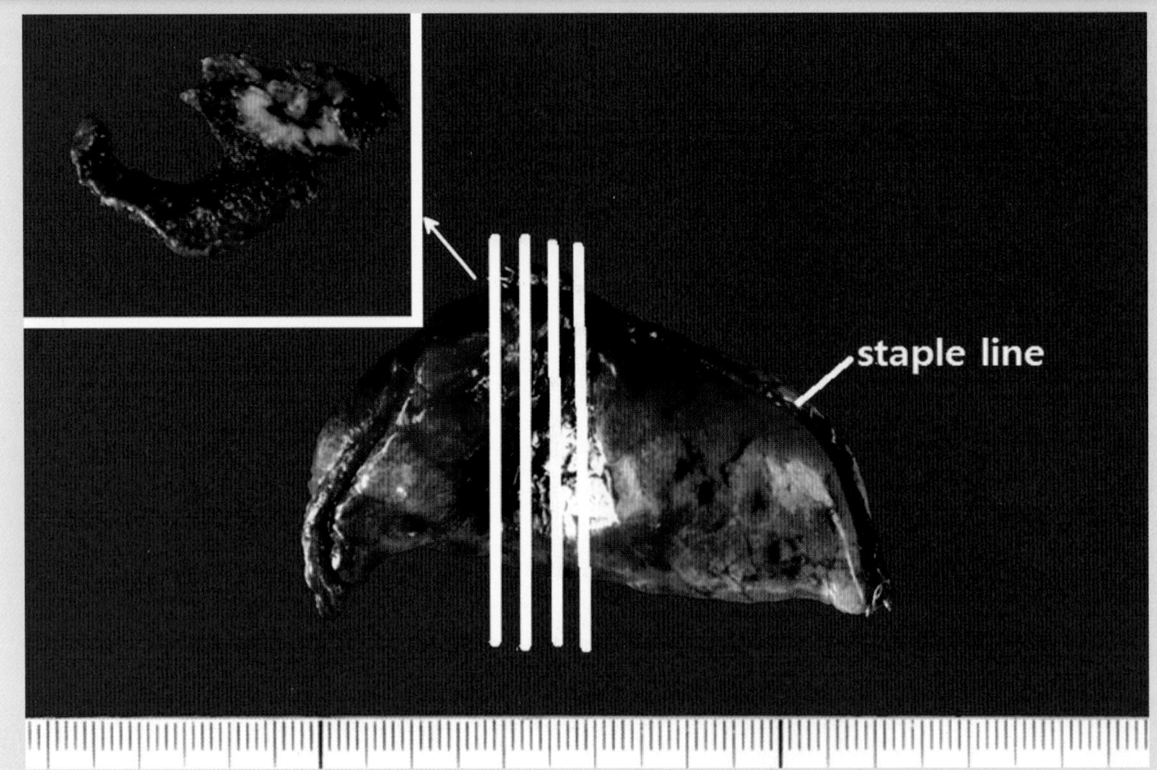

스테이플 라인(staple line)을 제거한 후 수직 방향으로 연속 절개한다. 왼쪽 위 사진은 종괴 대표 단면 사진으로 종괴와 가장 가까운 실질 절연과의 관계, 흉막과의 관계를 관찰할 수 있다. block allocation key는 1 - 3 : 종괴 단면들 순서이다.

> 알아두기 : 수술실에서는 수술용 스테이플러 장치를 통하여 장 또는 폐 부분 절제 후 문합을 이룬다. 이에 따라 형성되는 게 스테이플 라인이다. 한 번의 수술로 절제와 문합이 완료될 수 있다.

환자 이름[***], 병리번호[***]. 받은 조직은 [fresh / in formalin] 상태로 온 폐조직으로 [쐐기절제술 / 엽 절제술 / 엽 소매 절제술 / 이엽 절제술 / 전 절제술] 검체임. 검체의 크기는 [*** cm], 무게는 [*** g]임. 외견상 [흉막면에 dimpling이 관찰됨 / 특이소견 관찰되지 않음]. 기관지 따라 절편을 내어 관찰 시 [폐실질내, 기관지내]에 병변이 관찰되며, 병변은 육안상 [형태, 경계, 색상, 모양, 절연면과의 거리]임. [연속 절개하여 대표적 절편 절취함 / 모두 절취함].

② block allocation key

a. 쐐기 절제술

1 - 3 : 실질 절연면을 포함한 종괴 단면들

b. 엽 절제술

1 - 6 : 종괴 대표 단면(1 - 4 병변 대표 단면(한 단면), 5 & 6 : 종괴와 흉막면의 관계)

7 - 10 : 병변 다른 단면들(5 & 6, 7 & 8, 9 & 10 : 한 단면)

11 : 기관지 절연면

12 : 기관지 주위 림프절

(3) ink code

〈그림 2-2-20〉 폐엽 절제술(우상엽)의 조직처리

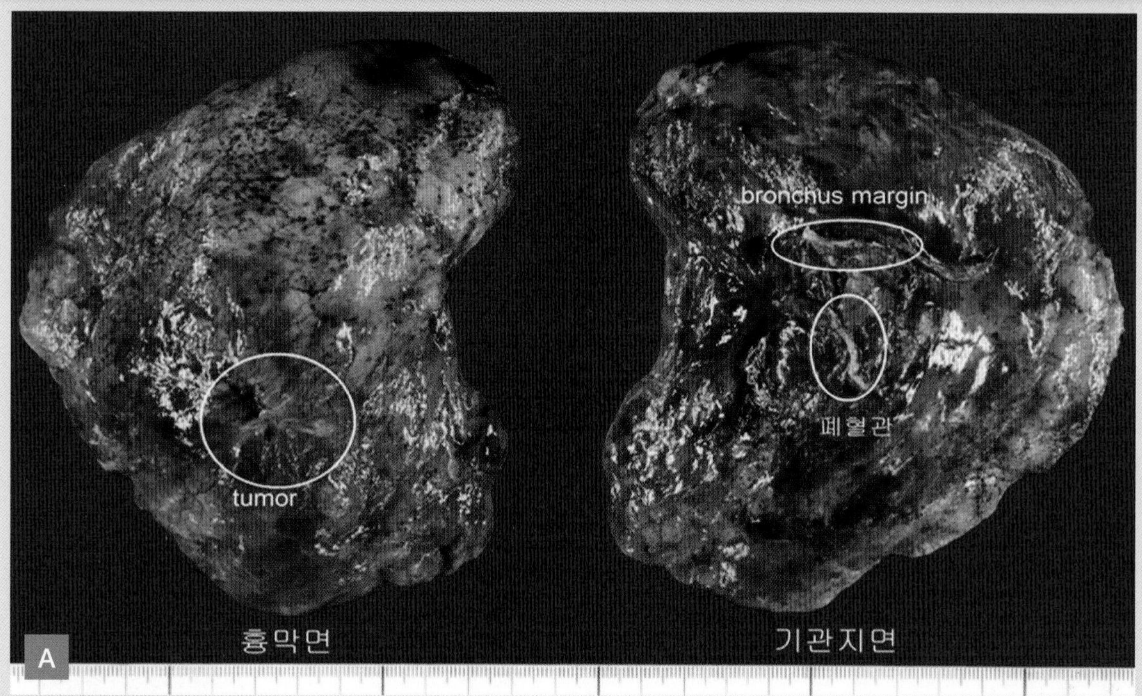

A : 신선 상태의 폐 우상엽 조직 사진이다. 흉막면에서 종괴로 인한 오목(dimpling)이 관찰되며, 기관지 절연과, 혈관 절연 또한 관찰할 수 있다.

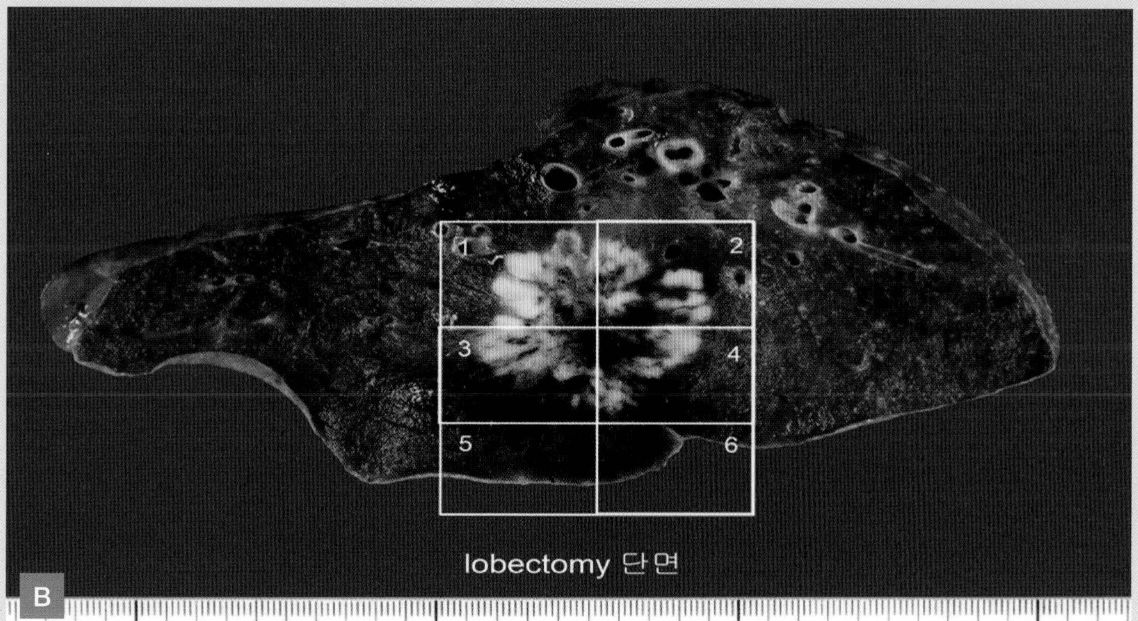

B : 기관지를 따라 연속 절개해서 얻은 종괴 대표 단면 사진이다. block allocation key는 1 - 6 : 종괴 대표 단면(5 & 6 : 종괴와 흉막 관계), 7 : 기관지 절연 순서이다.

> 알아두기 : 연속 절개하기 전에 대체적인 병변의 위치를 확인한다. 수술되어진 lobe의 일치 여부와 종괴가 어떠한 segment에 위치하고 있는지 영상소견을 반드시 참고한다.

〈그림 2-2-21〉 폐엽 소매 절제술의 조직처리

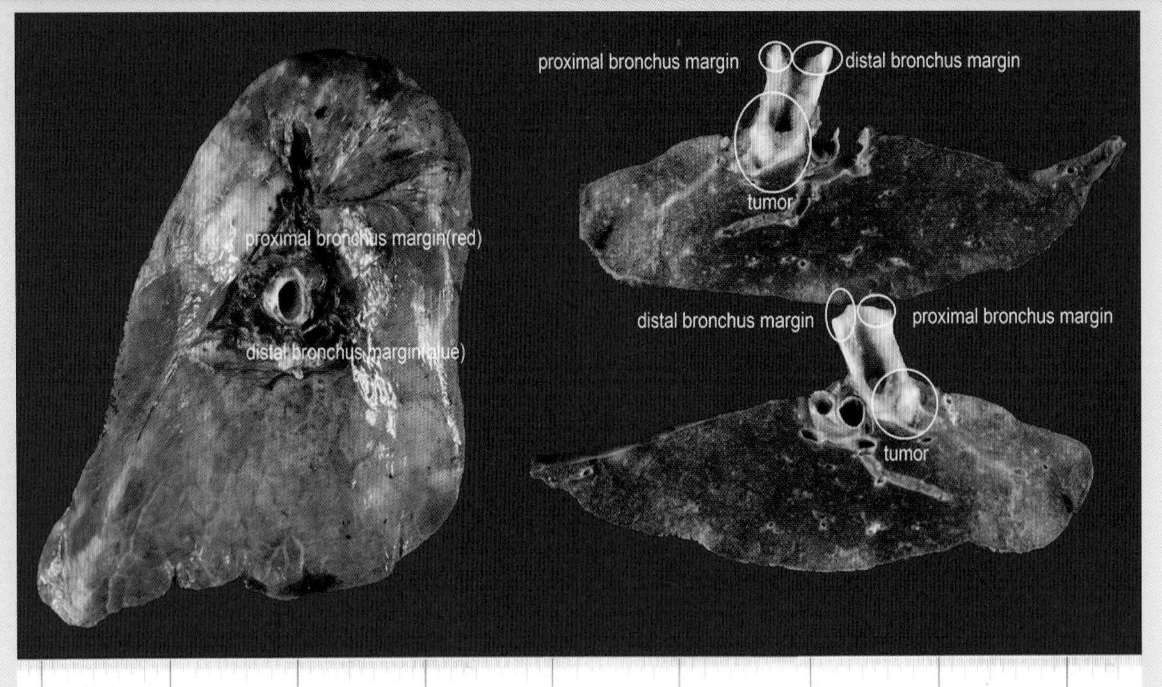

폐엽 소매 절제술은 기관지 절연면이 원위 절연면과 근위 절연면 총 2가지로 구성된다. 빨간색 잉크로 기관지 근위 절연면(proximal bronchus margin)을 파란색 잉크로 기관지 원위 절연면(distal bronchus margin)을 표기하였다. 기관지 절연의 거리를 기술함에 있어서 기관지 근위 절연면과 원위 절연면 거리를 각각 기술한다.

① black : 기관지 절연면

② blue : 흉막면

(4) 주의사항

① 검체 고정시 주사기와 바늘을 이용하여 폐 실질을 팽창시킨다.

② 칼날의 손상을 방지하기 위하여 고정된 검체에서 스테이플 라인을 제거한 후 검사를 진행한다.

③ 동결절편검사 등으로 인한 인위적인 절연이 가해진 병변은 병변 단면들을 가급적 모두 절취한다. 또한 사전에 동결절편 검사 시행 시 정확한 병변 크기 측정을 요구한다.

④ 병변으로부터 기관지 절연면의 거리가 먼 경우 : 수평 절연면(shave section)으로 절연면을 확보한다.

⑤ 검체가 흉벽의 일부 또는 다른 구조를 포함하고 있는 경우에는 다른 구조물에 대한 절연면을 절취한다. 또한 병변과 구조물의 관계를 절취한다.

⑥ 소매엽 절제술에서 기관지 절연면은 근위 절연면과 원위 절연면으로 구별하여 준다.

⑦ 2개의 엽 이상의 검체는 갈라진 틈(fissure)의 유착 유무를 확인한다.

⑧ 흉막 절제술 검체(excision)는 방향표시 없는 경우 연속 절개하여 모두 절취한다.

⑨ 방향구분 필요 시 잉크 표시를 이용한다.

3) 폐 병변

(1) 양성종양

〈그림 2-2-22〉 폐 이엽 절제술(우중엽과 우하엽) 조직처리

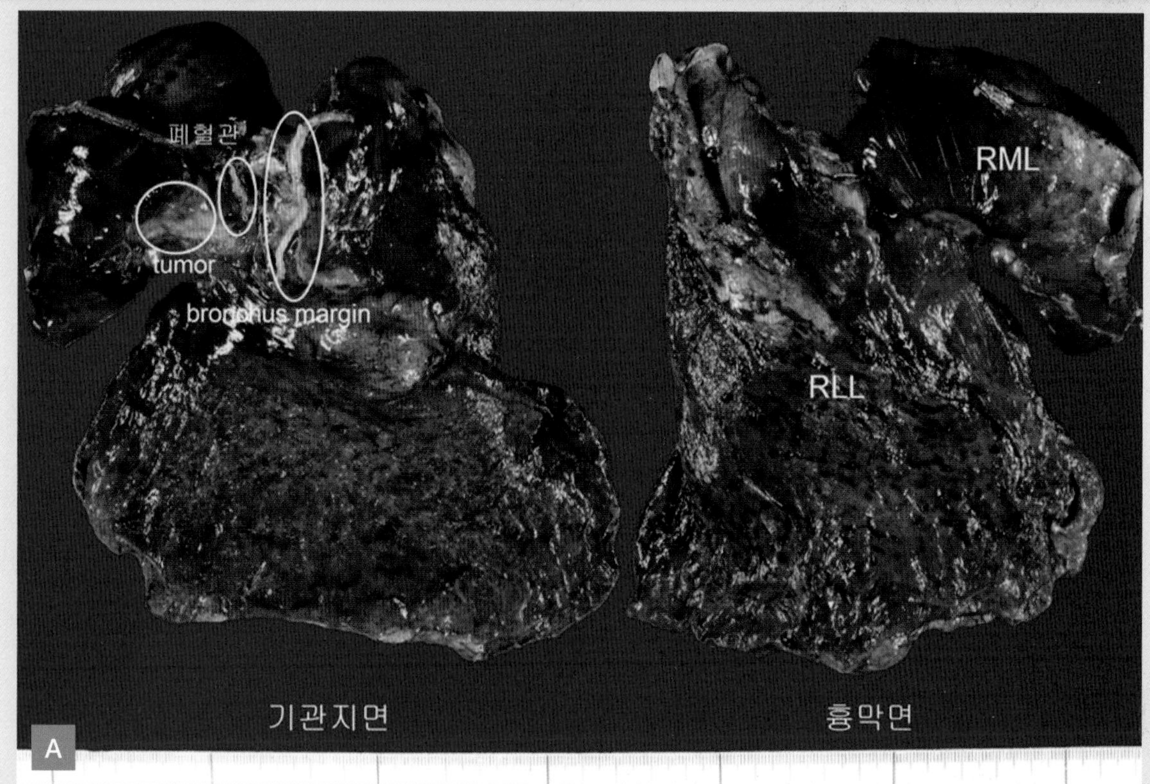

A : 신선 상태의 폐 우중엽 및 우하엽 조직의 사진이다. 흉막면에서 종괴로 인한 움츠리기(retraction)가 관찰되며, 기관지 절연과, 혈관 절연 또한 관찰할 수 있다.

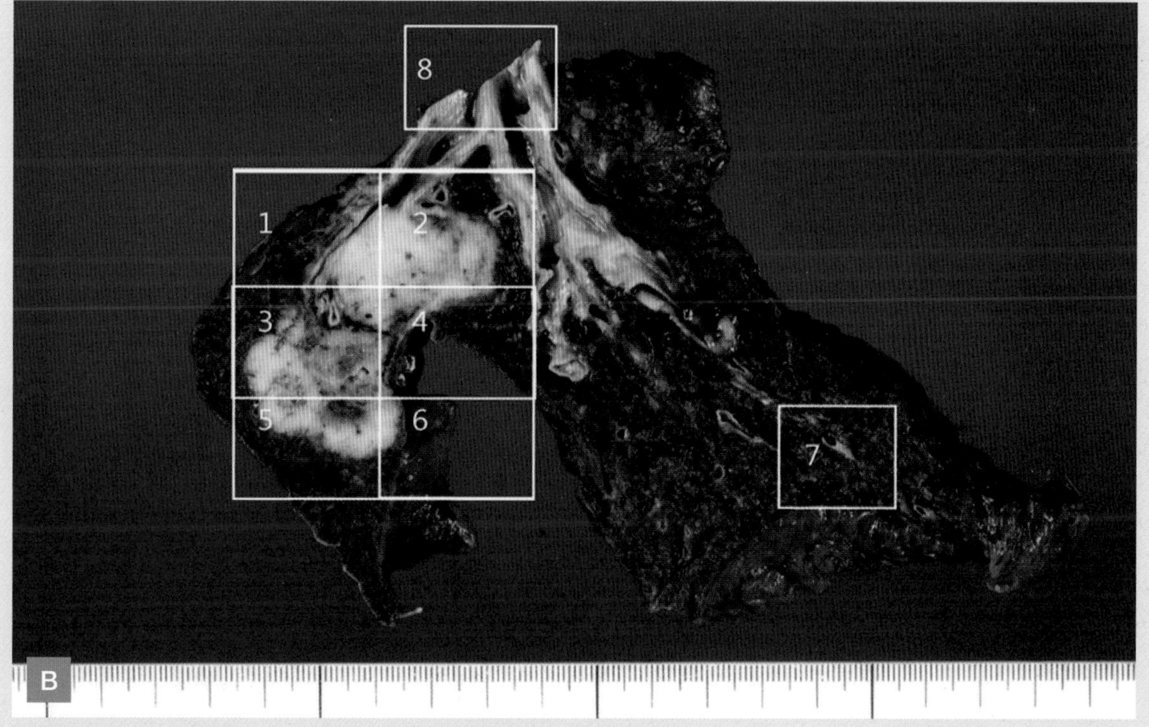

B : 기관지를 따라 연속 절개해서 얻은 종괴 대표 단면 사진이다. block allocation key는 1 - 6 : 종괴 대표 한 단면(2, 4 : 우중엽과 우하엽의 관계), 7 : 정상 실질, 8 : 기관지 절연 순서이다.

〈그림 2-2-23〉 폐 전 절제술(우폐)의 조직처리

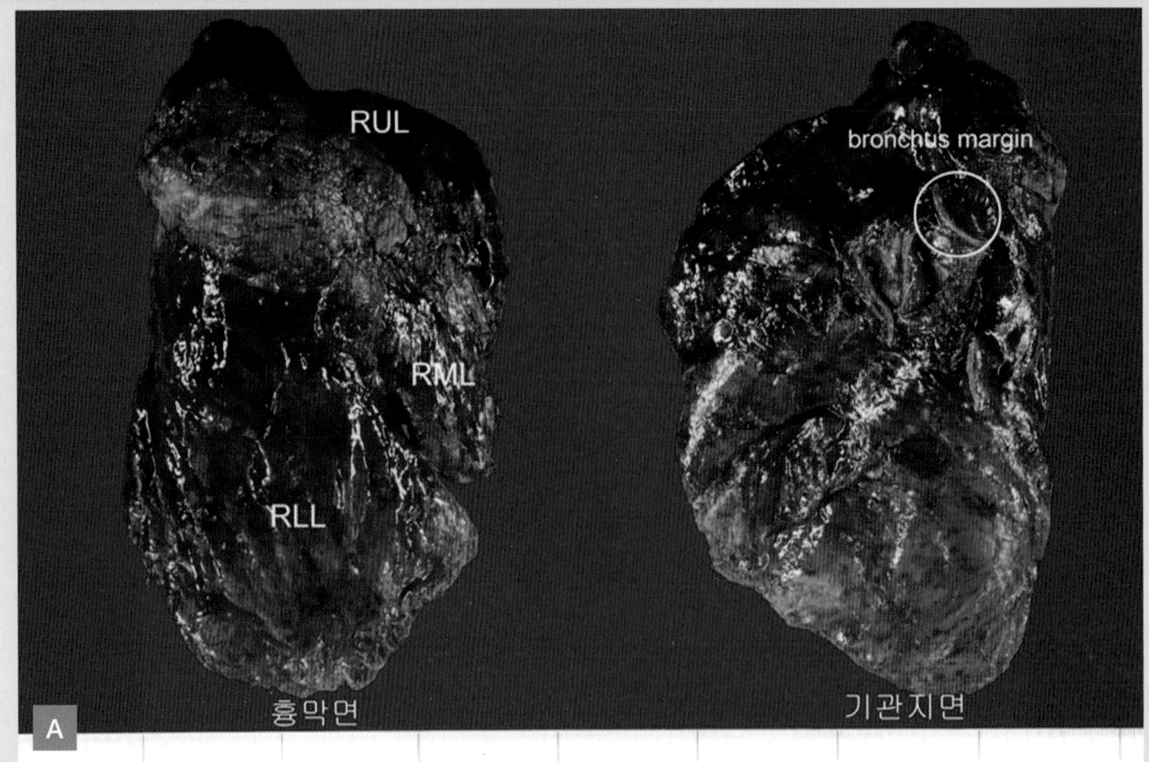

A : 신선 상태의 우폐 조직 사진이다. 흉막면 관찰시 우중엽 종괴로 인하여 우상엽과 우하엽의 유착이 관찰된다. 기관지 절연과, 혈관 절연 또한 관찰할 수 있다.

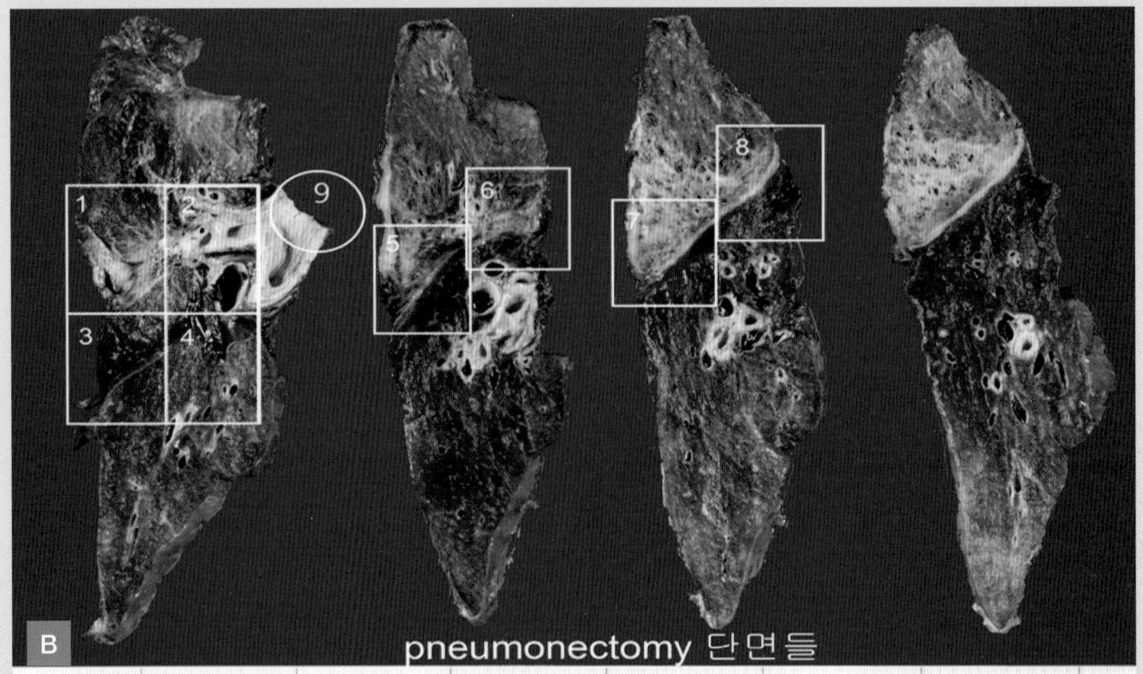

B : 기관지를 따라 연속 절개해서 얻은 종괴 대표 단면들 사진이다. block allocation key는 1 - 4 : 우중엽 종괴 대표 단면(1 & 2 : 종괴와 우상엽의 관계, 3 & 4 : 종괴와 우하엽의 관계), 5 - 8 : 종괴 다른 단면(우중엽과 우하엽의 관계), 9 : 기관지 절연 순서이다.

전체 폐종양의 5~10%를 차지한다. 기관지선종, 섬유종, 지방종, 과오종(hamartoma) 등이 있다. 가장 흔히 볼 수 있는 종양은 과오종이다.

(2) 악성종양

① 비소세포암종

a. 선암종(adenocarcinoma) 〈그림 2-2-24〉 폐 선암종

비소세포암종의 40%를 차지한다. 대부분의 호발부위가 기관지 말초부, 폐의 변두리 쪽에 위치한다. 발생 위치 때문에 다른 암에 비하여 비교적 빠르게 발견된다. 남성보다 여성에게서 흔하다. 전구 병변으로는 비정형 선종증식(atypical adenomatous hyperplasia), 제자리 선암종(adenocarcinoma in situ)가 있다.

b. 편평상피암종(squamous cell carcinoma) 〈그림 2-2-25〉 폐 편평상피암종

비소세포암종의 25~30%를 차지한다. 주로 기관지에서 발생하는데 분문부(hilum), 분절성 기관지 내부에 호발하여 기관지 폐쇄를 동반한다. 중심부에 발생하기 때문에 비교적 발견이 늦다. 흡연과 밀접한 관계가 있으며, 여성보다 남성에게서 흔히 발생한다. 전구 병변으로는 편평상피 형성이상이다.

〈그림 2-2-24〉 폐 선암종

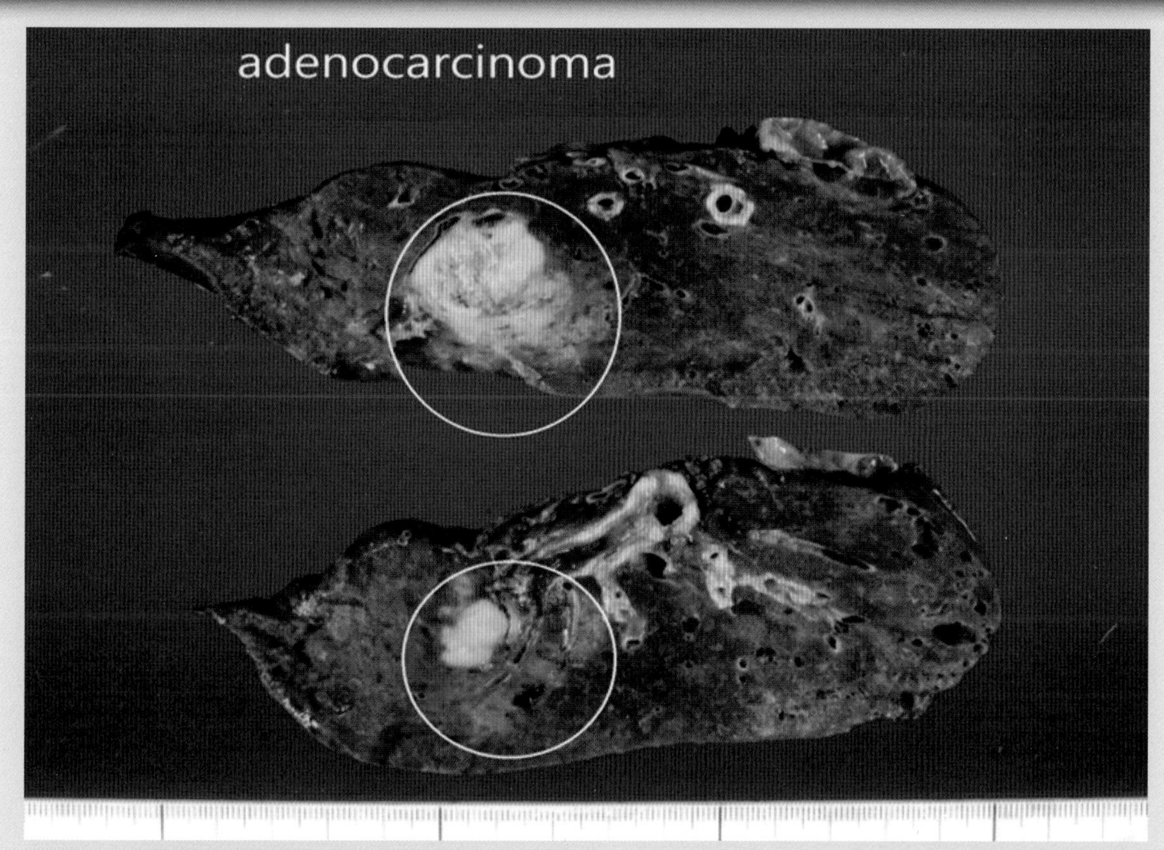

폐 엽 소매 절제술은 기관지 절연면이 원위 절연면과 근위 절연면 총 2가지로 구성된다. 빨간색 잉크로 기관지 근위 절연면(proximal bronchus margin)을 파란색 잉크로 기관지 원위 절연면(distal bronchus margin)을 표기하였다. 기관지 절연의 거리를 기술함에 있어서 기관지 근위 절연면과 원위 절연면 거리를 각각 기술한다.

c. 대세포암종(large cell carcinoma) 〈그림 2-2-26〉 폐 대세포암종

비소세포암의 10~15%를 차지한다. 암세포의 크기가 비교적 커 큰 핵과 핵소체를 가지는 세포로 구성된다. 중심부 및 말초부 등 다양한 위치에서 발생한다.

② 소세포암종(small cell carcinoma)

대기관지 또는 주기관지에서 주로 발생한다. 현미경상 농염된 핵과 작은 양의 세포질을 가진 원형 또는 방추형 세포로 구성된다. 전이가 매우 잘 되기 때문에 예후가 나쁘다.

③ 유암종(carcinoid tumor)

폐암 전체의 5% 이내를 차지한다. 육안상 주로 중앙 또는 말단에서 발생한다. 중앙에서 발생한 종양은 기관지의 내강으로 돌출되며, 온전한 점막으로 덮여 있는 손가락 모양 또는 구형의 폴립 모양으로 성장한다. 대부분의 크기가 3.0~4.0 cm보다 작다. 말단에서 발생시 결절성 형태를 지닌다.

(3) 기타 병변

① 폐기종(emphysema)

말단 세기관의 먼 부위에 있는 기실(airspace)의 비가역적인 팽창상태이다.

명백한 섬유증이 없이 벽이 파괴되는 질환이다. 호흡세기관지에서 일어나는 확장을 동반한 소엽중심성(폐포중심성) 폐기종과 폐포 및 폐포관의 확장을 동반하는 범소엽성(범폐포성) 폐기종이 있다.

② 만성 기관지염(chronic bronchitis)

〈그림 2-2-25〉 폐 편평상피암종

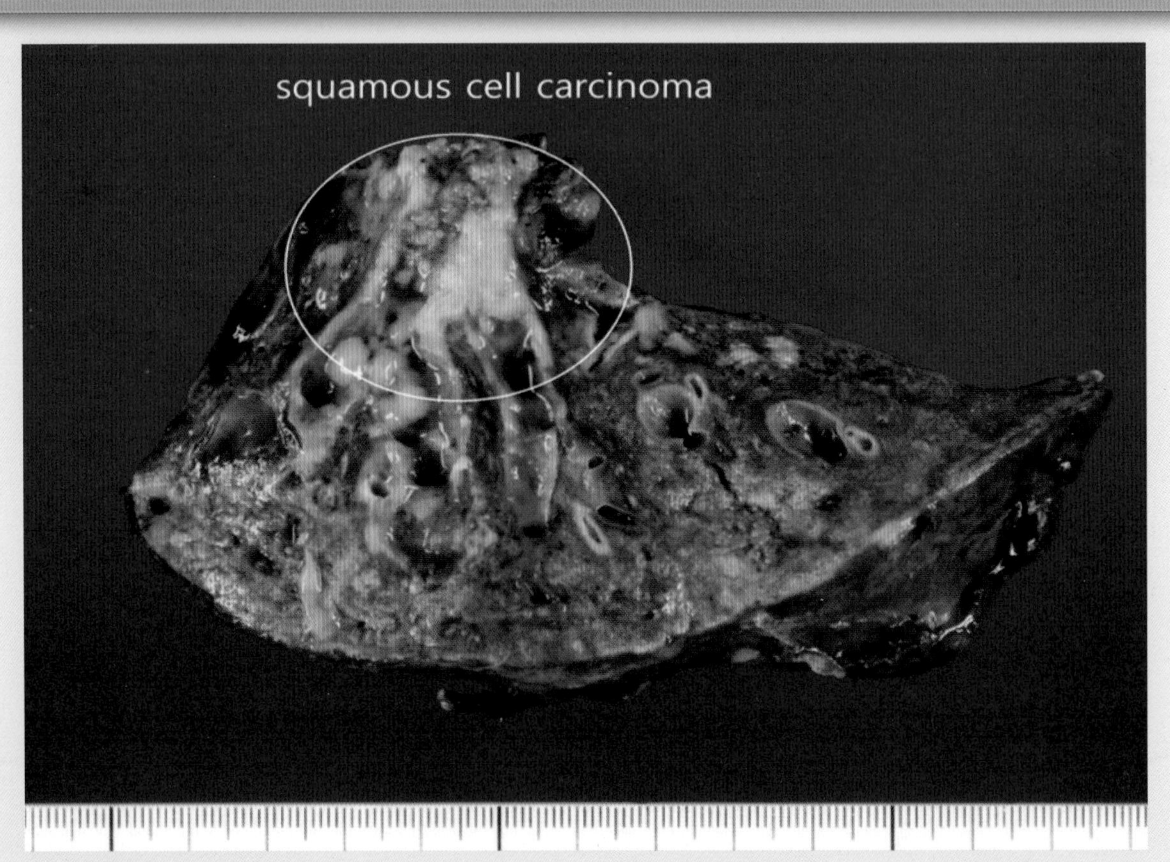

〈그림 2-2-26〉 폐 대세포암종

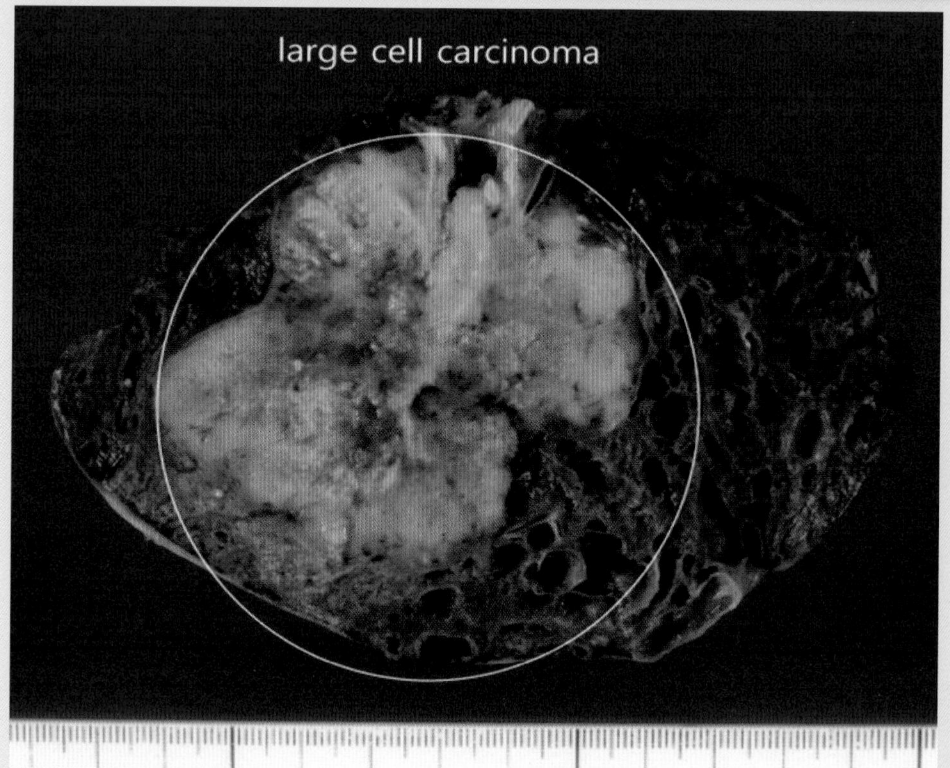

▶ 알아두기 : 종말기관지부터 말초 기도 및 폐포벽이 파괴되어 내강이 넓어진 상태(동그라미 표기를 제외한 부분)를 함께 볼 수 있다. 이는 흡입 공기량을 축소시키는 원인이기도 하다.

흡인 물질에 대한 장기적인 자극으로 발생되며, 육안상 점막의 충혈, 확장, 부종이 관찰된다. 또한 과도한 점액 분비물 또는 점액 고름이 동반되어 기관지와 세기관지를 채우고 있다.

③ 기관지 확장증(bronchiectasis)

정상 폐의 세기관지는 육안상 흉막 표면의 2.0~3.0 cm 지점에서부터 관찰되지 않는다. 기관지 확장증은 기관지와 세기관지가 충분히 확장되어 흉막 표면까지 도달하며, 일반적으로 수직적인 기도에 영향을 주어 양쪽 하엽에 많이 나타난다. 종양 또는 이물질의 흡입이 기관지 확장증을 야기하는 경우에는 폐의 단일 분절에도 발생한다.

④ 섬유성 질환(fibrosing diseases)

환경적 노출에 의하여 반복적 폐포 상피세포에 손상이 가해질 경우 정상적 회복이 어려운 사람에게 발생한다. 육안상 폐 흉막 표면은 자갈처럼 보이며, 단면상 고무 같은 백색 부위의 섬유화가 관찰된다.

⑤ 폐결핵(pulmonary tuberculosis) 〈그림 2-2-27〉 폐결핵

결핵균이 폐에 침입하여 발생하는 질환이다.

⑥ 폐기포(bullae) 〈그림 2-2-28〉 폐기포

폐의 표면이 풍선처럼 부풀어 있는 상태로 대부분 폐기종이나 천식 등의 폐질환 환자에게서 부수

〈그림 2-2-27〉 폐결핵

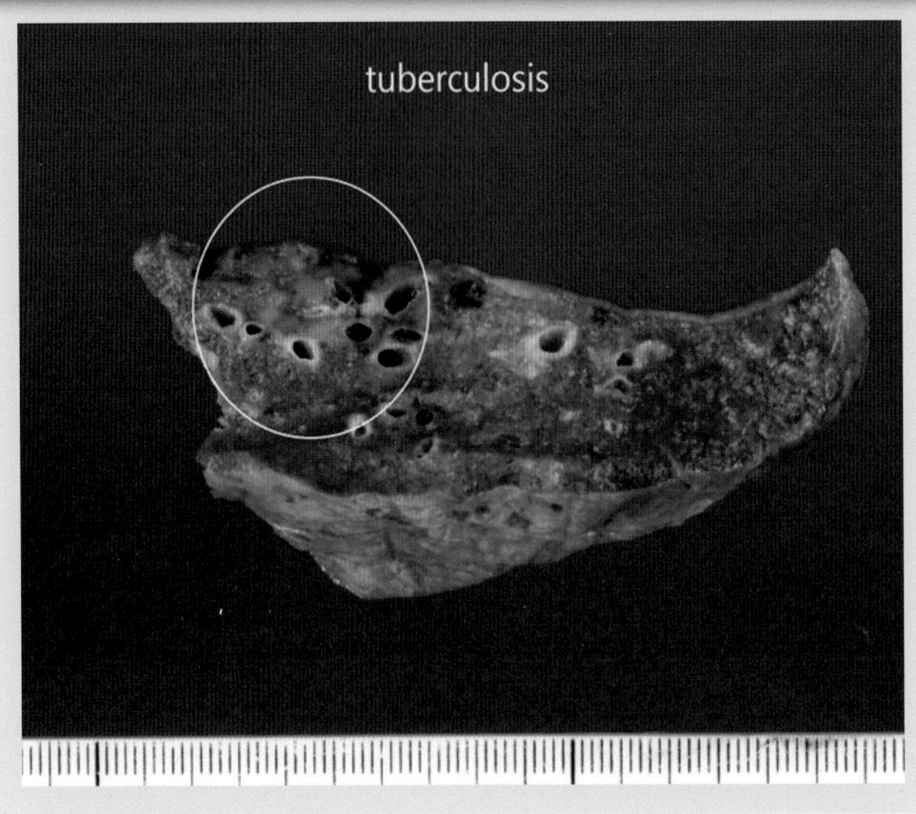

〈그림 2-2-28〉 폐기포

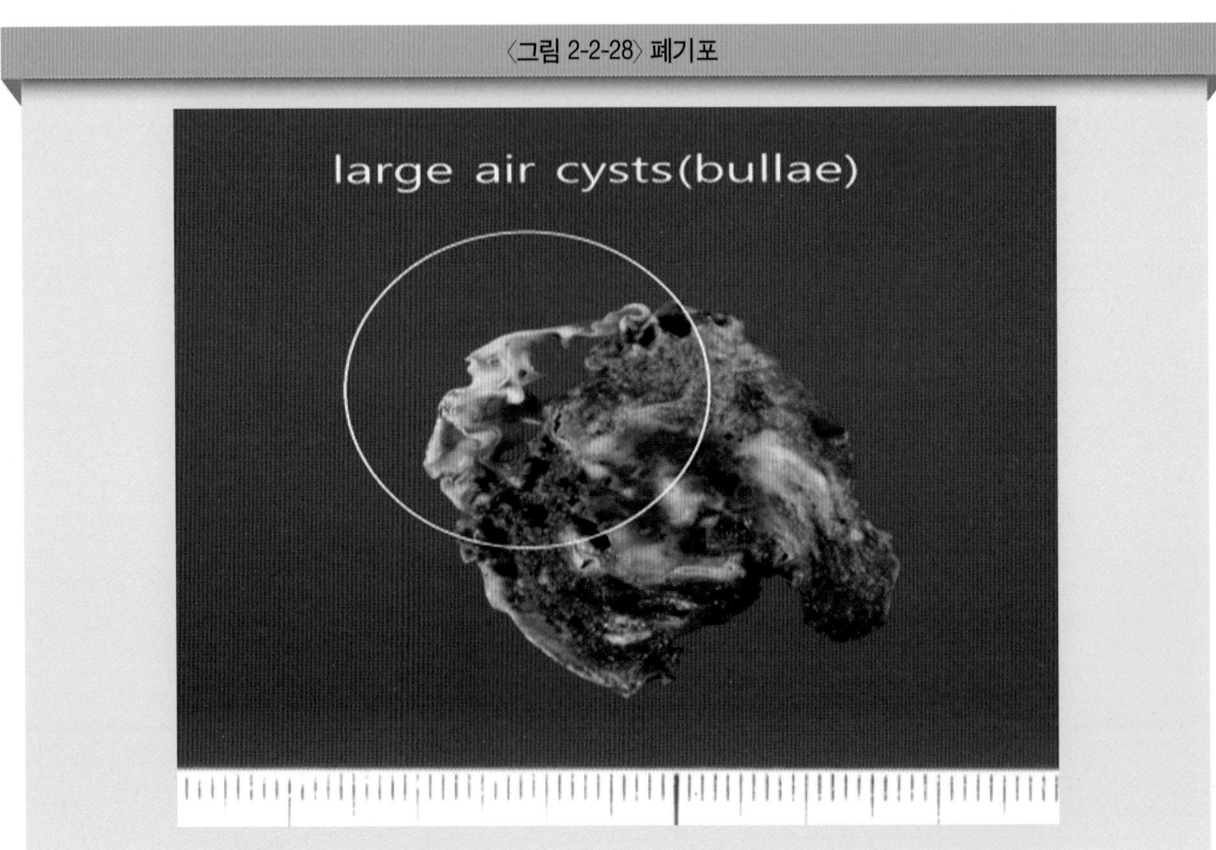

〈그림 2-2-29〉 폐 과오종

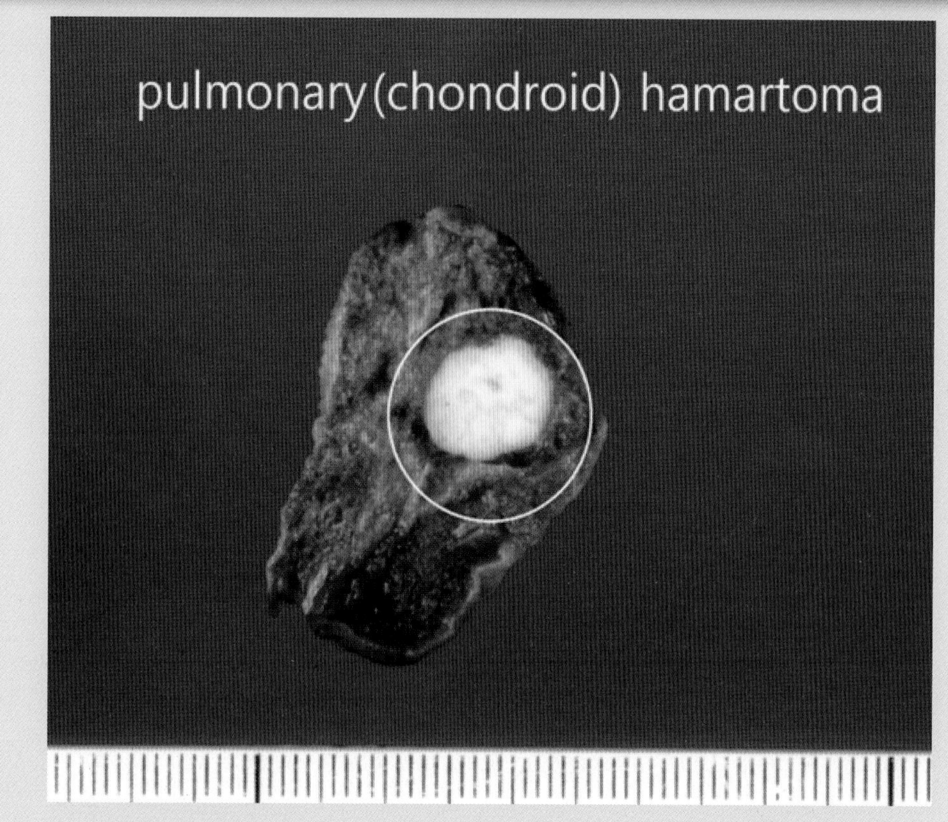

〈그림 2-2-30〉 폐 아스페르길루스종

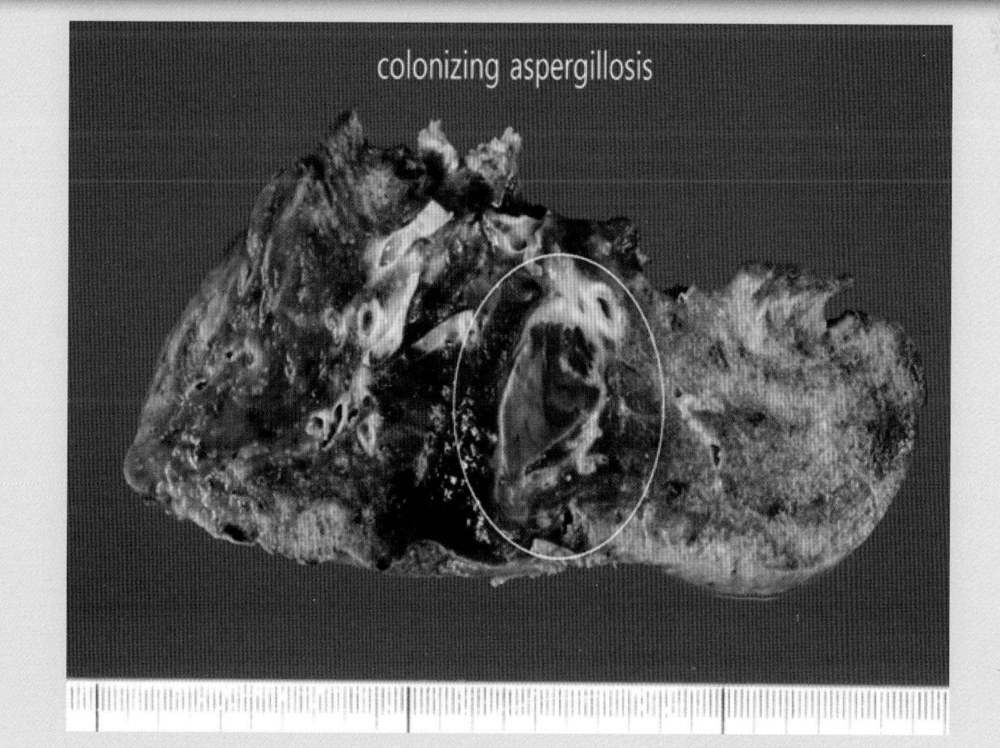

적으로 발생한다.

⑦ 폐 과오종(hamartoma) 〈그림 2-2-29〉 폐 과오종

단독결절 형태로 나타나는 양성종양이다. 정상기관지를 구성하는 상피 성분과 간엽성 성분이 혼합된 종양으로 폐실질 및 기관지 내에서 종종 관찰된다. 폐실질 내 위치한 경우 자각증상이 거의 없고 성장속도 또한 느리기 때문에 40대 이후 우연히 발견되는 경우가 많다.

⑧ 폐 아스페르길루스종(pulmonary aspergillosis) 〈그림 2-2-30〉 폐 아스페르길루스종

아스페르길루스(aspergillus)에 의한 감염으로 발생되는 질환이다. 항암치료, 골수이식, 장기이식을 받는 환자 등의 면역저하자에게 기회감염으로 발생한다.

⑨ 폐 방선균증(pulmonary actinomycosis) 〈그림 2-2-31〉 폐 방선균증

방선균(actinomyces)이 호흡기로 감염되어 발생하는 질환으로 농양, 병소를 형성한다. 즉 만성 육아종성(granulomatous) 질환이다.

〈그림 2-2-31〉 폐 방선균증

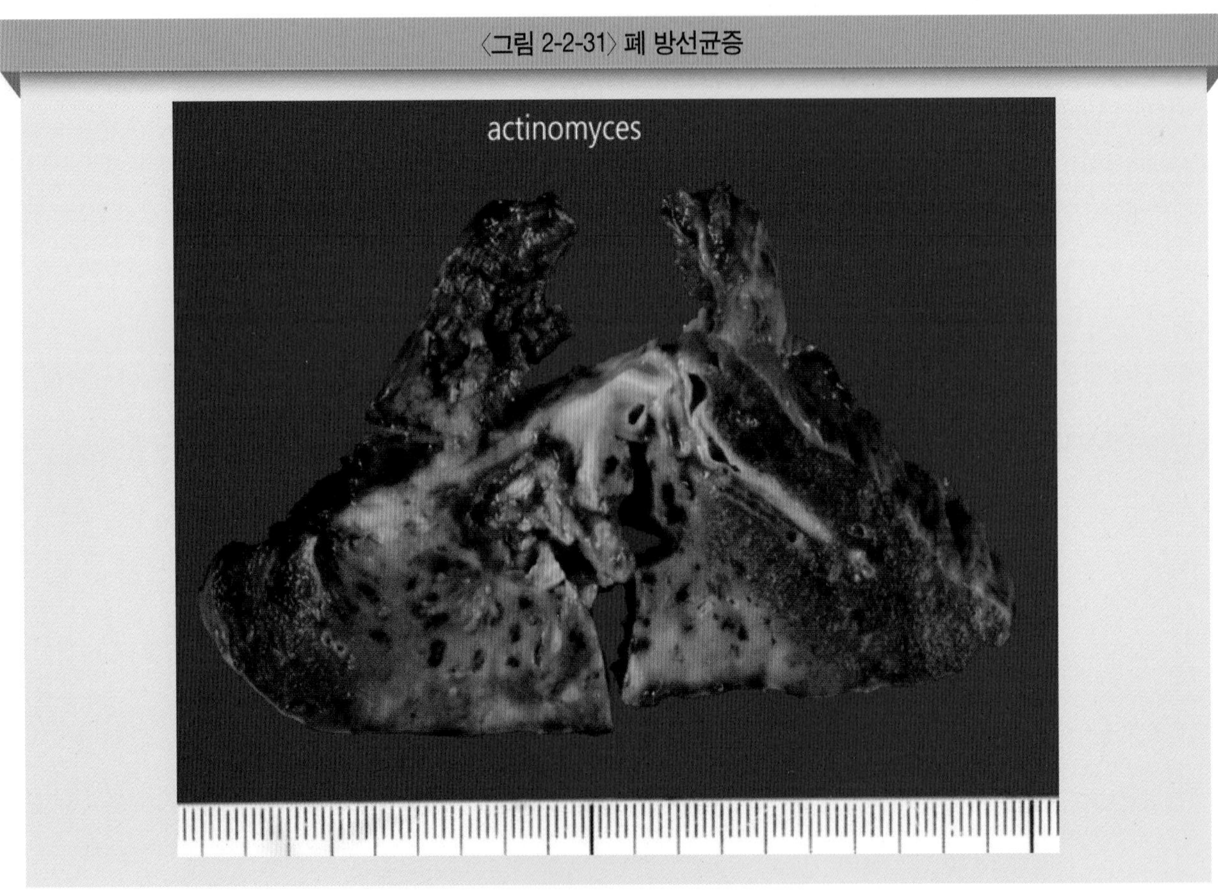

7. 호흡기계암의 병기

7.1. 후두암의 병기

1) 후두암의 TNM 분류

(1) 성문상부암

① 원발 종양(T)

a. T0 : 암의 증거가 없는 경우

b. Tis : 상피내 암종(carcinoma in situ)인 경우

c. T1 : 성문상부의 한쪽에 국한됨. 성대의 움직임이 정상인 경우

d. T2 : 한 개 이상의 인접한 성문상부 또는 성문의 점막을 침범하였으며, 후두 구조의 고정은 일어나지 않은 경우

e. T3 : 성대의 고정이 있으며 후두 내로 국한된 경우 and / or 윤상 연골 뒤 공간, 후두개 앞 공간, 성문 옆 공간을 침범한 경우 and / or 갑상 연골 내부 피질을 침범한 경우

f. T4

a) T4a : 종양이 갑상연골을 뚫은 경우 and / or 후두를 넘어선 공간을 침범한 경우

b) T4b : 종양이 척추 앞 공간을 침범한 경우

② 국소 림프절 전이(N)

a. N0 : 국소 림프절 전이가 없는 경우

b. N1 : 동측 부위 림프절 1개에 전이가 있으며 크기가 3.0 cm 이하인 경우

c. N2

a) N2a : 동측 부위 림프절 1개에 전이가 있으며 크기가 3.0~6.0 cm 이하인 경우

b) N2b : 여러 개의 동측 림프절 전이가 있으며 크기가 모두 6.0 cm 이하인 경우

c) N2c : 양측성 또는 반대측 림프절 전이가 있으며 크기가 모두 6.0 cm 이하인 경우

d) N3 : 부위 림프절에 6.0 cm 초과의 전이가 있는 경우

③ 원격 전이(M)

a. M0 : 원격 전이가 없는 경우

b. M1 : 원격 전이가 있는 경우

(2) 성문암

① 원발 종양(T)

a. T0 : 원발 종양의 증거가 없는 경우

b. Tis : 상피내 암종(carcinoma in situ)인 경우

c. T1 : 성문에만 국한되며 성대의 움직임이 정상인 경우

a) T1a : 종양이 한쪽 성대에만 국한된 경우

b) T1b : 종양이 양쪽 성대를 침범한 경우

d. T2 : 한 개 이상의 인접한 성문상부 또는 성문의 점막을 침범하였으며, 후두 구조의 고정은 일어

나지 않은 경우

e. T3 : 성대의 고정이 있으며 후두 내로 국한된 경우 and / or 윤상 연골 뒤 공간, 후두개 앞 공간, 성문 옆 공간을 침범한 경우 and / or 갑상 연골 내부 피질을 침범한 경우

f. T4

a) T4a : 종양이 갑상연골을 뚫은 경우 and / or 후두를 넘어선 공간을 침범한 경우

b) T4b : 종양이 척추 앞 공간을 침범한 경우

② 국소 림프절 전이(N)

a. N0 : 국소 림프절 전이가 없는 경우

b. N1 : 동측 부위 림프절 1개에 전이가 있으며 크기가 3.0 cm 이하인 경우

c. N2

a) N2a : 동측 부위 림프절 1개에 전이가 있으며 크기가 3.0~6.0 cm 이하인 경우

b) N2b : 여러 개의 동측 림프절 전이가 있으며 크기가 모두 6.0 cm 이하인 경우

c) N2c : 양측성 또는 반대측 림프절 전이가 있으며 크기가 모두 6.0 cm 이하인 경우

d) N3 : 부위 림프절에 6.0 cm 초과의 전이가 있는 경우

③ 원격 전이(M)

a. M0 : 원격 전이가 없는 경우

b. M1 : 원격 전이가 있는 경우

(3) 성문하부암

① 원발 종양(T)

a. T0 : 원발 종양의 증거가 없는 경우

b. Tis : 상피내 암종(carcinoma in situ)인 경우

c. T1 : 성문 하부에만 국한된 경우

d. T2 : 성문을 침범하였으며, 성대의 이동은 정상이거나 제한된 경우

e. T3 : 성대의 고정이 있으며 후두 내로 국한된 경우 and / or 윤상 연골 뒤 공간, 후두개 앞 공간, 성문 옆 공간을 침범한 경우 and / or 갑상 연골 내부 피질을 침범한 경우

f. T4

a) T4a : 종양이 갑상연골을 뚫은 경우 and / or 후두를 넘어선 공간을 침범한 경우

b) T4b : 종양이 척추 앞 공간을 침범한 경우

② 국소 림프절 전이(N)

a. N0 : 국소 림프절 전이가 없는 경우

b. N1 : 동측 부위 림프절 1개에 전이가 있으며 크기가 3.0 cm 이하인 경우

c. N2

a) N2a : 동측 부위 림프절 1개에 전이가 있으며 크기가 3.0~6.0 cm 이하인 경우

b) N2b : 여러 개의 동측 림프절 전이가 있으며 크기가 모두 6.0 cm 이하인 경우

c) N2c : 양측성 또는 반대측 림프절 전이가 있으며 크기가 모두 6.0 cm 이하인 경우

d) N3 : 부위 림프절에 6.0 cm 초과의 전이가 있는 경우

③ 원격 전이(M)

a. M0 : 원격 전이가 없는 경우

b. M1 : 원격 전이가 있는 경우

2) 후두암의 stages

(1) 성문상부암

① 1기 : 암이 처음 발생한 성문 상부 내에 국한된 경우

② 2기 : 암이 성문 상부 내의 두 곳 이상을 침윤하였으며, 림프절 전이나 원격 전이가 없는 경우

③ 3기 : 암이 후두 밖으로 침윤하지 않았지만 성대의 움직임이 비정상적인 경우, 후두 인근 주변조직으로 침윤한 경우, 후두 병변과 같은 쪽 경부 림프절 전이가 1개 있으며 크기가 3.0 cm 이하인 경우

④ 4기 : 림프절 전이 여부와 관계없이 인두나 경부 조직 등으로 침윤하는 경우, 병변과 같은 쪽의 경부에 2개 이상 림프절 전이가 있는 경우, 양쪽의 경부 림프절 전이가 동반된 경우, 6.0 cm 이상의 림프절 전이가 있는 경우, 암이 폐 또는 간 등의 전신으로 전이된 경우

(2) 성문암

① 1기 : 암이 처음 발생한 성대내에 국한된 경우

② 2기 : 암이 성대를 넘어 성문상부나 하부로 침윤한 경우 그리고 림프절 전이나 원격 전이가 없는 경우

③ 3기 : 암이 후두 밖으로 침윤하지 않았지만 성대의 움직임이 비정상적인 경우, 후두 인근 주변조직으로 침윤한 경우, 후두 병변과 같은 쪽 경부 림프절 전이가 1개 있으며 크기가 3.0 cm 이하인 경우

④ 4기 : 림프절 전이 여부와 관계없이 인두나 경부 조직 등으로 침윤하는 경우, 병변과 같은 쪽의 경부에 2개 이상 림프절 전이가 있는 경우, 양쪽의 경부 림프절 전이가 동반된 경우, 6.0 cm 이상의 림프절 전이가 있는 경우, 암이 폐, 간 등의 전신으로 전이된 경우

(3) 성문하부암

① 1기 : 암이 처음 발생한 성문하부 내에 국한된 경우

② 2기 : 암이 성대를 넘어 성문하부를 넘어 성대까지 침윤한 경우 그리고 림프절 전이나 원격 전이가 없는 경우

③ 3기 : 암이 후두 밖으로 침윤하지 않았지만 성대의 움직임이 비정상적인 경우, 후두 인근 주변조직으로 침윤한 경우, 후두 병변과 같은 쪽 경부 림프절 전이가 1개 있으며 크기가 3.0 cm 이하인 경우

④ 4기 : 림프절 전이 여부와 관계없이 인두나 경부 조직 등으로 침윤하는 경우, 병변과 같은 쪽의 경부에 2개 이상 림프절 전이가 있는 경우, 양쪽의 경부 림프절 전이가 동반된 경우, 6.0 cm 이상의 림프절 전이가 있는 경우, 암이 폐, 간 등의 전신으로 전이된 경우

7.2. 폐암의 병기

1) 비소세포암의 TNM 분류

(1) 원발 종양(T)

① T0 : 암의 증거가 없는 경우

② Tis : 상피내 암종(carcinoma in situ)인 경우

③ T1 : 종양이 3.0 cm 이하이며, 폐나 내장측 흉막(visceral pleura)에 둘러싸여 있는 경우(기관지 내시경상 엽기관지보다 더 근위부〈proximal〉에 침범한 소견이 없어야 함).

a. T1a : 종양이 1.0 cm 이하인 경우

b. T1b : 종양이 1.0 cm를 초과하고 2.0 cm 이하인 경우

c. T1c : 종양이 2.0 cm를 초과하고 3.0 cm 이하인 경우

④ T2 : 종양이 3.0 cm를 초과하고 5.0 cm 이하인 경우, 종양의 크기와 상관없이 내장측 흉막(visceral pleura)을 침범한 경우, 종양의 크기와 상관없이 주기관지(main bronchus)를 침범하면서 용골(carina)은 침범하지 않는 경우, 종양의 크기와 상관없이 무기폐(atelectasis) 또는 폐쇄성 폐렴(obstructive pneumonitis)이 있고 그것이 폐문으로 확장하는 경우

a. T2a : 종양이 3.0 cm를 초과하고 4.0 cm 이하인 경우

b. T2b : 종양이 4.0 cm를 초과하고 5.0 cm 이하인 경우

⑤ T3 : 종양이 5.0 cm를 초과하고 7.0 cm 이하인 경우, 종양의 크기와 상관없이 흉벽(chest wall), 종양의 크기와 상관없이 심장막(pericardium)을 침범한 경우, 종양의 크기와 상관없이 횡격막 신경(phrenic nerve)을 침범한 경우, 종양의 크기와 상관없이 동일 엽에 서로 구분되는 종양 결절이 여러 개인 경우

⑥ T4 : 종양이 7.0 cm를 초과한 경우, 종양의 크기와 상관없이 종격동(mediastinal fat 또는 mediastinal structures)을 침범한 경우, 종양의 크기와 상관없이 횡격막(diaphragm)을 침범한 경우, 종양의 크기와 상관없이 용골(carina)을 침범한 경우, 종양의 크기와 상관없이 동측(ipsilateral side) 폐 다른 엽에 또 다른 종양결절이 있는 경우

(2) 국소 림프절 전이(N)

① N0 : 림프절 전이가 없는 경우

② N1 : 동측 기관지 주변 림프절(peribronchial LN), 동측 폐문 림프절(hilar LN), 동측 폐내 림프절(intrapulmonary LN)을 침범한 경우(종양의 직접적인 침윤도 해당한다.)

③ N2 : 동측 종격 림프절(mediastinal LN), 용골하 림프절(subcarinal LN)을 침범한 경우

④ N3 : 반대쪽 종격동, 폐문 림프절을 침범한 경우 또는 사각근 림프절(scalene LN), 쇄골상 림프절(supraclavicular LN)을 침범한 경우

(3) 원격 전이(M)

① M0 : 원격 전이가 없는 경우

② M1 : 원격 전이가 있는 경우

a. M1a : 반대쪽 폐엽에 종양 결절이 있거나, 흉막에 결절이 있는 경우, 악성 흉수(malignant effusion), 악성 심낭 삼출(pericardial effusion)이 있는 경우

b. M1b : M1a 이외의 원격 전이가 있는 경우

2) 비소세포암의 stages

(1) 1기

① 1A1기 : T1a N0 M0

② 1A2기 : T1b N0 M0

③ 1A3기 : T1c N0 M0

④ 1B기 : T2a N0 M0

(2) 2기

① 2A기 : T2b N0 M0

② 2B기 : T3 N0 M0 / T1a~T2b N1 M0

(3) 3기

① 3A : T4 N0 M0 / T3~T4 N1 M0 / T1a~T2b N2 M0

② 3B : T3~T4 N2 M0 / T1a~T2b N3 M0

③ 3C : T3~T4 N3 M0

(4) 4기

① 4A기 : any T any N M1a

② 4B기 : any T any N M1b

3) 소세포폐암의 stages

(1) 제한성 병기 : 암이 종격동을 포함하여 폐의 한쪽에만 국한된 경우

(2) 확장성 병기 : 암이 반대편 폐나 다른 장기로 전이된 경우

3장 췌담도계

1. 췌담도계의 기관별 구조

1.1. 간(liver)

1) 해부학적 위치

횡격막(가로막, diaphragm) 아래, 복부의 오른쪽 윗부분(우상복부)에 위치한 장기로 체내에서 가장 큰 샘(선) 조직이다. 체중의 약 2.5%(1,300~1,800 g)를 차지하며, 2개의 고유 섬유성 막으로 싸여 존재한다. 간의 위쪽(오른쪽 5번째 갈비뼈 사이)은 폐와 맞닿아 있으며, 간의 아래쪽(오른쪽 복부와 갈비뼈 경계부)은 위와 장조직의 상단에 위치한다. 간 외면은 2개의 간막(hepatic capsule)이 둘러싸고 있다.

(1) 간막(hepatic capsule)

① 바깥막(outer serous layer)

복막(peritoneum)에서 파생되어 가로막과 유착되어 있는 머리쪽 등면(bare area)을 제외한 모든 간을 둘러싸고 있다.

② 내막(fibrous inner layer)

글리슨 피막(Glisson's capsule)이라고도 부르며, 간의 머리쪽 등면, 간동맥(hepatic artery), 간문맥(portal vein), 담관(bile duct)을 포함하여 모든 간을 둘러싸고 있다.

(2) 간문(hepatic hilum)

간 중심부 부분으로 간문맥, 고유 간동맥, 혈관 및 림프관이 출입한다.

2) 구조

간은 기능적 분류 방식과 해부학적 분류 방식이 있다. 기능적으로는 혈관 분포 및 담즙 배설양상에 따라 칸틀리선(Cantle line : 아래대정맥과 쓸개를 연결하는 선)을 이용하여 우엽과 좌엽으로 구분한다. 해부학적으로는 간겸상간막(간낫인대, ligamentum falciforme hepatis)에 의하여 우엽과 좌엽으로 구분한다. 임상에서는 해부학적 분류보다는 기능적 분류 방식을 채택하여 사용한다.

(1) 기능적 분류(Couinaud 간아분절 분류) 〈그림 2-3-1〉 간의 기능적 분류

우간정맥(right hepatic vein)과 하대정맥(inferior vena cava)을 잇는 가상의 선으로 간우엽의 전분절과 후분절을 분류한다. 중간간정맥(middle hepatic vein)과 하대정맥을 잇는 가상의 선으로 간좌엽의 내측분절과 간우엽의 전분절을 분류한다.

① 간의 4개의 구역(liver sections)

a. 우엽의 앞쪽 구역(anterior section) : S5 & S8

b. 우엽의 뒤쪽 구역(posterior section) : S6 & S7

c. 좌엽의 가쪽 구역(lateral section) : S2 & S3

〈그림 2-3-1〉 간의 기능적 분류

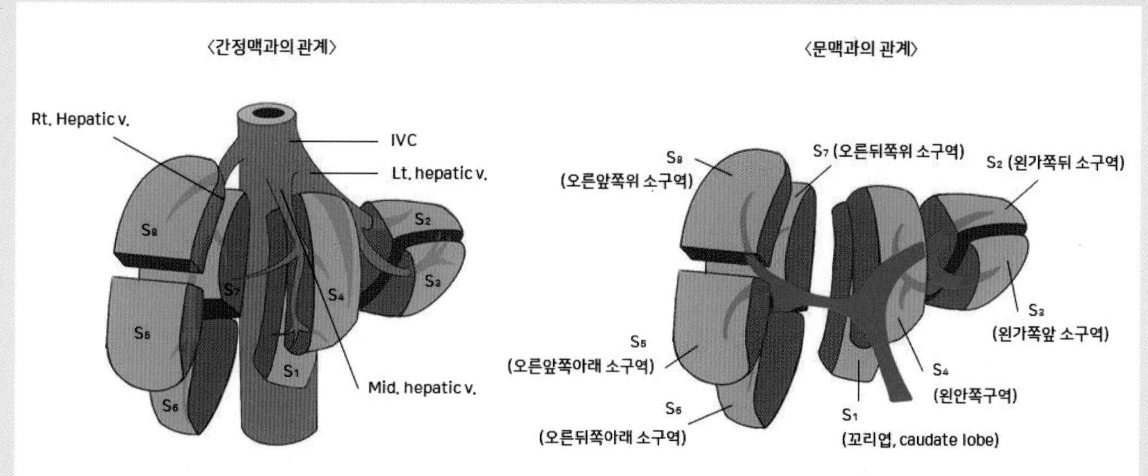

간정맥으로 기준으로 4개의 구역(section)으로 분류하고 분절을 다시 간문맥을 기준으로 상하로 분류한다. 따라서 총 8개의 소구역(hepatic segment)으로 구성된다.

d. 좌엽의 안쪽 구역(medial section) : S4(quadrate lobe)

② 간의 8개 소구역(liver subsegments)

좌우 간문맥을 기준으로 4개의 구역에서 각각 상하로 세부 분류하여 8개의 소구역으로 나눈다. 각각의 소구역은 간문맥 삼분지(portal triad : 간동맥(hepatic artery), 간문맥(portal vein), 쓸개관(bile duct))에 의해 혈액을 공급받는다.

a. 구성

a) S1 미상엽(꼬리엽, caudate lobe) : 4개의 구역에 속하지 않는다. 간의 아랫면에 있는 독립된 구역이다. 좌엽 안쪽 구역 S4a(안쪽 구역 상부)와 하대정맥 사이에 위치한다.

b) S2 : 좌엽 외측분절 상구역(왼가쪽 위), 즉 S1의 좌측에 위치한다.

c) S3 : 좌엽 외측분절 하구역(왼가쪽 아래), 즉 S2의 전하방에 위치한다.

d) S4 : 좌엽 내측구역(왼안쪽), 즉 S2, S3의 우측에 위치한다. S4는 상부를 S4a, 하부를 S4b로 세부 분류한다.

e) S5 : 우엽 전방분절 하구역(오른 앞쪽 아래), 즉 S4b의 우측에 위치한다.

f) S6 : 우엽 후방분절 하구역(오른 뒤쪽 아래), 즉 S5의 후방에 위치한다.

g) S7 : 우엽 후방분절 상구역(오른 뒤쪽 위), 즉 S6의 상방에 위치한다.

h) S8 : 우엽 전방분절 상구역(오른 앞쪽 위), 즉 S5의 상방 그리고 S7의 전방에 위치한다.

(2) 해부학적 분류 〈그림 2-3-2〉 간의 해부학적 분류

겸상인대(falciform ligament)에 의해 우엽과 좌엽으로 분류한다. 우엽의 크기가 가장 크고 꼬리엽, 네모엽을 추가하여 총 4개의 엽으로 분류한다. 뒷면(posterior view)에서 윗부분이 꼬리엽, 아래 부분이 네모엽이다.

① 구성

〈그림 2-3-2〉 간의 해부학적 분류

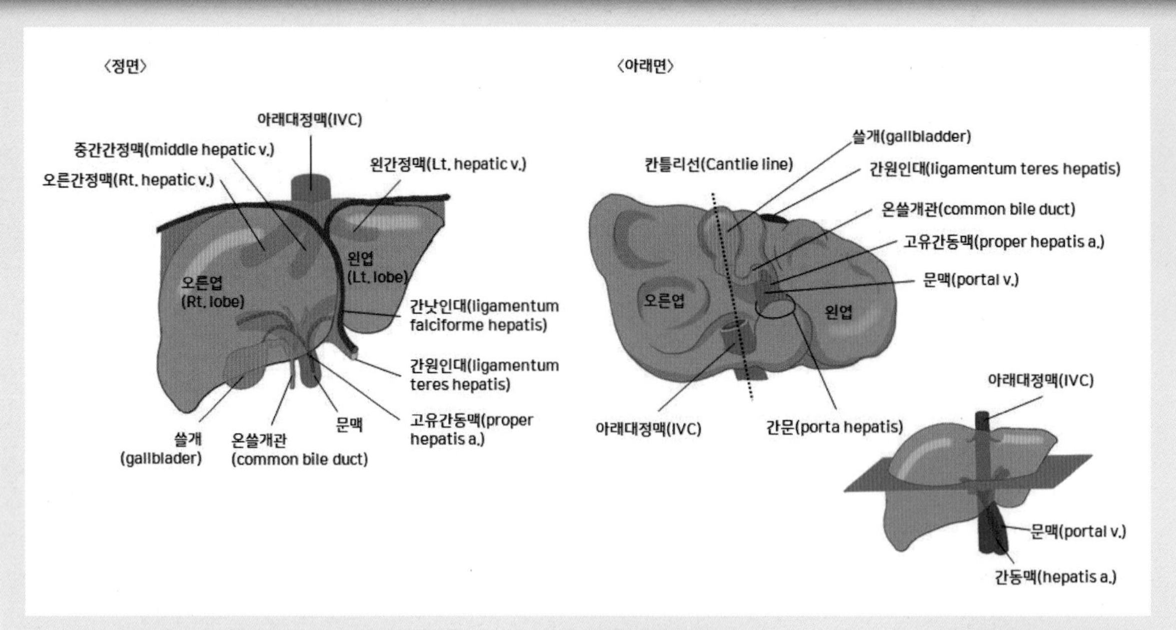

겸상인대(간낫인대, falciform lagament)에 의해 우엽과 좌엽으로 분류한다. 뒷면(posterior view)에서 윗부분이 꼬리엽, 아랫부분이 네모엽으로 구성된다.

a. 우엽 : 보통 우엽이 좌엽보다 약 5배 정도 부피가 크다. I - IV 해당

b. 좌엽 : V - VIII 해당

c. 네모 엽(quadrate lobe)

〈그림 2-3-3〉 간의 기능적 분류와 해부학적 분류 차이

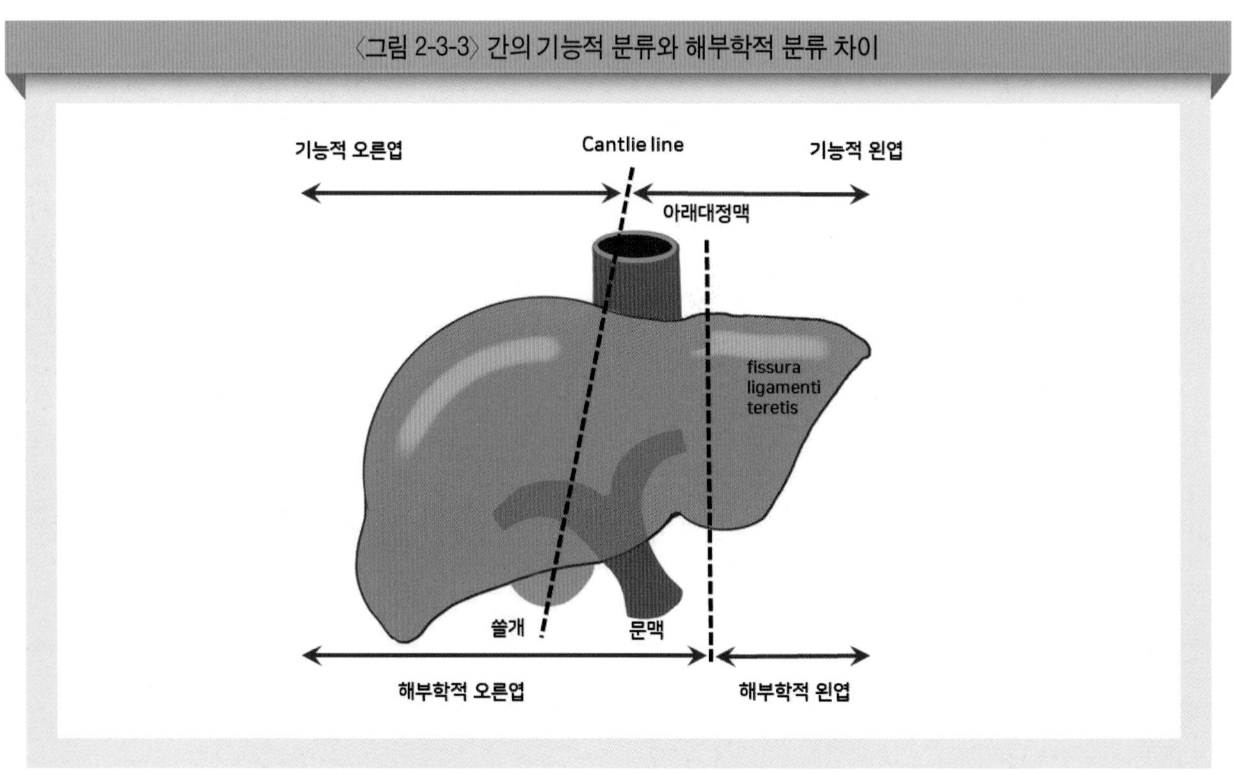

d. 꼬리 엽(caudate lobe)

e. 오른쪽 엽과 왼쪽 엽 사이 : 간동맥, 간문맥, 쓸개관, 림프관 등이 주행한다.

3) 기능

(1) 대사기능

① 탄수화물 대사

a. 당원합성 : 위장관에서 흡수된(문맥을 통하여 간으로 전달) 포도당, 과당, 갈락토스를 글리코겐으로 합성한다.

b. 당원분해 : 글리코겐을 포도당으로 분해한다.

c. 당원신생 : 아미노산을 포도당으로 전환한다.

② 아미노산 및 단백질 대사

a. 탈아미노 작용과 함께 아미노기를 제거한다(이때 생성된 암모니아는 요소로 전화되어 신장이나 장으로 배설).

b. 면역글로불린을 제외한 대부분 단백질 합성(알부민, 혈액응고인자)

③ 지방 대사

a. 지방합성 : 단백질과 탄수화물이 과잉 섭취된 경우 지방으로 합성한다.

b. 지방분해 : 글리세롤과 지방산으로 분해한다.

c. 지단백형성 : 지방산의 산화물을 이용하여 콜레스테롤과 인지질을 합성한다.

④ 담즙산 및 빌리루빈 대사

a. 쓸개즙을 생성한다(빌리루빈, 쓸개즙산, 콜레스테롤로 구성).

b. 초기에는 투명하고 연한 황금색으로 담낭에서 농축되면서 황갈색이 된다.

⑤ 비타민 및 무기질 대사 : 비타민 A, D, B12를 저장하며, 철, 구리, 아연 등의 무기질도 저장한다.

⑥ 호르몬 대사 : 각 장기에서 생성된 호르몬을 분해한다.

(2) 해독작용

신체 내부 또는 외부에서 유입된 지용성 물질을 수용성으로 변환한다.

(3) 살균작용

① 보체를 생성한다.

② 대식세포(별큰포식세포)를 통하여 세균, 바이러스를 포식한다.

1.2. 간인대(hepatic ligaments)

1) 구조 〈그림 2-3-4〉 간인대의 구조와 위치, [표 2-3-1] 간인대의 구조와 위치

(1) 관상인대(coronary ligament)

간의 상단에 위치하여 횡격막 아래 붙어 있다.

(2) 겸상인대(falciform ligament)

관상인대에서 이어져 간의 중심부를 지나 하단으로 이어져 앞배벽(abdominal wall)과 붙어 있다. 간의 우엽(right lobe)과 좌엽(left lobe)을 나누어준다. 원형인대(remnant of fetal umbilical vein)는 겸

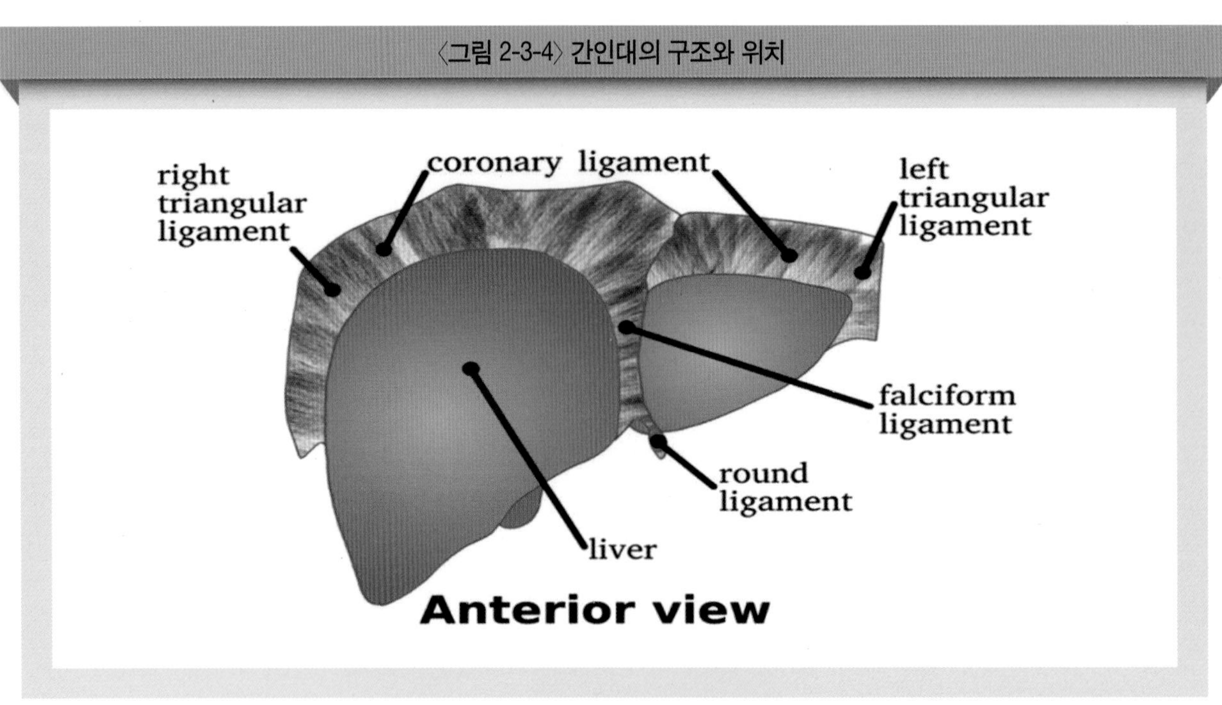

〈그림 2-3-4〉 간인대의 구조와 위치

[표 2-3-1] 간인대의 구조와 위치

<table>
<tr><td rowspan="6">간인대
(hepatic ligament)</td><td colspan="2">관상인대(coronary ligament)</td><td>간표면의 뒷면(posterior)과 아랫면(inferior)에 위치</td></tr>
<tr><td rowspan="2">섬유부속
(triangular ligament)</td><td>우측 섬유부속</td><td>우엽말단의 윗면(superior)에 위치</td></tr>
<tr><td>좌측 섬유부속</td><td>좌엽말단의 윗면(superior)에 위치</td></tr>
<tr><td colspan="2">겸상인대(falciform ligament)</td><td>좌엽과 우엽을 나누는 경계로 앞면(anterior) 부분에 위치</td></tr>
<tr><td colspan="2">간원색(ligamentum teres hepatis,
roud ligament of liver)</td><td>겸상인대의 자유연단(free edge)에서 배꼽에 달하는
결합조직</td></tr>
</table>

상인대에 포함되어져 있다.

(3) 원형인대(round ligament)

태아기(fetal) 시절 산모로부터 혈액을 공급받은 정맥관(umbilical vein)으로 태생 후 퇴화되어 겸상인대(falciform ligament)에 포함되어져 있다.

(4) 간십이지장 인대(hepatoduodenal ligament)

간을 십이지장과 연결시켜 준다.

1.3. 담관

1) 해부학적 위치

간 바로 아래에 위치한 가지 형태의 주머니 모양 기관이다. 담낭과 담관을 합쳐서 담도라고 말한다. 담관은 간 내부와 간 외부로 이어져 있는데 위치에 따라 간내간관, 간외간관, 담관, 총담관으로 분류한다. 위치

〈그림 2-3-5〉 담관의 구조와 위치

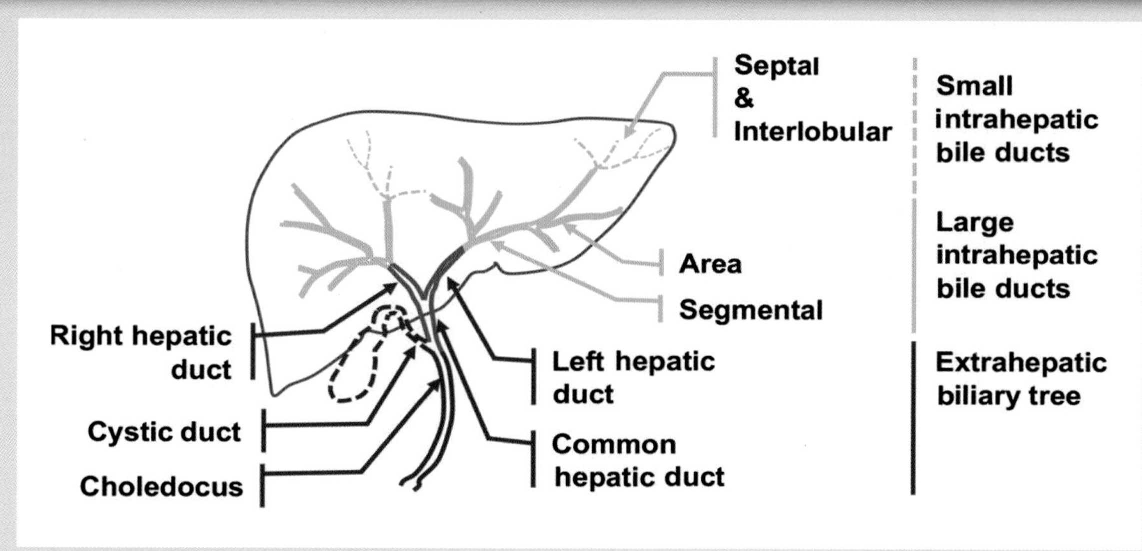

1. 담낭관(cystic duct) : 담낭에서 총담관까지 부분이다.
2. 간관(hepatic duct) : 간내 담관 부분이다.
3. 총간관(common hepatic duct) : 양쪽 간관이 합류하는 부분이다.
4. 총담관(common bile duct) : 총간관이 아래로 내려와 담낭관과 합류하여 아래로 이르는 부분이다.

에 따라 직경이 각각 다르다.

2) 구조 〈그림 2-3-5〉 담관의 구조와 위치

(1) 간내간관(intra hepatic duct)

간세포와 연결되어 간의 내부에 좌우로 퍼져 있는 얇은 직경의 담관이다.

(2) 간외간관(extra hepatic duct)

① 총간관(common hepatic duct)

좌우의 간내담관이 간의 입구 부근에서 합류하여 간의 외부로 이어지는 부위이다. 간내담관보다 직경이 두껍다.

② 담낭관(cystic duct)

담낭에서 총담관으로 이어지는 부위로 길이는 약 3.0~4.0 cm, 직경 약 0.2 cm의 가느다란 관이다. 담즙의 역류를 방지하기 위하여 나선형 구조로 되어 있다.

③ 총담관(common bile duct)

길이는 약 7.0~8.0 cm이다. 총간관이 아래로 내려와 담관과 합류한 부위에서 시작하여 십이지장의 유두부까지 이어지는 부분이다.

3) 기능

간에서 생성 분비된 담즙(쓸개즙)을 십이지장(샘창자)로 운반하는 통로이다. 간에서 형성된 담즙은 모세담관(bile canaliculi), 간내담관(intrahepatic bile duct), 총간관(common hepatic duct)을 차례로 지나 담낭관(cystic duct)과 합류하여 총담관(common bile duct)으로 배출된다.

1.4. 담낭(쓸개, gallbladder)

1) 해부학적 위치

서양배(길쭉한 주머니 모양) 모양의 소화기관으로 길이는 약 7.0~10.0 cm, 폭은 2.5~3.0 cm이다. 간 아래 움푹 들어간 곳, 즉 간의 우엽과 좌엽 사이 오목에 붙어 있으며, 대부분 갈비뼈 아래쪽에 위치한다. 간외담관과 연결되어 간 및 총담관과 이어져 있다.

2) 구조 〈그림 2-3-6〉 담낭의 구조와 위치

(1) 조직학적 구성

점막하층(submucosa)이 없으며 담낭의 한쪽은 장막면(serosa)로 덮여 있고 다른 한쪽(간 표면에 접한 부분)은 간에 싸여 장막면이 없으며, GB bed를 형성한다. 조직학적으로 점막층(epithelium), 점막고유층(lamina propria), 근육층(muscle layer), 근육 주위 결체조직(perimuscular connective tissue) 및 장막(serosa)으로 구분한다.

(2) 해부학적 구성

① 기저부(쓸개바닥)

담낭의 둥근 끝부분이다. 보통 간 모서리 아래로 약 1.0 cm 돌출되어 있다.

② 체부(쓸개몸통)

기저부와 누두부 사이로 담낭의 대부분을 차지한다.

③ 누두부

담낭의 경부와 체부의 사이 공간이다.

④ 경부(쓸개목)

〈그림 2-3-6〉 담낭의 구조와 위치

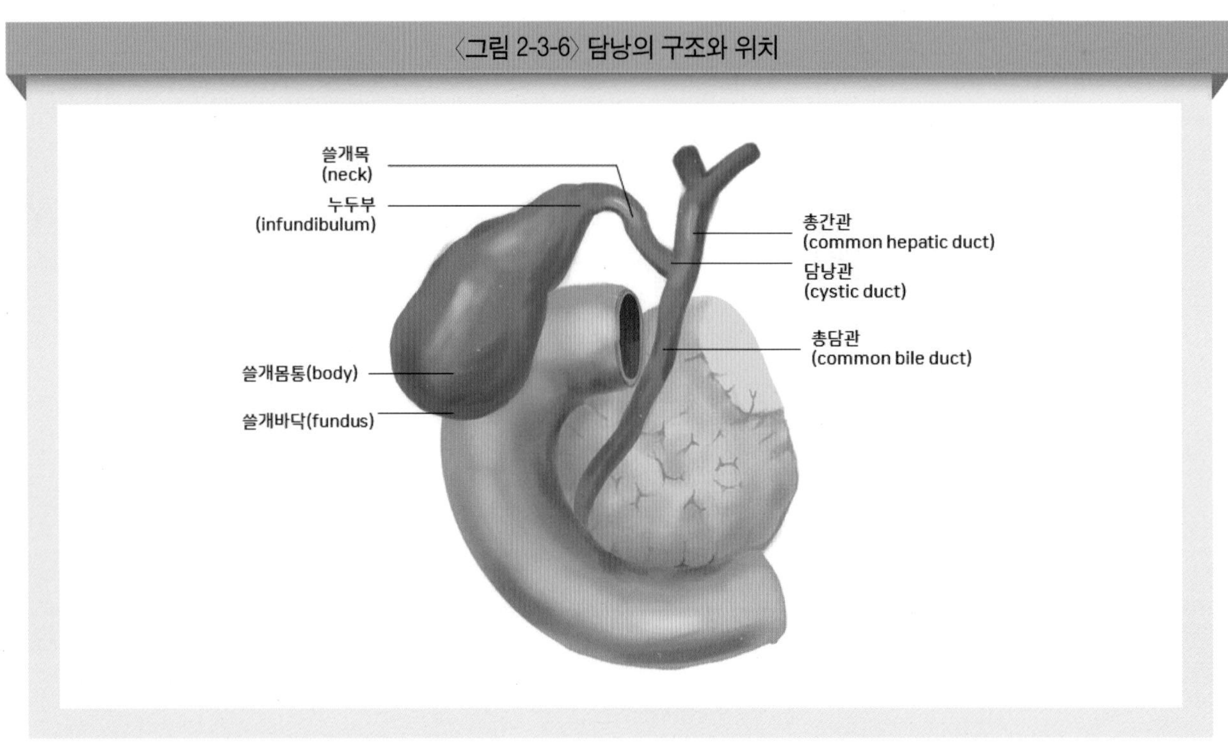

누두부와 담낭관을 연결하는 부위로 'S' 자 모양으로 구부러진 형태이다.

⑤ 담낭관(쓸개주머니관)

담낭과 총담관을 연결하는 관이다.

(3) 기능

간에서 생성된 쓸개즙이 일시적으로 저장되는 장소로 쓸개즙은 담관을 통해 받아들여 농축(5~10배), 저장(30.0~50.0 ml)한다. 음식물이 십이지장 내로 들어오면 담즙을 분비하여 지방의 소화, 흡수를 돕는다.

1.5. 췌장(이자, pancreas)

1) 해부학적 위치

위의 뒤쪽에 위치하여 수평으로 주행(길고 편평한 모양)하는 회백색의 장기로 길이는 약 12.0~20.0 cm이며 무게는 약 70.0~120.0 g이다. 머리, 몸통, 꼬리 3부분으로 나뉘며, 췌장의 두부는 십이지장의 만곡부(2nd part)에 위치한다. 꼬리는 좌측에 있는 비장에 위치한다. 대부분이 후복막강에 위치한다.

2) 구조 〈그림 2-3-7〉 췌장의 구조와 위치

(1) 췌관

총담관과 합쳐져서 십이지장에 위치한 팽대부로 개구한다.

① 구성

a. 주췌관(main pancreatic duct) : 부췌관(덧이자관, accessory pancreatic duct)을 분지한 다음 총

〈그림 2-3-7〉 췌장의 구조와 위치

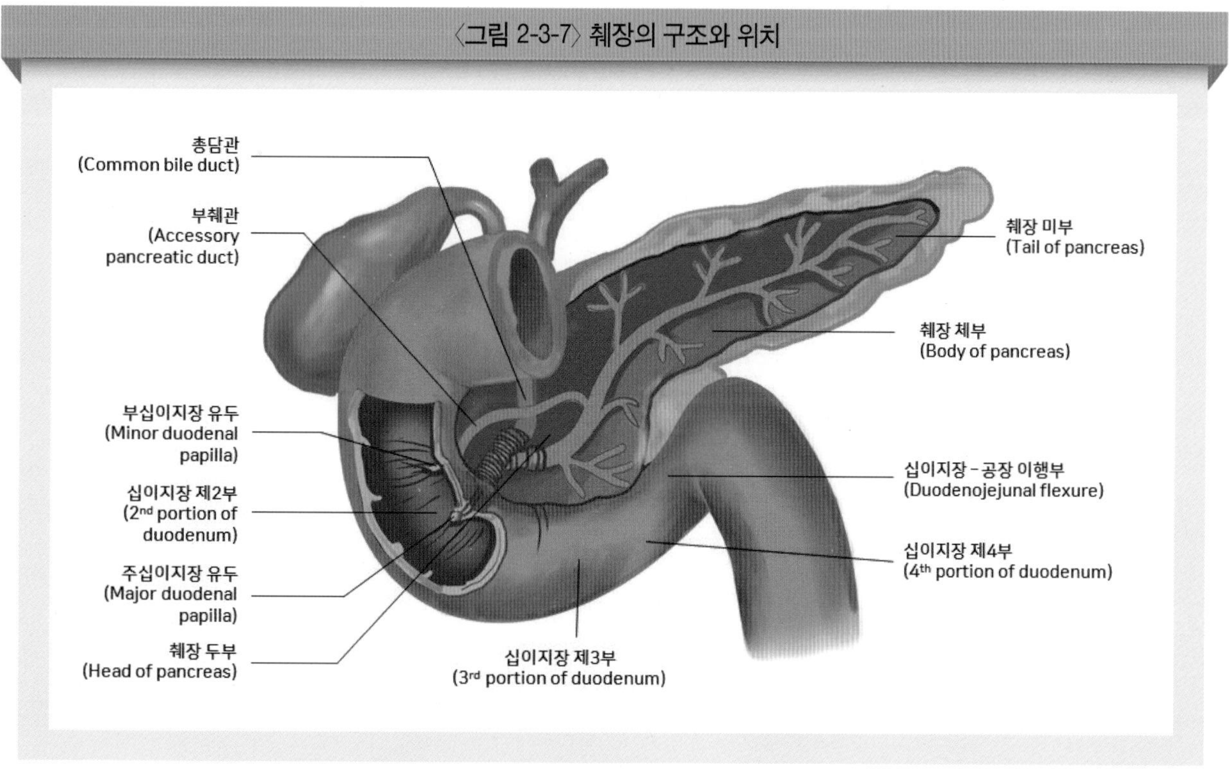

담관(common bile duct)과 합류해서 바터 팽대부(Ampulla of Vater)로 개구한다.

b. 부췌관(accessory pancreatic duct) : 덧팽대부(accessory ampulla)로 개구한다.

(2) 오디 괄약근(sphincter of Oddi)

담관 및 췌장관이 십이지장으로 연결되는 곳에 위치하여 십이지장으로 들어가는 담즙과 췌장액의 방출을 조절한다.

3) 기능

췌장은 외분비(소화효소) 및 내분비(호르몬 : 인슐린과 글루카곤)를 모두 분비하는 장기이다. 외분비 기능으로는 소화 효소인 장액(샘꽈리세포에서 분비)을 십이지장으로 유출한다.

(1) 췌장의 소화효소와 기능

① 아밀라아제는 탄수화물을 덱스트린, 말토스로 분해한다.

② 리파제는 지방을 글리세롤, 지방산으로 분해한다.

③ 트립신은 단백질을 아미노산으로 분해한다.

④ 중탄산염은 산성 상태의 유미즙을 중화시킨다.

⑤ 트립신 억제제는 췌장 조직의 자가소화를 방지한다.

1.6. 바터 팽대부(Ampulla of Vater)

1) 해부학적 위치

담관 및 췌장관이 십이지장으로 연결되는 곳에 위치한다.

〈그림 2-3-8〉 바터 팽대부의 구조와 위치

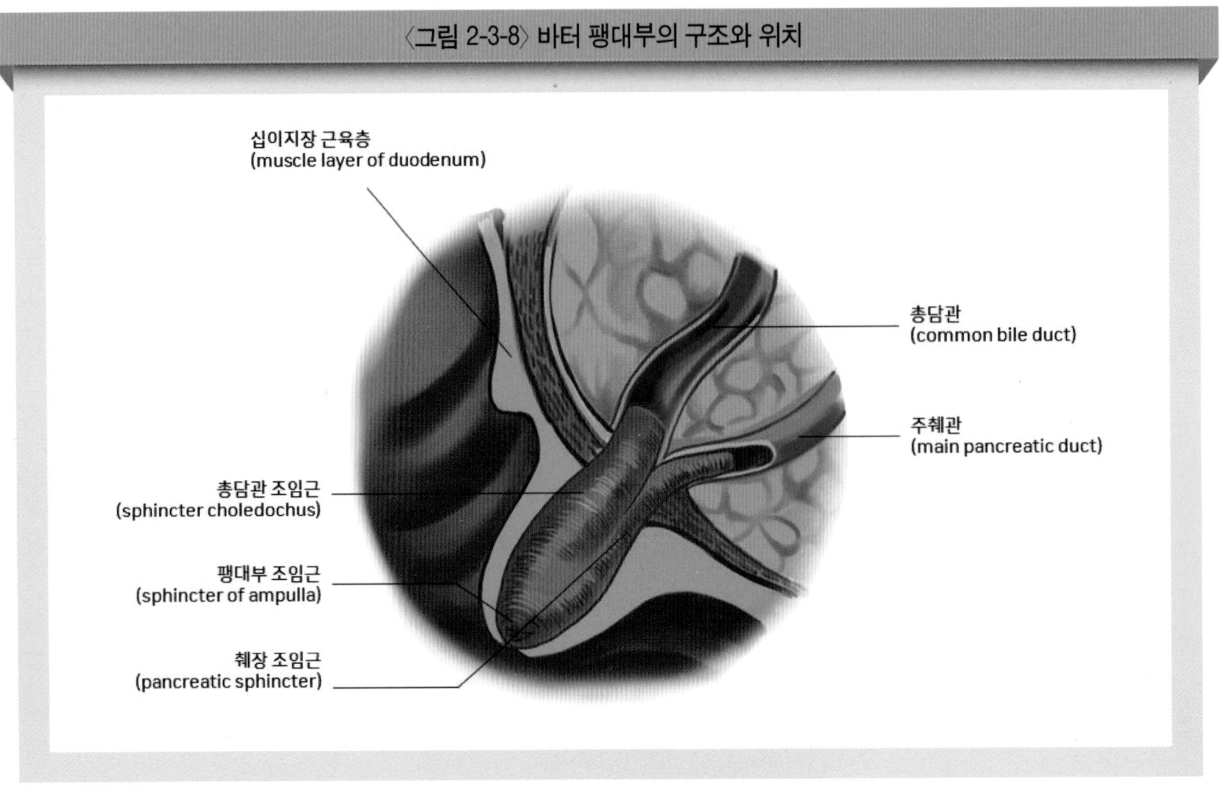

2) 구조 〈그림 2-3-8〉 바터 팽대부의 구조와 위치

(1) 공통 관부 : 총담관, 췌장관의 합류부분

(2) 총담관 하부부분

(3) 팽대부 췌장관

(4) 십이지장

(5) 바터 팽대부

① 췌장 머리 부분

② 팽대부 총담관

3) 기능

담관과 췌관이 합류하면서 십이지장 내부로 연결되는 통로 역할을 한다.

2. 췌담도계의 혈류

간은 간동맥(hepatic artery) 및 간문맥을 통하여 이중 혈액 공급을 받는다. 간으로 들어오는 혈액의 1/3은 간동맥, 2/3은 간문맥을 통해서 들어온다. 산소 공급은 각 50% 정도로 비슷하다. 혈류 순서는 간동맥, 간문맥에서 시작하여 간의 굴모양혈관(모세혈관), 중심 정맥, 간정맥을 차례로 지난다.

2.1. 간의 혈류

1) 동맥혈(간동맥)

복부대동맥에서 분지한 복강동맥의 분지로 간동맥이 간으로 혈액을 공급한다. 세부적으로는 복강동맥(celiac trunck)에서 시작하여 상십이지장동맥(위샘창자동맥, gastroduodenal artery)과 오른위동맥(right gastric artery)으로 1차 분지하고 다음 고유간동맥(proper hepatic artery)으로 2차 분지한다. 고유간동맥은 다시 우간동맥(right hepatic artery)과 좌간동맥(left hepatic artery)으로 3차 분지한다. 담낭의 혈류는 우간동맥에서 시작하여 담낭동맥(cystic artery)으로 분지한다.

2) 정맥혈(간정맥)

하대정맥에서 우심방으로 이동하는 혈류로 간을 거치고 나온 혈액을 심장으로 운반한다.

3) 문맥혈(간문맥, portal vein)

상장간막 정맥, 하장간막 정맥, 비장 정맥이 합류한다. 장, 담낭, 췌장 및 비장에서 흡수된 영양물질이 풍부한 혈액을 간으로 운반한다. 간에서 해독과정을 거쳐 독소를 제거한 후 몸을 순환하게 된다.

2.2. 담낭의 혈류

1) 동맥혈

간동맥에서 시작하여 담낭동맥(cystic artery)으로 분지한다.

2) 정맥혈

담낭관을 따라 간문맥의 오른가지로 들어간다.

2.3. 췌장의 혈류

1) 동맥혈

(1) 복강동맥(celiac trunk)에서 시작

온간동맥(common hepatic artery), 위십이지장동맥(gastroduodenal artery), 췌십이지장동맥(pancreaticoduodenal artery) 순서로 분지한다.

(2) 상장간막동맥(superior mesenteric artery)에서 시작

췌십이지장동맥(pancreaticoduodenal artery)으로 분지한다.

(3) 비장동맥(지라동맥, splenic artery)의 여러 분지들

대췌동맥(큰이자동맥, great pancreatic artery), 췌미동맥(이자꼬리동맥, caudal pancreatic artery, 상하췌장동맥(superior & inferior pancreatic artery)이 있다.

2) 정맥혈

(1) 췌십이지장정맥이 공통관(common trunk) 및 아케이드(아치로 둘러싸인 통로 모양)를 이루어 상장간막정맥으로 연결된다.

(2) 비장정맥(splenic vein), 하장간막정맥(inferior mesenteric vein)은 서로 연접하여 상장간막정맥으로 연결된다.

(3) 좌위정맥(left gastric vein)은 문맥(potal vein)으로 직접 연결된다.

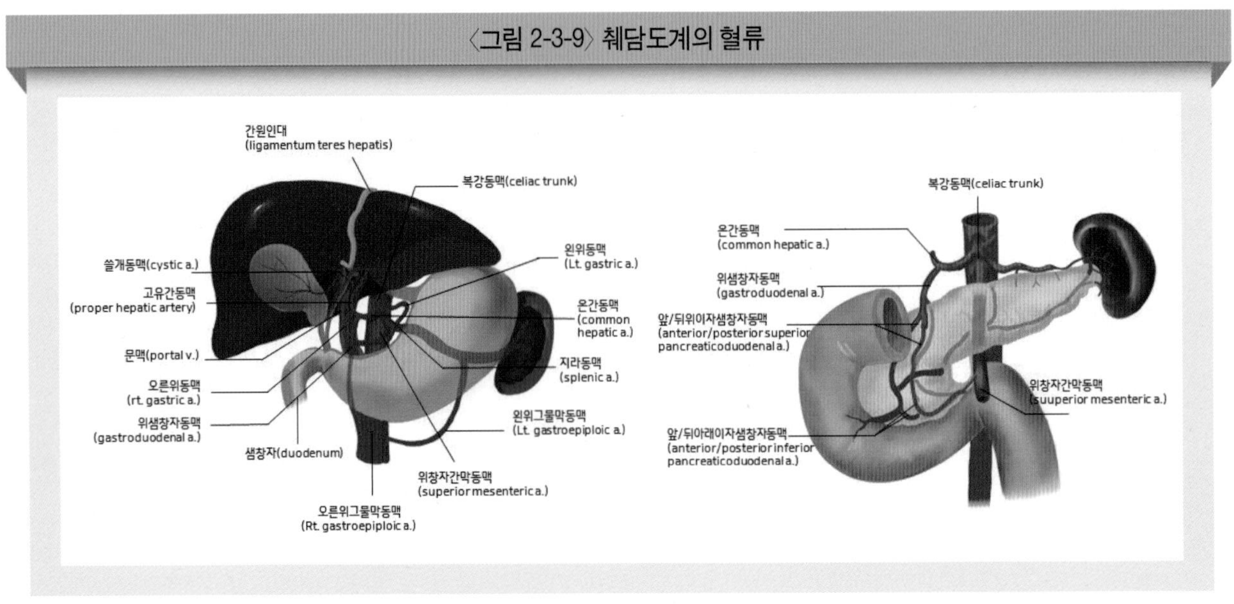

〈그림 2-3-9〉 췌담도계의 혈류

3. 췌담도계의 림프절

소화기계의 림프절과 동일하게 분류한다. 또한 췌장을 중심으로 췌장두부 상림프절(superior pancreatic head LN), 췌장두부 하림프절(inferior pancreatic head LN), 췌장두부 전림프절(anterior pancreatic head LN〈level 17〉), 췌장두부 후림프절(posterior pancreatic head LN〈level 13〉)와 같이 명명하기도 한다.

3.1. 우간 주위 림프절

오른쪽 간문부(hepatic hilum) 림프절, 십이지장 주변(periduodenal) 림프절, 췌장 주변(peripancreatic) 림프절이 대표적이다.

3.2. 좌간 주위 림프절

횡격막하 림프절(inferior phrenic), 왼쪽 간문부(hepatic hilum) 림프절, 위와 간 주위(gastrohepatic) 림프절이 대표적이다.

3.3. 간문부 담도 주위 림프절

간문부(hilum) 담낭관(cystic duct) 주위 림프절, 총담관(common bile duct) 주위 림프절, 간동맥(hepatic artery) 주위 림프절, 뒤췌십이지장(posterior pancreatoduodenal) 주위 림프절, 간문맥(portal vein) 주위 림프절

〈그림 2-3-10〉 췌장의 림프절 구획

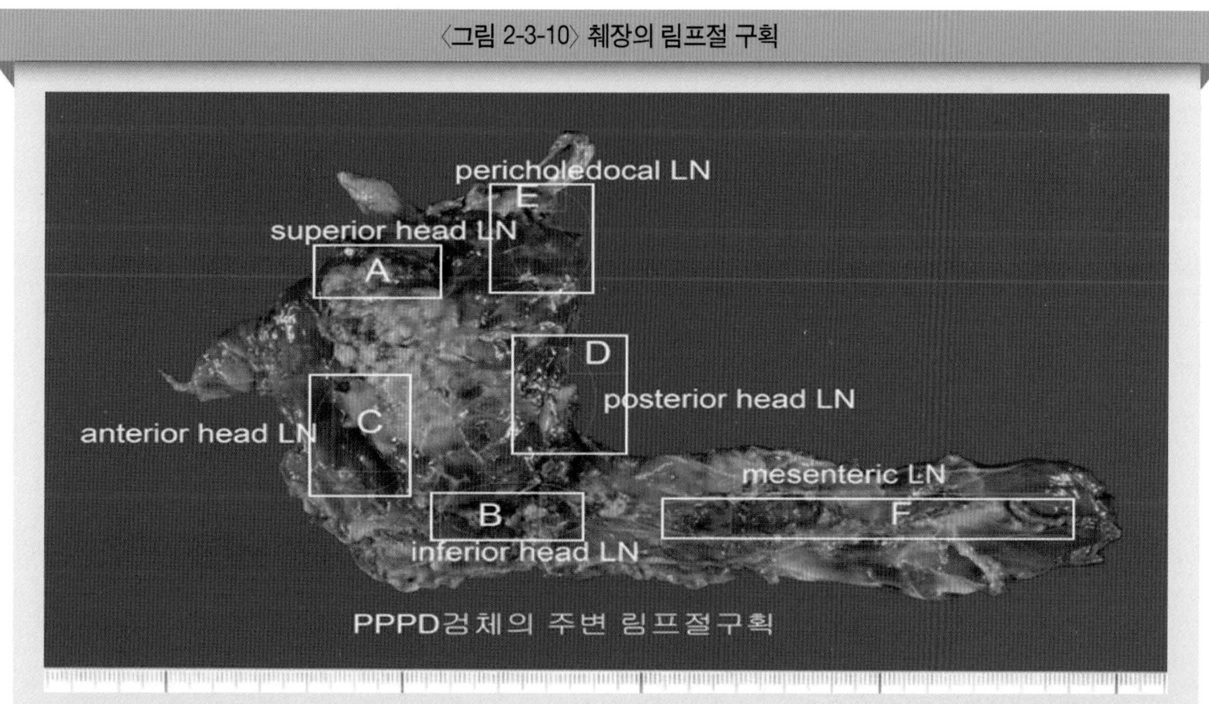

유문 보존 췌십이지장 절제술 검체의 림프절 구획이다.
A : 췌장두부 상림프절(superior surface of the pancreatic head), B : 췌장두부 하림프절(inferior surface of the pancreatic head), C : 췌장두부 전림프절(anterior surface of the pancreatic head), D : 췌장두부 후림프절(posterior surface of the pancreatic head), E : 담관 주위 림프절(pericholedocal), F : 장간막 림프절(mesenteric)로 분류하였다. 소화기계통의 림프절 구획과 동일하다.

이 대표적이다.

3.4 바터 팽대부 주위 림프절

간동맥(hepatic artery) 주위 림프절, 간문맥(portal vein) 주위 림프절, 췌장 주위(peripancreatic) 림프절, 췌장후복막(retropancreatic) 주위 림프절, 췌십이지장 아래(inferior pancreaticoduodenal) 주위 림프절이 대표적이다.

4. 췌담도계의 신생물

4.1. 간암

1) 조직학적 분류

(1) 원발성 간암

간 자체에 기원을 둔 암으로 크게 간세포암종, 담관상피암종으로 구분한다. 그 외 간모세포종(hepatoblastoma), 육종(sarcoma) 등의 다양한 종류가 존재한다.

① 간세포암종(hepatocellular carcinoma)

가장 빈도가 높은 원발성 간암으로 약 75%를 차지한다.

② 담관상피암종

간세포에서 기원한 종양이 아니고 간의 내부에 존재하는 담관세포에서 기원한 암종으로 담관암에 해당한다. 성장한 육안형태에 따라 종괴 형성형, 담관내 성장형, 담관 주위 침윤형으로 분류한다. 간세포암종 다음으로 간에서 발생비율(5~10%)이 높다.

(2) 전이성 간암

간은 소화기계로부터 혈류가 문맥으로 모이는 장기로 위암, 대장암 등이 전이되는 경우가 많다.

2) 형태학적 분류 〈그림 2-3-11〉 간암의 형태학적 분류

(1) 단순 결절형(simple nodular type)

① 경계 불명료 결절형(vaguely nodular type)

② 팽창성 결절형(expanding nodular type)

(2) 비단순 결절형(non-simple nodular type)

① 다결절 융합형(multinodular confluent type)

② 결절주위 파급형(nodular with perinodular expansion type)

③ 침습형(infiltrative type)

(3) 특유형(specific type)

① 돌출형(pedunculated type)

② 유사경변형(cirrhotomimetic type)

〈그림 2-3-11〉 간암의 형태학적 분류

경계불명료 결절형
(vaguely nodular type)

팽창성 결절형
(expanding nodular type)

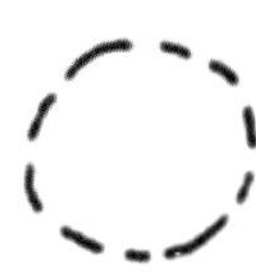

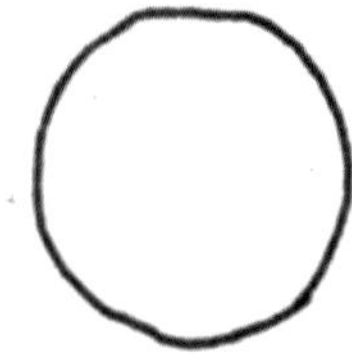

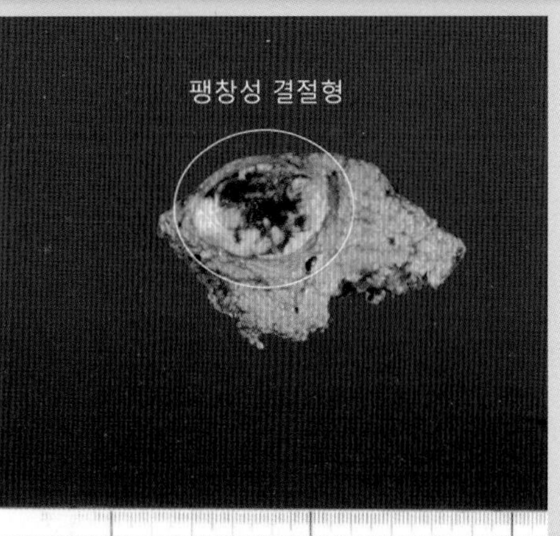

A

A : 단순 결절형(simple nodular type)으로 경계불명료 결절형(vaguely nodular type), 팽창성 결절형(expanding nodular type)으로 세부 분류된다.

다결절 융합형
(multinoduar confluent type)

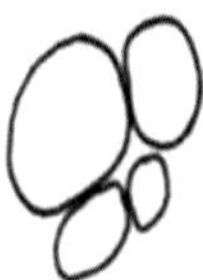

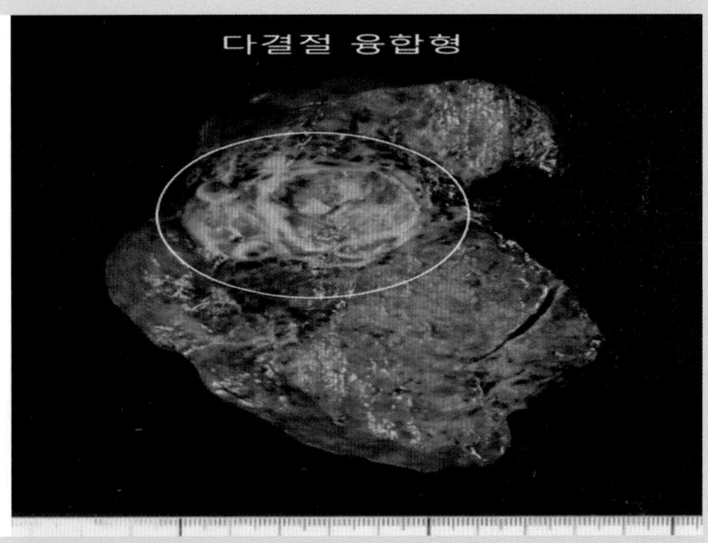

B

B : 비단순 결절형(non-simple nodular type)으로 다결절 융합형(multinodular confluent type), 결절주위 파급형(nodular with perinodular expansion type), 침습형(infiltrative type)으로 세부 분류된다.

결절주위 파급형
(nodular with perinodular expansion type)

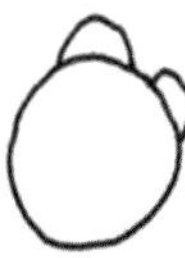

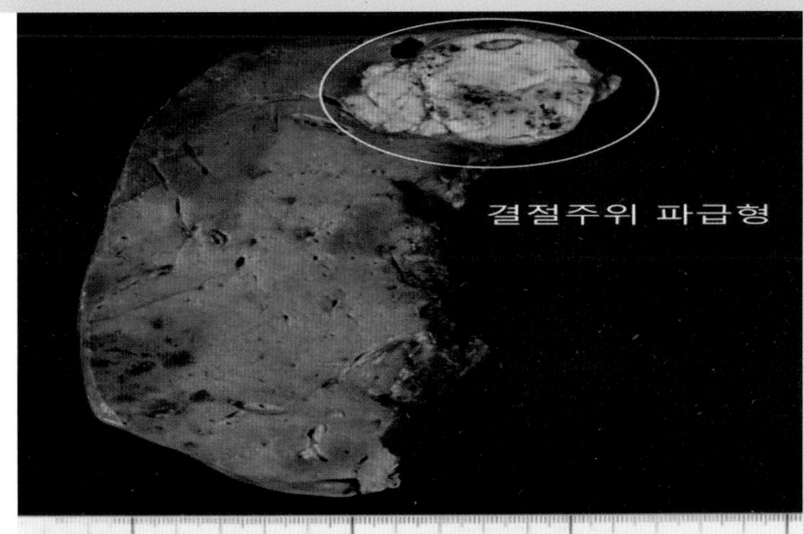

B

B : 비단순 결절형(non-simple nodular type)으로 다결절 융합형(multinodular confluent type), 결절주위 파급형(nodular with perinodular expansion type), 침습형(infiltrative type)으로 세부 분류된다.

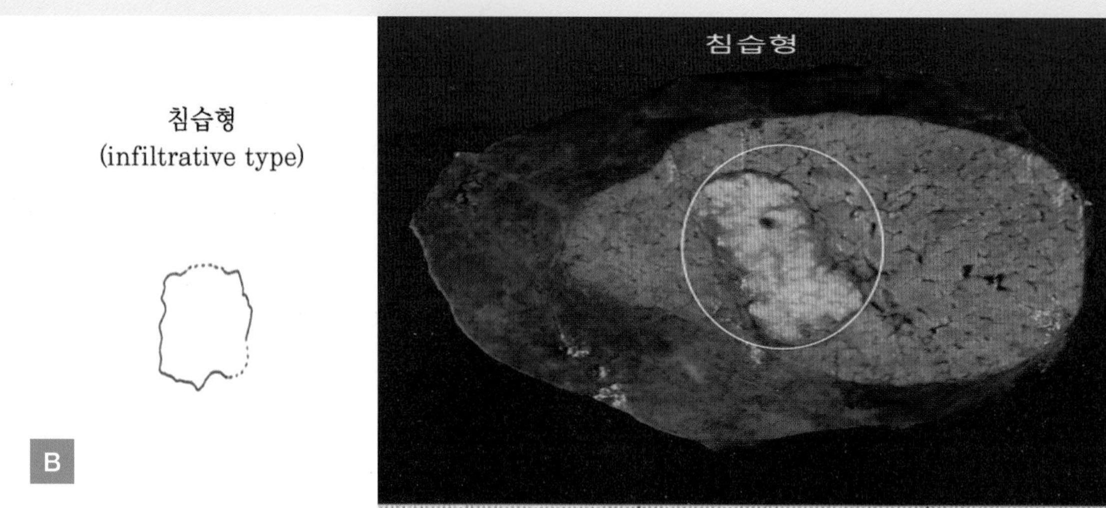

B : 비단순 결절형(non-simple nodular type)으로 다결절 융합형(multinodular confluent type), 결절주위 파급형(nodular with perinodular expansion type), 침습형(infiltrative type)으로 세부 분류된다.

돌출형
(pedunculated type)

C

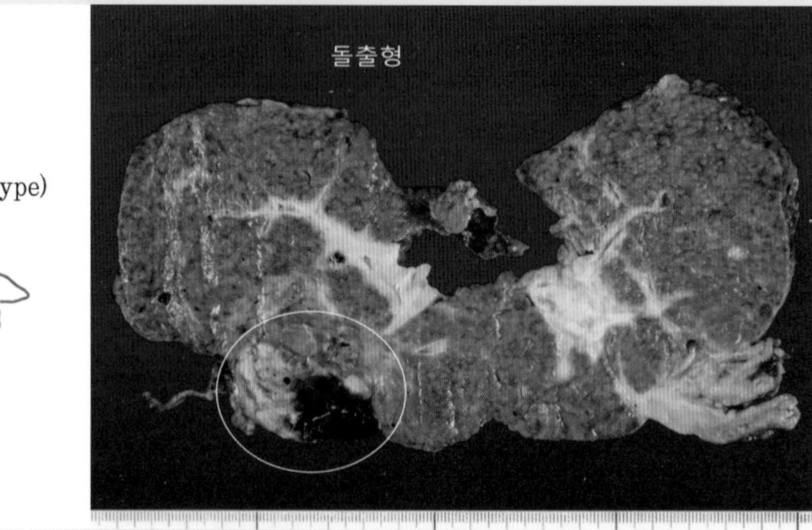

C : 특유형(specific type)으로 돌출형(pedunculated type), 유사경변형(cirrhotomimetic type)으로 세부 분류된다.

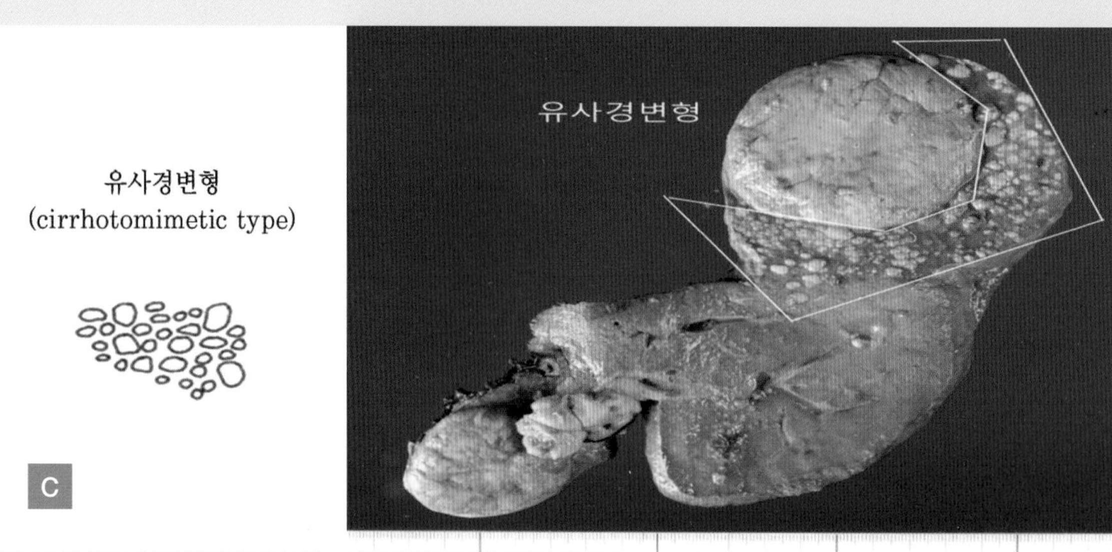

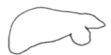

C : 특유형(specific type)으로 돌출형(pedunculated type), 유사경변형(cirrhotomimetic type)으로 세부 분류된다.

4.2. 담관암(cholangiocarcinoma)

담관 상피 세포의 만성 염증, 결석, 기생충(간디스토마), 선천적 기형 등에 의한 원인으로 선암종이 대부분을 차지한다. 발생한 위치에 따라 간내 담관암, 간문부 담관암, 원위부 담관암으로 분류한다. 발생비율은 간내 담도암이 20~25%, 간문부 담관암이 50~60%, 원위부 담관암이 20~25%를 차지한다.

1) 위치별 분류

(1) 간내 담관암

간 내부에 존재하는 담관 세포에서 기원한 종양

(2) 간문부 담관암

간외 우간관과 좌간관이 합류되는 부위에서 발생한 종양

(3) 원위부 담관암

담관과 총간관의 합류 부위 아래로 발생한 종양

2) Bismuth-Corlette 분류 〈그림 2-3-12〉 담관암의 Bismuth-Corlette 분류

(1) type 1

총간관(common hepatic duct)에 한정된 암

〈그림 2-3-12〉 담관암의 Bismuth-Corlette 분류

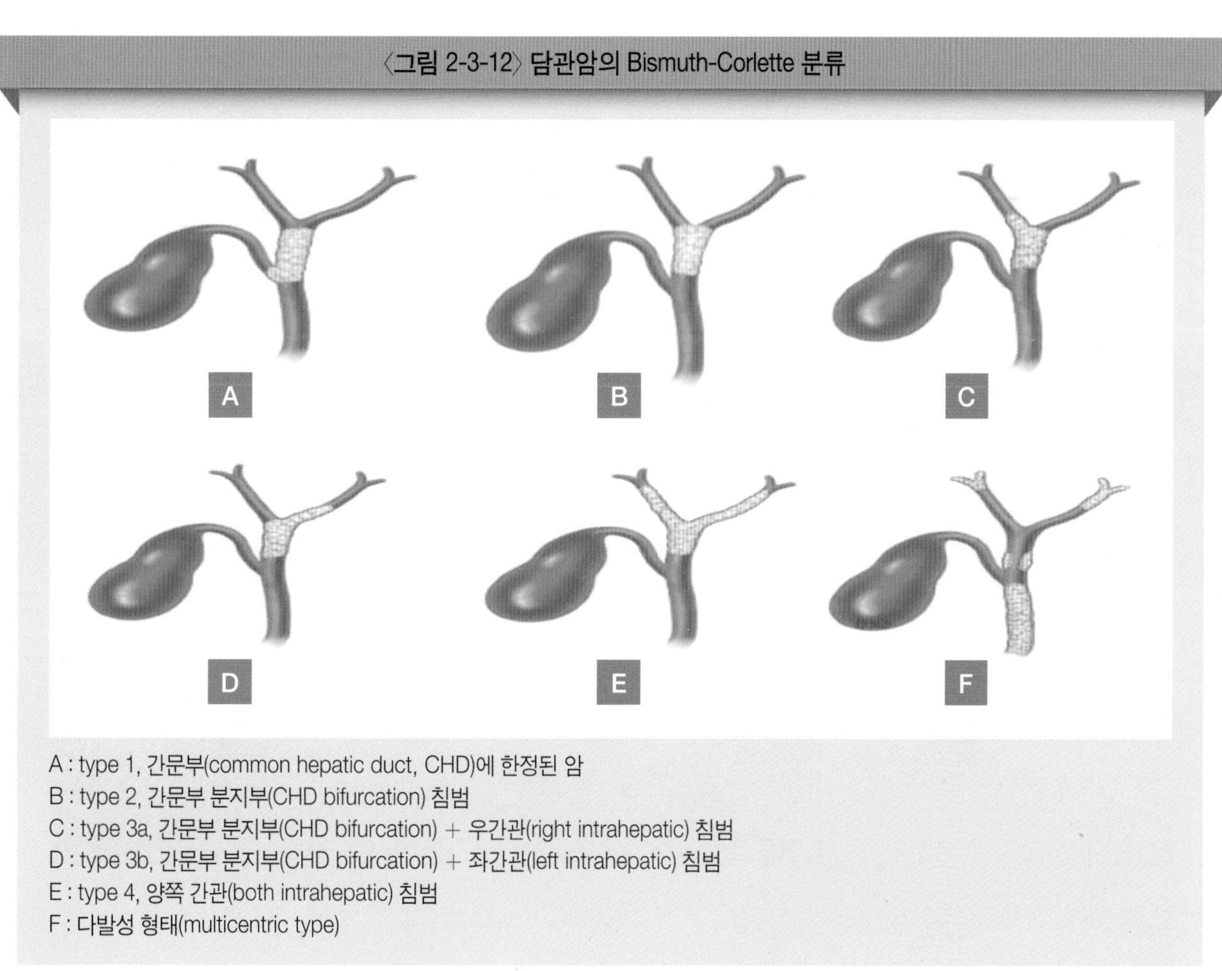

A : type 1, 간문부(common hepatic duct, CHD)에 한정된 암
B : type 2, 간문부 분지부(CHD bifurcation) 침범
C : type 3a, 간문부 분지부(CHD bifurcation) + 우간관(right intrahepatic) 침범
D : type 3b, 간문부 분지부(CHD bifurcation) + 좌간관(left intrahepatic) 침범
E : type 4, 양쪽 간관(both intrahepatic) 침범
F : 다발성 형태(multicentric type)

(2) type 2

총간관 분기점(CHD bifurcation or hilum) 침범한 경우

(3) type 3a

총간관 분기점(CHD bifurcation) 및 우측 간내 담관(right intrahepatic)을 침범한 경우

(4) type 3b

총간관 분기점(CHD bifurcation) 및 좌측 간내 담관(left intrahepatic)을 침범한 경우

(5) type 4

양쪽 간내 담관(both intrahepatic)을 침범하거나 다심성의 종괴(multicentric tumor)인 경우

3) 간내 담관암의 육안적 분류 〈그림 2-3-13〉 간내 담관암의 육안적 분류

(1) 종괴 형성형(결절형, mass forming type)

(2) 담도 주위 침윤형(경화형, periductal infiltrating type)

(3) 담도 내 성장형(유두형, intraductal growth type)

(4) 종괴 형성 및 담도 주위 침윤형

〈그림 2-3-13〉 간내 담관암의 육안적 분류

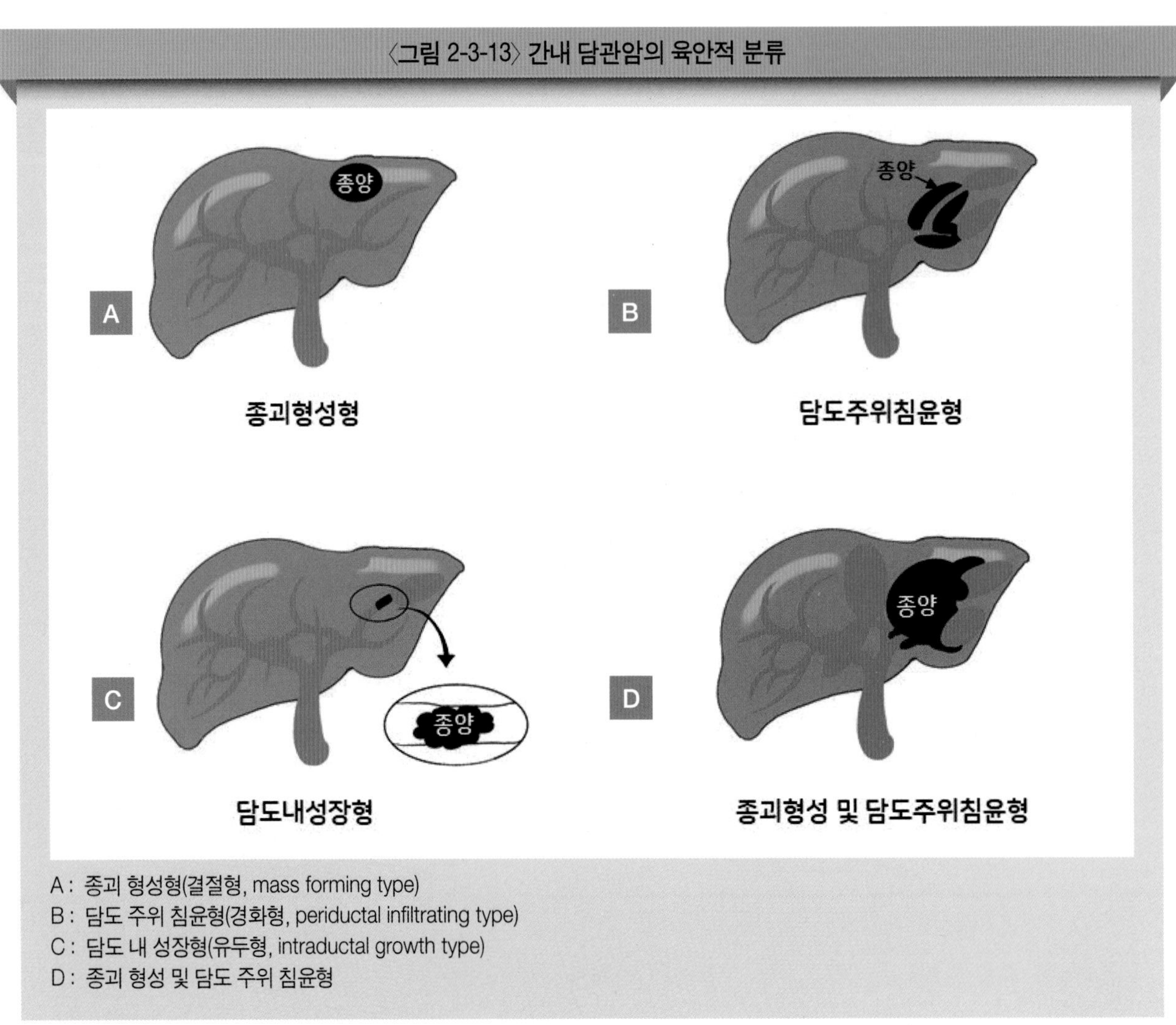

A : 종괴 형성형(결절형, mass forming type)
B : 담도 주위 침윤형(경화형, periductal infiltrating type)
C : 담도 내 성장형(유두형, intraductal growth type)
D : 종괴 형성 및 담도 주위 침윤형

5. 췌담도계의 검체

5.1. 내시경 생검

1) 종류 〈그림 2-3-14〉 췌담도계 내시경의 종류

(1) 내시경적 초음파 생검(endoscopic ultrasonography needle biopsy, EUS)

내시경 첨담부에 초음파 탐촉자가 존재하여, 복부 초음파에서 관찰이 어려운 담도, 췌장을 면밀히 탐색할 수 있다. 담도 폐쇄 위치확인 및 주변 장기, 임파선 침범 여부가 확인 가능하다.

(2) 내시경적 역행성 담췌관 조영술 생검(endoscopic retrograde cholangio-pancreato graphy mucosal biopsy)

내시경을 식도와 위를 지나 십이지장까지 삽입해 담관의 협착, 폐쇄 부위, 폐쇄 정도를 직접 확인할 수 있다. 담즙 배액술과 같은 치료가 동시에 가능하다.

2) 조직처리

(1) 절차

① 조직의 크기와 개수(조각 수 포함)를 측정한다.

② 조직의 세부적인 묘사(감촉, 색상, 모양 등)를 한다.

③ 꼭지(stalk) 또는 심부 절연면을 잉크 표시한다.

④ 모두 절취한다.

⑤ 0.4 cm 이상의 조직은 연속 절개하여 모두 절취한다.

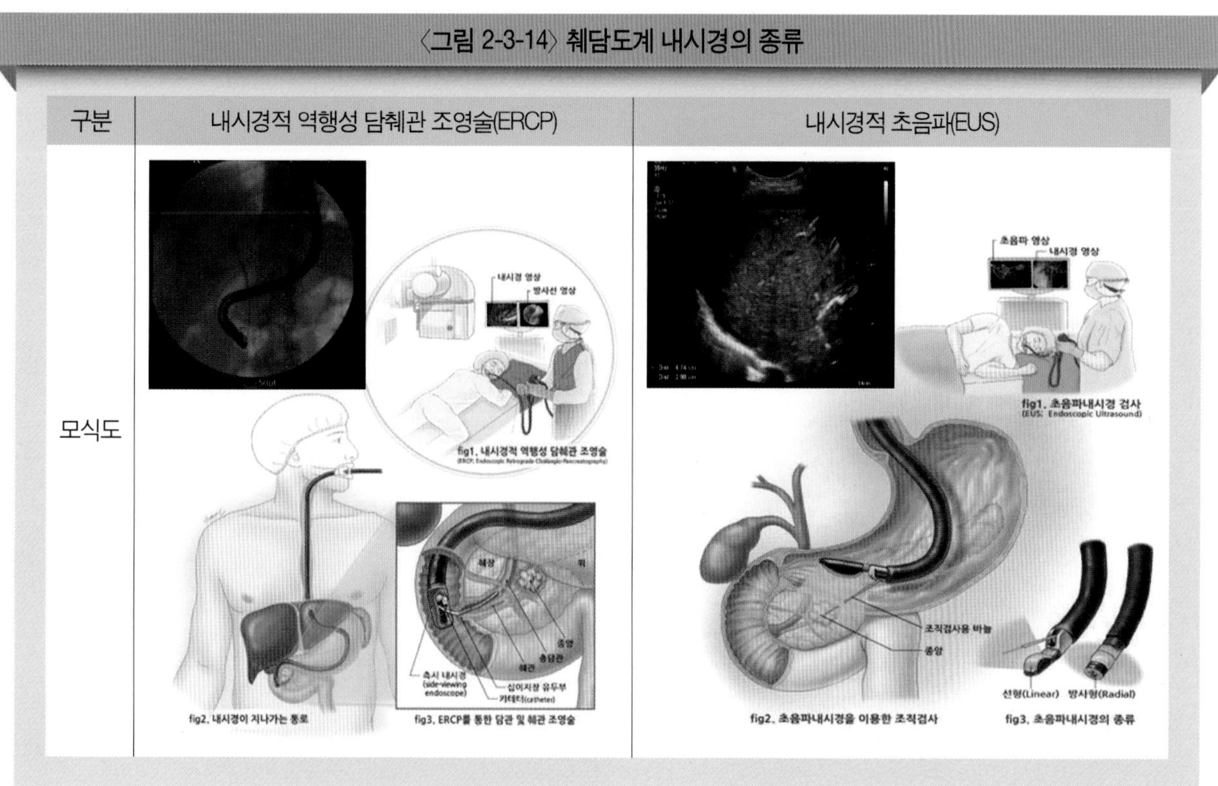
〈그림 2-3-14〉 췌담도계 내시경의 종류

구분	내시경적 역행성 담췌관 조영술(ERCP)	내시경적 초음파(EUS)
모식도		

(2) gross template

① description

환자 이름[***], 병리번호[***]. 받은 조직은 [***통]으로 포르말린에 담겨져 온 생검 검체임.

A. one tissue fragment, 0.3 cm.

B. two tissue fragments, 0.1 cm and 0.4 cm.

C. three tissue fragments, 0.2 to 0.5 cm.

D. multiple tissue fragments, 0.1 to 0.4 cm, aggregating to 0.4 × 0.3 × 0.2 cm. 모두 절취함.

② block allocation key

1 : A 조직 모두 절취

2 : B 조직 모두 절취

3 : C 조직 모두 절취

4 : D 조직 모두 절취

(3) ink code

- black : 꼭지(stalk) 또는 심부 절연면 〈그림 2-3-15〉 췌담도계 내시경 조직처리

(4) 주의사항

① 조직의 소실 또는 분실에 대하여 주의한다.

② 대부분의 생검 조직은 병변의 특성에 대한 기술이 필요하지 않다.

③ 여러 조각으로 나누어져 온 경우 조각의 유무를 기술한다.

〈그림 2-3-15〉 췌담도계 내시경 조직처리

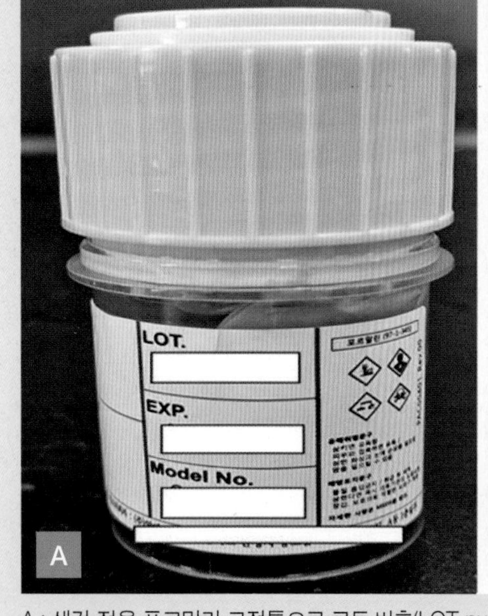

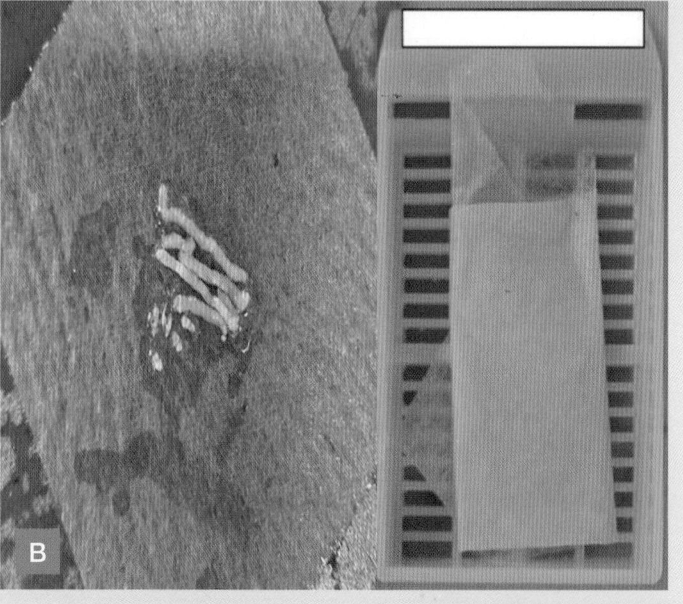

A : 생검 전용 포르말린 고정통으로 로트 번호(LOT number)와 유효기간 등의 정보가 표기되어 있다. 하얀색의 작은 검체는 슬라이드 제작과정에서 소실되기 쉽기 때문에 고정통에 에오신(eosin)과 같은 염료를 넣어주거나 종이 위에 부착시켜 전달하기도 한다.
B : 사진은 작은 조각의 검체들을 종이에 올려둔 사진이다. 검체를 소실하지 않기 위하여 잘 포장하여 카세트에 절취한다.

④ 타 검사 조직이 혼합되지 않도록 한다.

⑤ 0.4 cm 이상 크기를 가지는 조직은 연속 절개하여 절취한다.

⑥ 매우 얇은 중심부 생검(core biopsy) 조직들은 건조에 민감하기 때문에 검체 채취 즉시 고정이 필요하다.

5.2. 간 절제술

1) 종류 〈그림 2-3-16〉 간 절제술의 종류

(1) 부분 절제술(partial hepatectomy)

① 쐐기 절제술(wedge resection)

② 소구역 절제술(segmentectomy〈1 / 8〉) : S1 - S8

③ 구역 절제술(sectionectomy〈1 / 4〉) : 우엽 앞쪽 구역(right anterior), 우엽 뒤쪽 구역(right posterior), 좌엽 안쪽 구역(left medial), 좌엽 가쪽 구역(left lateral)

④ 엽 절제술(lobectomy)

⑤ 광범위 절제술(extended right & left hemihepatectomy)

⑥ 중심부 두구획 절제술(central bisectionectomy〈S5, S8, S4〉)

(2) 간 이식(liver transplantation) 또는 간 전 절제술(total hepatectomy)

2) 조직처리

(1) 부분 절제술

〈그림 2-3-16〉 간 절제술의 종류

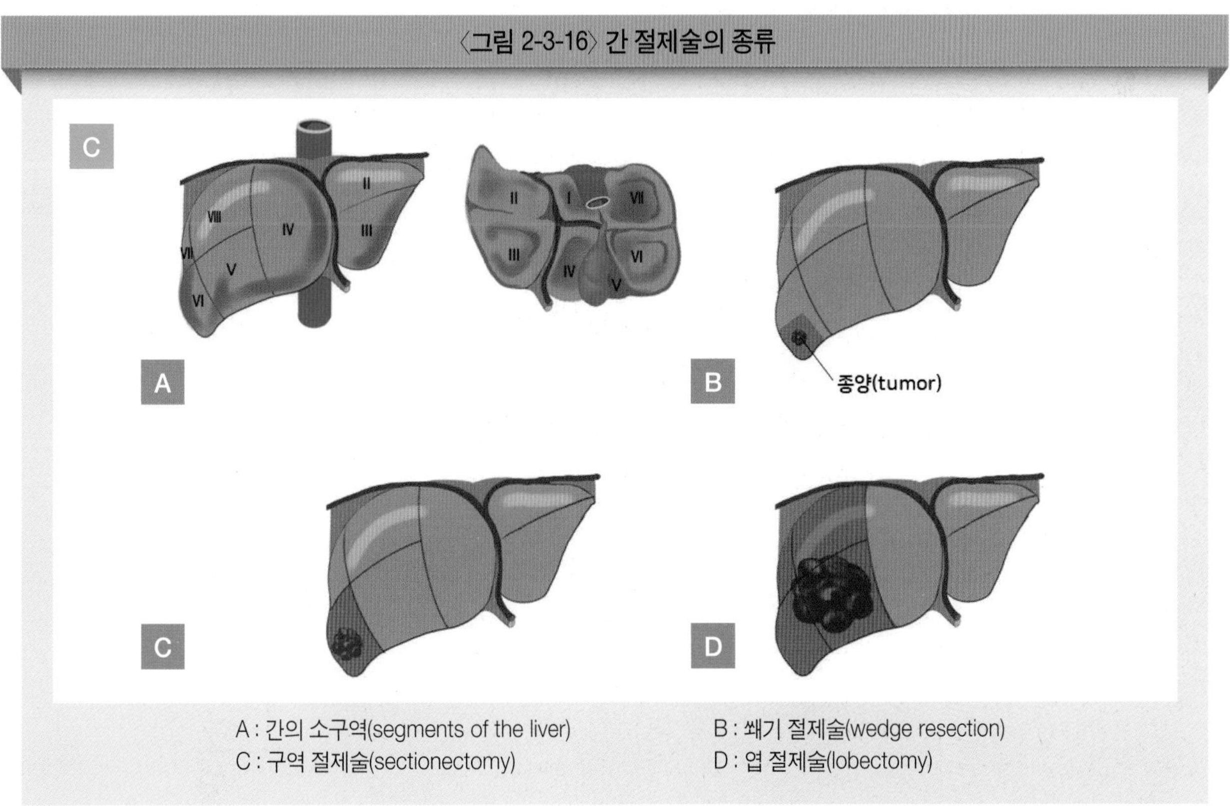

A : 간의 소구역(segments of the liver)
B : 쐐기 절제술(wedge resection)
C : 구역 절제술(sectionectomy)
D : 엽 절제술(lobectomy)

〈그림 2-3-17〉 간 부분 절제술(partial hepatectomy)의 조직처리 모식도

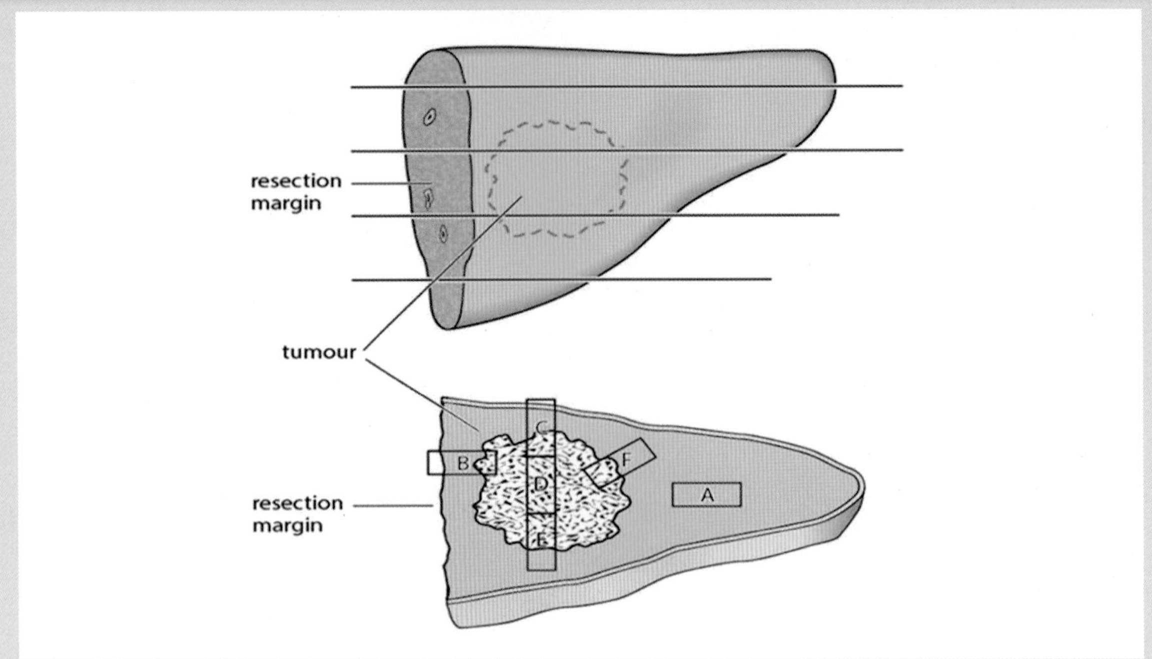

block allocation key는 A : 정상 실질(background liver), B : 종괴와 가장 가까운 실질 절연면(tumor and closest surgical margin), C - E : 종괴 대표 단면(한 단면), F : 정살 실질과 종괴 관계 순서이다.

① 절차 〈그림 2-3-17〉 간 부분 절제술 조직처리 모식도

a. 조직의 방향을 찾고 사진 촬영을 한다.

b. 크기와 무게를 측정하고, 함께 붙어온 장기가 있다면 같이 기술한다.

c. 방향에 맞추어 절연면들에 잉크 표시를 한다.

d. 외견상 외부로 튀어나온 불룩한 형태(bulge) 및 움츠러든 병변(retraction)의 유무를 관찰한다.

e. 영상소견을 바탕으로 연속단면을 내어 병변을 찾는다.

f. 절연면과 0.5 cm 간격으로 수직 절연(perpendicular)을 연속해서 가한다.

g. 단면들을 사진 촬영하고 포르말린에 고정한다.

h. 병변의 위치, 크기, 육안상 묘사(형태, 경계, 색상, 모양, 절연면과의 거리, 글리슨 피막과의 거리)를 기술한다.

i. 병변 대표 단면 및 다른 단면들을 절취한다.

j. 병변과 정상 실질의 관계를 나타내는 면도 절취한다.

k. 간내 혈관에서는 종괴 혈전 유무를 살펴보고 간 실질들에 있어서 간 경변증, 출혈 등을 살펴보고 절취한다.

l. 각 절연면을 절취한다.

② gross template

a. description

환자 이름[***], 병리번호[***]. 받은 조직은 [fresh / in formalin] 상태로 온 [partial / total]

〈그림 2-3-18〉 간 부분 절제술의 조직 전처리 과정

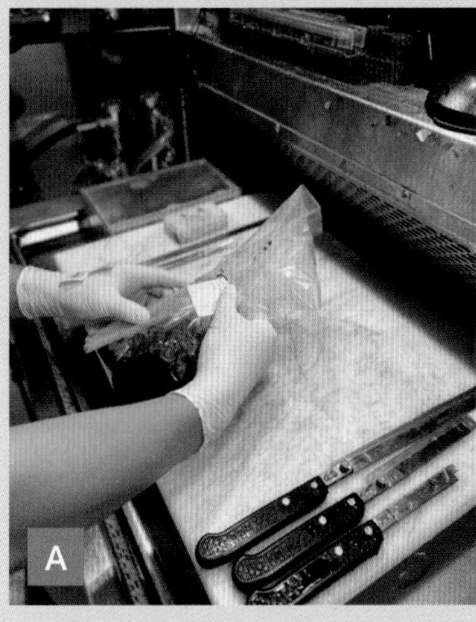

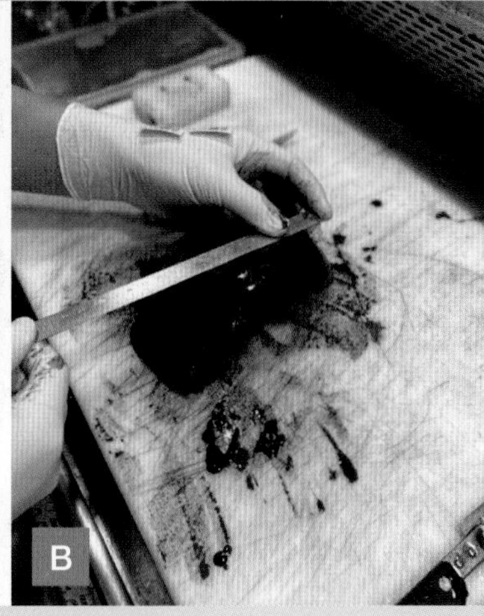

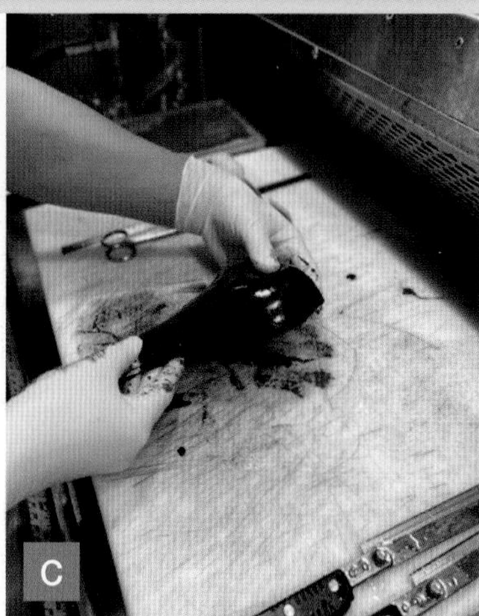

A : 환자 정보와 검체의 일치 여부를 확인한다.
B : 검체의 크기 및 무게를 측정한다.
C : 영상기록 및 환자 병력기록지를 찾아보고 검체의 방향을 정확히 잡아준다.

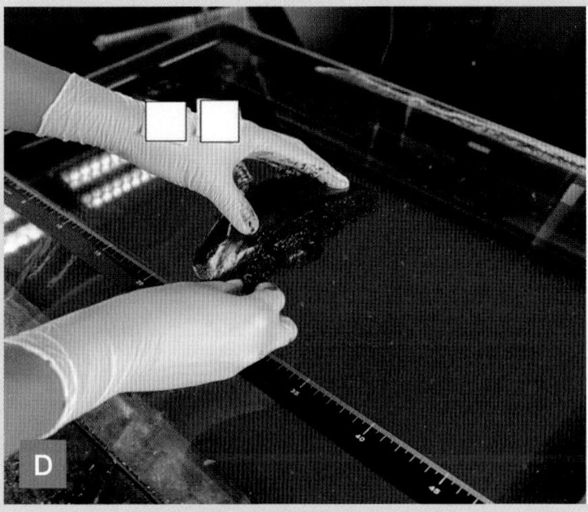

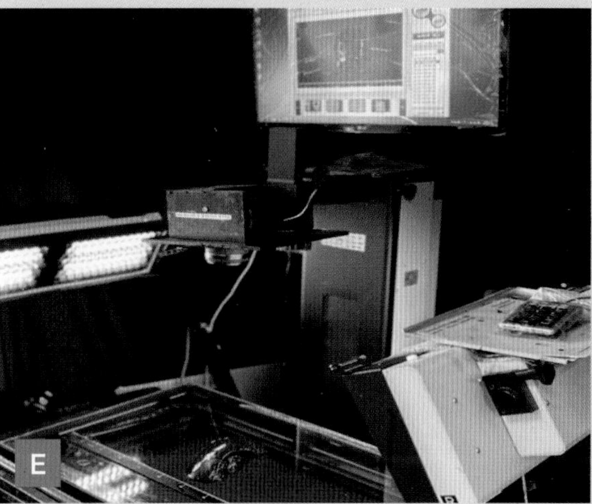

D : 초기 상태(외면)를 사진 촬영한다.
E : 대부분의 검사실에서 디지털 육안 촬영대를 이용하여 사진 촬영한다.

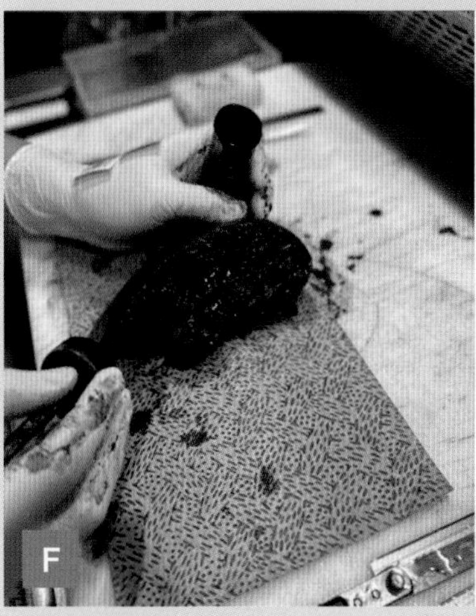

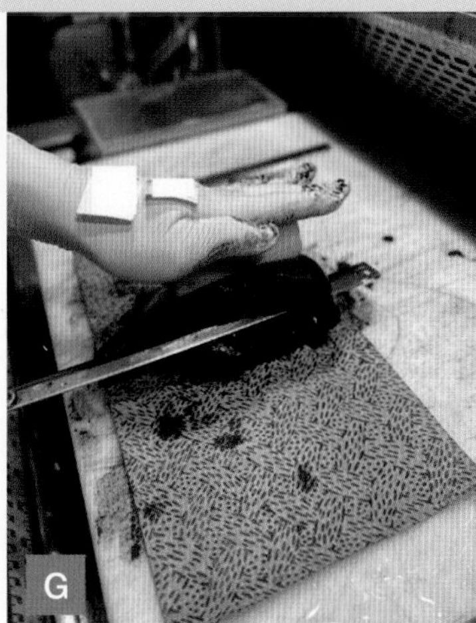

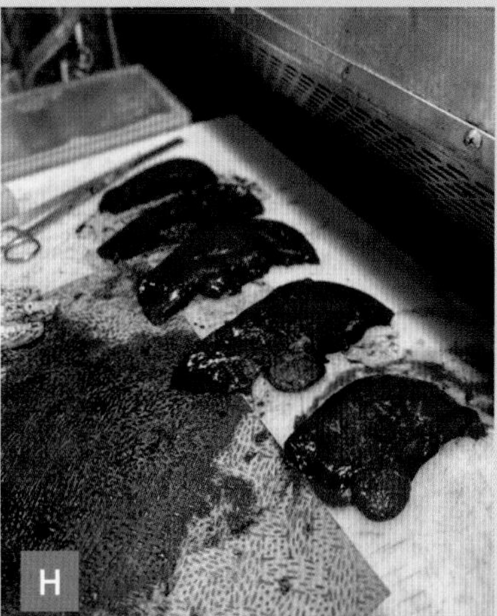

F : 실질 절연면(margin) 및 글리슨 막(Glisson capsule)에 잉크 표시한다.
G : 종괴와 절연면과의 관계가 잘 나타나도록 연속 절개한다.
H : 연속 절개한 단면들을 나란히 놓은 모습

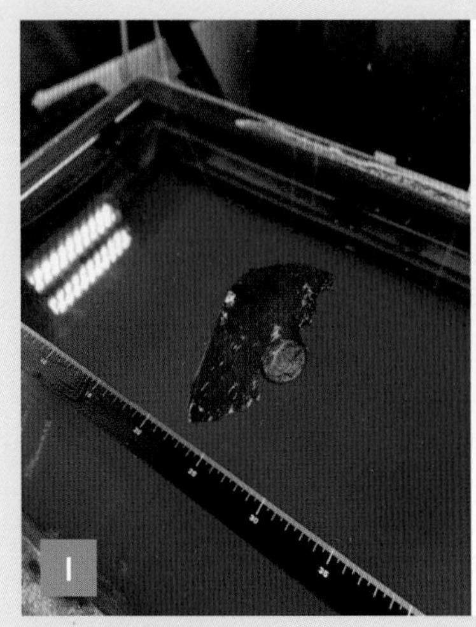

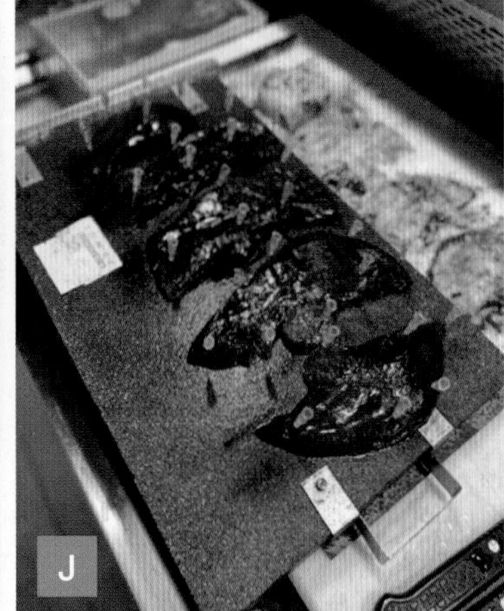

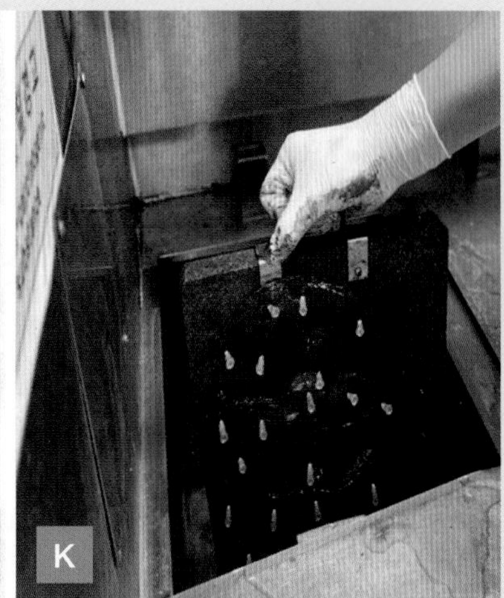

I : 종괴가 가장 잘 나타난 대표 단면, 종괴와 절연면과의 관계가 가장 잘 나타난 대표 단면들을 선택하여 사진 촬영한다.
J : 코르크판에 핀을 이용하여 단단히 고정시켜 준다.
K : 포르말린 저장탱크에 24시간 고정하여 준다.

hepatectomy 검체임. 검체의 크기는 [*** x *** x *** cm], 무게는 [*** g]임. 단면을 내어 관찰 시 [***구역]에 병변이 관찰되며, 병변은 육안상 [형태, 경계, 색상, 모양, 절연면과의 거리, 글리슨 피막과의 거리]임. [연속 절개하여 대표적 절편 절취함 / 모두 절취함].

b. block allocation key

1 & 2 : S8 종괴 대표 단면

3 & 4 : S4 첫 번째 종괴 대표 단면

〈그림 2-3-19〉 간 부분 절제술(S4,5,8 segment)의 조직처리

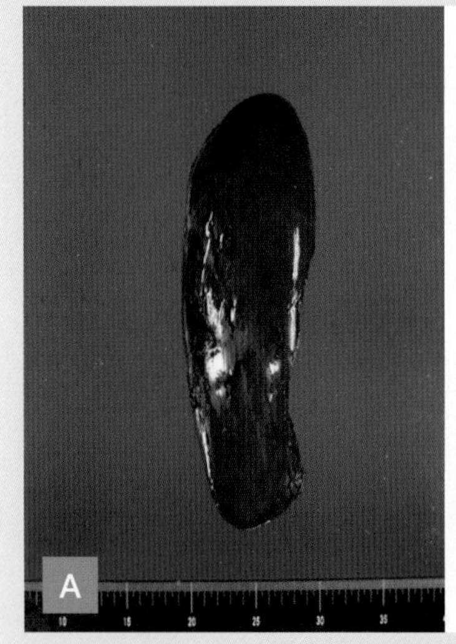

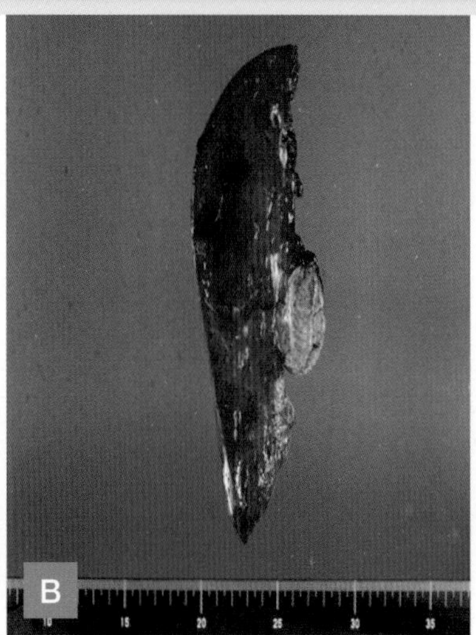

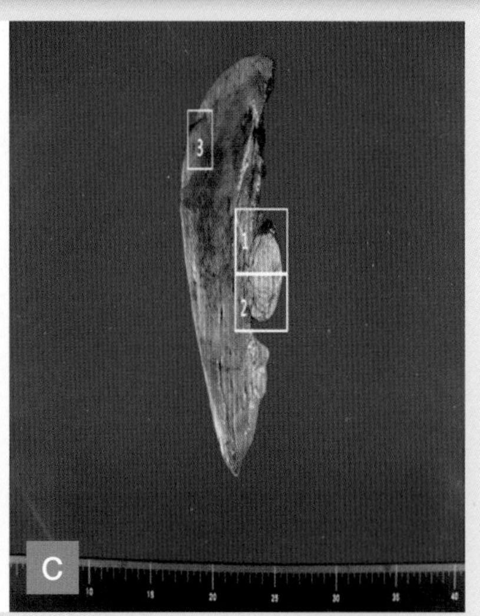

A : 신선 상태의 간 조직 전면도 사진이다.
B : 신선 상태의 간 조직 대표 단면 사진이다.
C : block allocation key는 1 & 2 : 실질 절연면을 포함한 종괴 대표 단면(한 단면), 3 : 정상 실질 순서이다.

5 : S4 두 번째 종괴 대표 단면

6 : 정상 간 실질

③ ink code

a. black : 간 실질 절연(surgical resection margin)

b. blue : 글리슨 피막(Glisson's capsule)

④ 주의사항

a. 외견상 파열(traumatic ruptures) 또는 찢김(lacerations) 등을 주의 깊게 살펴보고 기술한다.

b. 절연면의 혈액(blood) 등을 잘 닦아낸 후 잉크 표시한다.

c. 초기 단면은 병변(lesion) 중심부(center)를 지나게 하여 종괴와 가장 가까운 절연면과의 관계가 보일 수 있게 한다.

d. 종괴의 중심부는 괴사가 많이 발생되기 때문에 실질과의 관계가 잘 나타나는 가장자리에 위치한 면을 따로 절취하여 준다.

e. 정상 조직의 조직학적 평가를 위하여 종괴와 가장 멀리 떨어진 간 실질을 절취한다.

f. 종괴 주위 부분에 있어서는 섬유화가 과하게 측정되기 때문에 종괴 주위, 결절(nodule)이 가까운 정상 실질면은 피한다.

g. 방향을 잡기가 어려운 경우에는 수술 의사에게 요청한다.

h. 영상 및 수술 소견을 반드시 참조한다.

i. 간염 바이러스에 의한 경우 취급에 안전 주의가 필요하다.

j. 선행적 항암 요법 또는 방사선 치료를 받은 경우에는 항암 효과에 대한 평가 및 잔존된 종괴 세포를 확인하기 위하여 병변 단면을 모두 절취한다.

(2) 전 절제술

① 절차 〈그림 2-3-20〉 간 전 절제술의 조직처리 모식도

a. 조직의 방향을 찾고 사진 촬영을 한다.

b. 크기와 무게를 측정하고, 함께 붙어온 장기(담낭)가 있다면 같이 기술한다.

c. 방향에 맞추어 절연면들에 잉크 표시를 한다.

d. 담관(bile duct), 간동맥(hepatic artery), 간문맥(portal vein) 절연면을 수평 절연면(shave section)으로 미리 절취한다.

e. 외견상 외부로 튀어나온 불룩한 형태(bulge) 및 움츠러든 병변(retraction)의 유무를 관찰한다.

f. 영상 소견을 바탕으로 연속 절개하여 병변을 찾는다. 0.5 cm 이하 간격의 연속 단면, 담낭은 간 실질과 붙어 있지 않는 반대 면을 열어준다.

g. 단면들을 사진 촬영하고 포르말린에 고정한다.

h. 병변의 위치, 크기, 육안상 묘사(형태, 경계, 색상, 모양, 절연면과의 거리, 글리슨 피막과의 거리)를 기술한다.

i. 병변 대표 단면 및 다른 단면들을 절취한다.

j. 병변과 정상 실질의 관계를 나타내는 면도 절취한다.

k. 간경변과 같은 기초 질환으로 인하여 뚜렷한 병변이 없는 검체는 각 엽의 대표 단면을 절취한다.

〈그림 2-3-20〉 간 전 절제술의 조직처리 모식도

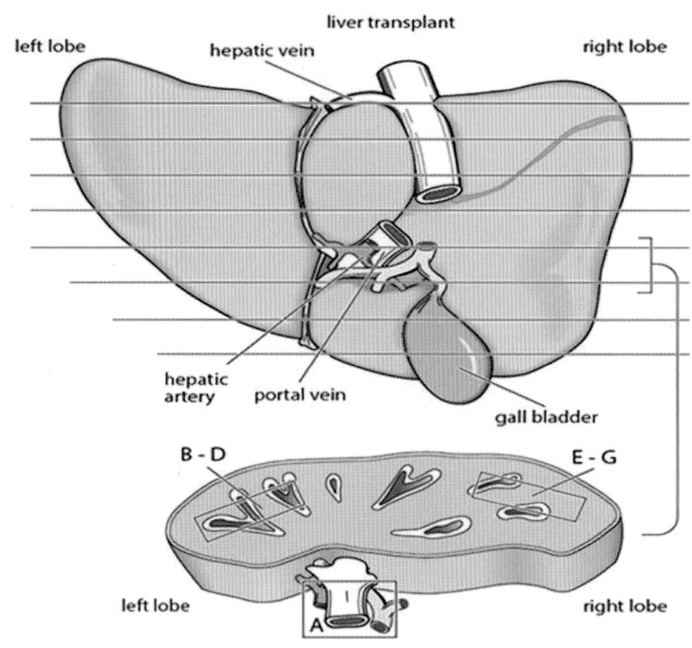

block allocation key는 A : 간문부 대표 단면(hepatic vessels, portal vein and bile duct), B - D : 좌엽 대표 단면(left lobe), E - G : 우엽 대표 단면(right lobe), H : 간미상엽 대표 단면(caudate lobe), I : 담낭(gall bladder), J : 종괴 의심 병변(tumor like lesions) 순서이다.

l. 간내 혈관에서는 종괴 혈전 유무를 살펴보고 간 실질들에 있어서 간경변증, 출혈 등을 살펴보고 절취한다.

m. 간문부 주위 림프절을 박리하여 절취한다.

n. 간문부 및 담낭의 대표 단면을 절취한다.

② gross template

a. description

환자 이름[***], 병리번호[***]. 받은 조직은 [fresh / in formalin] 상태로 온 total hepatectomy for transplantation 검체임. 검체의 크기는 [*** x *** x *** cm], 무게는 [*** g]임. 외견상 [여러 개의 결절로 이루어진 대결절성 간경변에 의해 외면 전체가 우둘투둘하게 관찰됨 / 특이소견 관찰되지 않음]. 단면을 내어 관찰 시 [***구역]에 병변이 관찰되며, 병변은 육안상 [형태, 경계, 색상, 모양, 절연면과의 거리(hepatic artery, portal vein, common bile duct), 글리슨 피막과의 거리]임. [연속 절개하여 대표적 절편 절취함 / 모두 절취함].

b. block allocation key

1 & 2 : S5 종괴 대표 단면(한 단면)

3 : 정상 실질(background liver)

4 : 간문부(hilum)

5 : 담낭

〈그림 2-3-21〉 간 전 절제술의 조직처리

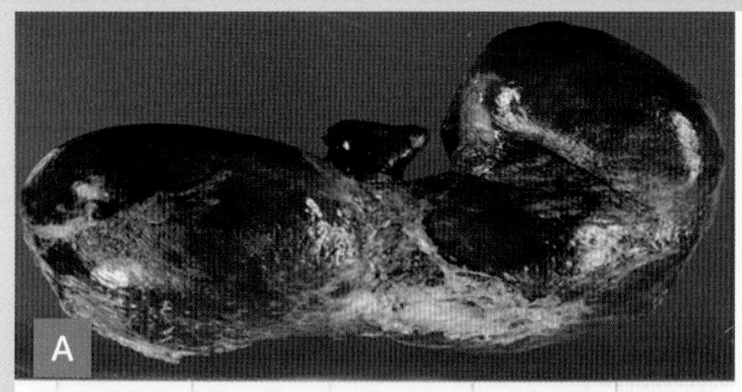

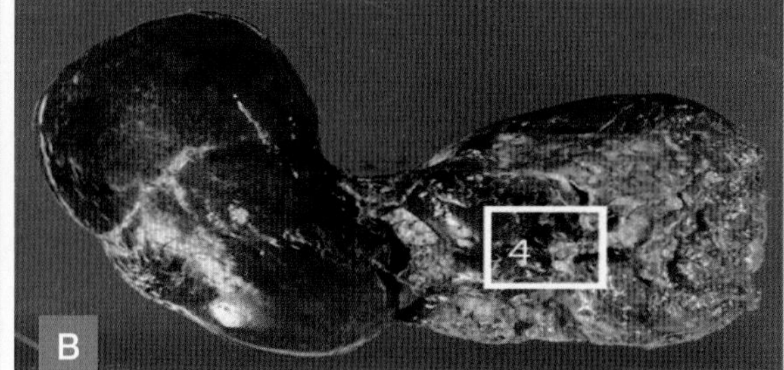

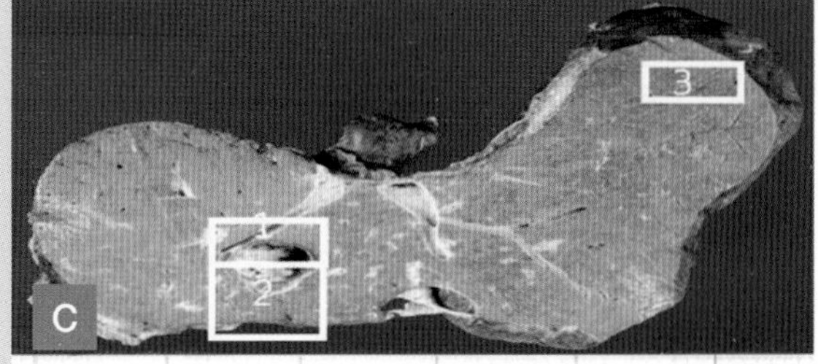

A : 신선 상태의 간 조직 전면도 사진이다.
B : 신선 상태의 간 조직 후면도 사진이다.
C : block allocation key는 1 & 2 : 글리슨 막을 포함한 S5 종괴 대표 단면(한 단면), 3 : 정상 실질(background liver), 4 : 간문부 순서이다.

③ ink code

- blue : 글리슨 피막(Glisson's capsule)

④ 주의사항

a. 4개의 소엽, 우엽(right), 좌엽(left), 간미상엽(caudate), 간방형엽(quadrate) 및 간문부(hilum)를 이용하여 간의 방향을 잡으며, 우엽과 좌엽을 구분하는 기준은 간겸상간막(falciform ligament)으로 한다.

b. 가운데 2개의 엽(간미상엽, 간방형엽)은 간의 섬유화 측정에 있어서 유용하게 사용되는 면으로 간미상엽은 간문맥과 하대정맥(inferior vena cava) 사이에 위치하고, 간방형엽은 담낭와(gallbladder fossa)와 원인대(ligamentum teres) 사이에 위치한다.

c. 외견상 파열(traumatic ruptures) 또는 찢김(lacerations) 등을 주의 깊게 살펴보고 기술한다.

d. 초기 단면은 병변(lesion) 중심부(center)을 지나게 한다. 단면 절연 방향은 각 병원의 설정에 맞게 시행한다.

e. 종괴의 중심부는 괴사가 많이 발생되기 때문에 실질과의 관계가 잘 나타나는 가장자리에 위치한 면을 따로 절취하여 준다.

f. 정상 조직의 조직학적 평가를 위하여 종괴와 가장 멀리 떨어진 간 실질을 절취한다. 종괴 주위 부분에 있어서는 섬유화가 과하게 측정되기 때문에 종괴 주위, 결절(nodule)이 가까운 정상 실질면은 피한다.

g. 방향을 잡기가 어려운 경우에는 수술 의사에게 요청한다.

h. 혈관 절연면(vessles margin)에 있어서는 혈전증(thrombus)의 유무를 주의 깊게 확인한다.

i. 영상 및 수술 소견을 반드시 참조한다.

j. 간염 바이러스에 의한 병증일 경우 취급에 안전 주의가 필요하다.

k. 선행적 항암 요법 또는 방사선 치료를 받은 경우 항암 효과에 대한 평가 및 잔존된 종괴 세포를 확인하기 위하여 병변 단면을 모두 절취한다.

(3) 간 병변

① 간세포성 암종(hepatocellular carcinoma) 〈그림 2-3-22〉 간세포성 암종

간에서 발생하는 원발성 악성 종양의 약 90%를 차지한다. 간 경변증, 간염 바이러스(만성 B형 또는

〈그림 2-3-22〉 간세포성 암종

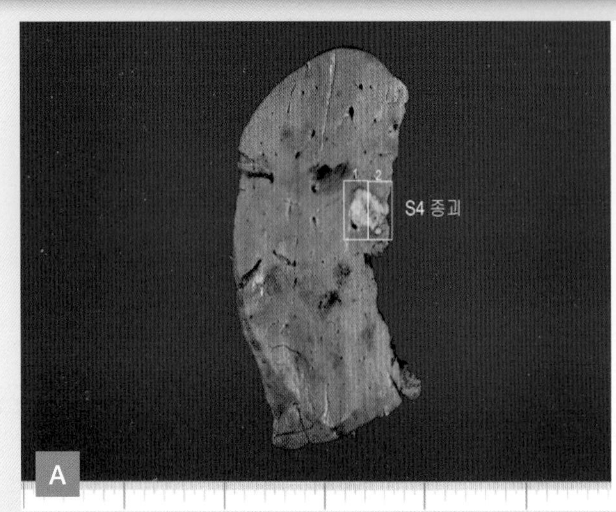

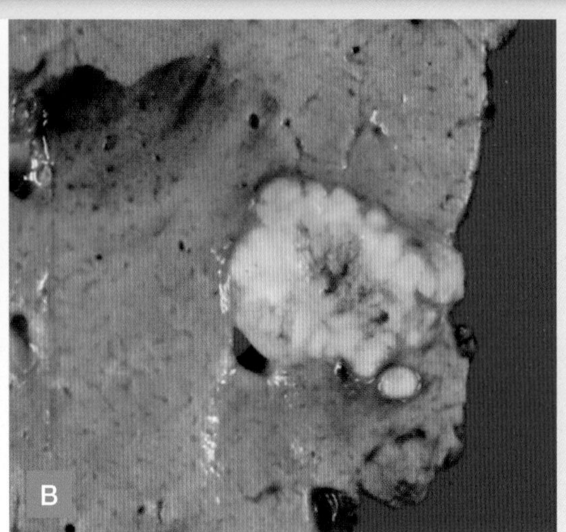

A : 간세포성 암종 사진으로 block allocation key를 표기하였다.
B : 종괴를 확대한 사진이다. 결절주위 파급형(nodular with perinodular expansion type) 종괴를 확인할 수 있다.

〈그림 2-3-23〉 간 전이

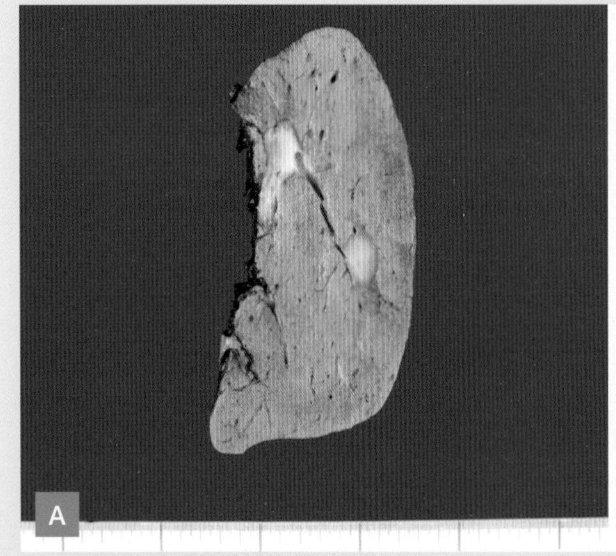

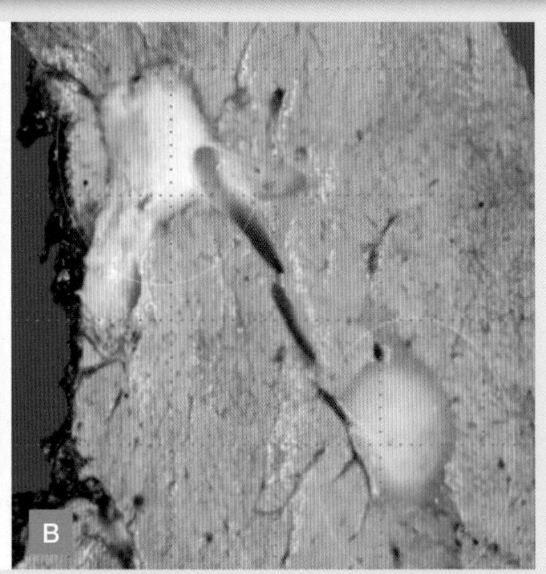

A : 간 실질내 전이암이다. 경계가 비교적 분명하며, 영상 소견을 참고하여 여러 개의 종괴와 추가 병변들을 탐색한다.
B : 병변의 확대 사진이다. 간세포성 암종과 달리 경계가 분명할 것을 볼 수 있다.

C형)가 주된 원인으로 작용한다.

② 간 전이(liver metastasis) 〈그림 2-3-23〉 간 전이

간 이외의 다른 장기에서 생긴 암세포가 혈액이 풍부하고 대사기능이 활발한 간으로 퍼진 악성 종양이다.

5.3. 췌장 절제술

1) 종류 〈그림 2-3-24〉 췌장 절제술의 종류

(1) 유문 보존 췌십이지장 절제술(pylorus preserving pancreaticoduodenectomy)

췌장암이 두부에 있을 때 위의 부분 절제를 하지 않고 췌장 두부와 십이지장, 소장 일부, 총담관과 담낭을 절제하는 수술이다.

(2) 췌십이지장 절제술(pancreaticoduodenectomy)

췌장암이 두부에 있을 때 위의 하부(아랫부분), 췌장의 두부와 십이지장, 소장 일부, 총담관과 담낭을 절제하는 수술이다.

(3) 원위부 췌장 절제술(distal pancreatectomy)

췌장암이 췌장의 몸통이나 꼬리에 발생한 경우로 비장을 같이 제거하는 수술이다.

2) 조직처리

(1) 유문 보존 췌십이지장 절제술 및 췌십이지장 절제술

① 절차 〈그림 2-3-25〉 유문 보존 췌십이지장 절제술의 조직처리 모식도, 〈그림 2-3-26〉 유문 보존 췌십이지장 절제술의 조직처리 모식도(담관 및 췌관의 수직면 절연)

a. 조직의 방향을 찾고 사진 촬영을 한다.

b. 크기와 무게를 측정하고, 함께 붙어온 장기(담낭, 췌장, 십이지장, 담관 등)가 있다면 같이 기술한다.

c. 외견상 외부로 튀어나온 불룩한 형태(bulge) 및 움츠러든 병변(retraction)의 유무를 관찰한다.

d. 방향에 맞추어 절연면들(담관 절연면〈bile duct margin〉, 췌장 절연면〈pancreatic neck margin〉, 췌장 구상돌기〈uncinate process〉 절연면, 후복막 절연면〈retroperitoneal margin〉, 십이지장 근위 절연면〈proximal duodenal margin〉, 십이지장 원위 절연면〈distal duodenal margin〉)에 잉크 표시를 한다. 〈그림 2-3-27〉 유문 보존 췌십이지장 절제술의 절연면

e. 십이지장을 췌장 인접 면의 반대 면으로 열어준다.

f. 십이지장 내강 및 바터 팽대부를 사진 촬영한다.

g. 십이지장 점막에 궤양, 종괴 등의 이상소견이 있다면 기술한다.

h. 팽대부 또는 담관 절연(hepatic or bile duct margin)의 방향을 우선적으로 찾는다.

i. 소식자(probe)를 이용하여 담낭을 포함한 담관(bile duct)을 모두 열어준다.

j. 종괴가 주 췌관을 침범하여 폐색이 발생한 경우 소식자의 진입이 불가능할 수 있다.

k. 담관 내강을 사진 촬영하고 포르말린에 고정한다. 조직의 수축을 대비하여 췌장관에 소식자를 넣어 둔 채로 고정한다.

〈그림 2-3-24〉 췌장 절제술의 종류

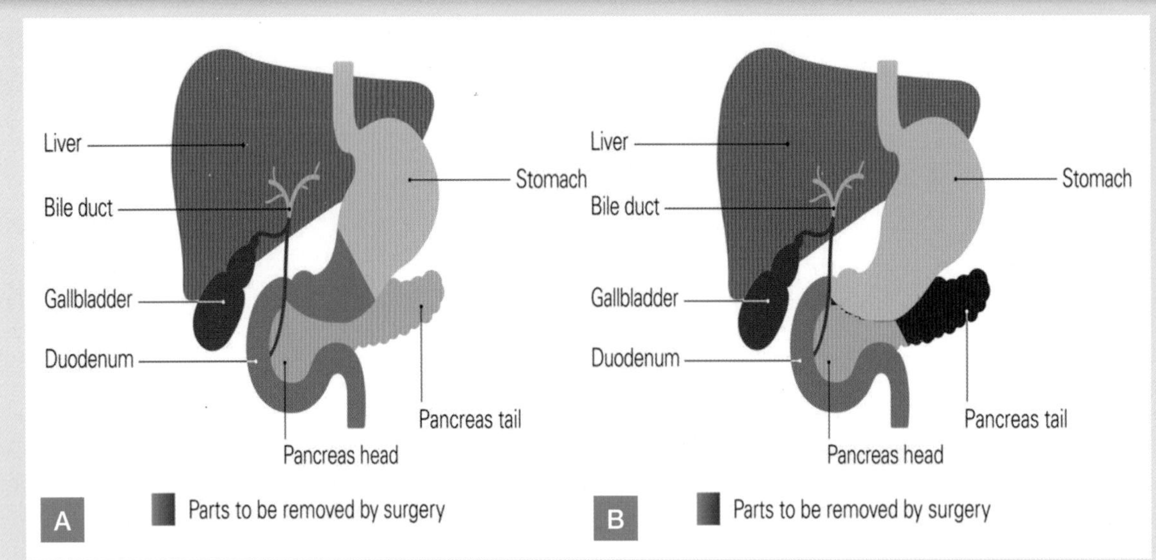

A : 휘플씨(Whipple's) 수술 : 췌장 머리, 십이지장, 소장 일부, 위(stomach) 일부, 총담관, 담낭을 절제한다.
B : 유문 보존 췌십이지장 절제술(PPPD) : 휘플씨 수술과 유사하나, 위의 유문부를 보존하는 수술방법이다.

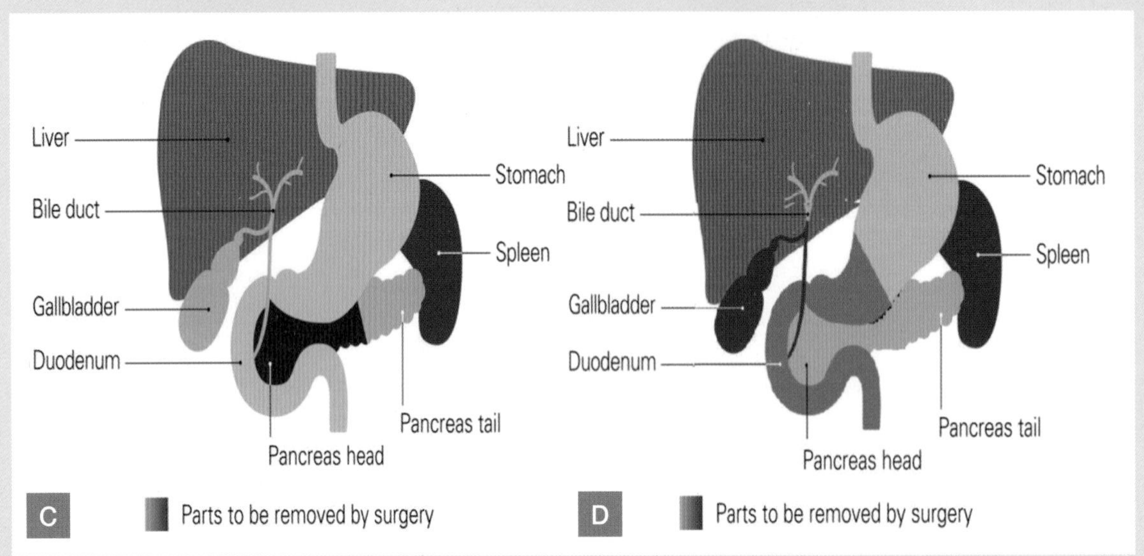

C : 원위부 췌장 절제술(distal pancreatectomy) : 췌장의 몸통이나 꼬리에 암 발생 시 시행한다. 췌장의 원위부와 함께 비장 또한 절제된다.
D : 췌 전 절제술(total pancreatectomy) : 휘플씨 수술에서 더 나아가 췌장 전부를 절제하는 수술방법이다.

l. 고정 후 병변과 주위 조직과의 관계가 잘 나타나게 연속 절개한다(사진 및 그림 참조).
m. 병변의 위치, 크기, 육안상 묘사(형태, 경계, 색상, 모양, 절연면과의 거리), 췌장 실질 주위 조직과의 관계를 기술한다.
n. 병변 대표 단면, 다른 단면 및 주변 실질과의 관계를 사진 촬영하고 절취한다.
o. 바터 팽대부 대표 단면을 절취한다.
p. 각각의 절연면을 절개하여 절취한다.
q. 종괴 주변 림프절을 박리하여 절취한다.

〈그림 2-3-25〉 유문 보존 췌십이지장 절제술의 조직처리 모식도

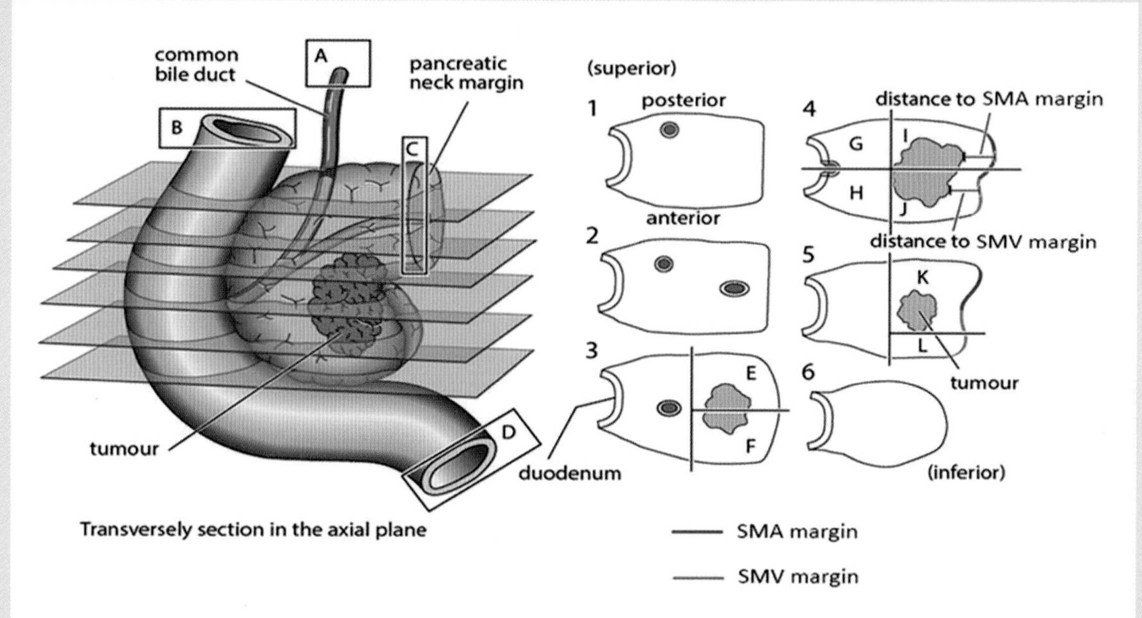

위 그림은 해부학적 구조를 기준으로 수평면(horizontal plane) 방향으로 연속 절개하여 검사를 진행하는 방법이다. block allocation key는 A : 담관 절연면(bile duct margin), B : 십이지장 근위 절연면(duodenum proximal margin), C : 췌장 절연면(pancreatic neck margin), D : 십이지장 원위 절연(duodenum distal margin), E - L : 상장간동맥(superior mesenteric artery) & 상장간정맥(superior mesenteric vein) 절연면을 포함한 종괴 단면들(E & F, G - J, K & L : 한 단면) 순서이다.

〈그림 2-3-26〉 유문 보존 췌십이지장 절제술의 조직처리 모식도(담관 및 췌관의 수직면 절연)

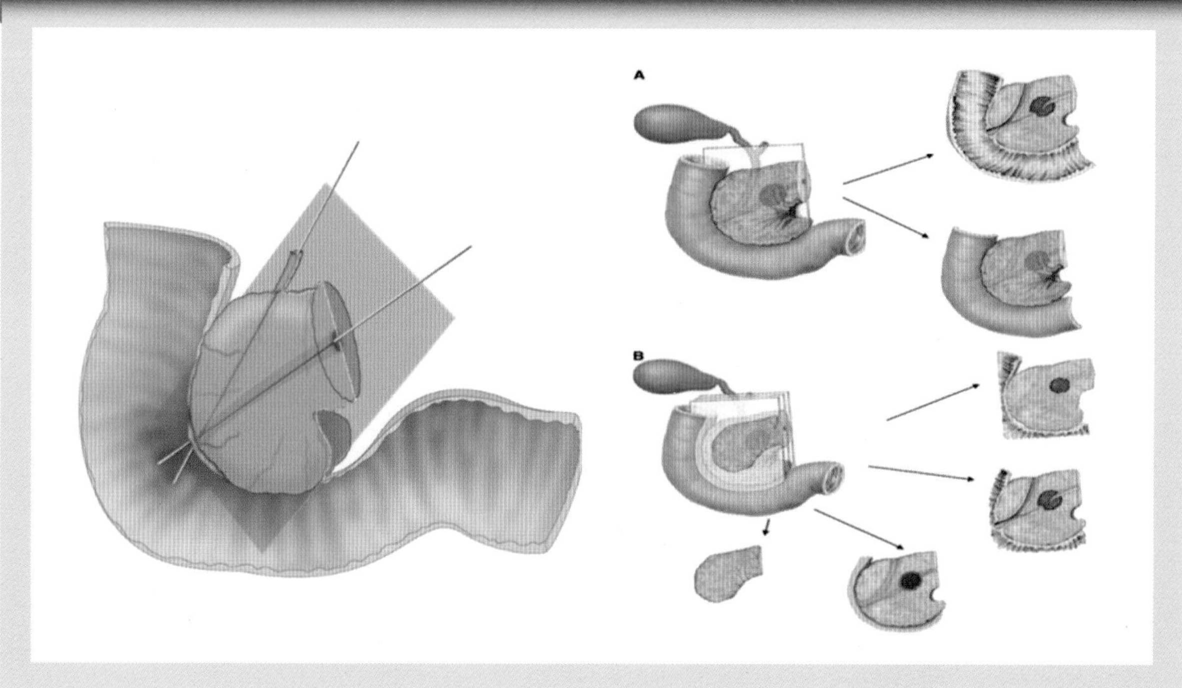

〈그림 2-3-27〉 유문 보존 췌십이지장 절제술의 절연면

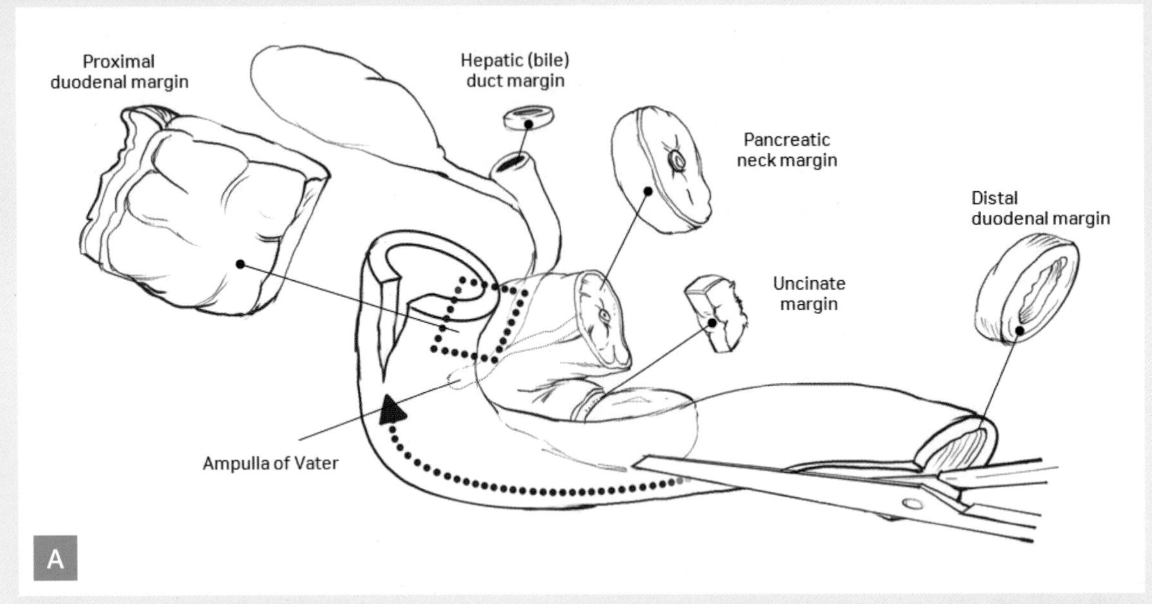

A : 모식도

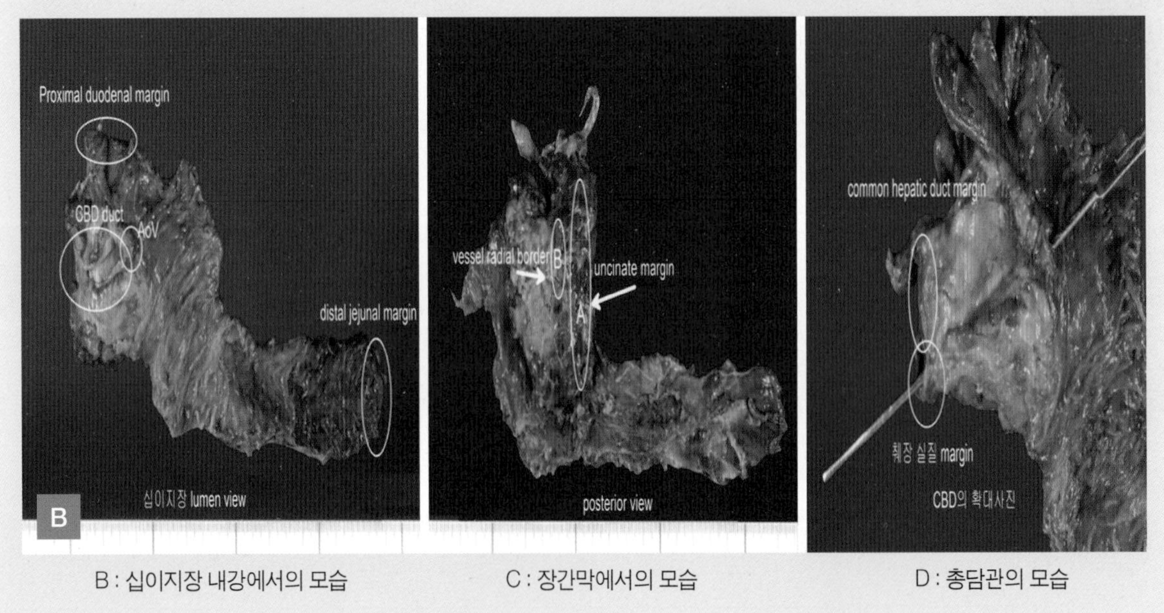

B : 십이지장 내강에서의 모습 C : 장간막에서의 모습 D : 총담관의 모습

② gross template

a. description

환자 이름[***], 병리번호[***]. 받은 조직은 [fresh / in formalin] 상태로 온 [유문 보존 췌십이지장 절제술 / 췌십이지장 절제술] 검체임. 검체의 크기는 [*** x *** x *** cm], 무게는 [*** g]임. 외견상 [종괴의 타 장기 직접적인 침범이 관찰됨 / 특이소견 관찰되지 않음]. 담관 및 췌관을 따라 단면을 내어 관찰 시 [췌장 두부 / 바터 팽대부 / 총담관]에 병변이 관찰되며, 병변은 육안상 [형태, 경계, 색상, 모양, 절연면과의 거리]임. 연속 절개하여 대표적 절편 절취함.

b. block allocation key

〈그림 2-3-28〉 유문 보존 췌십이지장 절제술의 조직 전처리 과정

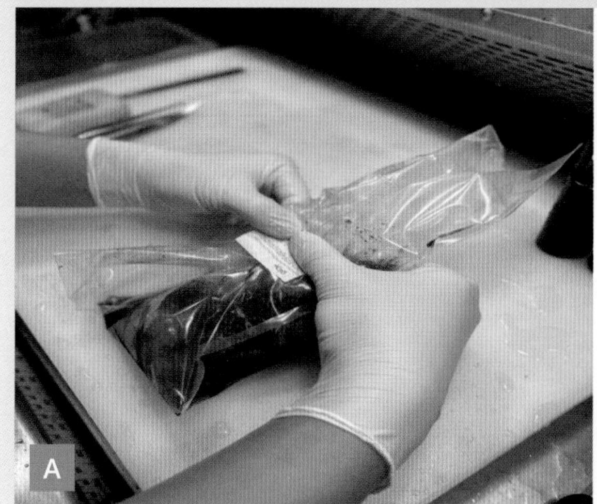

A : 환자 정보와 검체의 일치 여부를 확인한다.

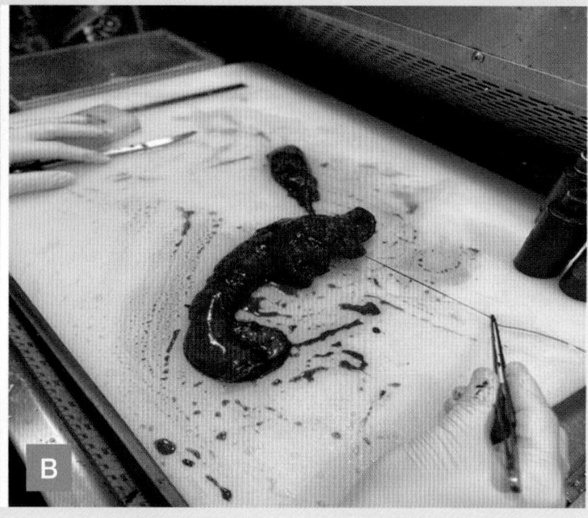

B : 검체의 방향을 잡고, 크기와 무게를 측정한다.

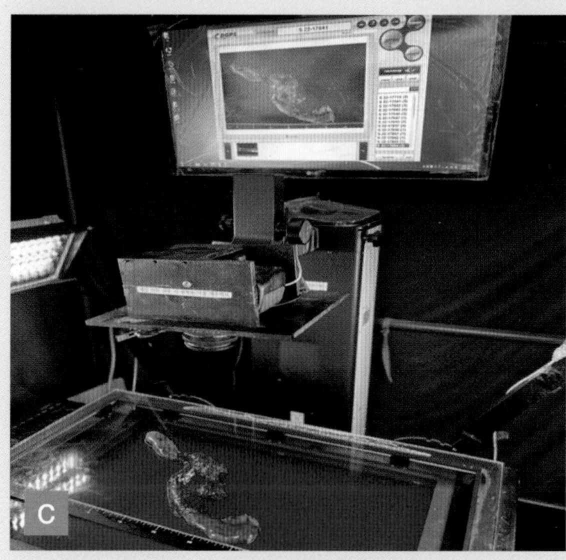

C : 초기 상태(외면)를 사진 촬영한다.

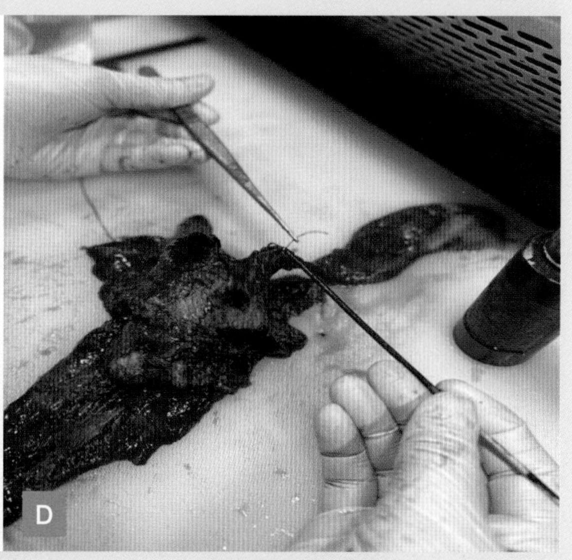

D : 절연면들에 잉크 표시를 한다.

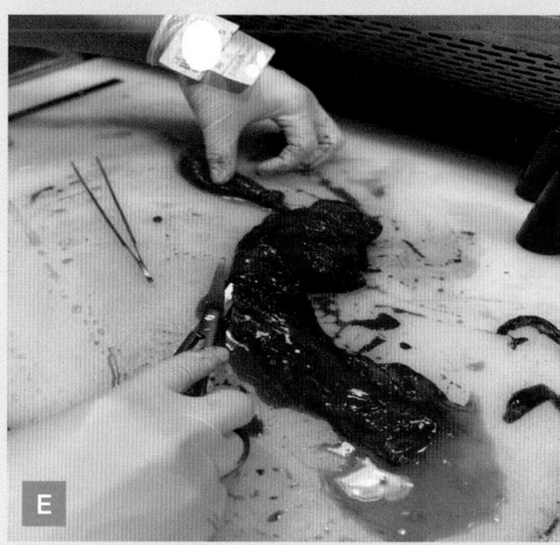

E : 십이지장 및 담관을 열어준다.

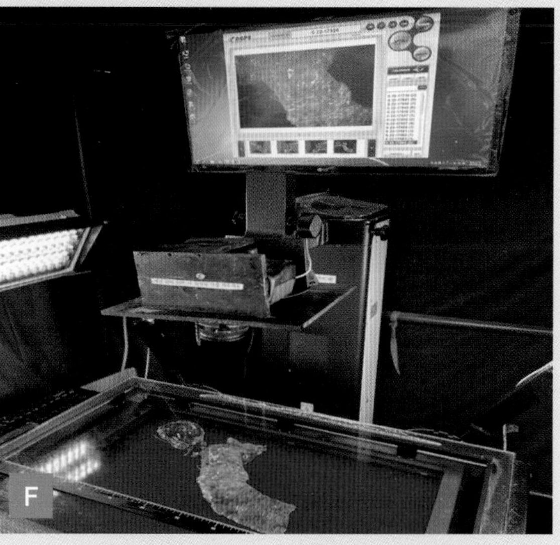

F : 십이지장 내강 및 담관 내강을 사진 촬영한다.

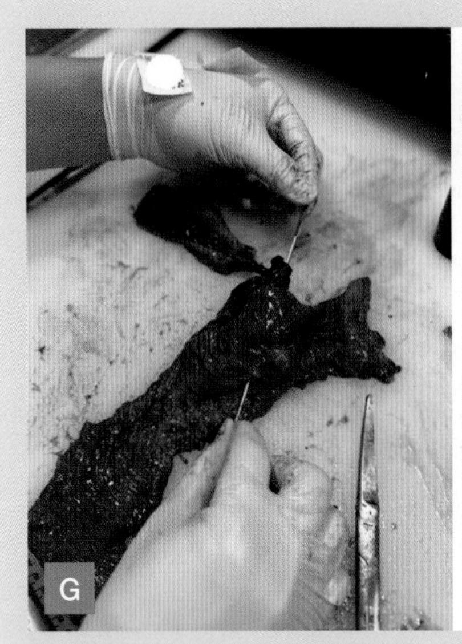
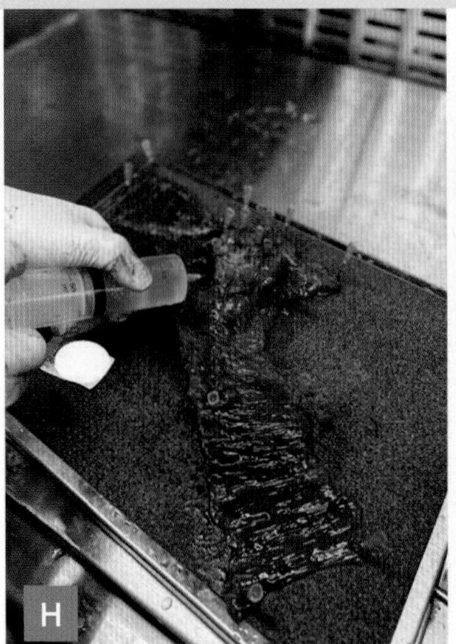
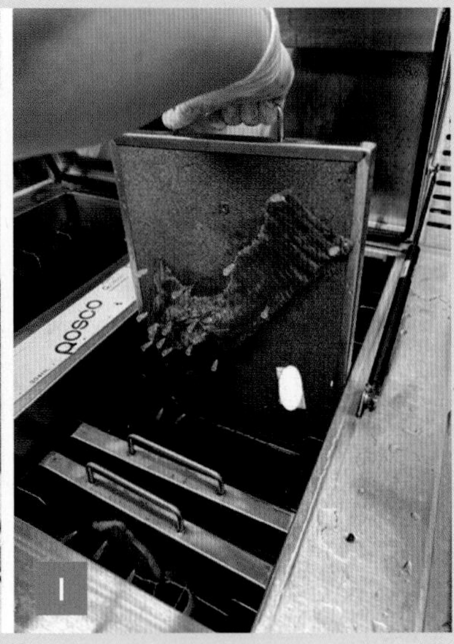

G : 췌관에 소식자를 넣어 수축을 방지한다.
H : 코르크판에 핀을 이용하여 부착시킨다. 췌장 장기는 실질 장기로서 포르말린 침투가 잘 되지 않는다. 때문에 주사기를 이용하여 포르말린을 직접 주입시켜 준다.
I : 포르말린에 24시간 고정시킨다.

1 - 3 : 췌장관(pancreatic duct)와 총담관(common bile duct) 종축을 따라 한 줄(1 : 팽대부를 포함한 종괴 대표 단면, 2 : 혈관과 마주한 면(vessel border)을 포함한 단면, 3 : 췌장 실질 절연 및 총담관 절연)

4 - 6 : 병변 다른 단면(5 & 6 : 한 단면, 6 : uncinate margin)

〈그림 2-3-29〉 유문 보존 췌십이지장 절제술의 조직처리(수평면 절연)

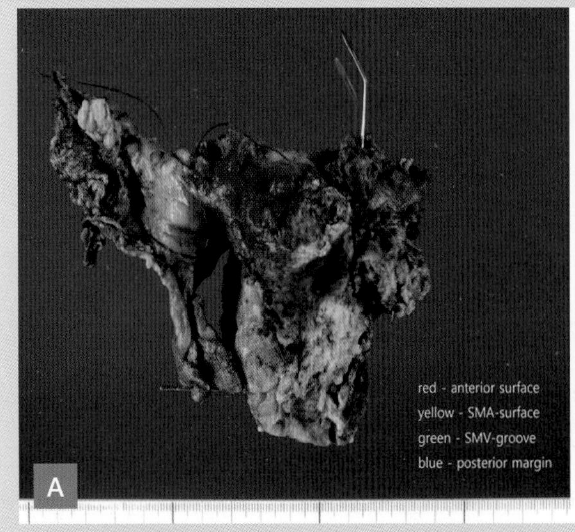

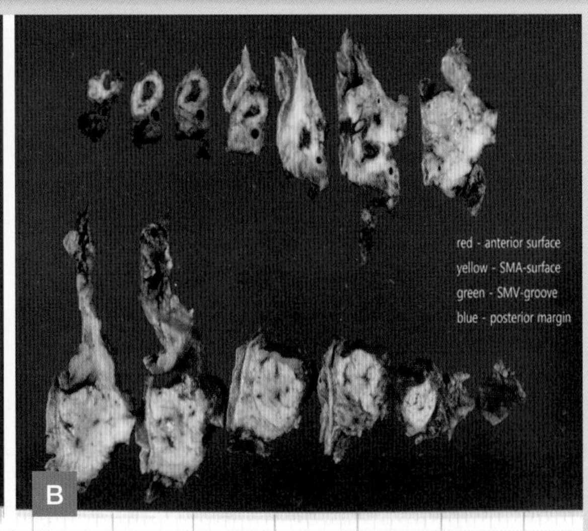

A : 상장간막동맥과 상장간정맥 절연면을 표기한 췌장의 후면도 사진이다.
B : 수평면 절제를 통한 연속 단면들 사진이다.

〈그림 2-3-30〉 유문 보존 췌십이지장 절제술의 조직처리(담관 및 췌관의 수직면 절연)

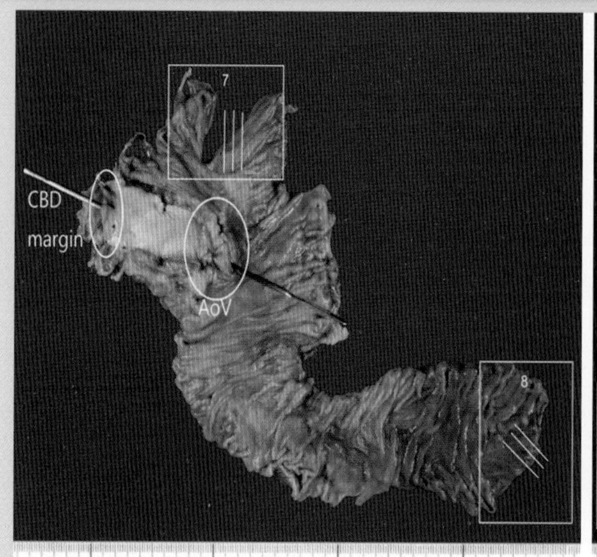

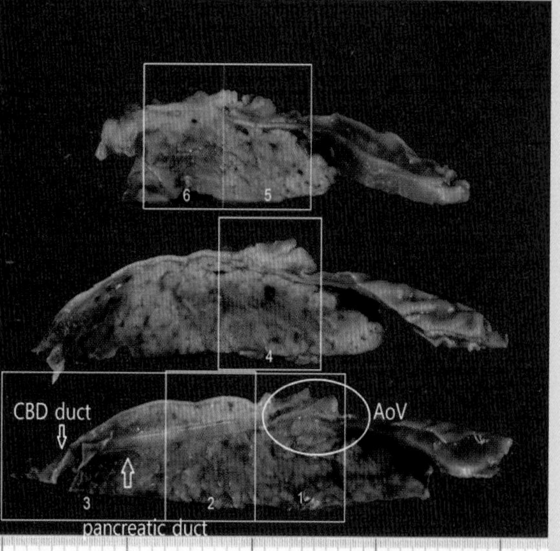

block allocation key는 1 - 3 : 췌관(pancreatic duct)과 총담관(common bile duct) 종축을 따라 한 줄(1 : 바터 팽대부(Ampulla of Vater) 포함한 종괴 대표 단면, 2 : 혈관 절연면(vessel margin)을 포함한 단면, 3 : 췌장 실질 절연 및 총담관 절연), 4 - 6 : 병변 다른 단면(5 & 6 : 한 단면, 6 : 구상돌기 절연(uncinate margin), 7 : 십이지장 근위 절연면(duodenum proximal margin), 8 : 십이지장 원위 절연면(duodenum distal margin) 순서이다.

7 : 십이지장 근위 절연면(duodenum proximal margin) 또는 위장 근위 절연면

8 : 십이지장 원위 절연면(duodenum distal margin)

③ ink code

a. black : pancreatic neck margin

b. yellow : hepatic(bile) duct margin

c. green : vessel border

d. blue : uncinate margin & retroperitoneal margin

e. red : proximal duodenal margin

f. orange : distal duodenal margin

④ 주의사항

a. 대부분의 검체에서 십이지장의 원위부가 근위부보다 길이가 길다.

b. 절연면의 방향이 어려운 경우는 수술 의사에게 요청한다.

c. 영상 및 수술 소견을 반드시 참조한다.

d. 선행적 항암 요법 또는 방사선 치료를 받은 경우에는 항암 효과에 대한 평가 및 잔존된 종괴 세포를 확인하기 위하여 병변 단면을 모두 절취한다.

(2) 원위부 췌장 절제술

① 절차 〈그림 2-3-31〉 원위부 췌장 절제술의 조직처리 모식도

a. 조직의 방향을 찾고 사진 촬영을 한다.

〈그림 2-3-31〉 원위부 췌장 절제술의 조직처리 모식도

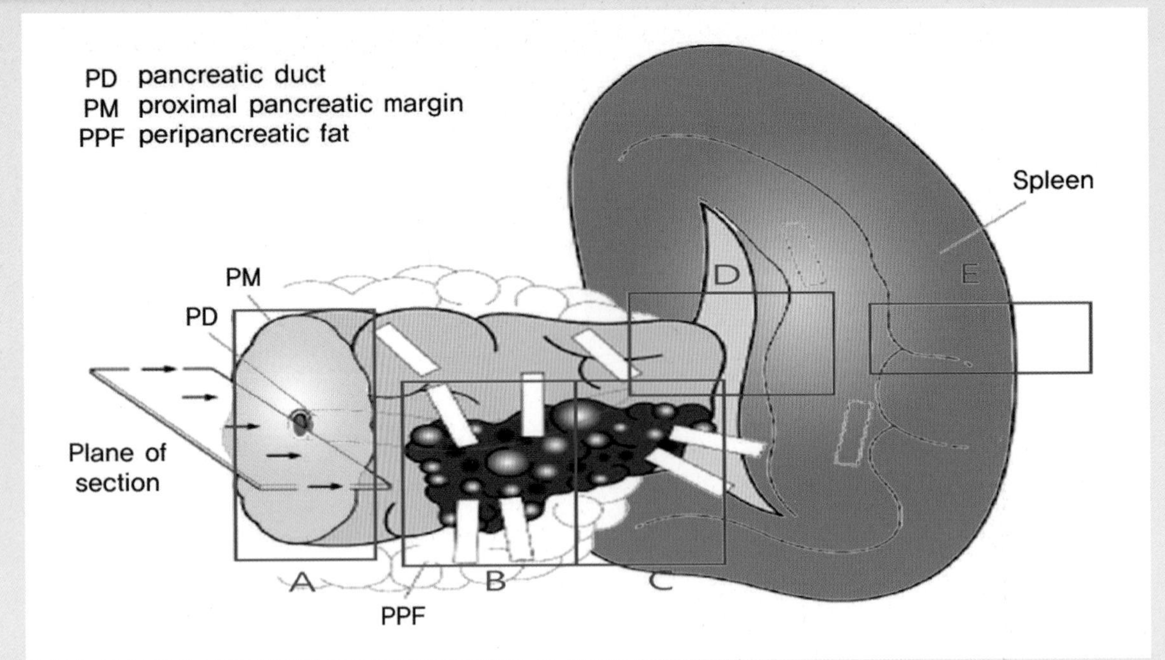

block allocation key는 A : 췌장 근위 절연면(proximal pancreatic margin), B & C : 종괴 대표 단면(한 단면), D : 비장문(splenic hilum), E : 비장(spleen) 실질 순서이다.

b. 크기와 무게를 측정하고, 함께 붙어온 장기(췌장, 비장)가 있다면 같이 기술한다.

c. 외견상 외부로 튀어나온 불룩한 형태(bulge) 및 움츠러든 병변(retraction)의 유무를 관찰한다.

d. 방향에 맞추어 절연면들에 잉크 표시를 한다.

e. 췌장과 비장을 포함하는 면이 보일 수 있는 단면을 낸다.

f. 보통 소식자(probe)를 이용하여 췌관을 따라 열어준다.

g. 췌관 내면이 잘 보이도록 사진 촬영하고 포르말린에 고정한다.

h. 병변의 위치, 크기, 육안상 묘사(형태, 경계, 색상, 모양, 절연면과의 거리), 췌장 실질 주위 조직과의 관계를 기술한다.

i. 췌관내 협착성 또는 팽창성 병변, 종괴, 담석 등을 살펴본다.

j. 낭성 병변(cystic lesion)이 존재한다면 위치와 개수, 내부 물질 등을 상세히 기술한다.

k. 병변 대표 단면, 다른 단면 및 주변 실질과의 관계를 사진 촬영하고 절취한다.

l. 비장의 대표 단면을 절취한다.

m. 비장에 병변이 없는 경우에는 비장 정상 실질, 비장문(splenic hilum)을 절취한다.

n. 췌장 실질 절연면, 췌장의 후복막 절연(posterior border)을 절취한다.

o. 종괴 주변 림프절을 박리하여 절취한다.

② gross template

a. description

환자 이름[***], 병리번호[***]. 받은 조직은 [fresh / in formalin] 상태로 온 distal

〈그림 2-3-32〉 원위부 췌장 절제술의 조직 전 처리 과정

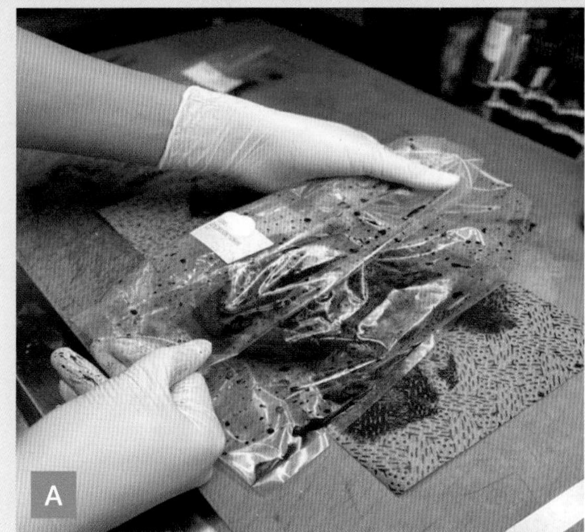

A : 환자 정보와 검체의 일치 여부를 확인한다.

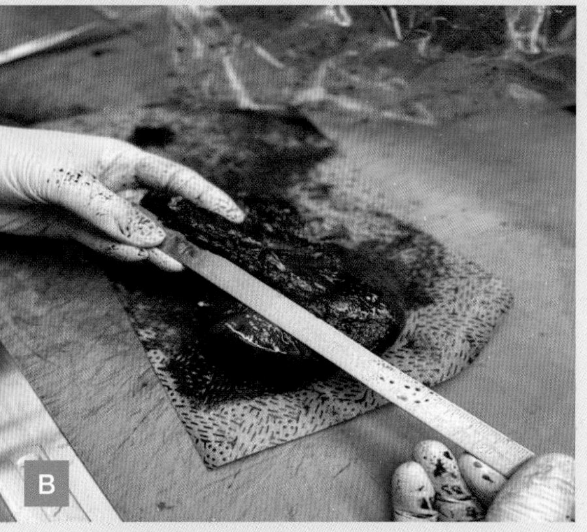

B : 검체의 방향을 잡고, 크기와 무게를 측정한다.

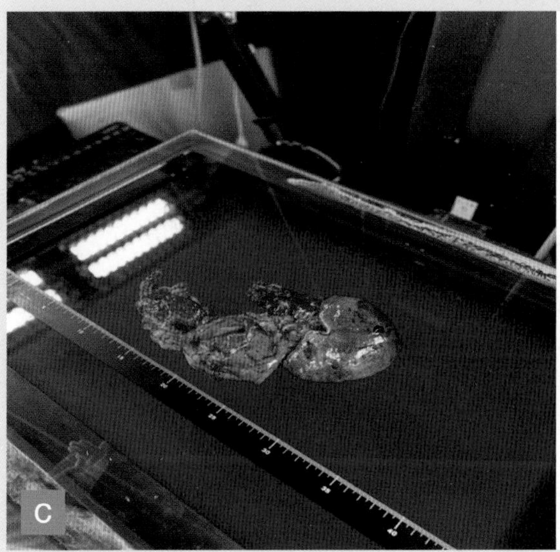

C : 초기 상태(외면)를 사진 촬영한다.

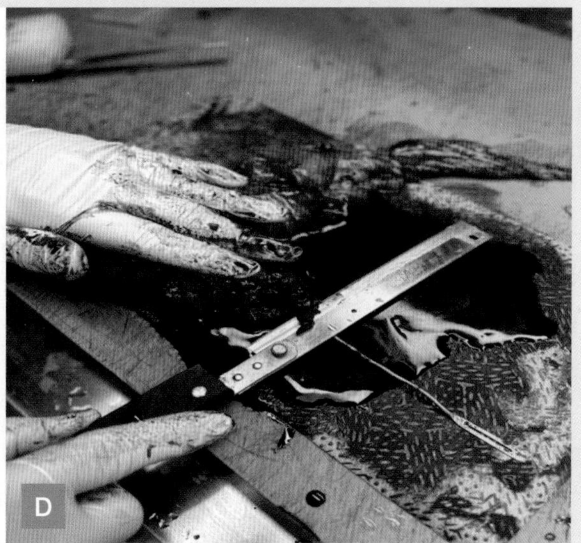

D : 췌관을 따라 소식자를 넣어 연속 절개한다.

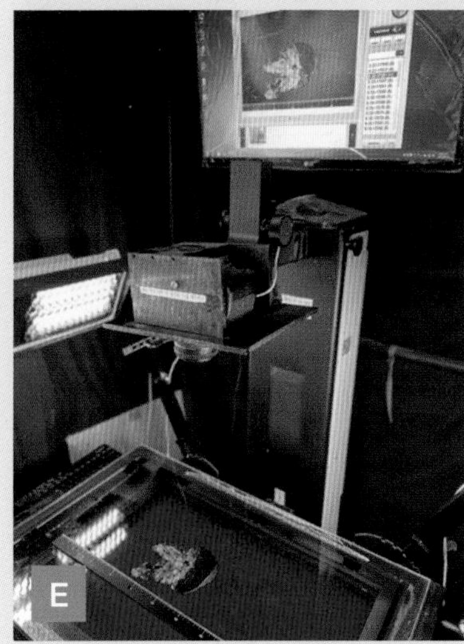

E : 대표 단면을 사진 촬영한다.

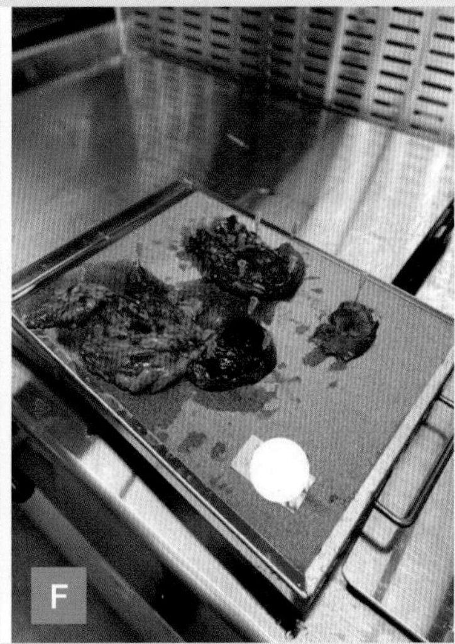

F : 코르크판에 핀을 이용하여 부착시킨다.

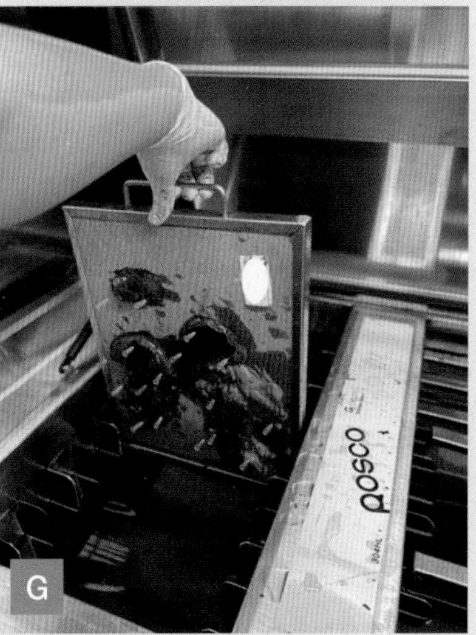

G : 포르말린에 24시간 고정한다.

〈그림 2-3-33〉 원위부 췌장 절제술의 조직처리

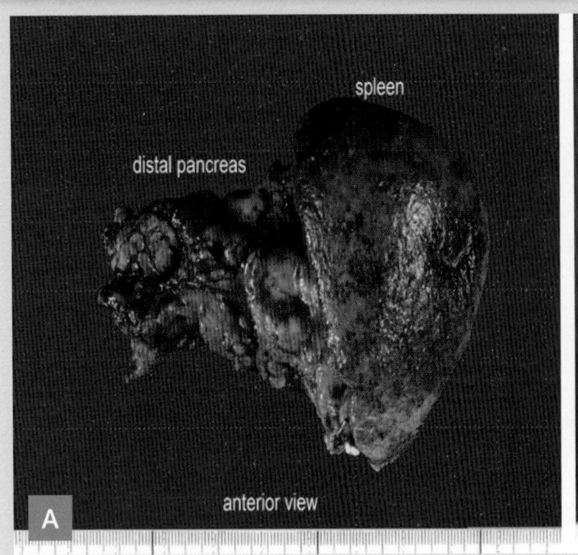

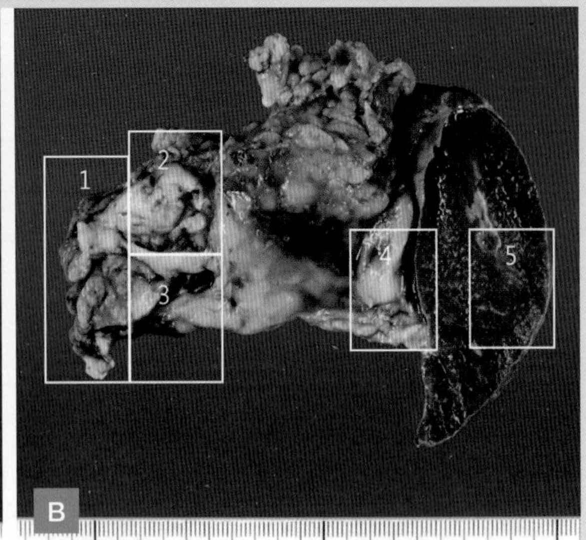

A : 신선 상태의 전면도 사진이다.
B : block allocation key는 1 - 3 : 췌장 절연을 포함하는 종괴 대표 단면, 4 : 비장문(hilum), 5 : 비장 실질 순서이다.

> 알아두기 : IPMN 경우에 주췌관의 점막을 전제 잉크 표시한 후 주췌관의 직각 방향으로 연속 절개한다(0.5 cm 간격). 병변의 크기와 위치, 주췌관과의 관계, 절연면과의 관계를 기술하며, 췌관의 두부 방향에서 미부 방향으로 mapping을 시행한다.

pancreatectomy 검체임. 검체의 크기는 [*** x *** x *** cm], 무게는 [*** g] 임. 외견상 [주위 조직으로의 직접적인 침범이 관찰됨 / 특이소견 관찰되지 않음]. 췌관을 따라 단면을 내어 관찰 시 [췌장 체부 / 췌장 미부 / 비장문(hilum)]에 병변이 관찰되며, 병변은 육안상 [형태, 경계, 색상, 모양, 절연면과의 거리] 임. 연속 절개하여 대표적 절편 절취함.

b. block allocation key

1 - 3 : 췌장 절연을 포함하는 종괴 대표 단면

4 : 비장문(hilum)

5 : 비장 실질

③ ink code

a. black : 췌장 절연(pancreas margin)

b. blue : 뒤쪽 절연(posterior border)

④ 주의사항

a. 비장은 췌장의 원위부(미부)에 위치해 있으며, 췌장의 절연면은 근위부에 해당된다.

b. 비장의 만족스러운 포르말린 고정을 위하여 신선 상태에서 충분한 절편을 내어준다.

c. 절연면의 방향을 파악하기 어려운 경우에는 수술 의사에게 요청한다.

d. 영상 및 수술 소견을 반드시 참조한다.

e. 선행적 항암 요법 또는 방사선 치료를 받은 경우에는 항암 효과에 대한 평가 및 잔존된 종괴 세

〈그림 2-3-34〉 췌장암

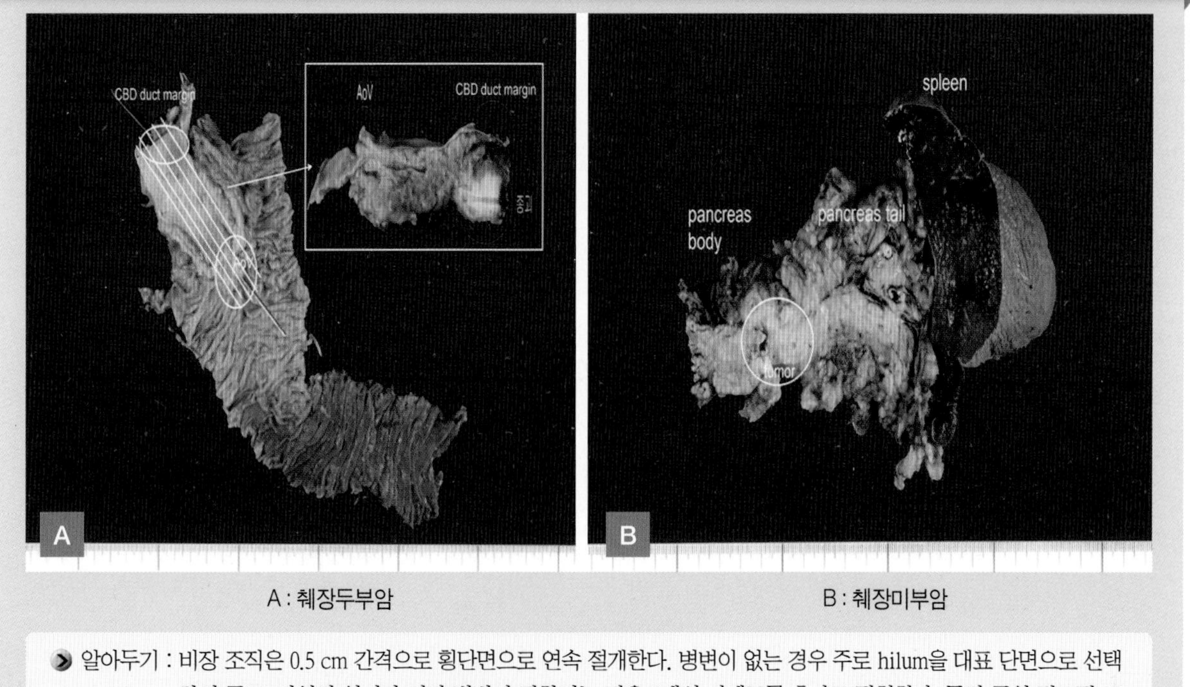

A : 췌장두부암　　B : 췌장미부암

▶ 알아두기 : 비장 조직은 0.5 cm 간격으로 횡단면으로 연속 절개한다. 병변이 없는 경우 주로 hilum을 대표 단면으로 선택하여 주고, 파열이 있거나 기타 병변이 관찰되는 경우 1개의 카세트를 추가로 절취한다. 특히 주위 림프절 또는 accessory spleen을 놓치지 않도록 한다.

포를 확인하기 위하여 병변 단면을 모두 절취한다.

3) 췌장 병변

(1) 췌장암 〈그림 2-3-34〉 췌장암

췌장에 생긴 암종으로 췌장암의 약 90% 이상이 췌관 선세포에서 발생한다. 양성 병변으로는 장액성 낭성종양, 점액선 낭성종양, 췌관내 유두상 점액종양 등이 있으며, 악성 병변으로는 췌관 선암종, 신경내분비 종양 등이 있다.

5.4. 간 외 담관 절제술

1) 종류 〈그림 2-3-35〉 간 외 담관암의 절제술 종류

(1) 췌십이지장 절제술

중, 하부 담관암인 경우 시행한다.

(2) 간문부 담관 절제술

중부 담관암 또는 type I, II 간문부암에서 시행한다.

(3) 우간 담관 절제술

type IIIa 간문부암에서 시행한다.

(4) 좌간 담관 절제술

〈그림 2-3-35〉 간 외 담관암 절제술의 종류

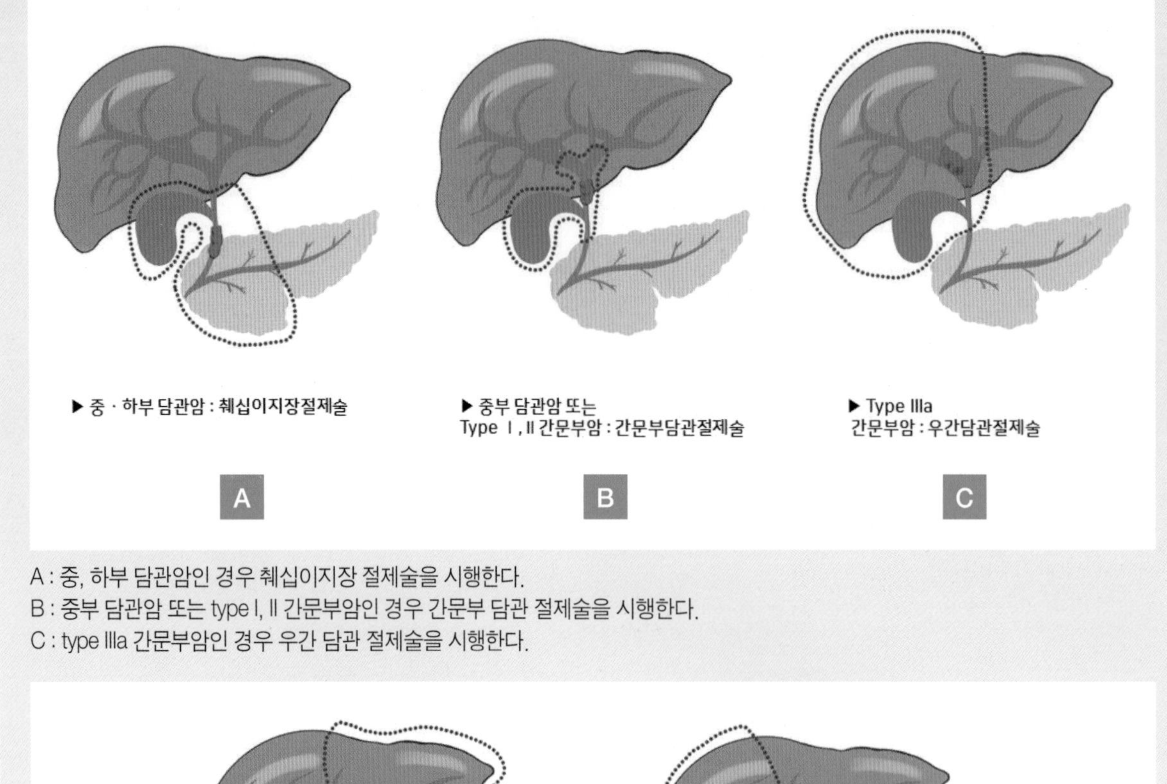

A : 중, 하부 담관암인 경우 췌십이지장 절제술을 시행한다.
B : 중부 담관암 또는 type Ⅰ, Ⅱ 간문부암인 경우 간문부 담관 절제술을 시행한다.
C : type IIIa 간문부암인 경우 우간 담관 절제술을 시행한다.

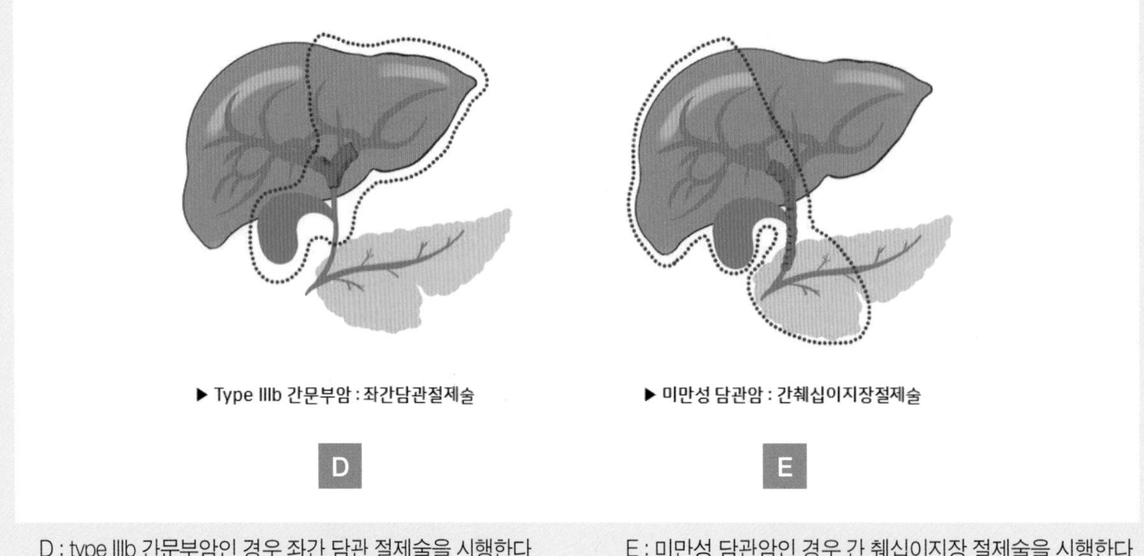

D : type IIIb 간문부암인 경우 좌간 담관 절제술을 시행한다.
E : 미만성 담관암인 경우 간 췌십이지장 절제술을 시행한다.

type IIIb 간문부암에서 시행한다.

(5) 간, 췌십이지지장 절제술

미만성 담관암에서 시행한다.

2) 조직처리

(1) 절차 〈그림 2-3-36〉 담관 절제술(biliary tree excison)의 조직처리 모식도

① 조직의 방향을 찾고 사진 촬영을 한다.

〈그림 2-3-36〉 담관 절제술(biliary tree excision)의 조직처리 모식도

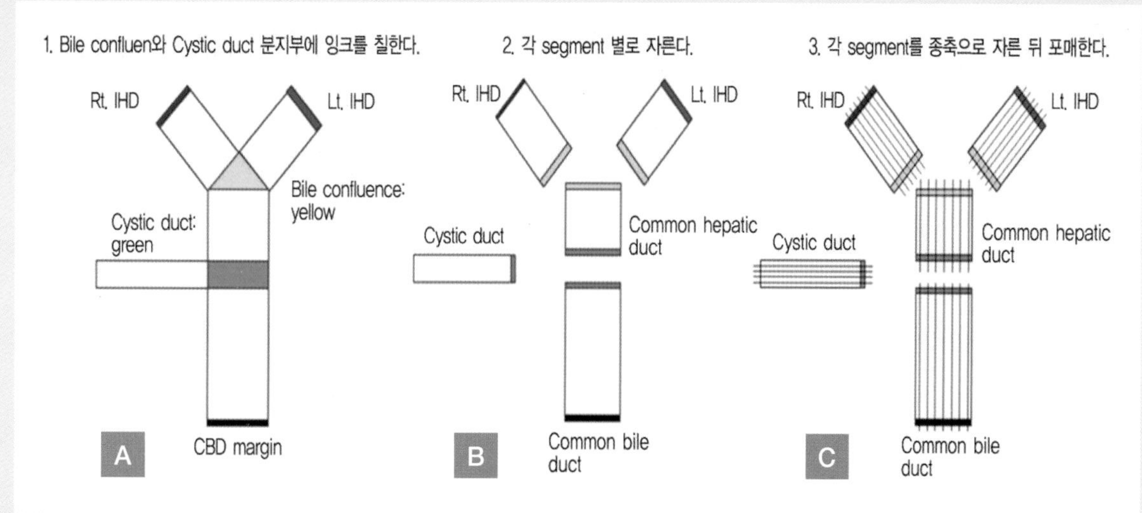

A : 담도의 절연면에 잉크 표기를 한다.
B : 담도내 세부구역을 나누어 분획한다.
C : 각 구획의 담관 종축을 따라 연속 절개한다.

② 크기와 무게를 측정하고, 함께 붙어온 장기(간, 담도)가 있다면 같이 기술한다.

③ 외견상 외부로 튀어나온 불룩한 형태(bulge) 및 움츠러든 병변(retraction)의 유무를 관찰한다.

④ 방향에 맞추어 절연면(담관 절연면)들에 잉크 표시를 한다.

⑤ 소식자(probe)를 이용하여 담도를 열어준다.

⑥ 간내담관을 따라 간 실질을 연속 절편한다.

⑦ 담도가 잘 보이도록 사진 촬영하고 포르말린에 고정한다.

⑧ 병변의 위치, 크기, 육안상 묘사(형태, 경계, 색상, 모양, 절연면과의 거리), 주위 조직과의 관계(간 실질, 간문맥〈portal vein〉, 간정맥〈hepatic vein〉으로 침범 여부)를 기술한다.

⑨ 담관내 협착성 병변 또는 팽창성 병변, 종괴, 담석 등을 살펴본다.

⑩ 낭성 병변(cystic lesion)이 존재한다면 위치와 개수, 내부 물질 등을 상세히 기술한다.

⑪ 병변 대표 단면, 다른 단면 및 주변 실질과의 관계를 사진 촬영하고 절취한다.

⑫ 간문부 및 실질의 대표 단면을 절취한다.

⑬ 담낭이 함께 온 경우 종축을 따라서 대표 단면을 절취한다.

⑭ 절연면들을 절취한다.

⑮ 종괴 주변 림프절을 박리하여 절취한다.

(2) gross template

① description

환자 이름[***], 병리번호[***]. 받은 조직은 [fresh / in formalin] 상태로 온 biliary tree excision 검체임. 검체의 크기는 [*** x *** cm], 무게는 [*** g]임. 외견상 [주위 조직으로의 직접적인 침범이 관찰됨 / 특이소견 관찰되지 않음]. 담관을 따라 단면을 내어 관찰 시 [간내 담관 / 간문부 담관 /

〈그림 2-3-37〉 담관 절제술(biliary tree excision)의 조직처리

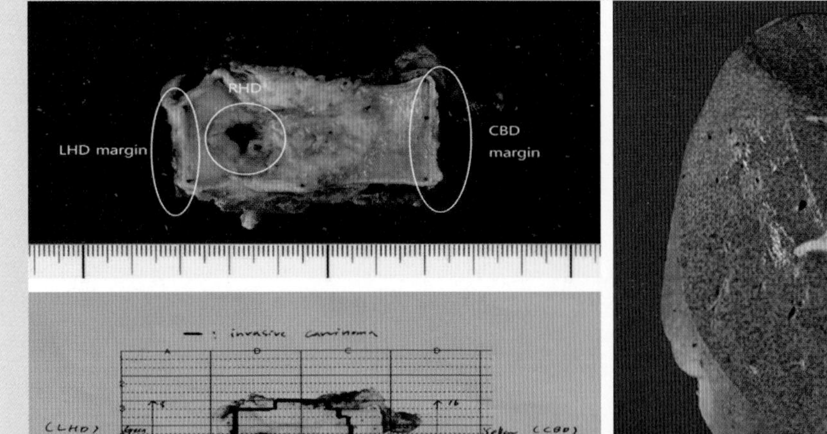

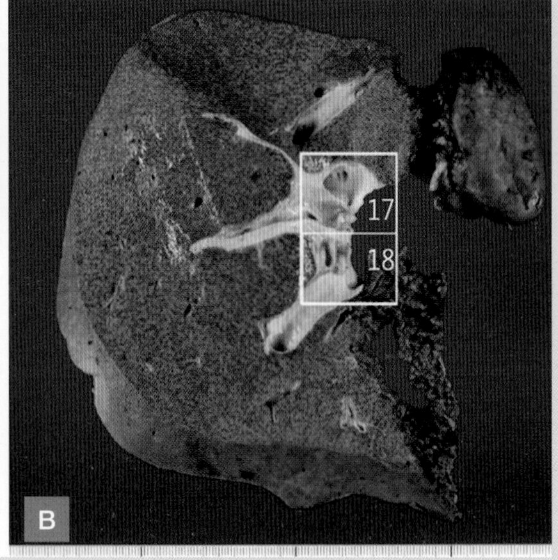

A : 포르말린 고정 후 총담관(common bile duct) 사진이다. 각 담도 구획을 잉크 표기하였다. block allocation key는 1 - 16 : 담도(biliary tree) 단면들(1 - 7 : 좌간관(left hepatic duct)과 종괴의 관계, 8 : 우간관(right hepatic duct)과 종괴의 관계, 9 - 16 : 총담관(common bile duct)과 종괴의 관계 순서이다.
B : 포르말린 고정 후 우간관을 따라서 절개한 간 단면 사진이다. block allocation key는 17 & 18 : 간문부(liver hilum) 순서이다.

총담관]에 병변이 관찰되며, 병변은 육안상 [형태, 경계, 색상, 모양, 절연면과의 거리]임. 연속 절개하여 [대표적 절편 절취함 / mapping 시행함].

② block allocation key

1 - 16 : biliary tree mapping

17 & 18 : 간문부(hilum)

(3) ink code

① red : 우간관(right intra hepatic duct)

② blue : 좌간관(left intra hepatic duct)

③ yellow : 총간관(common hepatic duct)

④ green : 담낭관(cystic duct)

⑤ black : 총담관(common bile duct)

(4) 주의사항

① 담낭과 간을 이용하여 검체의 방향을 잡는다.

② 외면 사진 촬영 후 담관을 열어준다.

③ 절연면을 찾기 어려운 경우에는 수술 의사에게 요청한다.

④ 간과 담관내 병변의 거리가 충분히 떨어져 있는 경우 간과 담도를 분리하여 각각 검체 처리를 한다.

⑤ 미만성 형태의 병변 또는 크기가 작은 병변은 전부 절취한다.

⑥ 간내 담관암은 간 부분 절제술의 절차를 따른다.

〈그림 2-3-38〉 담관암

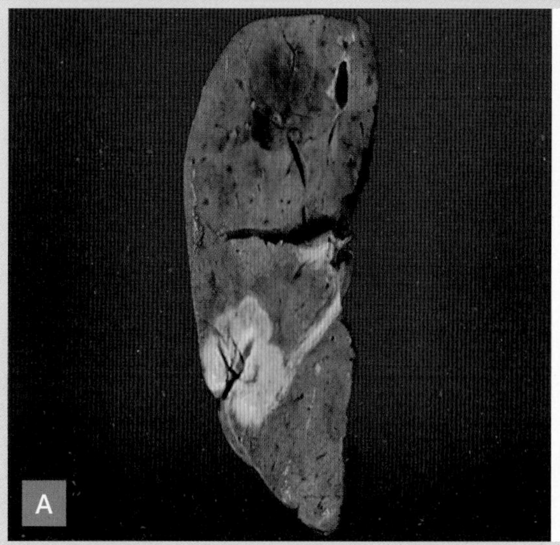

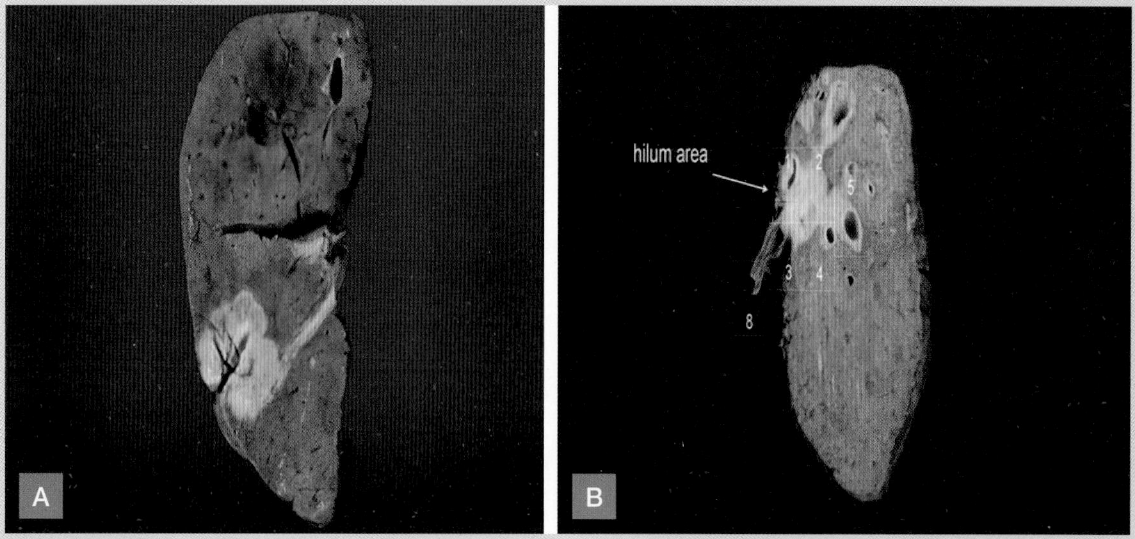

A : subcapsular lesion 간내 담관암

B : hilum area lesion 간내 담관암

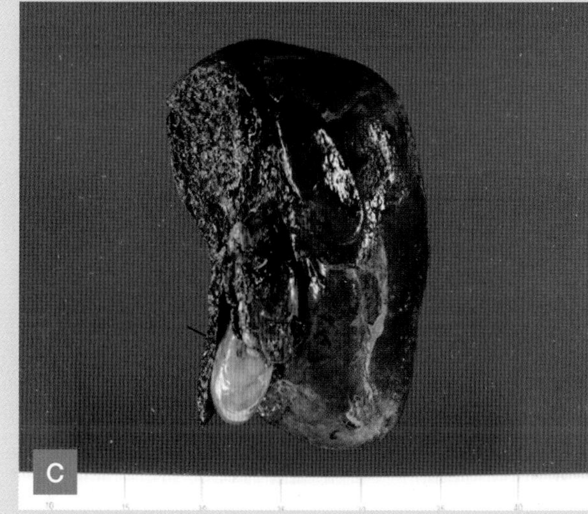

C : 간문부 담관암으로 간과 총담관이 함께 붙어져 있는 검체이다.

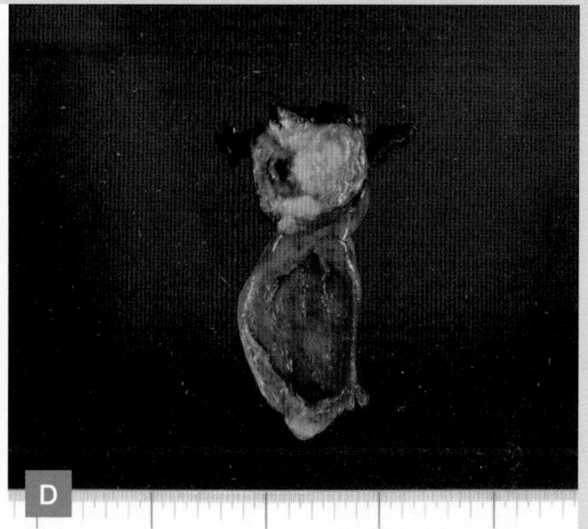

D : 총담관을 A과 분리하여 검체처리 업무를 용이하게 하였다.

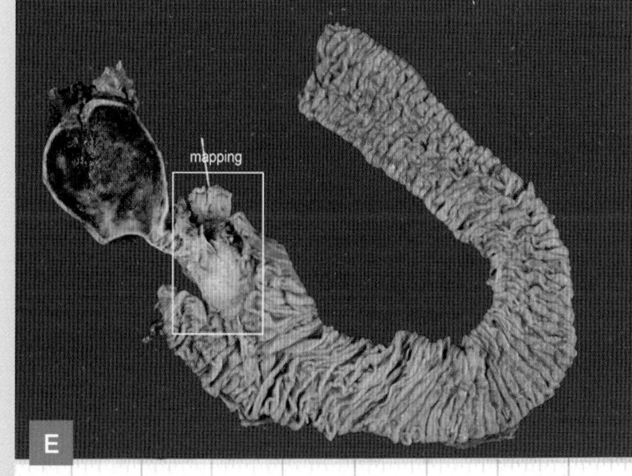

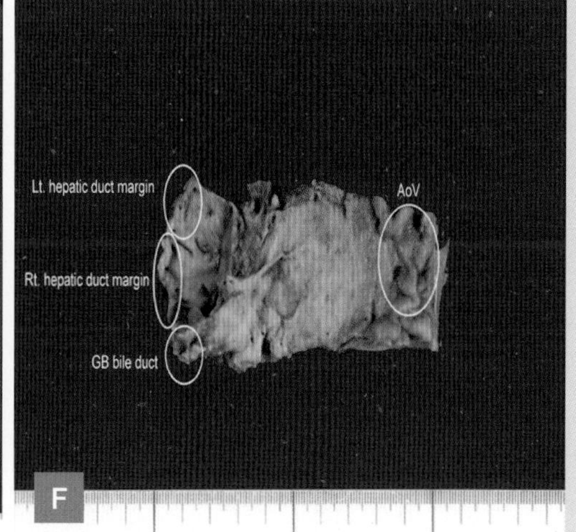

E : 간 외 원위부 담관암으로 유문 보존 췌십이지장 절제술 검체이다.
F : 병변 부위가 포함되는 담관을 절취하여 mapping이 용이하게 하였다.

⑦ 영상 및 수술 소견을 반드시 참조한다.

⑧ 간암과 담도암의 구별을 위하여 수술의 원인을 분명히 알고 취급한다.

⑨ 선행적 항암 요법 또는 방사선 치료를 받은 경우에는 항암 효과에 대한 평가 및 잔존된 종괴 세포를 확인하기 위하여 병변 단면을 모두 절취한다.

5.5. 담낭 절제술(cholecystectomy)

1) 종류 〈그림 2-3-39〉 담낭 절제술의 종류

(1) 단순 담낭 절제술(simple cholecystectomy)

염증, 결석, 용종 및 양성 병변인 경우에 시행한다.

(2) 확장된 담낭 절제술(extended cholecystectomy)

악성 병변인 경우 시행하며, 간으로의 침윤이 의심되는 경우 우간 절제술을 함께 시행한다.

〈그림 2-3-39〉 담낭 절제술의 종류

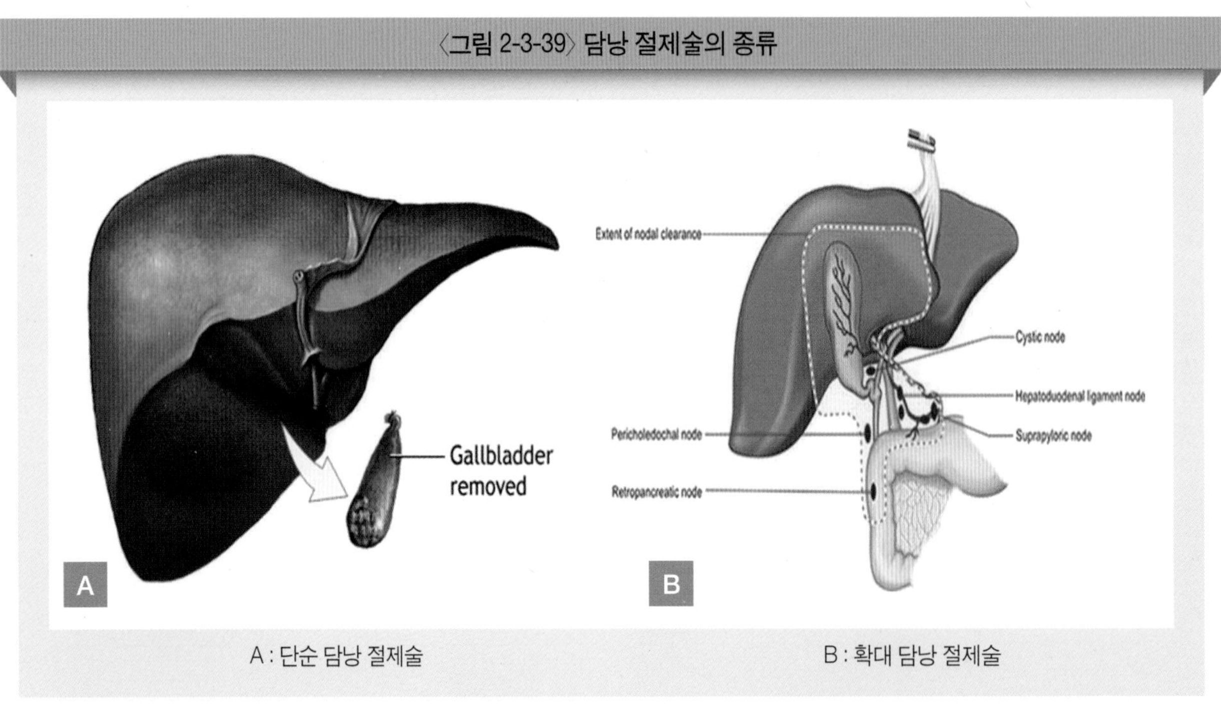

A : 단순 담낭 절제술　　B : 확대 담낭 절제술

2) 조직처리

(1) 절차 〈그림 2-3-40〉 담낭 절제술의 조직처리 모식도

① 조직의 방향을 찾고 사진 촬영을 한다.

② 크기(평균 벽 두께 포함)와 무게를 측정하고, 함께 붙어온 장기(간, 담도)가 있다면 같이 기술한다.

③ 외견상 외부로 튀어나온 불룩한 형태(bulge) 및 움츠러든 병변(retraction)의 유무를 관찰한다.

④ 방향에 맞추어 절연면(담관절연)들에 잉크 표시를 한다.

⑤ 담낭 점막과 담관에 소식자(probe)를 넣어 열어준다(담낭은 병변의 반대편으로 열어줄 것).

〈그림 2-3-40〉 담낭 절제술의 조직처리 모식도

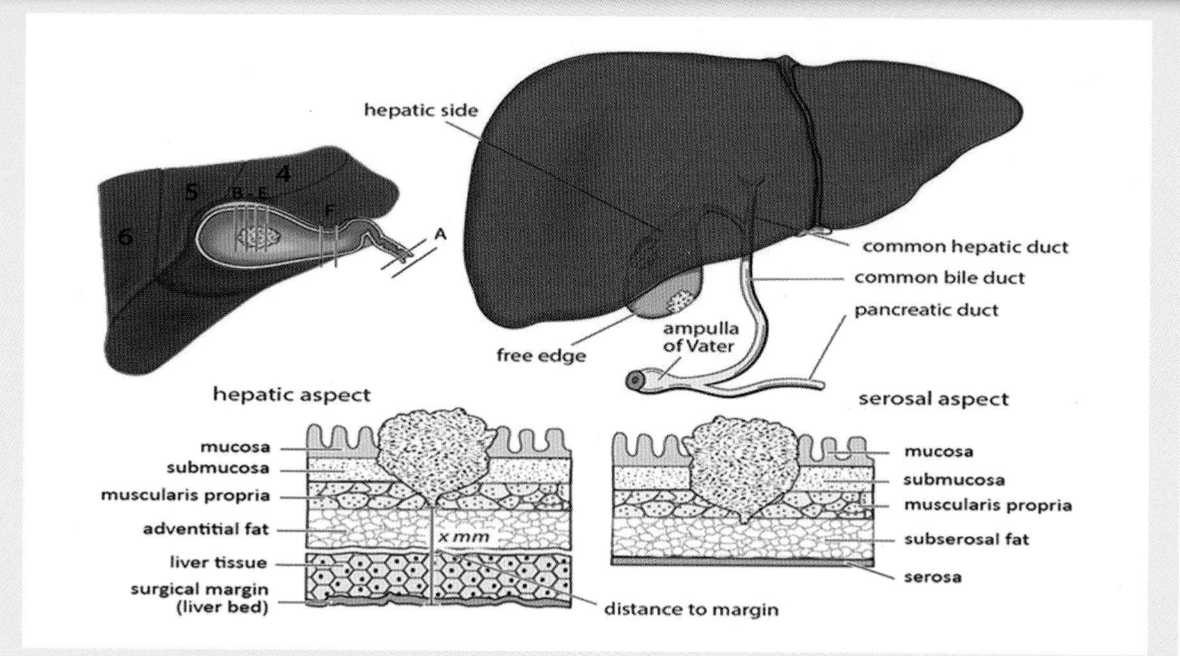

block allocation key는 A : 담낭관(cystic duct) 절연면, B - E : 간상(liver bed) 절연면을 포함한 종괴 단면들, F : 정상 점막 (background mucosa) 순서이다.

⑥ 담낭 점막 및 담관이 잘 보이도록 사진 촬영하고 포르말린에 고정한다.

⑦ 병변의 위치, 크기, 육안상 묘사(형태, 경계, 색상, 모양, 절연면과의 거리), 주위 조직과의 관계(간 실질, 담관의 침범 여부)를 기술한다.

⑧ 담관 내 협착성 병변 또는 팽창성 병변, 종괴, 담석 등을 살펴본다.

⑨ 낭성 병변이 존재한다면 위치와 개수, 내부 물질 등을 상세히 기술한다.

⑩ 병변 대표 단면, 다른 단면 및 주변 실질과의 관계를 사진 촬영하고 절취한다.

⑪ 미만성 형태의 병변 또는 크기가 작은 병변은 모두 절취한다.

⑫ 담낭 병변의 유착으로 간이 함께 온 경우 병변과 간의 관계를 절취한다.

⑬ 절연면(cystic duct margin)을 절취한다.

⑭ 종괴 주변 림프절을 박리하여 절취한다.

(2) gross template

① description

환자 이름[***], 병리번호[***]. 받은 조직은 [fresh / in formalin] 상태로 온 [단순 / 확장된] 담낭 절제술 검체임. 검체의 크기는 [*** x *** cm], 무게는 [*** g]임. 외견상 [주위 조직으로의 직접적인 침범이 관찰됨 / 특이소견 관찰되지 않음]. 담관을 따라 관찰 시 [body / fundus / neck] 부분에 병변이 관찰되며, 병변은 육안상 [형태, 경계, 색상, 모양, 절연면과의 거리]임. 단면상 [점막층 / 근층 / 장막층 또는 외막]로 침윤하고 있음. 연속 절개하여 [대표적 절편 절취함 / mapping 시행함].

② block allocation key

〈그림 2-3-41〉 단순 담낭 절제술의 조직처리

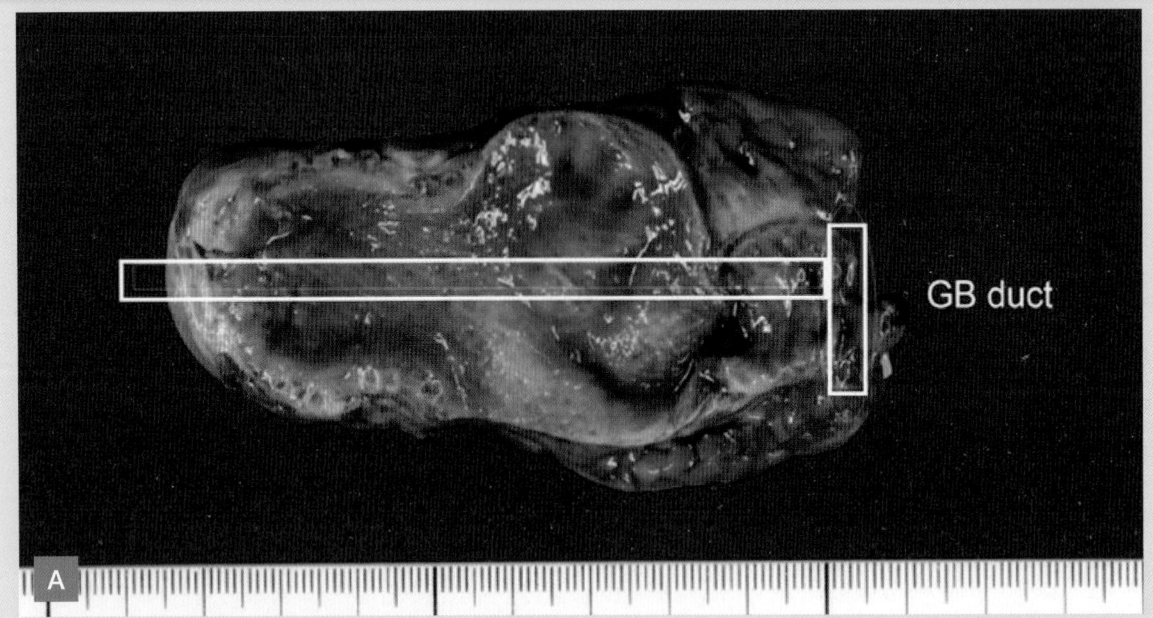

A : block allocation key는 담낭관(cystic duct) 및 종축을 따라 한 줄 순서이다.

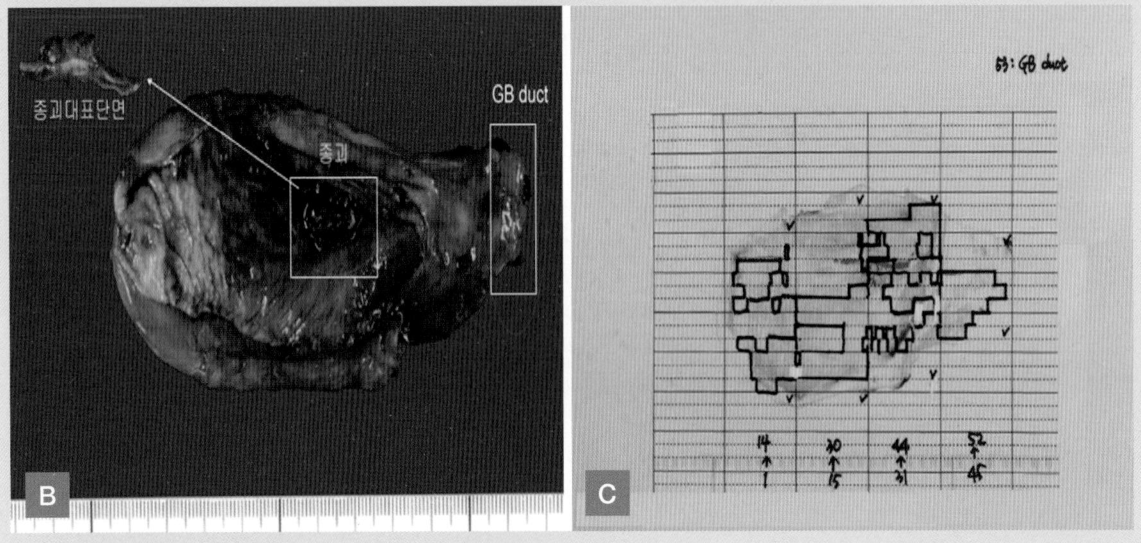

B : 악성 종괴가 의심되는 병변으로 담낭관 절연면과 종괴를 표기하였다.
C : mapping을 시행하였다.

1 & 2 : liver bed(또는 liver resection margin)를 포함한 종괴 대표 단면

3 : cystic duct margin

(3) ink code

① black : common bile duct

② blue : 간실질 절연면

(4) 주의사항

① 담낭과 간을 이용하여 검체의 방향을 잡는다.

〈그림 2-3-42〉 확대 담낭 절제술의 조직처리

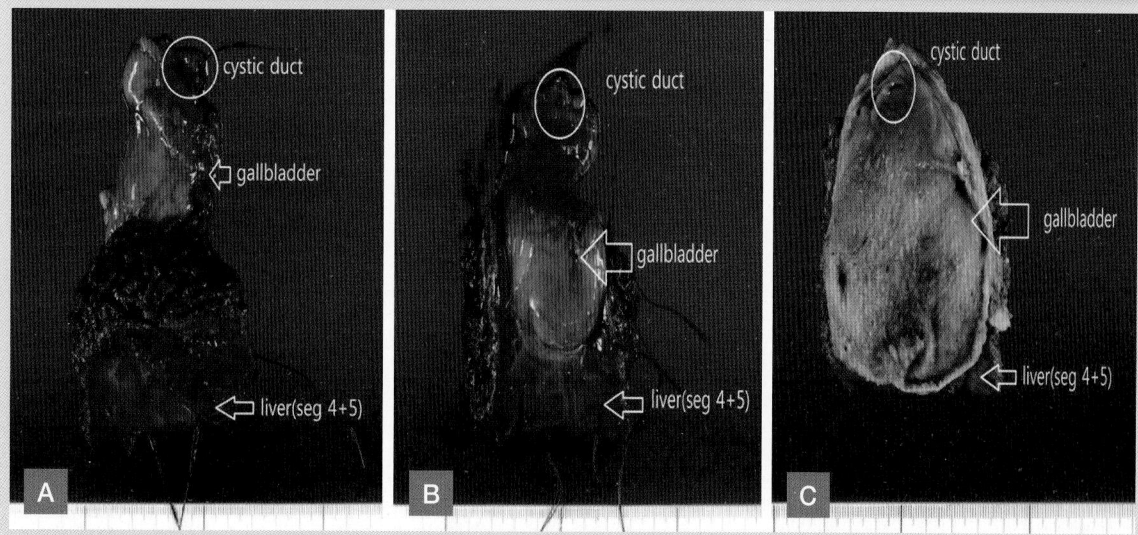

A : 전면도(anterior view) 모습이다. 간실질 절연면과 담낭관(cystic duct) 절연면을 확인한다.
B : 후면도(posterior view) 모습이다. 간상(liver bed)의 정확한 위치를 이해하고 간실질과 담낭이 맞닿은 반대 방향으로 담낭을 열어준다.
C : 후면도(posterior view) 모습이다. 담낭을 열어준 후 포르말린 고정한 모습이다.

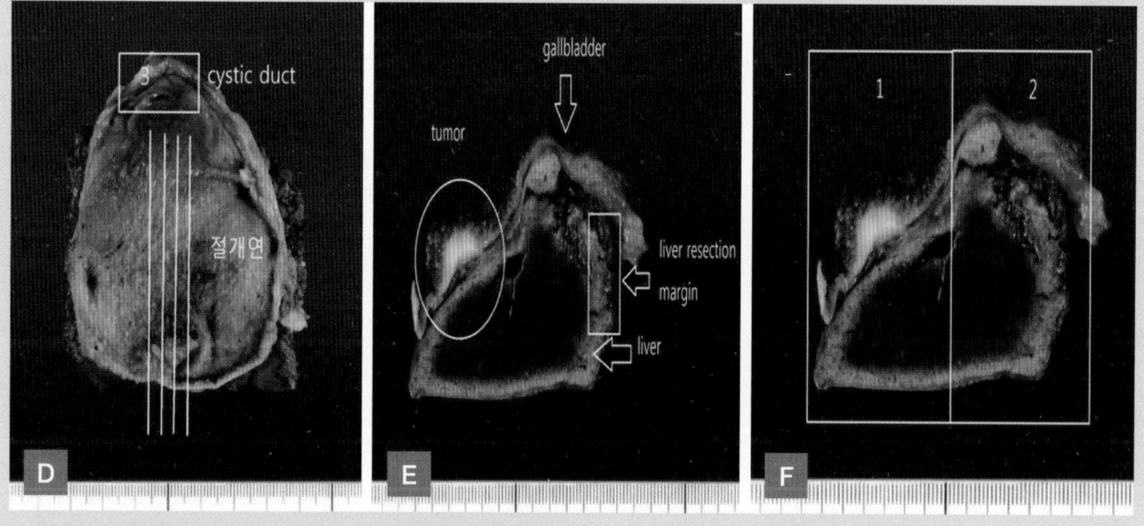

D : 종괴와 간 실질과의 관계가 잘 나타나도록 절제면을 표시하였다.
E : 종괴 대표 단면 사진이다. 종괴와 간상(liver bed)관계, 간 실질 절연면과의 관계를 모두 확인할 수 있다.
F : block allocation key는 1 & 2 : 간상(liver bed) 및 간 실질 절연면(liver resection margin)을 포함한 종괴 대표 단면, 3 : 담낭관(cystic duct) 순서이다.

② 종괴로 인하여 간이 함께 붙어온 경우 간으로의 침범 유무를 반드시 확인한다.

③ 영상 및 수술 소견을 반드시 참조한다.

④ 선행적 항암 요법 또는 방사선 치료를 받은 경우에는 항암 효과에 대한 평가 및 잔존된 종괴 세포를 확인하기 위하여 병변 단면을 모두 절취한다.

6. 췌담도계암의 병기

6.1. 간암의 병기

1) 간암의 TNM 분류

(1) 원발 종양(T)

① T0 : 원발 종양의 증거가 없는 경우

② T1

a. T1a : 단일 종양이며, 종양의 직경이 2.0 cm 이하인 경우

b. T1b : 단일 종양이며, 종양의 직경이 2.0 cm보다 크지만 혈관 침범이 없는 경우

③ T2

a. 단일 종양이며, 종양의 직경이 2.0 cm보다 크고 혈관 침범이 있는 경우

b. 여러 개의 종양이며, 모든 종양의 직경이 5.0 cm 이하인 경우

④ T3 : 여러 개의 종양이 있으며, 종양 중 5.0 cm보다 큰 종양이 있는 경우

⑤ T4

a. 종양의 크기나 개수에 상관없이 간문맥이나 간정맥 분지를 침범한 경우

b. 담낭이 아닌 인접 장기를 직접적으로 침범하거나 내장복막(visceral peritoneum)이 천공된 경우

(2) 국소 림프절 전이(N)

① N0 : 국소 림프절 전이가 없는 경우

② N1 : 국소 림프절 전이가 있는 경우

(3) 원격 전이(M)

① M0 : 원격 전이가 없는 경우

② M1 : 원격 전이가 있는 경우

2) 간암의 stages

(1) 1기

① 1A : T1a N0 M0

② 1B : T1b N0 M0

(2) 2기

- T2 N0 M0

(3) 3기

① 3A : T3 N0 M0

② 3B : T4 N0 M0

(4) 4기

① 4A : any T N1 M1

② 4B : any T any N M1

6.2. 간내 담관암의 병기

1) 간내 담관암의 TNM 분류

(1) 원발 종양(T)

① T0 : 원발 종양의 증거가 없는 경우

② Tis : 상피내 암종(carcinoma in situ)인 경우

③ T1 : 혈관 침범이 없는 단일 종양인 경우

a. T1a : 5.0 cm 이하의 혈관 침범이 없는 단일 종양인 경우

b. T1b : 5.0 cm 초과의 혈관 침범이 없는 단일 종양인 경우

④ T2 : 간내 혈관 침범이 있는 단일 종양 또는 다발성 종양인 경우

⑤ T3 : 내장 복막측으로 천공이 된 종양인 경우

⑥ T4 : 직접 침윤으로 간 외 구조에 침범한 종양인 경우

(2) 국소 림프절 전이(N)

① N0 : 국소 림프절 전이가 없는 경우

② N1 : 국소 림프절 전이가 있는 경우

(3) 원격 전이(M)

① M0: 원격 전이가 없는 경우

② M1 : 원격 전이가 있는 경우

2) 간내 담관암의 stages

(1) 1기

① 1A : T1a N0 M0

② 1B : T1b N0 M0

(2) 2기

- T2 N0 M0

(3) 3기

① 3A : T3 N0 M0

② 3B : T4 N0 M0 / any T N1 M0

(4) 4기

- any T any N M1

6.3. 간문부 담관암의 병기

1) 간문부 담관암의 TNM 분류

(1) 원발 종양(T)

① T0 : 원발 종양의 증거가 없는 경우

② Tis : 상피내암종(carcinoma in situ)인 경우, 고도이형성증(high grade displasia)인 경우

③ T1 : 종양이 담도에 국한된 경우(근육층 또는 섬유 조직까지 침범)

④ T2 : 종양이 담도를 넘어 주변 지방 조직이나 간 실질을 침범한 경우

a. T2a : 종양이 담도를 넘어 주변 지방 조직을 침범한 경우

b. T2b : 종양이 간 실질을 침범한 경우

⑤ T3 : 종양이 간문맥 또는 간동맥의 한쪽 분지를 침범한 경우

⑥ T4

a. 종양이 주요 간문맥이나 주요 간 간문맥을 침범한 경우

b. 간문맥이나 간동맥의 양쪽 분지를 모두 침범한 경우

c. Bismuth-Corlette 분류의 Type III에서 반대편 간문맥이나 간동맥을 침범한 경우

(2) 국소 림프절 전이(N)

① N0 : 림프절 전이가 없는 경우

② N1 : 국소 전이 림프절 개수 1~3개인 경우

③ N2 : 국소 전이 림프절 개수가 4개 이상인 경우

(3) 원격 전이(M)

① M0 : 원격 전이가 없는 경우

② M1 : 원격 전이가 있는 경우

2) 간문부 담도암의 stages

(1) 0기

- Tis N0 M0

(2) 1기

- T1 N0 M0

(3) 2기

- T2a~T2b N0 M0

(4) 3기

① 3A : T3 N0 M0

② 3B : T4 N0 M0

③ 3C : T1~T4 N1 M0

(5) 4기

① 4A : T4 any N M0

② 4B : any T any N M1

6.4. 원위부 담도암의 병기

1) 원위부 담도암의 TNM 분류

(1) 원발 종양(T)

① T0 : 원발 종양의 증거가 없는 경우

② Tis : 상피내암종(carcinoma in situ)인 경우, 고도이형성증인 경우

③ T1 : 종양이 담도를 침범한 깊이가 5 mm 미만인 경우

④ T2 : 종양이 담도를 침범한 깊이가 5 mm 이상 12 mm 이하인 경우

⑤ T3 : 종양이 담도를 침범한 깊이가 12 mm보다 더 깊은 경우

⑥ T4 : 종양이 복강동맥(celiac axis) 또는 상장간막동맥(superior mesenteric artery) 또는 총간동맥(common hepatic artery)을 침범한 경우

(2) 국소 림프절 전이(N)

① N0 : 림프절 전이가 없는 경우

② N1 : 국소 전이 림프절 개수 1~3개인 경우

③ N2 : 국소 전이 림프절 개수가 4개 이상인 경우

(3) 원격 전이(M)

① M0 : 원격 전이가 없는 경우

② M1 : 원격 전이가 있는 경우

2) 원위부 담도암의 stages

(1) 0기

- Tis N0 M0

(2) 1기

- T1 N0 M0

(3) 2기

① 2A : T1 N1 M0 / T2 N0 M0

② 2B : T2 N1 M0 / T3 N0 M0 / T3 N1 M0

(4) 3기

① 3A : T1~T3 N2 M0

② 3B : T4 any N M0

(5) 4기

- T1~T4 any N M1

6.5. 담낭암의 병기

1) 담낭암의 TNM 분류

(1) 원발 종양(T)

① T0 : 원발 종양의 증거가 없는 경우

② Tis : 상피내 암종(carcinoma in situ)인 경우

③ T1 : 종양이 점막고유층(lamina propria) 또는 근육층을 침범한 경우

a. T1a : 종양이 점막고유층(lamina propria)을 침범한 경우

b. T1b : 종양이 근육층을 침범한 경우

④ T2 : 종양이 근육층을 넘어 근육 주변의 결합 조직(perimuscular connective tissue)까지 침범한 경우

a. T2a : 종양의 위치가 복막측 방향(peritoneal side)에 위치한 경우

b. T2b : 종양의 위치가 간측 방향(hepatic side)에 위치한 경우

⑤ T3 : 종양이 장막(serosa)을 침범한 경우, 또는 간, 위, 십이지장, 대장, 췌장, 간 외 담관 및 그물막(omentum)을 침범한 경우

⑥ T4 : 종양이 주요 간문맥이나 주요 간동맥을 침범하였거나, 간 이외에 두 군데 이상의 장기를 침범한 경우

(2) 국소 림프절 전이(N)

① N0 : 림프절 전이가 없는 경우

② N1 : 국소 전이 림프절 개수 1~3개인 경우

③ N2 : 국소 전이 림프절 개수가 4개 이상인 경우

(3) 원격 전이(M)

① M0 : 원격 전이가 없음

② M1 : 원격 전이가 있음

2) 담낭암의 stages

(1) 0기 : Tis N0 M0

(2) 1기 : T1 N0 M0

(3) 2기

① 2A : T2a N0 M0

② 2B : T2b N0 M0

(4) 3기

① 3A : T3 N0 M0

② 3B : T1~T3 N1 M0

(5) 4기

① 4A : T4 N0~N1 M0

② 4B : T1~T4 N2 M0 / T1~T4 any N M1

6.6. 췌장암의 병기

1) 췌장암의 TNM 분류

(1) 원발 종양(T)

① T1 : 종양의 크기가 2.0 cm 이하인 경우

a. T1a : 종양의 크기가 0.5 cm 이하인 경우

b. T1b : 종양의 크기가 0.5 cm보다 크고 1.0 cm보다 작은 경우

c. T1c : 종양의 크기가 1.0 cm 이상이고 2.0 cm 이하인 경우

② T2 : 종양의 크기가 2.0 cm보다 크고 4.0 cm 이하인 경우

③ T3 : 종양의 크기가 4.0 cm보다 큰 경우

④ T4 : 종양이 복강동맥(celiac axis) 또는 상장간막동맥(superior mesenteric artery) 또는 총간동맥(common hepatic artery)을 침범한 경우

(2) 국소 림프절 전이(N)

① N0 : 림프절 전이가 없는 경우

② N1 : 국소 전이 림프절 개수 1~3개인 경우

③ N2 : 국소 전이 림프절 개수가 4개 이상인 경우

(3) 원격 전이(M)

① M0 : 원격 전이가 없는 경우

② M1 : 원격 전이가 있는 경우

2) 췌장암의 stages

(1) 1기

① 1A : T1 N0 M0

② 1B : T2 N0 M0

(2) 2기

① 2A : T3 N0 M0

② 2B : T1~T3 N1 M0

(3) 3기

- T1~T3 N2 M0 / T4 any N M0

(4) 4기

- any T any N M1

6.7. 바터 팽대부암의 병기

1) 바터 팽대부암의 TNM 분류

(1) 원발 종양(T)

① T0 : 원발 종양의 증거가 없는 경우

② Tis : 상피내 암종(carcinoma in situ)인 경우

③ T1 : 종양이 팽대부, 오디 괄약근 및 십이지장 점막에 국한된 경우

a. T1a : 종양이 팽대부 또는 오디 괄약근에 국한된 경우

b. T1b: 종양이 오디 괄약근을 넘어 십이지장 점막을 침범한 경우

④ T2 : 종양이 십이지장의 근육층을 침범한 경우

⑤ T3 : 종양이 췌장, 췌장 주위 조직 또는 십이지장의 장막층을 침범한 경우

a. T3a : 종양이 췌장을 0.5 cm 이하로 침범한 경우

b. T3b : 종양이 췌장을 0.5 cm 이상 침범하거나, 췌장 주위 조직 또는 십이지장 장막층을 침범한

경우

⑥ T4 : 종양이 복강동맥(celiac axis) 또는 상장간막동맥(superior mesenteric artery) 또는 총간동맥(common hepatic artery)을 침범한 경우

(2) 국소 림프절 전이(N)

① N0 : 림프절 전이가 없는 경우

② N1 : 국소 전이 림프절 개수 1~3개인 경우

③ N2 : 국소 전이 림프절 개수가 4개 이상인 경우

(3) 원격 전이(M)

① M0 : 원격 전이가 없는 경우

② M1 : 원격 전이가 있는 경우

2) 바터 팽대부암의 stages

(1) 1기

① 1A : T1a N0 M0

② 1B : T1b~T2 N0 M0

(2) 2기

① 2A : T3a N0 M0

② 2B : T3b N0 M0

(3) 3기

① 3A : T1~T3 N1 M0

② 3B : T4 any N M0 / any T N2 M0

(4) 4기

- any T any N M1

참조문헌 및 사이트

가) 저자 : 선언기외 공역 / 제목 : 기초 조직학 제 13판 / 출판사 : 범문에듀케이션

나) 저자 : Robbis and Cotran / 제목 : 병리학 제 9판 / 출판사 : 범문에듀케이션

다) 사이트 : 국가암정보센터(https://www.cancer.go.kr)

라) 저자 : william H. Westra, M.D 공저 / 제목 : surgical pathology dissection 제 2판 / 출판사 : Springer

마) 저자 : Amin, Mahul B. / 제목 : AJCC cancer staging manual 제 8판 / 출판사 : Springer

바) 저자 : wittekind, C. / 제목 : TNM atlas 제 5판 / 출판사 : Springer

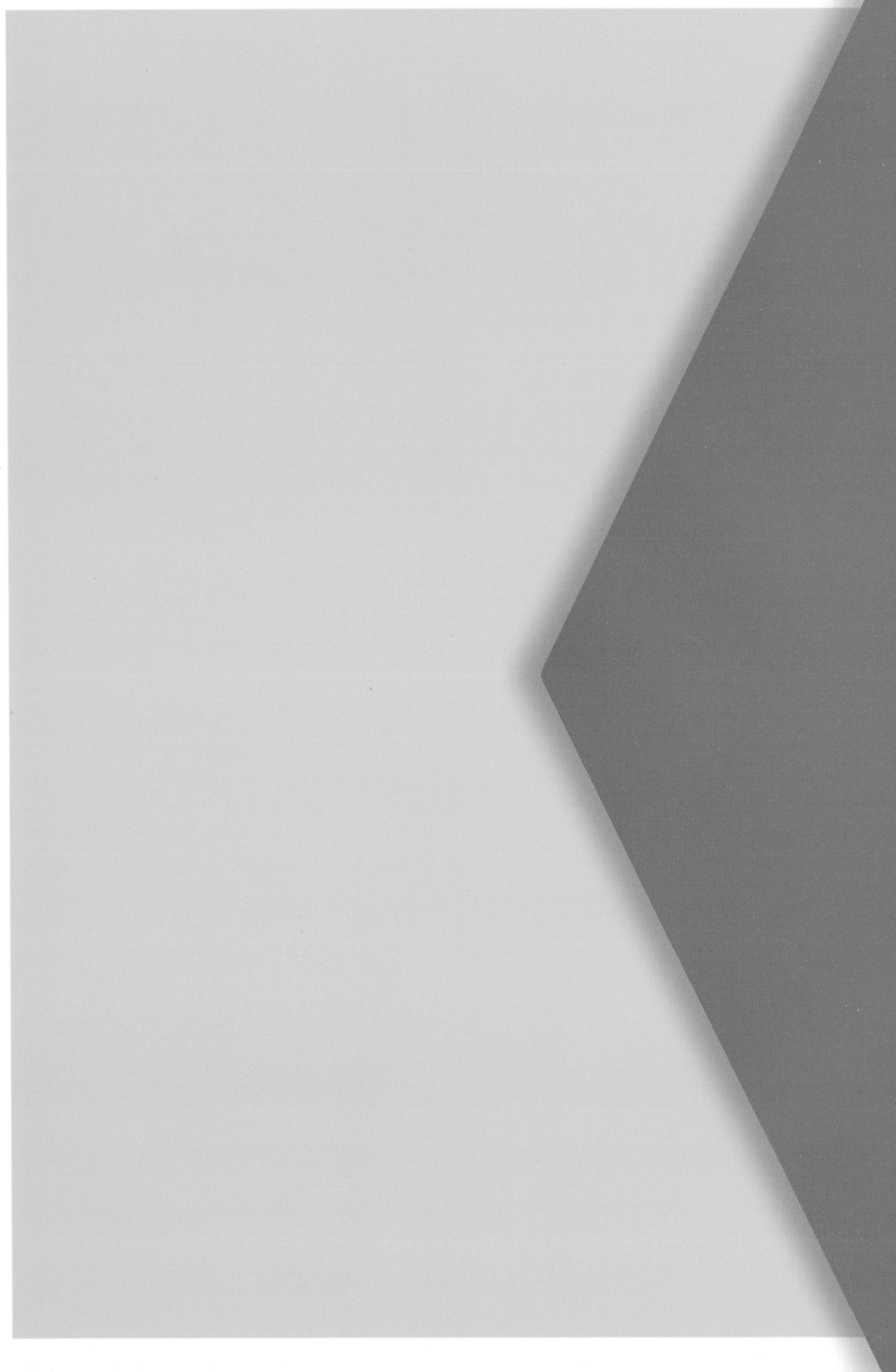

3

조직병리검사

Chapter 3

조직병리검사

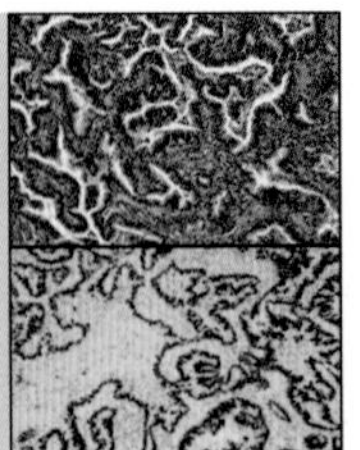

1장 소화기계

1. 소화관과 부속기관의 일반적 특징

1.1. 소화관의 일반적 구조 〈그림 3-1-1〉

1) 점막층(mucosa)
   (1) 속공간의 표면은 상피(epithelium)로 도포되어 있다.
   (2) 속공간의 하단은 고유판 : 민무늬근육층, 성긴결합조직, 혈관, 샘(gland)으로 되어 있다.
   (3) 점막내근육(muscular mucosae) : 속돌림층과 바깥세로층으로 되어 있다.
2) 점막밑조직층(submucosa)
   (1) 불규칙치밀결합조직이 주를 이루고 있다.
   (2) 혈관, 림프관, 점막밑신경얼기, 마이스너신경얼기가 존재한다.
3) 근육층(muscularis externa)
   (1) 속돌림층(inner circular layer)과 바깥세로층(outer longitudinal layer)으로 되어 있다.
   (2) 기능 : 꿈틀운동에 의해 내용물을 이동시킨다.
4) 장막 또는 바깥막(serosa or adventitia)
   (1) 성긴결합조직으로 되어 있다.
   (2) 혈관, 림프관, 지방조직으로 되어 있다.
   (3) 구성세포는 단층편평상피(simple squamous epithelium, 중피, mesothelium)이다.

〈그림 3-1-1〉 소화관의 일반적인 구조

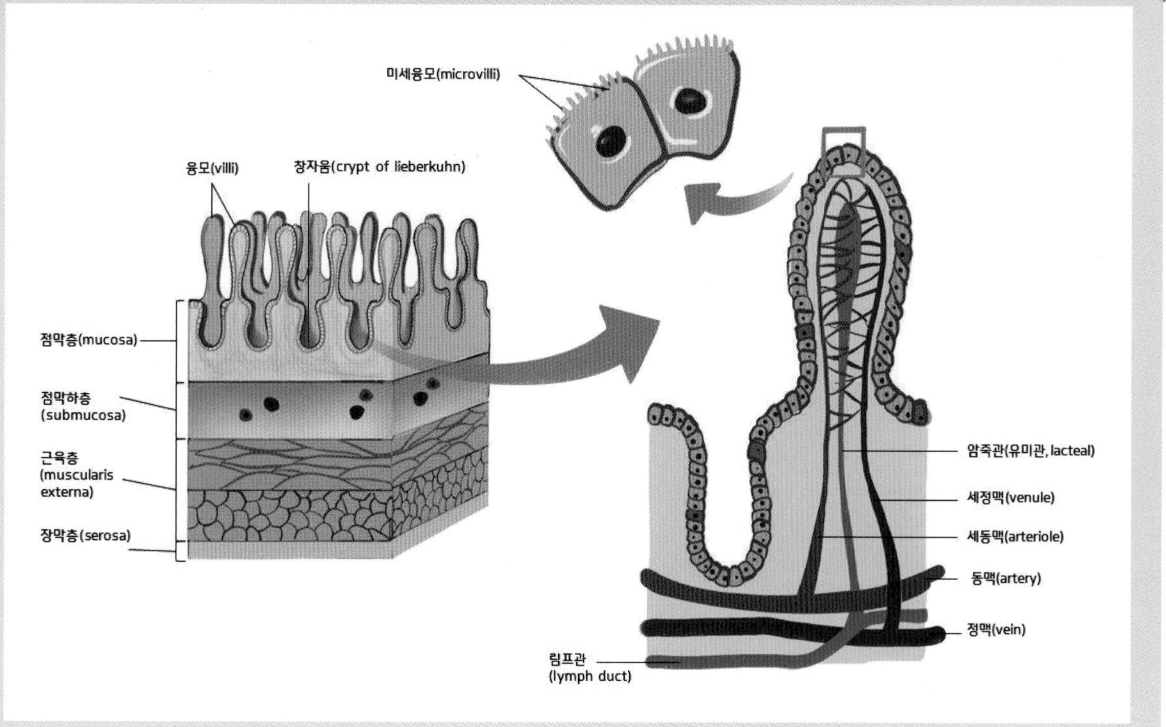

1.2. 입안의 특징 〈그림 3-1-2〉

1) 구성 : 입술, 치아, 입천장, 혀로 구성되어 있다.

2) 구성세포 : 비각화성중층편평상피로 이루어져 있다.

3) 상피세포에는 케라틴과립이 함유되어 있다.

1.3. 혀(tongue)의 특징 〈그림 3-1-3〉

1) 구성 : 가로무늬근(striated muscle)으로 되어 있다.

2) 구분 : 앞부분－혀유두(lingual papillae)
등쪽 면(dorsal surface)
배쪽 면(ventral surface)
가쪽 면(lateral surface)으로 구분한다.

3) 혀유두(lingual papillae)

(1) 실유두(filiform papillae) : 각질중층편평상피로 되어 있으며 맛봉오리가 없다.

(2) 버섯유두(fungiform papillae) : 실유두 사이에 낱개로 나타나며, 맛봉오리를 가지고 있다.

(3) 잎새유두(foliate papillae) : 이랑(ridge)과 고랑(furrow), 맛봉오리가 있다.

(4) 성곽유두(circumvallate papillae) : 분계고랑 앞쪽 7～12개의 가장 큰 혀유두를 말하며, v - 모양으로

〈그림 3-1-2〉 입안의 일반적인 특징

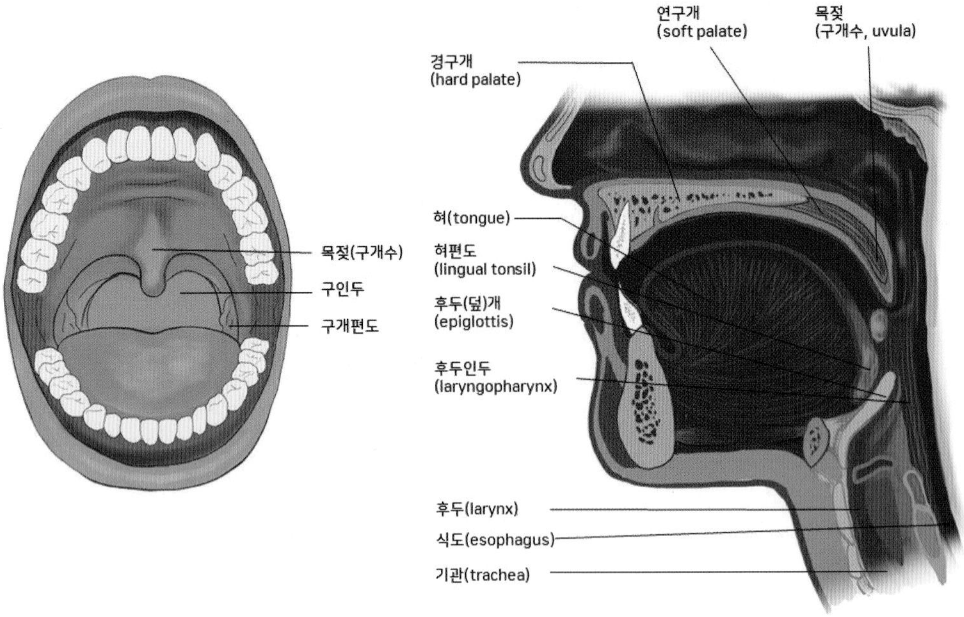

목젖(구개수)
구인두
구개편도
연구개
(soft palate)
목젖
(구개수, uvula)
경구개
(hard palate)
혀(tongue)
혀편도
(lingual tonsil)
후두(덮)개
(epiglottis)
후두인두
(laryngopharynx)
후두(larynx)
식도(esophagus)
기관(trachea)

배열하고 있다.

(5) 맛봉오리(taste bud) : 맛을 감지하는 상피속 감각기관이다.

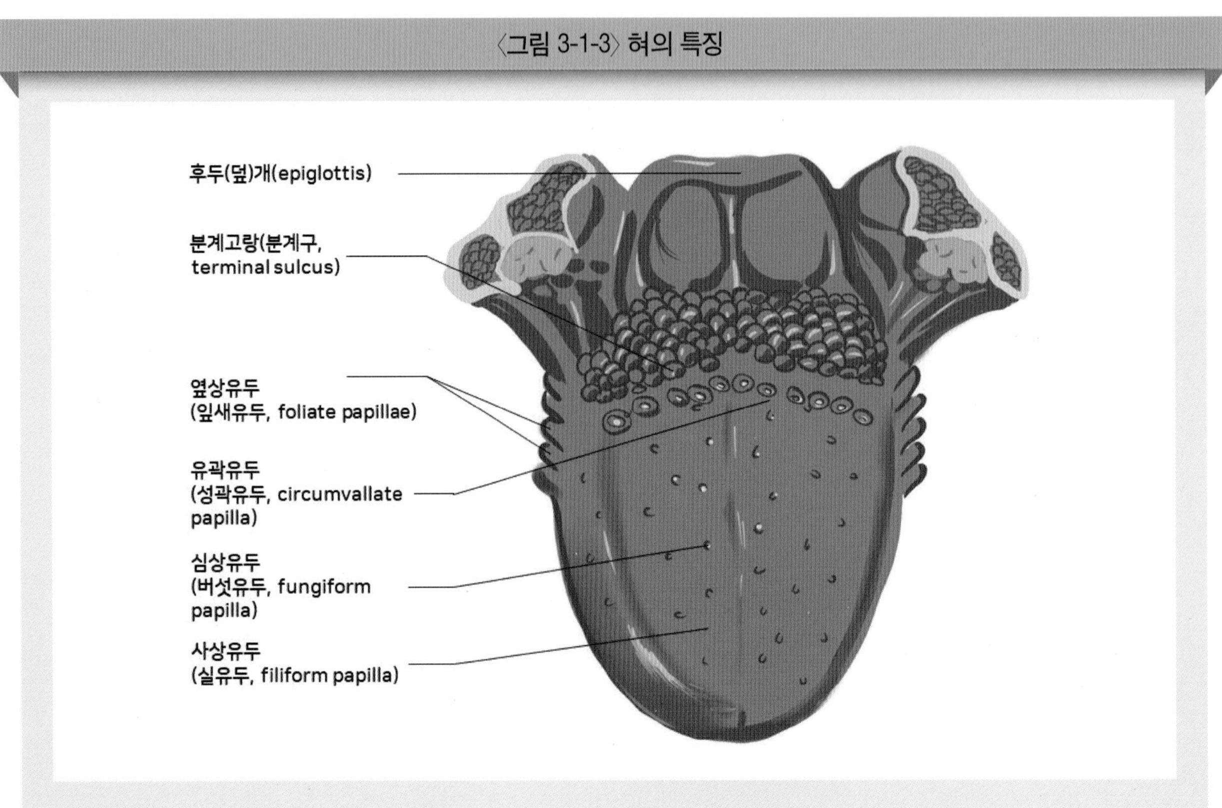

〈그림 3-1-3〉 혀의 특징

1.4. 인두(pharynx)의 구조

1) 정의 : 코부위(nasal region)아 후두(larynx) 사이에 있는 12~15 cm 길이의 불완전한 관상기관이다.
2) 호흡기계통과 소화기계통으로 이행되는 공간이다.
3) 호흡부위 : 거짓중층섬모원주상피로 덮여 있으며, 술잔세포가 존재한다.
4) 호흡부위를 제외한 부위 : 점액성의 중층편평상피로 덮여있다.
5) 인두에는 편도(tonsil)가 있고 점막은 치밀결합조직으로 이루어져 있다.
6) 인두의 수축근(constrictor muscle)과 세로근(longitudinal muscle)은 점막의 바깥쪽에 위치한다.

1.5. 치아(teeth)의 구조 〈그림 3-1-4〉

1) 구성 : 치아뿌리(root), 치아목(cervix), 치아머리(crown) 등 세 부분으로 구분된다.
2) 32개의 영구치아 : 각 사분면에 앞니(2개), 송곳니(1개), 작은 어금니(2개), 큰 어금니(3개), 합하여 총 8개의 치아가 존재한다.
3) 영구치가 나기 전에는 20개의 젖니(deciduous, milk teeth)로 이루어져 있다.
4) 잇몸(gingiva)
   (1) 치아를 지탱하는 역할을 한다.
   (2) 잇몸의 상피는 구강과 상피 밑 결합조직 공간사이를 막는 역할을 한다.
5) 치아부위
   (1) 치아머리(crown) : 사기질(enamel)로 덮여 있다.

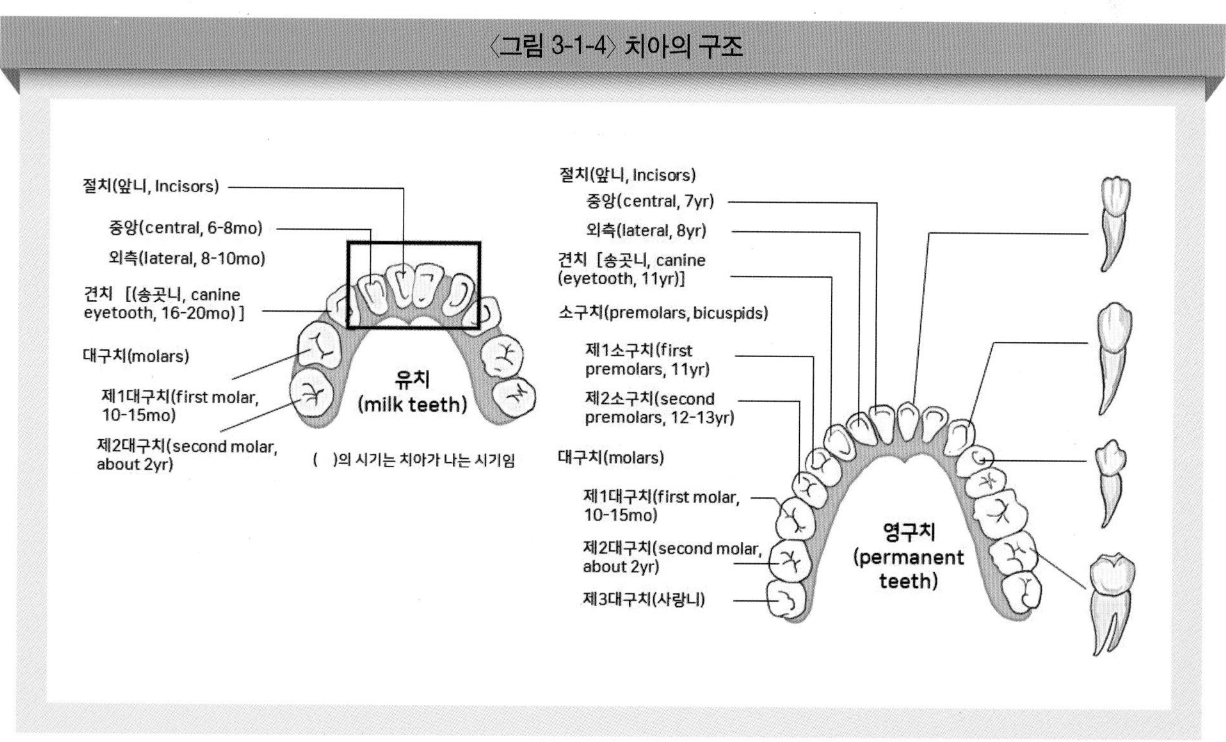

(2) 치아뿌리(root) : 시멘트질(cementum)로 덮여 있다.
(3) 상아질(dentin) : 치아의 내부에 있는 치수(pulp)를 둘러싸고 있다.
(4) 사기질(enamel) : 외배엽성 기원으로 몸에서 가장 단단한 구조이다.

2. 식도와 위의 특징과 질환 〈그림 3-1-5〉

2.1. 식도(esophagus)의 일반적 구조

1) 약 25 cm 정도의 근육으로 이루어진 관이다.
2) 기능 : 입인두로부터 위로 음식물을 운반하는 기능을 담당한다.
3) 구성 : 점막층, 점막밑조직, 근육층, 바깥막 또는 장막으로 구성된다.
4) 점막층(mucosa)
 (1) 표면 : 비각질중층편평상피로 되어 있다.
 (2) 고유판 : 위(stomach) 쪽 방향에 들문식도샘으로 되어 있다.
 (3) 점막내근육 : 민무늬근육섬유로 구성되어 있다.

〈그림 3-1-5〉 소화관의 전체적인 구조

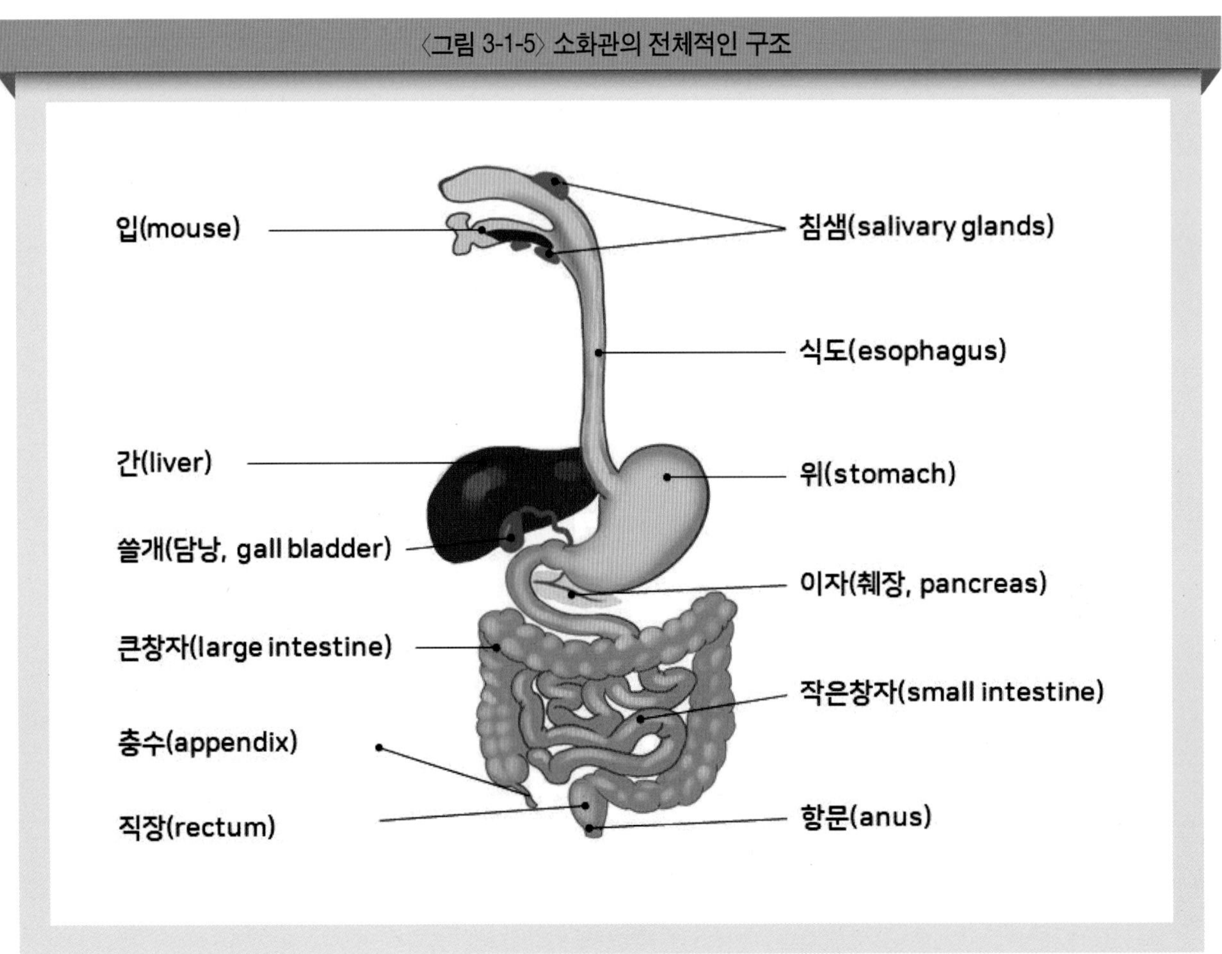

5) 점막밑조직

(1) 치밀불규칙결합조직으로 이루어져 있다.

(2) 고유식도샘(esophageal gland proper)이 존재한다.

6) 근육

(1) 속돌림층(inner circular)

(2) 바깥세로층(outer longitudinal)

7) 바깥막 : 가로막을 통과하기 전까지는 바깥막으로 덮여 있다.

8) 장막 : 가로막을 통과한 후에는 장막으로 구성된다.

2.2. 식도(esophagus)의 주요질환

1) 선청성 기형

(1) 식도폐쇄 및 누관 : 상부식도는 막혀 있고 하부식도는 기관과 누관을 형성한다.

(2) 식도협착 : 원인은 선천성, 이물질, 식도벽의 손상, 종양 등이다.

2) 운동장애 관련 질환

(1) 이완불능

① 증상 : 연동운동 시 수축 이후 이완이 되지 못하는 질환이다.

② 원인 : 괄약근 신경분포 이상으로 발생한다.

③ 호발연령 : 젊은 성인층에서 주로 발생한다.

(2) 열공성 헤르니아 : 주요 증상은 식도와 위의 경계부인 횡격막 위로 위가 확장되는 것이다.

(3) 식도곁주머니(식도게실, esophageal diverticulum)

① 호발부위 : 상부식도와 하부식도의 조임근에서 주로 발생한다.

② 원인 : 근육층의 발육불량과 식도내강의 압력상승으로 발생한다.

3) 염증

(1) 식도염(esophagitis)

① 급성식도염 : 뜨거운 음식이나 딱딱한 음식섭취 시 발생한다.〈그림 3-1-6〉

② 역류성식도염 : 식도와 위의 경계부인 괄약근이 약해져 발생한다.

a. 발병기전 : 알코올 섭취, 흡연, 비만, 임신 등이다.

b. 현미경소견

a) 호산구와 중성구의 침윤발생이 있다.

b) 점막두께의 20%를 넘는 기저부위의 증식이 있다.

③ 부식성식도염 : 염산, 빙초산, 양잿물 등의 독극물 섭취 시 발생한다.

(2) 바레트식도(barrett's esophagus)

① 정의 : 식도하부의 편평상피세포가 원주상피로 대치되는 현상이다.

② 10%가 선암종으로 발전한다.

③ 임상소견

〈그림 3-1-6〉 급성식도염으로 진단된 조직의 현미경 사진

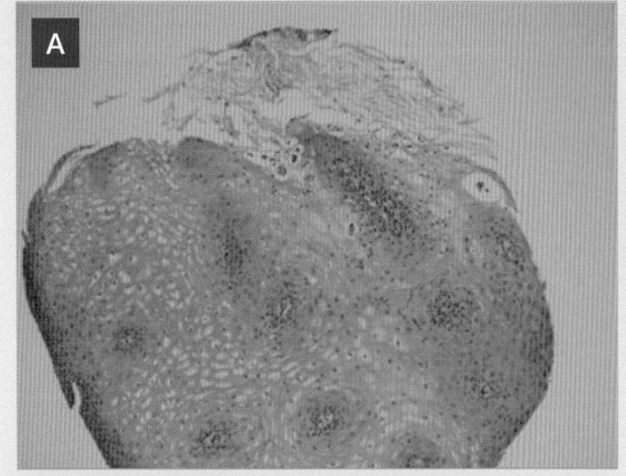

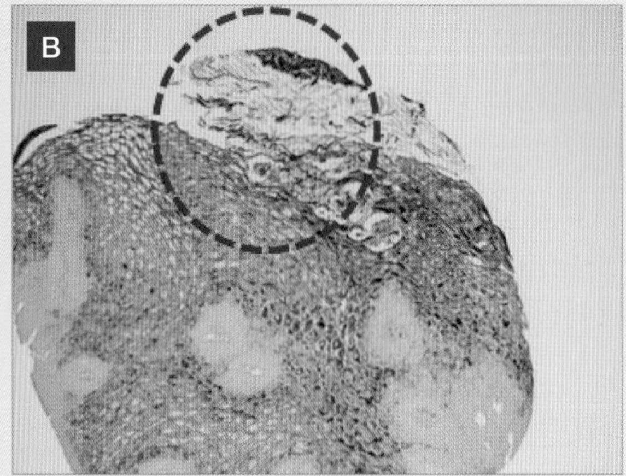

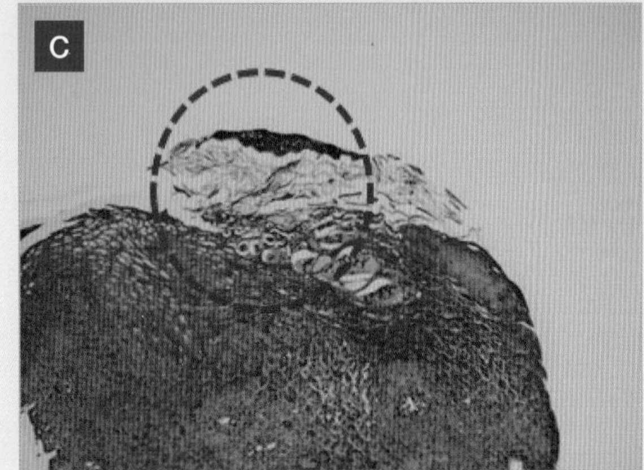

- GMS : 1. 호은성을 이용하여 환원제를 첨가하여 금속은으로 환원시키는 특수염색
  2. 결과 : 곰팡이(흑색)
- PAS : 1. aldehyde기에 무색의 Schiff 시약을 반응시켜 당(CHOH)을 보는 특수염색
  2. 결과 : 곰팡이, 탄수화물 등(적색)
  3. 샘암종과 편평상피암종구분

급성식도염(acute esopagitis)으로 원인은 캔디다증(candidiasis)이다.
A : 조직의 H & E 사진(X 100).
B : 곰팡이가 흑색으로 염색된 GMS 양성이다(X 100).
C : 곰팡이가 적색으로 염색된 PAS 양성이다(X 100).

a. 지속된 위－식도 역류 환자의 12%에서 발생한다.

b. 합병증으로 식도궤양, 식도협착, 선암종 등이 발생한다.

c. 내시경 소견은 루골용액(lugol solution)을 살포하면 정상 식도점막만 착색, 바레트식도는 착색이 안된다.

④ 현미경 소견

a. 정상적인 편평상피세포 주위에 화생된 원주상피세포가 선을 형성한다.

b. 원주상피 밑에 점액분비 선(gland)들이 관찰된다.

c. 원주상피의 이형성이 관찰된다.

⑤ 치료

a. 내과적 치료의 핵심은 위산억제치료로 PPI(모든 환자에 지속적 투여)를 투여 치료한다.

b. 이형성증(dysplasia) or 암종(carcinoma)의 조기발견을 위한 내시경 추적검사가 중요하다.

(3) 식도정맥류(esophageal varix)

① 정의 : 문맥압의 항진에 의해 식도하부의 혈관이 확장되는 질환을 말한다.

② 증상 : 심한 토혈 등이 발생한다.

4) 종양

(1) 편평세포암종(squamous cell carcinoma) 〈그림 3-1-7〉

① 호발연령 : 45세 이상의 성인이다.

② 주요 발생부위 : 식도의 중간 1/3지점에서 발생한다.

③ 원인 : 흡연과 음주 등이 있다.

④ 임상소견

a. 연하곤란이 가장 흔한 증상이다.

b. 위험인자 : 담배, 음식, 유전적 소인, HPV 감염 등이 있다.

c. 장막층이 없고, 림프관 구조가 풍부하여 침윤이 빠르다.

d. 예후 불량

⑤ 현미경 소견

a. 다양한 분화도가 관찰된다.

b. 각질 진주(keratin pearl)을 형성한다.

c. 세포간교각(intercellular bridges)이 관찰된다.

d. 장막층이 없어 주변으로 쉽게 파급된다.

(2) 선암종(adenocarcinoma) 〈그림 3-1-8〉

〈그림 3-1-7〉 식도의 편평세포암종으로 진단된 조직의 현미경 사진

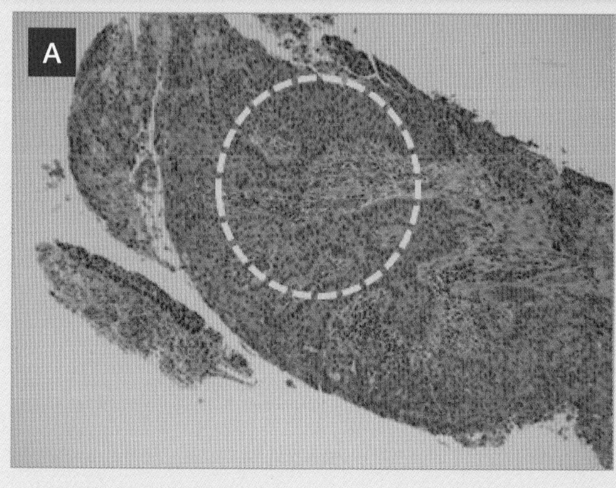

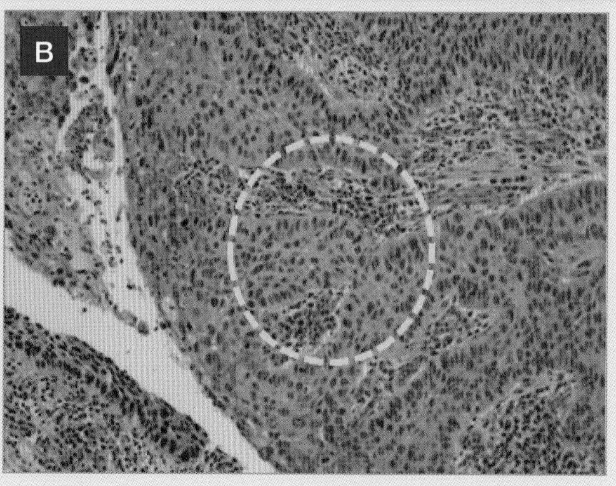

편평세포암종의 특징

1. 다양한 분화도가 관찰된다.
2. 각질 진주(keratin pearl)를 형성한다.
3. 세포간교각(intercellular bridges)을 확인한다.
4. 장막층이 없어 주변으로 쉽게 파급된다.

식도(esophagus)에서 편평세포암종(squamous cell carcinoma)으로 진단된 사진이다.

A : 다양한 분화도를 보이는 편평세포암종이 관찰된다(X 100).

B : 중층편평상피전층에 침윤하는 양상이 관찰된다(X 200).

〈그림 3-1-8〉 식도의 선암종으로 진단된 조직의 현미경 사진

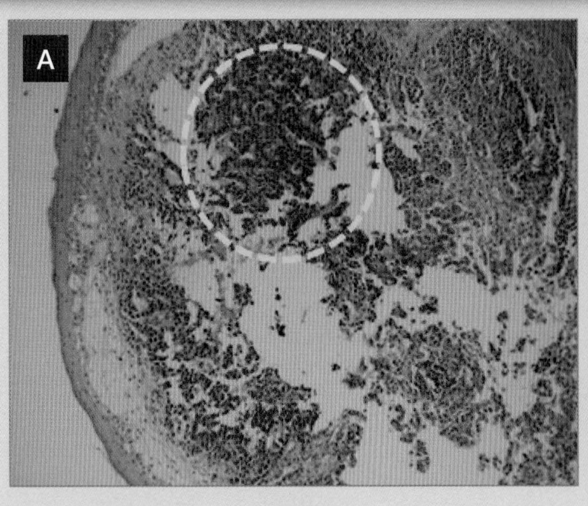

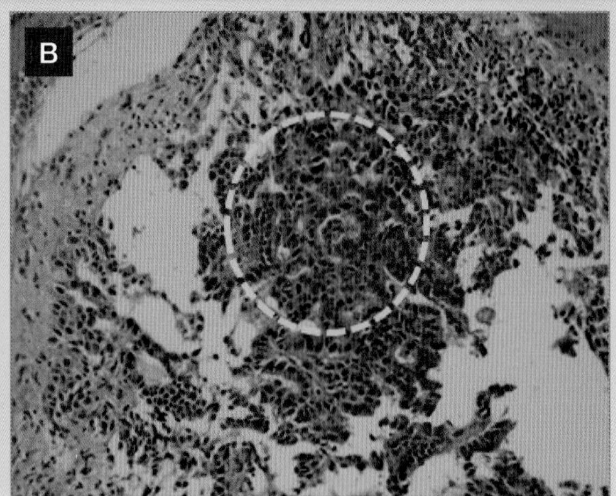

선암종의 특징
1. 주요 발생부위 : 바렛식도나 이소성 위점막 발생부위에서 주로 발생한다.
2. 임상소견 : 연하곤란, 체중감소, 토혈, 흉통, 구토 등이다.

식도(esophagus)에서 선암종(adenocarcinoma)으로 진단된 사진이다.
A : 겉은 중층편평상피로 둘러싸여 있고 안쪽에 선암종세포가 관찰된다(X 100).
B : 핵이 편재되어 있는 암종세포들이 줄지어 배열되어 있다(X 200).

① 주요 발생부위 : 바렛식도나 이소성 위점막 발생부위 등이다.
② 임상소견 : 연하곤란, 체중감소, 토혈, 흉통, 구토 등이다.

2.3. 위(stomach)의 일반적 구조 〈그림 3-1-9〉

1) 기능
(1) 입안에서 시작된 탄수화물의 소화과정을 계속 수행한다.
(2) 음식물에 산성액을 가해서 덩어리를 만들어 날문판막(pyloric valve)을 통해 샘창자로 보내게 된다.
(3) 음식물을 액화시키는 작용 이외에도 염산분비, 펩신, 레닌, 위지질분해효소와 같은 효소를 분비한다.
2) 위의 상피는 점막 속으로 함입되어 위오목(gastric pit)을 형성하는데 위오목은 들문부위에서 가장 얕고 날문부위에서 가장 깊다.
3) 점막층(mucosa)
(1) 구성세포 : 단층원주상피, 고유판, 점막내근육으로 구성된다.
(2) 단층원주상피의 표면은 두터운 점액에 의해 강하게 덮여 있다.
(3) 점액은 위의 표면에 두꺼운 층을 형성하여, 위에서 분비되는 강산으로부터 자가소화(autodigestion) 되는 것을 방지한다.
(4) 점막표면은 많은 고랑이 있고 위오목이라는 구조가 관찰된다.
(5) 고랑과 위오목 : 표면상피가 고유판쪽으로 함입되어 형성된 구조이다.

〈그림 3-1-9〉 위의 일반적인 구조

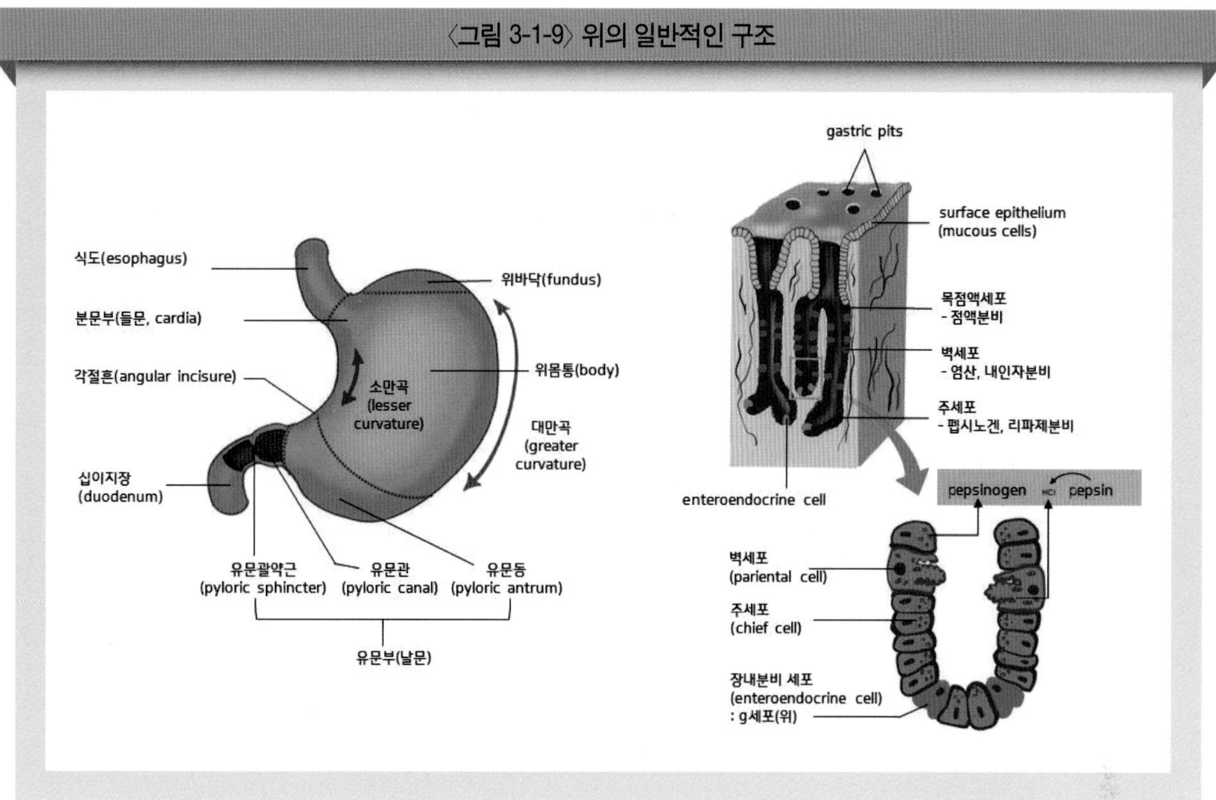

(6) 상피세포종류

① 표면상피세포(surface lining cell)

② 벽세포(parietal cell)

a. 둥글거나 피라미드 모양의 세포이다.

b. 세포질은 호산성(eosinophilic)을 보인다.

c. 위벽속인자(gastric intrinsic factor)를 생산한다.

③ 재생세포(stem cell) : 키가 작은 원주세포이다.

④ 목점액세포(mucous neck cell) : 모양은 불규칙하고 핵은 위바닥에 위치한다.

⑤ 으뜸세포(chief cell) : 과립세포질그물(REF)이 풍부하여 호염기성이다.

⑥ 창자내분비세포(enteroendocrine cell) : 은친화세포 또는 호은성 세포이다.

4) 분류

(1) 들문(cardia)

① 위치 : 위 입구로 1.5~3 cm 폭의 좁은 부위이다.

② 구성세포 : 목점액세포, 벽세포, 신경내분비세포로 구성된다.

(2) 위바닥(fundus)과 몸통(body)

① 목부분에 있는 세포 : 재생세포, 벽세포, 목점액세포가 존재한다.

② 위바닥에 있는 세포 : 벽세포, 으뜸세포, 창자내분비세포가 존재한다.

③ 재생세포(regenerative cell)

a. 키가 작은 원주세포이다.

b. 분열에 의한 증식으로 바닥샘, 위오목, 속공간 쪽 모든 세포들을 대체하게 된다.

④ 목점액세포(mucous neck cell)

a. 표면의 상피세포에서 생산하는 점액과 달리 수용성 점액을 함유한다.

b. 난원형 또는 구형의 과립이 존재한다.

⑤ 벽세포(parietal cell)

a. 형태 : 크고 둥글거나 피라미드 모양이다.

b. 세포질은 호산성(eosinophilic)이다.

c. 직경이 약 20~25 ㎛ 정도 되며 염산과 위속공간으로 분비되는 당단백질로 돌창자로부터 비타민 B12를 흡수하는 데 필요한 위벽속인자를 생산한다.

⑥ 으뜸세포(chief cell)

a. 위치 : 위바닥에 위치한다.

b. 세포질은 과립세포질그물(RER)이 풍부하여 호염기성이다.

c. 펩신노젠과 위지질분해효소가 들어있다.

(3) 날문(유문, pylorus) 〈그림 3-1-10〉

① 구성세포 : 목점액세포, 벽세포, 신경내분비세포로 구성된다.

② 가장 흔한 세포 : 목점액세포이며 점액과 살균효소를 분비한다.

③ 특징 : 위오목의 길이가 길고 고도로 구불구불한 나선형이다.

④ 가스트린세포 : 벽세포의 산분비를 촉진시키는 가스트린을 분비한다.

⑤ 창자내분비세포 : 소마토스타틴을 분비하여 다른 호르몬들의 분비를 억제한다.

2.4. 위(stomach)의 주요 질환

1) 위염(gastritis)

(1) 급성위염

① 증상 : 염증을 일으키는 자극이 급격히 위점막에 작용했을 때 발생한다.

② 원인 : 아스피린 남용, 알코올, 흡연, 식중독, 스트레스 등이 있다.

(2) 만성위염 〈그림 3-1-11〉

① 원인 : 스트레스, 카페인, 알코올, 흡연, H.pylori의 감염 등이 있다.

② 조직학적 성상

a. 점막고유층에 림프구와 형질세포의 침윤이 관찰된다.

b. 림프여포, 장상피화생세포가 출현한다.

c. 위선의 소낭포상이 확장된다.

d. 위선이나 위움의 위축이나 증식이 관찰된다.

③ H.pylori 감염의 치료

a. H. pylori는 한 번 감염되면 저절로 소실되는 일은 없다.

〈그림 3-1-10〉 위(stomach) 조직의 현미경 사진

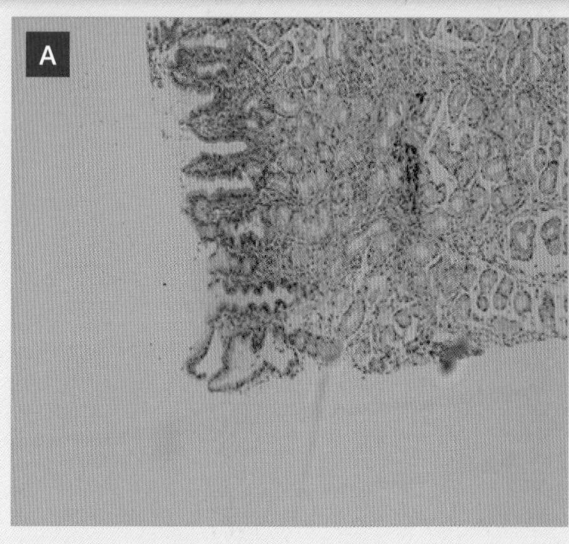

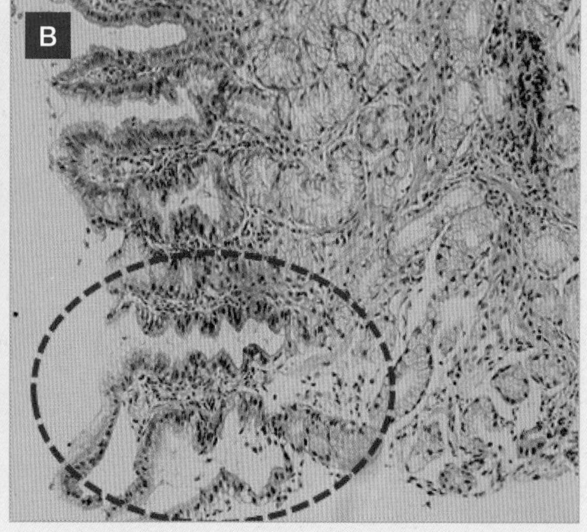

▶ 전정부 소만부위의 특징

1. 구성세포 : 목점액세포, 벽세포, 신경내분비세포
2. 가장 흔한세포 : 목점액세포 – 점액과 살균효소분비
3. 특징 : 위오목의 길이가 길고 고도로 구불구불한 나선형
4. 가스트린세포 : 벽세포의 산분비를 촉진시키는 가스트린분비
5. 창자내분비세포 : 소마토스타틴을 분비하여 다른 호르몬의 분비억제

위(stomach) 전정부 소만부위의 내시경조직이다.
A : H & E 사진(x 100). B : 표면상피세포와 목점액세포가 관찰된다(x 200).

〈그림 3-1-11〉 위 조직의 만성위염으로 진단된 조직의 현미경 사진

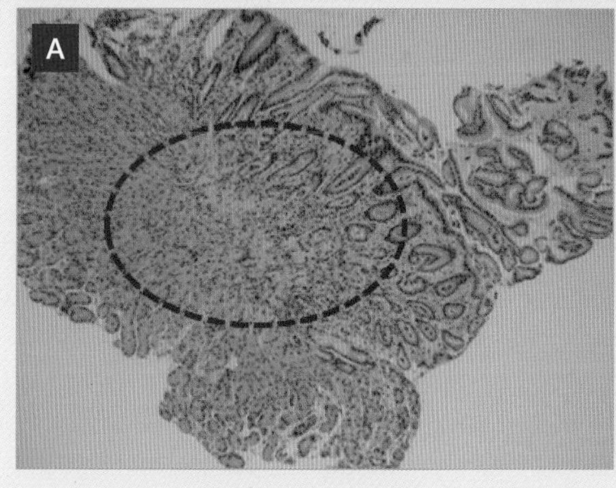

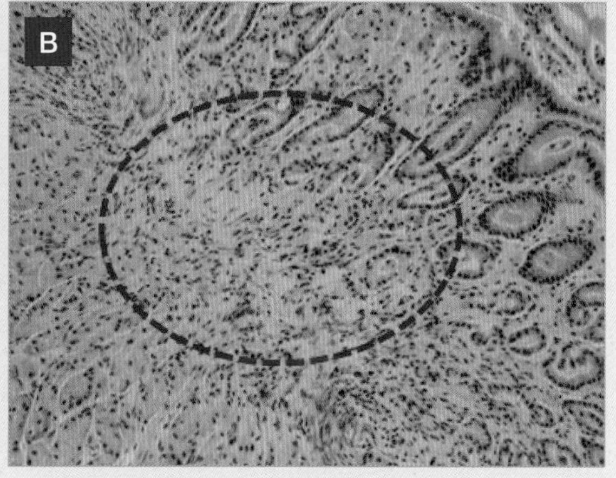

▶ 만성위염의 특징

1. 점막고유층에 림프구와 형질세포의 침윤이 관찰된다.
2. 림프여포, 장상피화생세포가 출현한다.
3. 위선의 소낭포상 확장이 관찰된다.
4. 위선이나 위움의 위축이나 증식이 나타난다.

위(stomach)에서 만성위염(chronic gastritis)으로 진단되었다.
A : 조직의 H & E 사진(x 100). B : 림프구와 형질세포가 관찰된다(x 200).

b. Triple therapy(3제 요법)

a) PPI+Clarthromycin+amoxicillin(or metronidazole)

b) 우리나라는 metronidazole 내성률이 높아 amoxicillin을 사용한다.

c) 제균율(사멸) : 80~90% 등이다.

2) 위궤양(gastric ulcer)

(1) 주요 발생부위 : 위의 전정부, 위소장길문합부, 이소성 위점막, 전정부위이다.

(2) 현미경소견

① 기저부의 표면에서부터 괴사성 섬유소성 물질로 덮인 얇은 표층을 형성한다.

② 호중구를 주로 한 비특이적인 세포침윤층이 관찰된다.

③ 단핵구 침윤을 보이는 육아조직층이 있다.

④ 섬유성 반흔조직층이 있다.

(3) 임상적 증상 : 식후동통호소, 난원형의 경계가 명확한 천공형성 등이 있다.

3) 폴립(polyp)

(1) 폴립 : 점막층의 평면보다 위로 돌출된 결절 혹은 덩어리를 말한다.

(2) 원인 : 점막상피세포나 간질세포의 비대, 염증, 신생물의 결과로 발생한다.

(3) 증식폴립 : 재생성 변화가 과잉으로 일어난 결과이다.

(4) 선종(adenoma)

① 악성화 또는 암의 합병을 일으킬 수 있다.

② 절제방법 : 내시경을 이용한 점막하절제술(ESD)을 시행한다.

③ 임상소견

a. 크기는 대개 3 cm 미만이다.

b. 단독 혹은 다발성으로 발생한다.

c. 호발부위 : 전정부 소만구역이다.

d. 선종에서 암종과정으로 진행되고, 차후 위선암종으로 진행할 수 있다.

④ 현미경소견

a. 종양성 선구조가 규칙적으로 밀집해서 배열한다.

b. 선구조는 중첩된 상피로 피복되고 농염된 핵을 형성한다.

c. 간질로의 침윤은 없다.

4) 선암종(adenocarcinoma)

(1) 특징 : 이환율과 사망률에서 악성종양의 30%로 1위이다.

(2) 호발연령 : 50~70세이다.

(3) 발생부위 : 유문부를 포함한 소만곡에서 주로 발생한다.

(4) 원인 : 자극성 음식 또는 염분이 많은 음식 등이다.

(5) 조기위암

① 종류 : I형(융기형), II형(표면형), III형(함몰형)이 있다.

(6) 진행위암 〈그림 3-1-12〉

① 종류 : 유두상, 관상, 인환세포암종으로 구분할 수 있다.

② 성장형태에 따라 분류 : Borrmann법

a. Borrmann I형 : 종양이 위내강으로 폴립 또는 유두상으로 돌출한다.

b. Borrmann II형 : 중심에 궤양을 가지며 궤양면은 융기해서 분화구상을 형성한다.

c. Borrmann III형 : 중심에 궤양, 궤양면이 분화구의 완만한 경사를 형성한다.

d. Borrmann IV형 : 종양이 넓게 미만성 증식, 침습된 깊이, 림프절전이 다른 장기의 전이정도가 예후판정에 중요한다.

③ 인환세포형(signet ring cell type)

a. 정의 : 선을 형성하지 못하고 개개의 세포로 흩어져 자라면서 점액이 세포를 팽창시키며 핵을 납작하게 눌러 마치 반지모양을 보이는 암종을 말한다.

b. 위점막 내에 풍부한 세포질 내 점액을 형성한다.

(7) 치료

① 수술 : 유일한 완치법(대개 원격 전이가 없으면 시행)

a. (distal) subtotal gastrectomy(대부분 위절제술)

b. total gastrectomy(전체위절제술)

c. extended gastrectomy(확대위절제술)

d. LN disection

e. 고식적 절제술(palliative resection)

〈그림 3-1-12〉 위(stomach)에서 선암종으로 진단된 조직의 현미경 사진

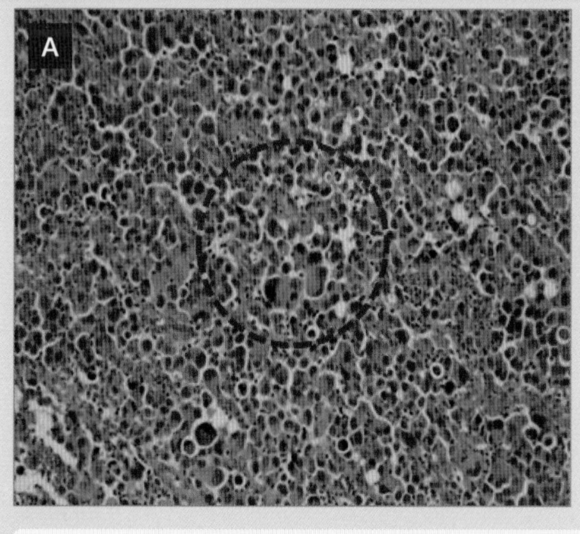

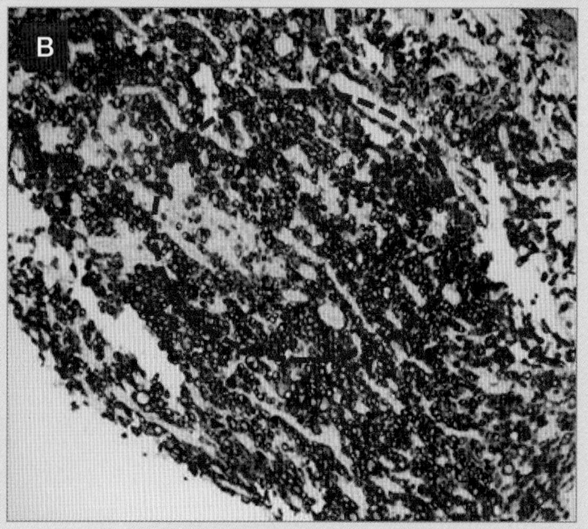

Cam5.2 : 1. 저분자량의 케라틴검출에 사용되는 단클론 항체이다.
2. 유방암종이나 위장관암종 등에서 양성을 나타낸다.
3. 반응부위 : 세포질(Cytoplasm)에서 나타난다.

위(stomach)에서 cohesive carcinoma로 진단되었다.
A : 조직의 H & E 사진(X 200). B : 면역조직화학염색인 Cam 5.2 양성이다(X 200).

② 내시경점막절제술

③ radiotherapy

④ combination CTx

(8) 예방

① 위암 발생을 확실하게 막을 수 있는 방법은 없다.

② 균형 잡힌 영양가 있는 식사를 한다.

③ 맵고 짠 음식, 태운 음식은 피한다.

④ 신선한 과일이나 야채를 섭취한다.

⑤ 충분한 양의 우유나 유제품을 섭취한다.

⑥ 과음과 흡연은 피한다.

⑦ 스트레스 해소에 노력한다.

5) 악성림프종(malignant lymphoma)

(1) 원발성 위 림프종 : MALT기원의 B세포 림프종

① 정의 : 위의 점막 연관 림프조직(Mucosa associated Lymphoid Tissue, MALT)에서 발생한 저악성도 B세포 림프종을 말한다.

② 현미경소견

a. centrocyte-like cell 또는 monocytoid B cell들이 미만성으로 위점막침윤이 관찰된다.

b. 종양 림프구가 위점막 상피에 침윤하여 lymphoepithelial lesion을 형성한다.

c. 형질세포양 분화가 관찰된다.

d. 종양 주위 점막 및 종양내 점막에도 반응성 여포가 관찰된다.

(2) 전이성 위 림프종

6) 위장관 간질종양(stromal tumor)

(1) 정의 : 위장관의 벽에서 기원하는 비상피성 종양을 말한다.

(2) 육안적 소견 : 점막하부의 내강으로 돌출하는 형태가 60%이고, 장막하부에 돌출하는 형태가 30%이다.

(3) 현미경소견 : 방추형세포들이 다발로 형성, 세포밀도, 핵다형성, 과염색성, C-kit(CD117) 면역조직화학 염색에 양성이다.

(4) 치료

① 1 cm 이하의 아주 작은(GIST)는 추적관찰(EUS or CT)을 실시한다.

② surgical resection : 유일한 근치적 치료법이다.

③ 내시경절제술(ESD) : 종양이 적고, 돌출형태이고, 고유근층 내층에 존재할 때 시행할 수 있다.

3. 작은창자와 큰창자의 특징과 질환

3.1. 작은창자(소장, small intestine)의 일반적 구조 〈그림 3-1-13〉

1) 해부학적 구분 : 샘창자(duodenum), 빈창자(jejunum), 돌창자(ileum)의 세 부분으로 나뉜다.
2) 길이 : 5 m 정도로 길다.
3) 기능 : 소화과정이 완결되고 소화산물을 흡수한다.

3.2. 작은창자의 특수구조

1) 점막(mucosa)

(1) 기능 : 작은창자의 벽과 부속샘에서 분비되는 효소에 의해 소화된 내용물은 혈관과 림프관을 통해 소화산물을 흡수한다.

(2) 점막과 점막밑조직이 반월형으로 융기된 돌림주름(plicae circulares)이 존재한다.

(3) 점막고유판

① 손가락 또는 나뭇잎모양으로 융모(villi)가 관찰된다.

② 길이 : 0.5~1.5 mm이다.

③ 점막(상피와 고유판)이 작은창자의 속공간쪽으로 돌출되어 형성된 구조이다.

(4) 상피 : 단층원주상피로 표면흡수세포, 술잔세포, 퍼진 신경내분비계통세포로 구성된다.

〈그림 3-1-13〉 작은창자의 일반적인 구조

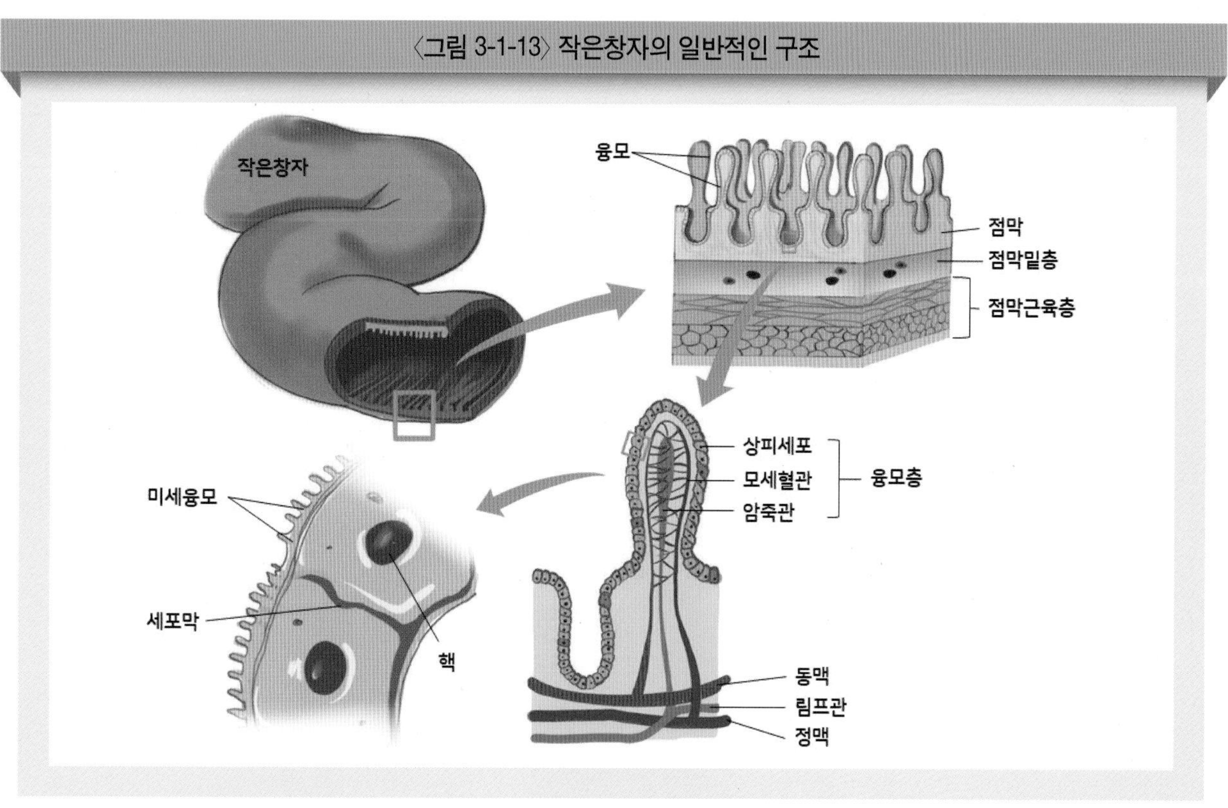

① 표면흡수세포

a. 길이는 약 25 ㎛이다.

b. 특징 : 꼭대기 표면에 줄무늬가장자리(striated border)가 있다.

c. 미세융모 : 창자의 표면과 음식물이 접촉할 수 있는 표면적을 늘려주는 기능을 한다.

② 술잔세포 : 산성 당단백질을 생성하여 점액을 형성한다.

③ 퍼진 신경내분비계통세포

④ M세포

a. 파이어반(peyer's patch)의 림프소절을 덮고 있는 특수하게 분화된 편평상피 세포의 모양을 하고 있다.

b. 항원을 세포내이입(endocytosis)한 후 탐식하고 이동시키는 기능을 한다.

⑤ 파네트세포(paneth cell)

a. 호산성 과립세포이다.

b. 창자샘의 바닥부위에 존재한다.

2) 고유판(lamina propria)

(1) 성긴결합조직으로 융모의 중심부를 차지하고 있다.

(2) 아래쪽 점막내 근육으로 뻗어 있는 고유판은 대롱창자샘으로 이루어진 창자샘과 혈관이 풍부한 얇은 판 형태를 하고 있다.

(3) 대롱샘은 퍼진 신경내분비계통세포, 표면흡수세포, 술잔세포, 재생세포, 호산성 과립세포로 구성된다.

(4) 술잔세포

① 돌창자로 갈수록 수가 점점 증가한다.

② 산성 당단백질을 생성하며, 이 단백질은 가수분해되어 점액을 형성하게 된다.

③ 주된 기능은 창자의 내표면을 보호하며 윤활작용을 하는 것이다.

(5) 호산성과립세포(paneth cell) : 항균작용이 있는 리소자임을 생산한다.

3) 점막내 근육 : 속돌림층과 바깥세로층의 민무늬근육으로 구성된다.

4) 점막밑조직(muscularis mucosae)

(1) 탄력섬유로 이루어진 불규칙한 치밀결합조직이다.

(2) 혈액과 림프의 공급이 풍부하다.

(3) 샘창자샘(duodenal gland)

① 분지대롱꽈리샘으로 이루어져 있다.

② 점액성의 알칼리용액(pH 8.1~9.3)을 분비한다.

③ 산성위액의 작용으로부터 샘창자점막을 보호한다.

(4) 림프소절인 파이어반(Peyer's patch)이 존재한다.

3.3. 큰창자(대장, large intestine) 〈그림 3-1-14〉

1) 특징

〈그림 3-1-14〉 큰창자의 일반적인 구조

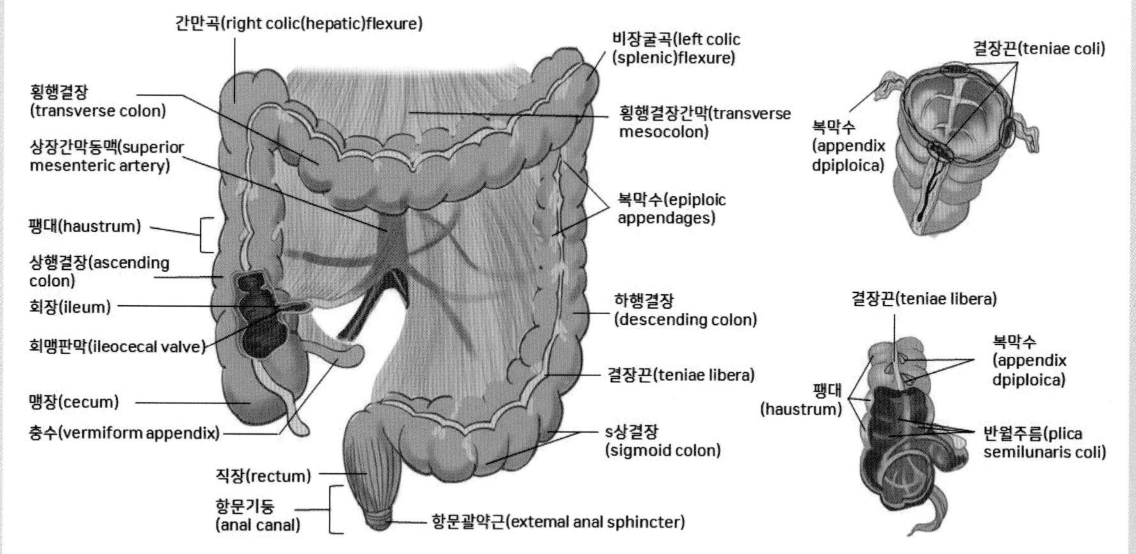

(1) 직장(rectum)을 제외하고 주름(fold)이 없다.

(2) 융모(vili)도 존재하지 않는다.

2) 구분

(1) 막창자(맹장, cecum)

(2) 잘록창자(결장, colon) 〈그림 3-1-15〉

① 돌막창자판막(ileocecal valve) : 역류방지를 위한 조임근이다.

② 융모는 없으나 창자샘(intestinal gland)은 잘 발달되어 있다.

③ 호산성 과립세포는 존재하지 않는다.

④ 술잔세포와 표면흡수세포는 많이 존재한다.

⑤ 잘록창자띠(taeniae coil)라는 3개의 얇은 리본형태의 근육다발속이 존재한다.

⑥ 잘록창자의 창자막에는 복막주렁(복막수, appendices epiploicae)이라 불리는 지방으로 가득찬 주머니들이 존재한다.

⑦ 상피세포는 원주형이며, 짧고 불규칙한 미세융모가 있다.

(3) 곧창자(직장, rectum) 〈그림 3-1-16〉

① 확장된 소화관의 말단부분을 말한다.

② 점막에 수많은 술잔세포가 있는 단순대롱창자샘을 가진다.

③ 잘록창자띠가 없다.

(4) 항문(anus) 〈그림 3-1-17〉

① 항문이행부에서는 상피와 근육층의 구성이 달라진다.

〈그림 3-1-15〉 결장(colon)조직의 현미경 사진

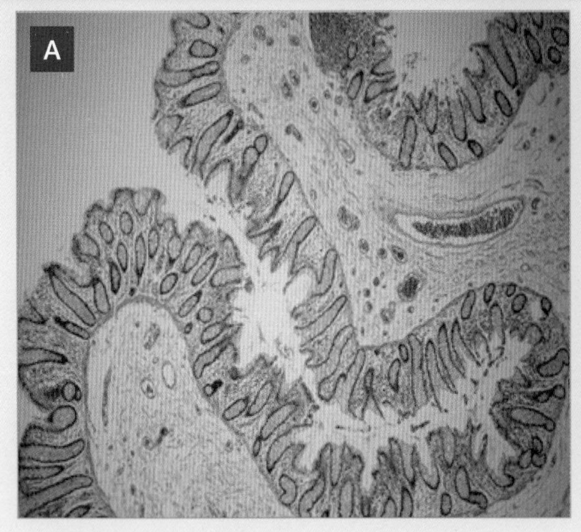

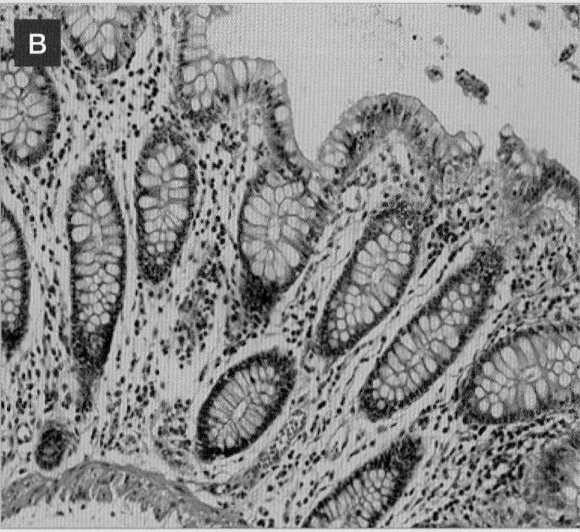

결장(colon) 현미경사진이다.
A : H & E 사진(X 40).
B : 표면흡수세포와 순찰세포가 관찰된다(X 200).

결장의 특징

1. 융모는 없으나 창자샘(intestinal gland)이 발달되어 있다.
2. 호산성과립세포는 존재하지 않는다.
3. 술잔세포와 표면흡수세포가 증가되어 있다.
4. 상피세포는 원주형이고 짧고 불규칙한 미세융모가 존재한다.

〈그림 3-1-16〉 곧창자와 항문의 일반적인 구조

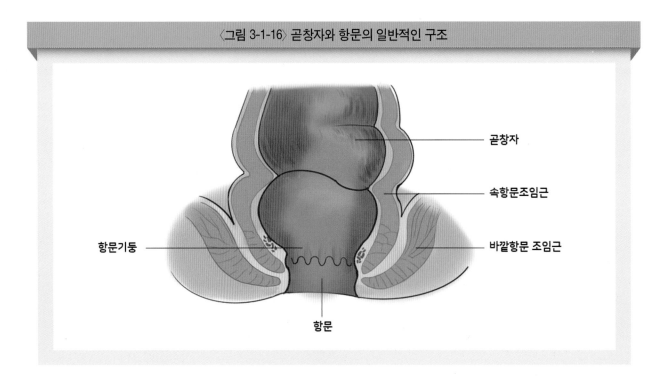

② 내항문괄약근은 평활근, 외항문괄약근은 골격근으로 이루어져 있다.

③ 항문관 : 직장과 이어지는 골반격막에서 항문까지 이어진다.

〈그림 3-1-17〉 직장(recutum) 조직의 현미경 사진

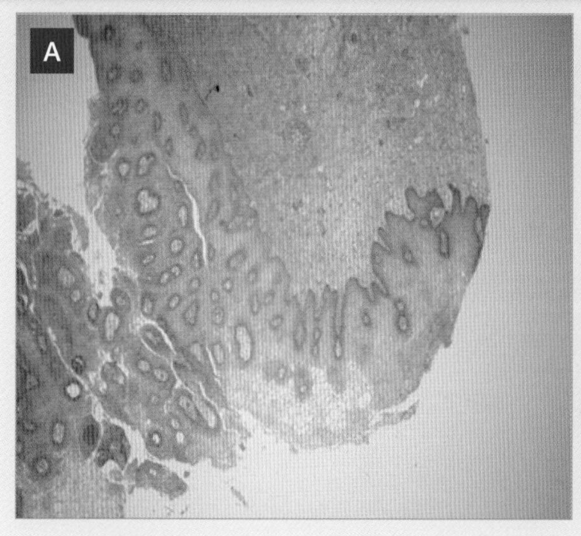

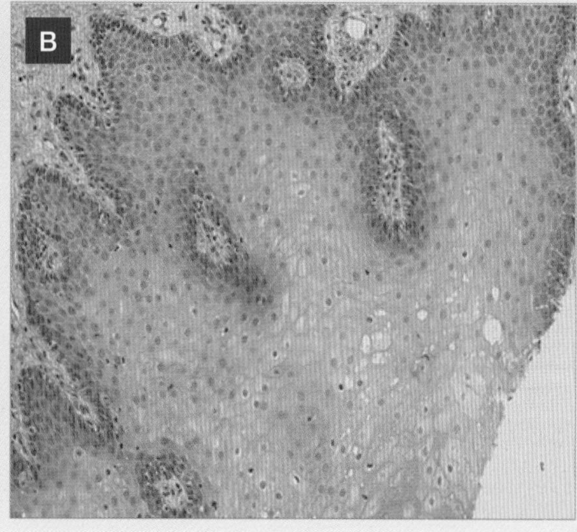

항문의 특징
1. 항문이행부에서는 상피와 근육층의 구성이 달라진다.
2. 내항문괄약근은 평활근, 외항문괄약근은 골격근이다.
3. 항문관 : 직장과 이어지는 골반격막에서 항문까지를 말한다.
4. 단층원주상피가 중층편평상피로 바뀌게 된다.

직장(rectum) 현미경사진이다.
A : H & E 사진(x 40).　　B : 중층편평세포가 관찰된다(x 200).

④ 단층원주상피가 중층편평상피로 바뀌게 된다.

3) 주요 기능

(1) 수분과 이온흡수를 한다.

(2) 대변을 형성한다.

(3) 점액의 합성역할을 한다.

4) 고유판(lamina propria)

(1) 항문주위 고유판에는 큰 정맥얼기(vein plexus)가 존재한다.

(2) 정맥얼기가 확장되면 정맥류가 형성되어 치질(heorrhoid)이 발생한다.

3.4. 막창자꼬리(충수, appendix) 〈그림 3-1-18〉

1) 정의 : 막창자(cecum)로부터 돌출된 5~6 cm 정도의 곁주머니(diverticulum)를 말한다.

2) 점막구성세포

(1) 표면흡수세포

(2) 술잔세포 : 산성 당단백질을 생성하여 점액을 형성한다.

(3) M세포 : 항원을 탐식하고 이동시키는 기능을 한다.

〈그림 3-1-18〉 충수돌기의 현미경 사진

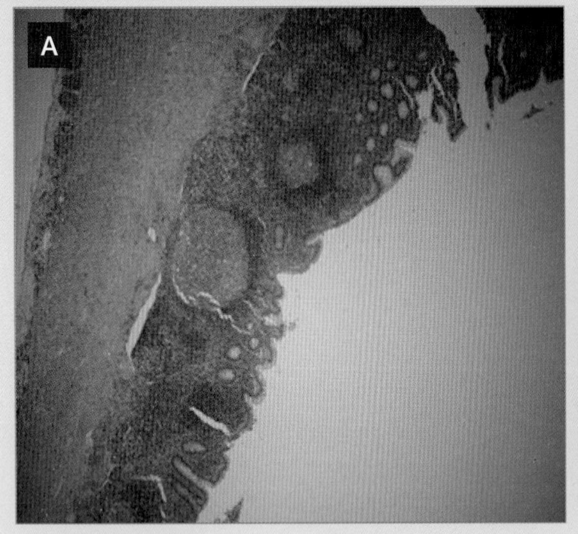

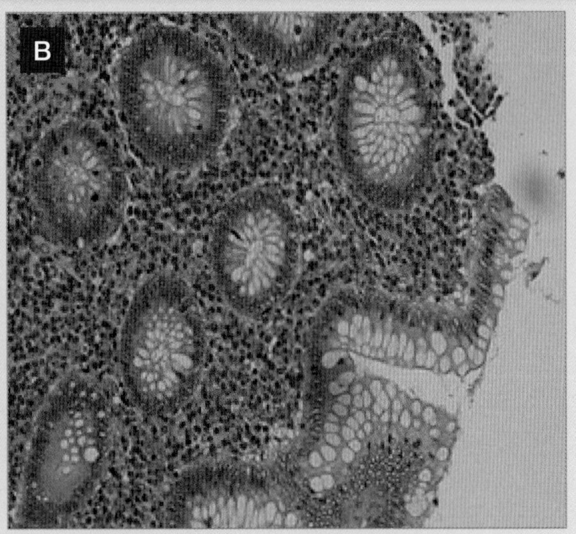

충수돌기 구성세포
1. 표면흡수세포
2. 술잔세포 : 산성 당단백질을 생성하여 점액을 형성한다.
3. M세포 : 항원을 탐식하고 이동시키는 기능을 한다.

충수돌기(appendix) 현미경사진이다.
A : H & E 사진(X 40).
B : 표면흡수세포와 술잔세포가 관찰된다(X 200).

3) 막창자꼬리의 창자샘 구성세포

(1) 표면상피세포

(2) 술잔세포 : 산성 당단백질을 생성하여 점액을 형성한다.

(3) 재생세포

(4) 퍼진 신경내분비계통

(5) 호산성 과립세포

3.5. 작은창자(소장, small intestine)의 주요 질환

1) 선천성 기형

(1) 장폐쇄증

① 정의 : 장관의 내강이 형성되지 않아 한 분절이 없거나 소실된 상태이다.

② 주요 발생부위 : 십이지장에서 주로 발생한다.

(2) 장중첩증

① 정의 : 연동운동의 파동에 의해 수축된 장관의 분절이 뒤의 분절과 포개지는 현상이다.

② 주요증상 : 장폐쇄, 혈관압박, 경색증으로 진행한다.

(3) 장유착

① 정의 : 장관의 분절이나 수술부위가 서로 유착되는 현상이다.

② 원인 : 외과적 수술, 감염, 자궁내막증과 같이 복막에 염증을 일으키는 경우에 발생한다.

2) 탈장(hernia)

(1) 정의 : 복강벽 내에 장막으로 싸인 복막주머니를 돌출시키는 경우이다.

(2) 발생부위 : 회음고랑관, 넙다리관, 배꼽 등이 있다.

(3) 동맥 및 정맥이 손상되어 경색을 초래한다.

3) 감염성 질환

(1) 장티푸스(typhoid)

① 정의 : 급성 전신성 발열성 질환, 제 2급 법정감염병이다.

② 병원체 : salmonella typhi

③ 원인 : 장티푸스균의 경구감염이 주요원인이다.

④ 증상

a. 균이 장간막 림프절을 경유해 조기에 혈액으로 들어와 균혈증을 초래한다.

b. 발병 2주에는 종창된 점막밑 림프절이 괴사에 빠져 궤양을 형성한다.

c. 회장에 천공 발생을 유발한다.

⑤ 임상적 증상 : 발열, 두통, 오심, 구토, 설사, 장천공, 장출혈, 폐감염증 등이다.

⑥ 치료

a. 대증 치료 : 경구 또는 정맥으로 수분, 전해질 보충을 해 준다.

b. 항생제 치료 : 시프로프록사신, 오프록사신 등이 있다.

⑦ 예방

a. 일반적 예방 : 손씻기, 안전한 음식을 섭취한다.

b. 예방접종을 한다.

(2) 결핵(tuberculosis)

① 증상 : 결핵균이 입을 통해 장에 도달하고 림프관을 통해 장관벽 내로 침입하여 궤양을 형성한다.

② 호발부위 : 회장, 맹장에서 주로 발생한다.

③ 주요특징 : 윤상궤양, 윤상협착 등이 있다.

3.6. 큰창자(대장, large intestine)의 주요 질환

1) 선천성 기형

(1) 선천성 거대결장

① 정의 : 대장이 현저하게 확장된 것을 말한다.

② 원인 : 마이스너신경총과 아우어바하신경총이 주요 발생부위이다.

③ 세포학적 특징 : 신경절세포는 항문과 직장 경계부에서 소실된다.

④ 임상적 특징 : 신생아 때 폐쇄성 변비를 초래한다.

(2) 폐쇄항문

① 원인 : 항문관이 막에 의해 폐쇄, 직장관의 무발육증, 협착증 등이 있다.

(3) 게실(diverticulum)

① 정의 : 장벽의 근층에 약한 부위가 있거나 장내강의 압력이 증가해서 장점막과 점막하조직이 근층의 약한 부위를 통해 탈출한 것을 말한다.

② 발생부위 : 서구에서 90%가 S상 결장, 동남아는 75%가 맹장과 상행결장에서 발생한다.

2) 혈관질환

(1) 허혈성 손상

① 원인 : 만성류마티스성 심장질환에 의해 형성된 심방혈전이나 심근경색증에 의해 형성된 벽성혈전에서 탈락된 색전이 상장간막동맥을 폐쇄한다.

(2) 치질(hemorrhoid)

① 정의 : 항문 및 항문주위 정맥총처럼 확장된 것을 말한다.

② 원인 : 변비와 임신으로 인한 정맥울혈과 문맥고혈압 등이다.

③ 임상증상 : 불쾌감과 반복적인 출혈을 일으킨다.

④ 현미경소견

a. 확장된 정맥총이 관찰된다.

b. 정맥내의 혈전이 관찰된다.

3) 염증 〈그림 3-1-19〉

〈그림 3-1-19〉 결장의 급성 & 만성 대장염으로 진단된 조직의 현미경 사진

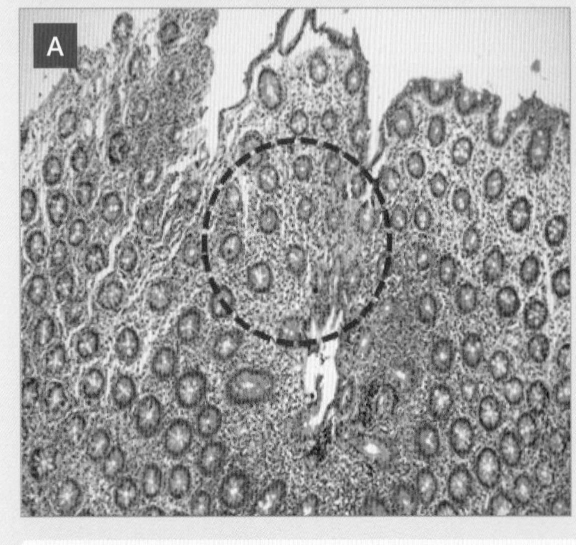

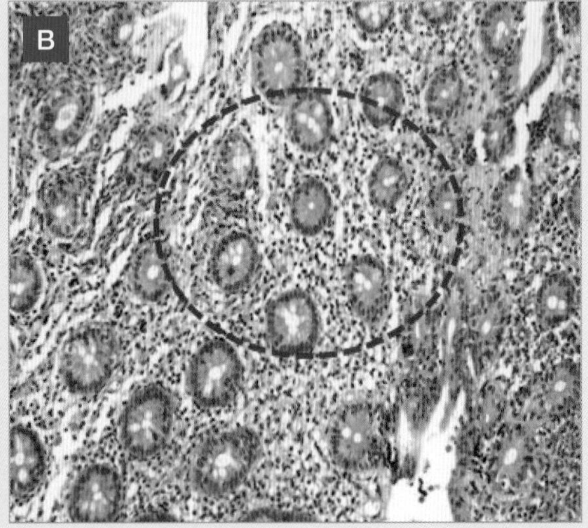

궤양성 대장염의 특징

1. 대장점막의 활동성 만성 염증(호중구, 림프구, 형질세포의 점막침윤)이다.
2. 장선 구조(crypt architecture)의 이상이 나타난다.
3. cryptitis 및 crypt abscess가 있다.
4. 농양 및 궤양주위 점막선의 위축성, 재생성 변화 및 세포질내 점액감소가 특징이다.

결장(colon)에서 급성 & 만성 대장염으로 진단되었다.
A : 조직의 H & E 사진(X 100). B : 과립구(neutrophil)와 림프구(lymphocyte)가 관찰된다(X 200).

(1) 위막성 대장염(pseudomembranuous colitis)

① 정의 : 점막손상 부위에 괴사된 조직이 덮여 있는 위막을 형성한다.

② 원인

a. 장내상재균인 clostridium difficile의 체내 독소에 의해 유발된다.

b. 광범위 항생제 사용으로 발생한다.

③ 조직학적 성상

a. 대장점막의 상부에 괴사를 형성한다.

b. 괴사된 표면을 위막이 피복된다.

(2) 괴사성 장염(necrotizing enteritis)

① 발생연령 : 이유식을 시행한 유아에서 주로 발생한다.

② 주요증상 : 복통, 장폐쇄증과 쇼크를 일으킨다.

③ 호발부위 : 회장말단부와 상행결장에서 발생된다.

(3) 크론병(crohn's disease)

① 발생부위 : 회장말단을 침입해 아급성 내지 만성의 괴사성 반응성 염증을 일으킨다.

② 임상증상 : 구강에서 항문까지 전체 장관 및 피부, 관절, 눈 등의 합병증이 발생한다.

③ 발생연령 : 10세 후반~30세 전반에서 발생한다.

(4) 궤양성 대장염(ulcerative colitis)

① 특징 : 표재성 궤양을 형성한다.

② 발생연령 : 10세 전후이다.

③ 육안적 특징 : 점막의 미만성 발적과 출혈동반이 일어난다.

④ 조직학적 특징 : 점막과 점막하층에 국한된 염증세포, 선와농양, 혈관확장이 특징이다.

⑤ 현미경소견

a. 대장점막의 활동성 만성 염증(호중구, 림프구, 형질세포의 점막침윤)이 관찰된다.

b. 장선 구조(crypt architecture)의 이상을 볼 수 있다.

c. cryptitis 및 crypt abscess가 있다.

d. 농양 및 궤양주위 점막선의 위축성, 재생성 변화 및 세포질내 점액감소가 관찰된다.

(5) 충수염(appendicitis)

① 급성충수염(acute appendicitis)

a. 주요 발생연령 : 청소년기에 주로 발생한다.

b. 원인 : 충수관강의 폐쇄에 따른 내강압의 증가에 의해 주로 발생한다.

c. 증상 : 배꼽주위, 우하복부의 동통, 오심과 구토증상이 있다.

d. 현미경소견 : 점막, 점막하층, 근층에 부종발생, 장막하 혈관은 충혈현상을 관찰할 수 있다.

② 화농성 충수염

a. 충수내의 점액분비로 인한 압력증가, 혈전형성이 특징이다.

b. 현미경소견

a) 근육층에 다형핵 백혈구가 덩어리를 이루며 침윤한다.

b) 점막의 궤양 및 화농성 괴사가 관찰된다.

c) 장간막까지 급성 염증의 파급이 형성된다.

③ 괴저성 충수염

a. 동맥혈 공급에 장애를 초래한다.

b. 조직의 괴사를 일으킨다.

c. 현미경소견 : 전층의 화농성 괴사가 관찰된다.

④ 천공성 충수염

a. 점액이 계속 분비되어 괴사부위가 파열되어 천공이 발생된다.

4) 종양

(1) 양성종양

① 비종양성 폴립

a. 증식성 폴립 : 비종양성 상피세포로 피복된 선을 형성한다.

b. 유년성 폴립 : 5세 이하의 어린이에서 주로 발생한다.
직장에서 80%의 비율로 발생한다.

c. 포이츠-제거스폴립 : 상염색체 우성으로 유전된다.

d. 염증성 폴립 : 특발성 궤양성 대장염에서 발생한다.

② 선종성 용종(adenomatous polyp) 〈그림 3-1-20〉

a. 선종이라고 하며 육안적 형태는 융모상 구조이다.

b. 관상선종 : 원위 결장과 직장에서 75% 발생한다.
담장과 유사한 모양이다.

c. 융모상선종 : 직장과 S상 결장에서 50% 발생한다.

d. 관-융모상선종 : 관상과 융모상이 혼합된 양상이다.

③ 가족성대장폴립증(familial adenomatous polyposis coli)

a. 발생연령 : 주로 10대에서 발생한다.

b. 원인 : 상염색체우성질환이다.

c. 진단요건 : 폴립의 수가 100개 이상이다.

d. 현미경소견

a) 수많은 폴립들이 평균 1,000개이다.

b) 100개 이상의 폴립을 가질 때 가족성을 의심한다.

c) 방사선학적으로 점막이 털복숭이 같이 된다.

(2) 악성종양

① 선암종(adenocarcinoma)

a. 발생부위 : 맹장과 상행결장(25 %), 횡행결장(15 %), S자결장(25 %), 직장(20 %)에서 발생한다〈그림 3-1-21〉.

b. 원인 : 유전, 고지방, 저섬유식 , 염증성 및 용종성 장질환 등이다.

c. 발생연령 : 주로 50~60세에서 발생한다[표3-1-1].

〈그림 3-1-20〉 직장의 대롱융모샘종의 현미경 사진

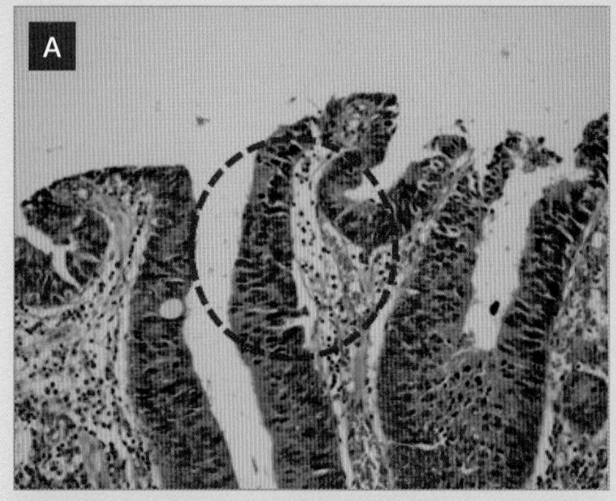

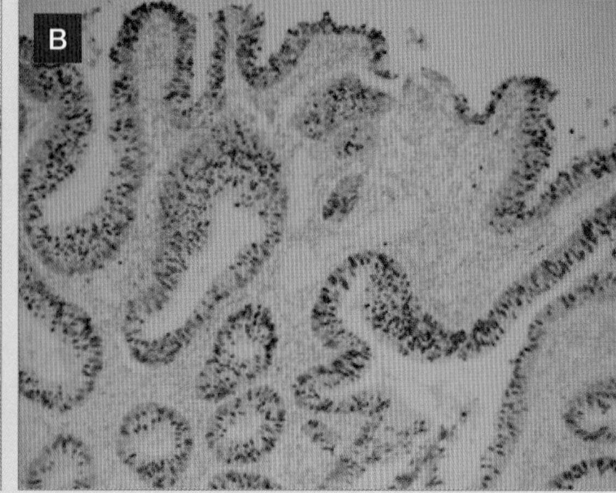

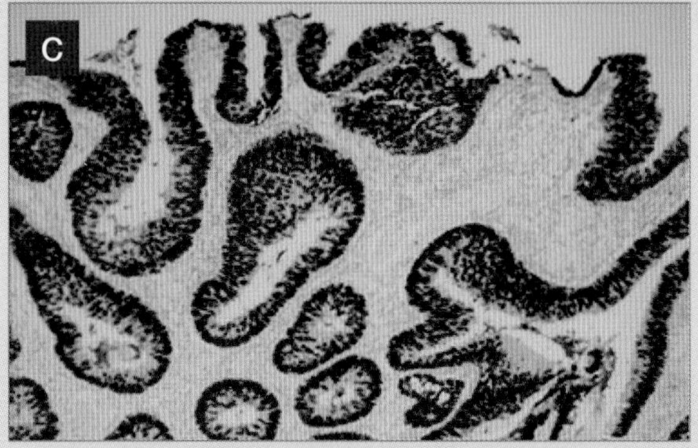

ki-67 : 1. 암세포 증식 표지자
2. 반응부위 - 핵과 핵막
3. ki-67 수치가 높게 나왔다면 활동적인 암세포가 많다는 의미이다.

p53 : 1. 종양억제유전자의 변이시 발현한다.
2. 반응부위 - 핵
3. 종양치료에 이용된다.

직장(rectum)에서 발생한 대롱융모샘종(tubulovillus adenoma)이다.
A : 조직의 H & E 사진으로 샘종의 hiigh grade 진단사진이다(X 200).
B : 면역염색 Ki - 67 양성이다(X 100).
C : 면역염색 P53 양성이다(X 100).

d. 임상증상 : 우하복부 통증, 만성빈혈, 대변의 굵기가 가늘어지고, 혈변, 점액성 혈변 등이 나타난다.

② 대장암의 치료

a. 수술적 요법

a) 암을 포함한 림프절 절제를 한다.

b) 암 주변 혈관과 림프절 제거 후 대장을 다시 연결한다.

c) 개복 수술과 복강경 수술을 한다.

d) 조기암일 경우 내시경 절제술도 가능하다.

b. 항암화학요법

a) 주사 또는 먹는 약을 이용한 전신 치료법이다.

b) 재발 위험을 낮추고 완치율을 높이기 위한 보조 항암화학요법이다.

c) 생명연장과 삶의 질 향상을 위한 고식적 항암화학요법이다.

c. 방사선 요법

〈그림 3-1-21〉 맹장의 선암종으로 진단된 조직의 현미경 사진

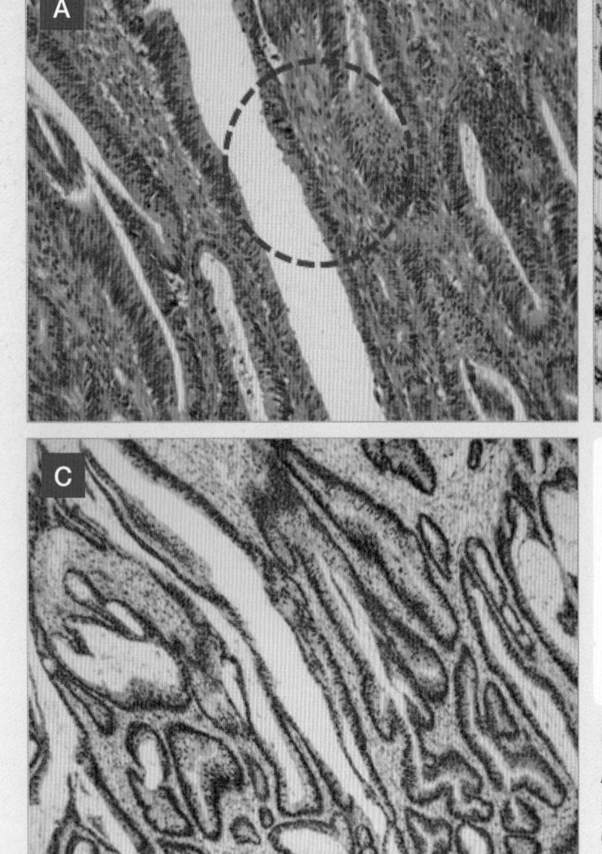

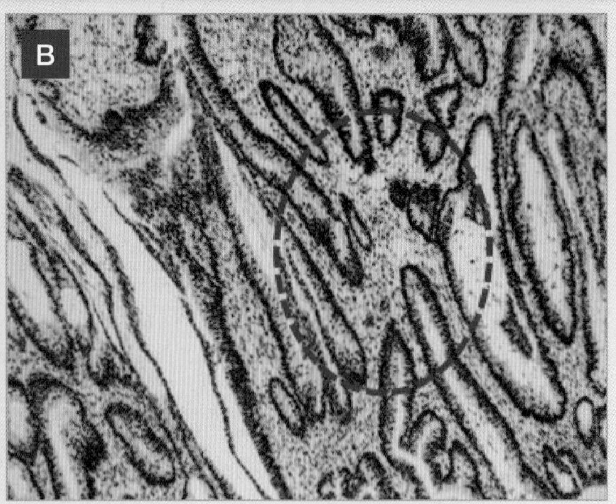

- MSH2 : 1. 현미부수체불안정성을 보는 검사이다.
  2. 반응부위 : 핵
  3. DNA부정합교정 유전자변이이다.
- MSH6 : 1. 현미부수체불안정성을 보는 검사이다.
  2. 반응부위 : 핵
  3. DNA부정합교정 유전자변이이다.

맹장(cecum)에서 발생한 선암종(adenocarcinoma)이다.
A : 조직의 H & E 사진으로 암종세포가 선을 형성하고 있다(x 200).
B : 면역염색 MSH2 양성이다(x 100).
C : 면역염색 MSH6 양성이다(x 100).

[표 3-1-1] 경기도 종합병원에 내원한 환자의 소화기계 진단현황(2018~2020년)

경기도 종합병원(1)						
분류	염증	양성종양	식도암	위암	대장암	기타암종
인원	21949	16893	435	3828	2385	73
비율	48.2%	37.1%	0.9%	8.4%	5.2%	0.2%

경기도 종합병원(2)						
분류	염증	양성종양	식도암	위암	대장암	기타암종
인원	13403	8518	43	427	536	13
비율	58.4%	37.1%	0.2%	1.9%	2.3%	0.1%

경기도 종합병원(3)						
분류	염증	양성종양	식도암	위암	대장암	기타암종
인원	17918	6184	33	476	876	67
비율	70.1%	24.2%	0.1%	1.9%	3.4%	0.3%

경기도 종합병원(4)						
분류	염증	양성종양	식도암	위암	대장암	기타암종
인원	14275	5859	5	484	519	80
비율	67.3%	27.6%	0.02%	2.3%	2.38%	0.4%

a) 방사선을 이용한 국소적 치료법을 한다.

b) 대부분 항암제 치료와 병용한다.

c) 화학약물이 방사선 효과를 증가시켜 국소 재발율 감소, 생존율 증가효과가 있다.

4. 간과 쓸개의 특징과 질환

4.1. 간(liver)의 일반적 특징

1) 우리 몸에서 가장 큰 장기이다.

2) 무게 : 1.5 kg 정도이며, 남성에서 약간 더 무겁다.

3) 위치 : 우상복부 가로막 바로 아래에 위치한다.

4) 혈액공급 : 문맥(portal vein)에서 75%, 간동맥(hepatic artery)에서 25% 공급된다.

5) 기능

(1) 대사물질을 변형, 당원을 축적한다.

(2) 독성물질을 중화한다.

(3) 쓸개즙을 통해 독성을 배출시킨다.

4.2. 간의 구조 〈그림 3-1-22〉

1) 해부학적 구조 : 오른엽, 왼엽, 네모엽, 꼬리엽으로 이루어져 있다.

2) 구성

(1) 피막(섬유막, glisson's capsule)에 의해 싸여 있다.

(2) 간문(portal hepaits)으로 문맥(portal vein), 간동맥(hepatic artery)이 들어오며, 오른, 왼간관과 림프관은 이 부분을 통해 나간다.

(3) 간소엽 : 간세포(hepatocyte), 굴모양혈관(hepatic sinusoid)이 존재한다.

3) 간소엽

(1) 크기 : 0.7×2 mm 정도의 다각형의 조직이다.

(2) 문맥공간(portal space) : 세 간소엽이 맞닿은 부위로 결합조직이 많은 모서리에 존재하며 그 안에는 간세동이(portal triad)가 포함되어 있다.

〈그림 3-1-22〉 간의 구조

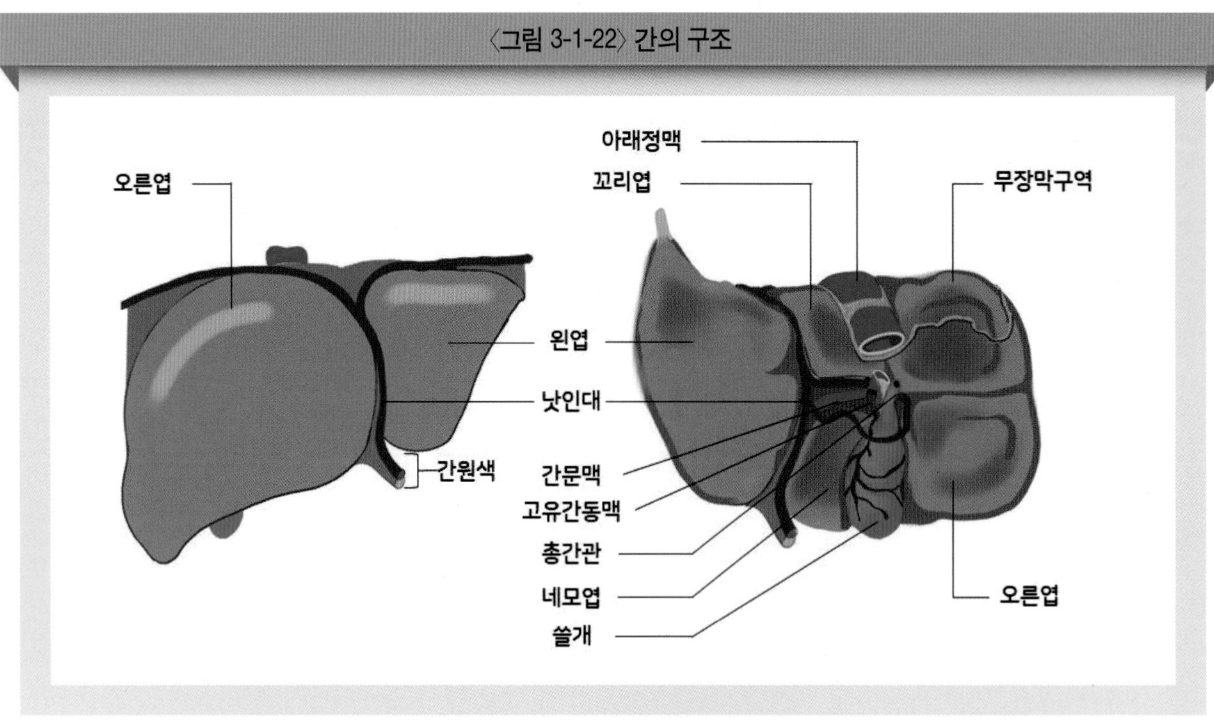

(3) 간세동이 : 문맥, 간동맥, 쓸개관, 림프관 등이 포함되어 있다.

4) 굴모양혈관

(1) 창내피세포(fenestrated endothelial cell)로 구성되어 있다.

(2) 바닥판은 불완전하며 창(fenestrae)에는 격막(diaphragm)이 없다.

(3) 별큰포식 세포(쿠퍼세포, kupffer cell)

① 수명을 다한 적혈구를 제거한다.

② 헤모글로빈을 분해한다.

③ 면역과정에 관여하는 단백질을 분비한다.

5) 간세포(hepatocyte)

(1) 크기 : 20~30 ㎛의 다면체세포이다.

(2) 호산성 : 미토콘드리아와 무과립세포질그물이 풍부하다.

(3) 세포막

① 가쪽영역 : 폐쇄띠가 있어 두 세포를 단단하게 부착시켜 주며, 틈새이음도 간세포 사이에서 흔하게 관찰된다.

② 굴모양혈관영역 : 미세융모가 발달되어 있다.

4.3. 쓸개즙(담즙, bile)의 배출경로 〈그림 3-1-23〉

1) 고전적 간소엽의 중심부에서 주변부 쪽으로 흐른다.

2) 주변부에서 쓸개모세관은 쓸개세관 또는 헤링관으로 이어진다.

〈그림 3-1-23〉 쓸개즙의 이동경로

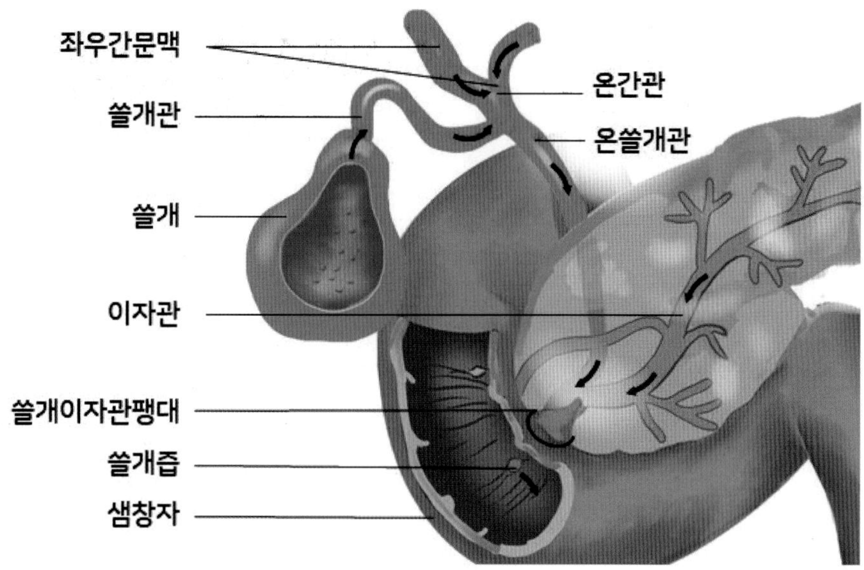

4.4. 간의 기능과 재생

1) 탄수화물 및 단백질대사

(1) 간세포는 혈중 포도당을 세포 내로 흡수하여 글리코겐의 형태로 저장한다.

(2) 간세포는 다른 당이나 탄수화물 이외의 물질(아미노산 등)로부터 포도당을 합성하는데 이를 포도당신합성(gluconeogenesis)이라고 한다.

(3) 간은 혈액내의 암모니아를 요소(urea)로 변환시킨다.

(4) 혈장단백질의 90%가 간에서 합성한다.

2) 비타민 저장 : 비타민 A, 비타민 D, 비타민 B12 등을 저장한다.

3) 호르몬의 분해 및 약물과 독소 해독작용

(1) 간세포는 내분비샘에서 분비한 호르몬을 흡수하여 분해한다.

(2) 세포내로 흡수된 호르몬은 쓸개모세관을 통해 분비되어 소화관에서 분해되거나 세포내 이입으로 운반되어 용해소체효소에 의해 분해된다.

(3) 독소들은 간세포의 세포질그물에 분포하는 복합기능산화효소에 의해 비활성화된다.

4) 면역기능

(1) 간세포는 면역글로블린A를 분비성분과 결합시켜 쓸개모세관을 통해 샘창자 속공간으로 분비한다.

(2) 문맥을 통해 간으로 운반된 혈액에는 소화관을 통해 침입한 미생물이 많이 포함되기 때문에 그중 99% 이상을 별큰포식세포가 포식한다.

(3) 별큰포식세포가 세포조각이나 수명을 다한 적혈구도 제거한다.

5) 지질대사

(1) 간세포는 암죽미립을 흡수하여 지방산과 글리세롤로 분해한다.

(2) 지방산은 불포화반응을 거쳐 인지질과 콜레스테롤 합성에 이용한다.

(3) 지방산은 아세틸조효소A로 분해된다.

6) 쓸개즙 분비

(1) 하루분비량 : 600~1200 ml를 간에서 분비한다.

(2) 성분 : 인지질, 레시틴, 콜레스테롤, 전해질, 면역글로블린A 등이다.

(3) 역할

① 간에서 합성된 콜레스테롤의 약 80%를 제거한다.

② 빌리루빈 등의 혈액노폐물을 배설시킨다.

(4) 쓸개즙 주요성분인 담즙산염

① 90%가 작은창자에서 재흡수된다.

② 문맥을 통해 간으로 운반된다.

③ 간세포는 이를 흡수하여 쓸개모세관으로 운반하여 샘창자로 분비한다.

(5) 수명을 다한 적혈구가 지라의 큰포식세포 또는 간의 별큰포식세포에 의해 파괴된다.

(6) 빌리루빈이 혈액으로 유리되어 알부민과 결합한다.

(7) 생성된 글루쿠로나이드 중 대부분은 쓸개모세관으로 분비되어 소화관을 통해 대변으로 배설된다.

4.5. 쓸개(담낭, gallbladder)의 일반적 구조

1) 형태 : 속이 빈 서양배 모양의 장기이다.

2) 크기 : 길이 10 cm, 너비 4 cm 정도이며 약 70 ml의 쓸개즙(bile)을 저장할 수 있다.

3) 쓸개벽 〈그림 3-1-24〉

(1) 점막층

① 단층원주상피 : 사립체가 풍부하며 모든 세포는 약간의 점액을 분비할 수 있고, 꼭대기쪽 표면에는 짧은 미세융모가 많다.

② 고유판 : 단순대롱꽈리샘이 발달되어 있다.

(2) 민무늬근육층

(3) 근육주위 결합조직층

(4) 장막층 : 단층편평상피로 이루어져 있다.

4) 기능

(1) 쓸개즙을 저장한다.

(2) 수분을 흡수하여 쓸개즙을 농축시킨다.

(3) 작은창자의 창자내분비세포에서 생성되는 콜레시스토키닌 분비에 의해 쓸개의 민무늬근육이 수축된다.

〈그림 3-1-24〉 담낭 조직의 현미경 사진

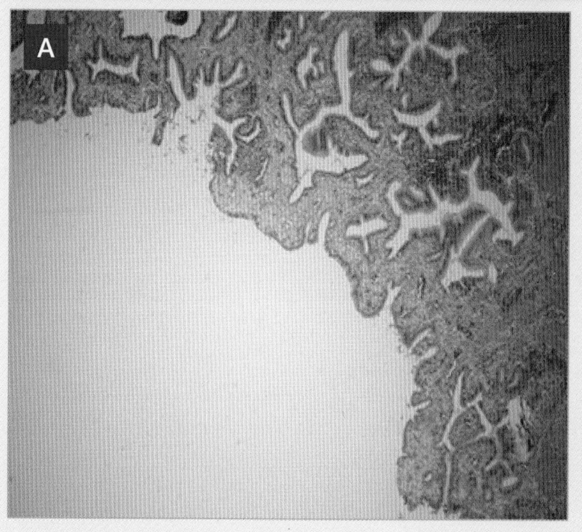

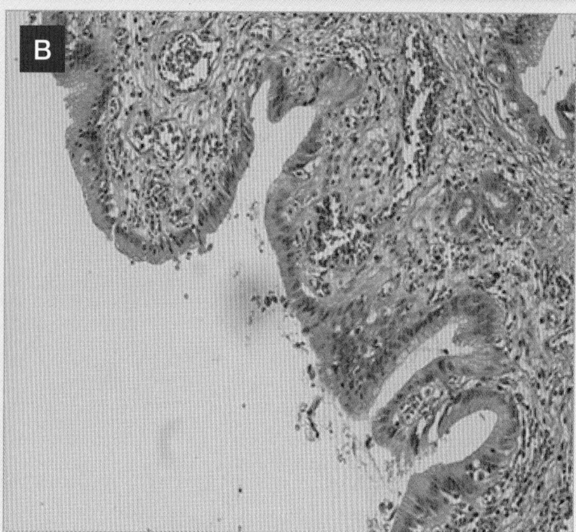

담낭의 특징

1. 단층원주상피 : 사립체가 풍부하고 점액을 분비하며 꼭대기쪽 미세융모가 관찰된다.
2. 고유판 : 단순대롱꽈리샘으로 이루어져 있다.

담낭(gallbladder) 현미경사진이다.
A : H & E 사진(X 40). B : 단층원주상피가 관찰된다(X 200).

4.6. 간의 주요질환

1) 비종양성 간손상

(1) 황달(jaundice)

① 증상 : 빌리루빈이 과잉 축적되어 피부와 점막이 황색으로 물드는 것을 말한다.

② 원인 : 간질환, 울혈성 질환, 담석이나 암에 의해 담관의 폐쇄 등이다.

③ 임상증상 : 피하조직에 담즙산 축적으로 가려운 현상이 나타난다.

④ 용혈황달

a. 원인 : 과잉의 적혈구 파괴로 인한 용혈빈혈인 경우이다.

b. 증상 : 발열, 간장부의 격통, 혼수 등이 있다.

⑤ 간세포황달 : 간세포의 기능장애에 의한 담즙분비장애가 일어난다.

⑥ 폐쇄황달 : 담석이나 종양에 의한 방출장애가 일어난다.

(2) 간염(hepatitis)

① 정의 : 간에 염증이 발생하는 것을 말한다.

바이러스와 간세포가 결합한 상태를 혈액내 림프구가 공격한다.

② 종류 : A형, B형, C형, D형, E형, G형이 있다.

③ B형간염

a. 정의 : B형 간염 바이러스(hepatitis B virus)감염에 의한 급성 질환을 말한다.

b. 전파경로 : 산모에서 신생아로의 주산기감염, 성적접촉, 수혈감염

c. 치료 : 보존적 치료

d. 예방 : 예방접종을 실시한다.

④ C형 간염

a. 정의 : C형 간염바이러스(hepatitis C virus, HCV)감염에 의한 급・만성 간질환을 말한다.

b. 병원체 특징 : flaviviridae과에 속하는 RNA 바이러스이다.

c. 감염원 : HCV에 오염된 혈액이나 기구 등이다.

d. 치료 : 안정, 식이요법, 항바이러스제 치료 등이 있다.

⑤ 급성간염

a. 원인 : 독성약물, 독버섯 같은 식품, 다량의 알코올 섭취 등이다.

b. 구분 : 황달간염, 무황달간염으로 구분한다.

⑥ 전격간염

a. 원인 : 바이러스나 독성물질 등이다.

b. 증세 : 간염이 시작된 후 1개월 이내 간부전으로 사망한다.

c. 증상 : 복통, 구토, 고열 등이다.

⑦ 만성간염

a. 정의 : 간기능 검사 및 간조직 소견상 간염이 6개월 이상 지속상태를 말한다.

b. 원인 : 간염바이러스, 약물 등이다.

c. 증상 : 피로, 식욕부진, 오심, 체중감소, 황달, 간종대, 비장증대 등이 있다.

d. 치료

a) HBV증식을 억제하여 염증을 완화시켜 간경화(liver cirrhosis), 간암(HCC)으로 진행하는 것을 방지한다.

b) 간조직내 염증완화, ALT 정상수치를 유지시킨다.

(3) 알코올성 간질환

① 원인 : 5년 이상의 장기간의 과음이 주요원인이다.

② 알코올성 지방간 : 중성지방 합성의 항진에 의해 큰 지방방울이 있고, 황색의 간종대를 형성한다.

③ 알코올성 간염 : 간세포의 종대, 호중성구의 침윤, 섬유화가 특징이다.

④ 알코올성 간경변증 〈그림 3-1-25〉

⑤ 치료

a. 완전한 금주이다.

b. 수액 및 충분한 영양 공급이다.

c. 알코올중독자는 수술 중 사망률이 높기 때문에 간이식의 대상이 안된다.

d. 6개월 이상 금주를 확실히 한 경우 간이식 대상여부 평가를 할 수 있다.

(4) 간경변증(liver cirrhosis) 〈그림 3-1-26〉

① 원인 : 간염바이러스, 알코올중독증, 기생충감염 등이다.

〈그림 3-1-25〉 간에서 알콜성 간경변증으로 진단된 조직의 현미경 사진

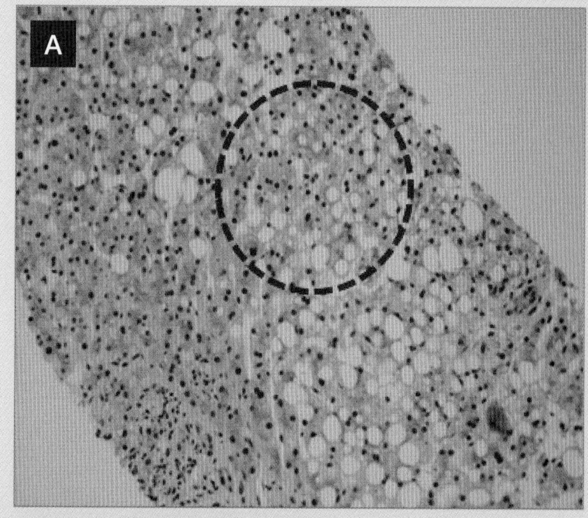

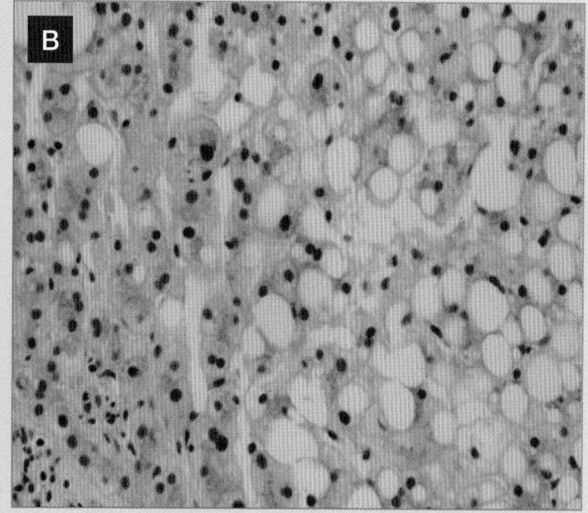

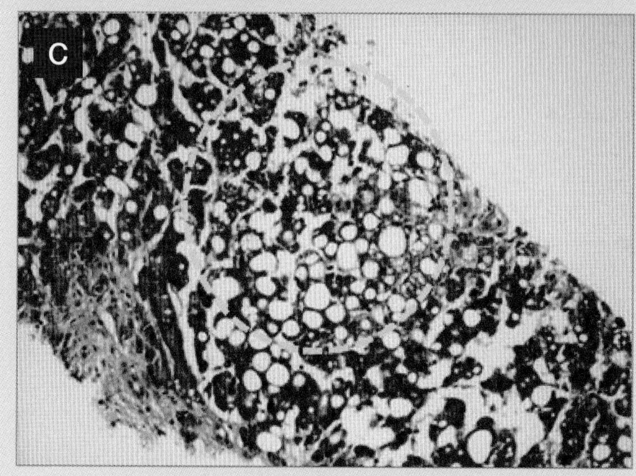

PAS : 1. aldehyde기에 무색의 Schiff 시약을 반응시켜 당(CHOH)을 보는 특수염색이다.
2. 결과 : 곰팡이, 탄수화물 등이 적색이다.
3. 샘암종과 편평세포암종을 구분하는데 사용한다.

간(liver)에서 발생한 알콜성 간경변증(cirrhosis alcoholic)이다.
A : 조직의 H & E 사진(x 200).
B : 조직의 H & E 사진(x 400).
C : 특수염색 PAS 염색 양성이다(x 200).

② 조직학적 특징 : 간세포의 괴사, 결합조직의 증가, 간의 섬유화가 나타난다.

③ 임상적 특징 : 간부전, 식도정맥류, 간암 등이 발생한다.

④ 간부전 : 간의 기능 중 알부민 생산저하, 교질삼투압 저하, 복수, 부종 등이 나타난다.

⑤ 식도정맥류의 파열

a. 증상 : 위식도 연결부에 있는 식도정맥이 확장된 상태이다.

b. 식도정맥류의 파열에 의해 소화관의 대량 출혈이 일어난다.

⑥ 간세포암종의 합병

a. 원인 : B형 간염이나 C형 간염, 알코올 등이다.

⑦ 치료

a. 대상성 간경변증은 대개 특별한 치료가 필요 없다.

b. 알코올 및 간독성 약물의 섭취를 금지한다.

c. 적절한 칼로리 및 단백질을 공급한다.

d. 간경변증의 합병증 치료, 악화요인의 교정, 간암의 조기발견이 중요하다.

e. 간이식 : 비대상성 간경변증의 가장 근본적인 치료가 필요하다.

〈그림 3-1-26〉 간에서 간경변증으로 진단된 조직의 현미경 사진

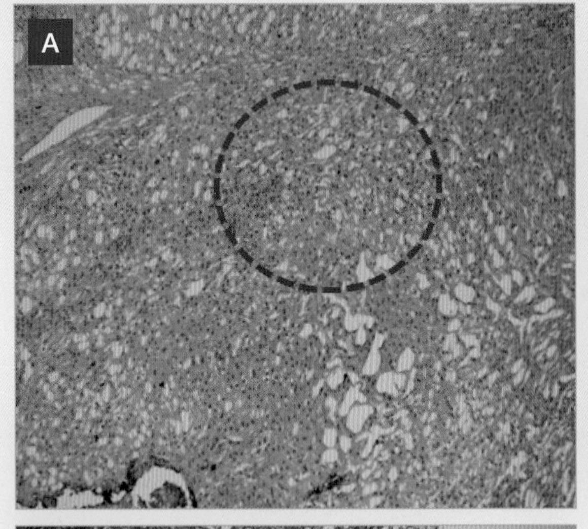

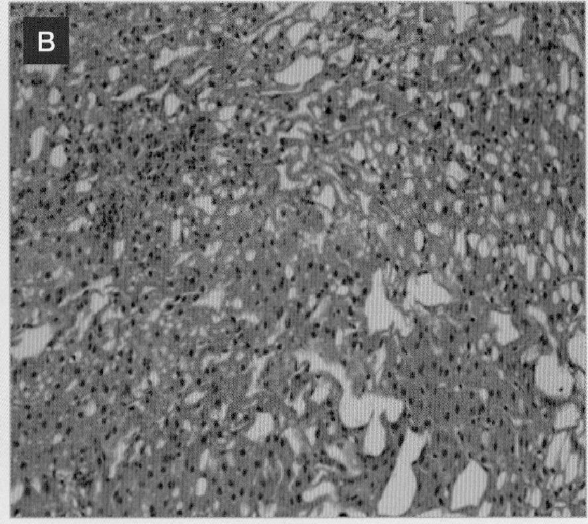

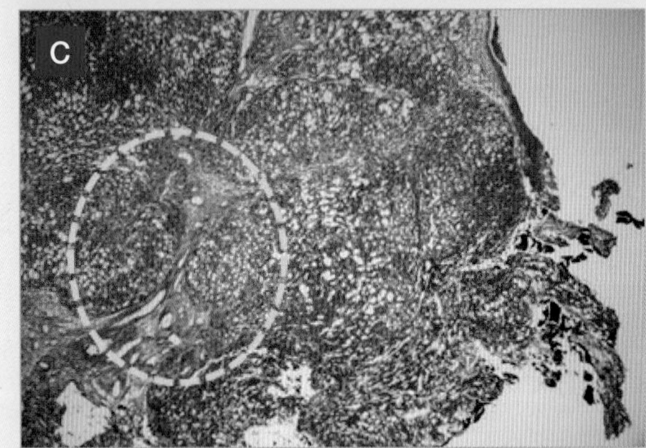

M-T : 1. 아교섬유와 나머지 성분과의 분자량 차이를 이용한 특수염색이다.
2. 결과 : 아교섬유(청색), 근섬유(적색), 핵(흑청색)
3. 아교섬유의 감별 : 간경변증 확인을 위해 실시한다.

간(liver)에서 발생한 간경변증(liver cirrhosis)이다.
A : 조직의 H & E 사진(X 100).
B : 조직의 H & E 사진(X 200).
C : 특수염색 M - T 염색 양성이다(X 40).

2) 순환장애

(1) 간경색

① 간내분지의 혈전증이나 압박에 의해 폐쇄된다.

② 육안적으로 괴사부위에 백색경색이 관찰된다.

(2) 간문맥 폐쇄

① 원인 : 정맥염, 수술후유증, 간문부 림프절비대 등이다.

(3) 간울혈

① 원인 : 우심부전에 의해 주로 발생한다.

② 절단면상이 육두구모양이다.

3) 종양성 간손상

(1) 양성종양

① 간세포선종(liver cell adenoma)

a. 원인 : 경구용 피임약을 복용한 젊은 여성에서 주로 발생한다.

b. 복강내 출혈로 사망한다.

② 혈관종

a. 가장 흔한 양성종양이다.

(2) 악성종양

① 간세포암종(hepatocellular carcinoma)

a. 원인 : B형 간염바이러스 감염, 아플라톡신 등이 있다.

b. 연령 : 40세 전반 남성에서 주로 발생한다.

c. 육안적 형태 : 침윤형, 팽창형, 혼합형, 미만형으로 분류한다.

d. 조직학적 형태 : 종양세포가 띠구조로 배열된다.

e. 현미경소견

a) 분화도에 따라 고분화, 중등도 분화, 저분화로 구분한다.

b) 간세포가 한 줄 또는 여러 줄로 배열하고 섬유성 간질이 없는 것이 특징이다.

c) 선방형(acinar), 위선형(pseudoglandular), 충실형(solid) 등이 있다〈그림 3-1-27〉.

f. 치료

a) 수술 : 부분 간절제술(hepatectomy)이 제일 좋으나 10~30% 정도만 수술이 가능하다.

〈그림 3-1-27〉 간에서 간세포암종으로 진단된 조직의 현미경 사진

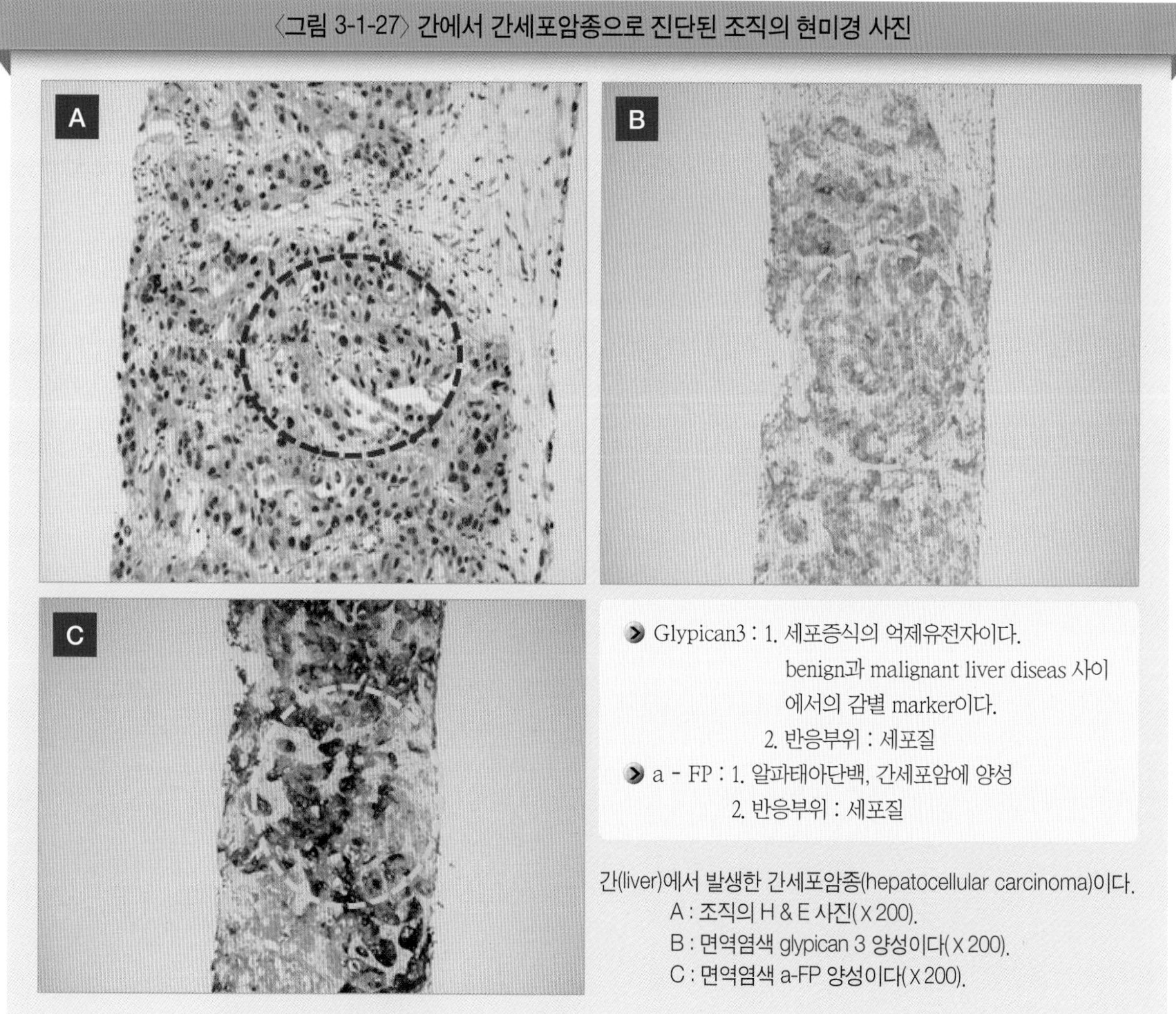

A
B
C
Glypican3 : 1. 세포증식의 억제유전자이다.
benign과 malignant liver diseas 사이
에서의 감별 marker이다.
2. 반응부위 : 세포질
a - FP : 1. 알파태아단백, 간세포암에 양성
2. 반응부위 : 세포질

간(liver)에서 발생한 간세포암종(hepatocellular carcinoma)이다.
A : 조직의 H & E 사진(X 200).
B : 면역염색 glypican 3 양성이다(X 200).
C : 면역염색 a-FP 양성이다(X 200).

b) 간이식

c) 국소치료술(local ablation therapy, LAT)

(a) 고주파 열치료술 : 가장 효과적, 평균 1~2회 정도 치료한다.

(b) 경피적 에타올주입술 : 부작용 거의 없음, 2~4회 정도 실시한다.

② 담관암종(cholangocarcinoma)

a. 기원 : 담낭관세포에서 주로 발생한다.

b. 원인 : 간흡충감염, 간결석증 등이 있다.

c. 조직학적 형태 : 분화가 좋은 선구조, 풍부한 섬유성 간질조직이 관찰된다.

d. 현미경소견

a) 일반적인 선암종의 형태이다〈그림 3-1-28〉.

b) 주변 담도상피에서 전암성 변화 및 악성으로 이행하는 것이 관찰된다.

③ 간모세포종(hepatoblastoma)

a. 3세 이하의 소아에 주로 발생한다.

〈그림 3-1-28〉 간에서 담관암종으로 진단된 조직의 현미경 사진

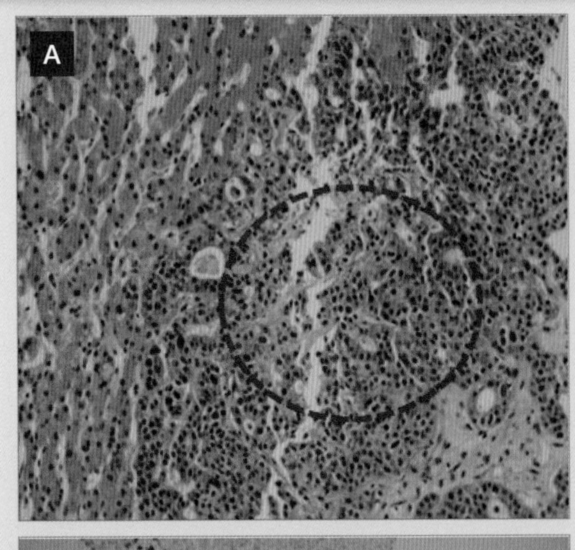

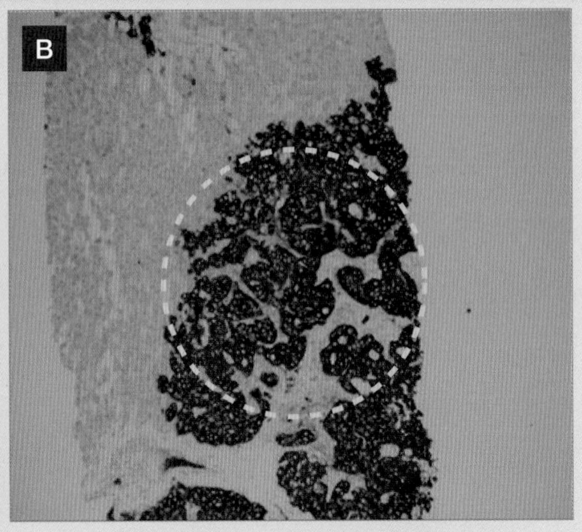

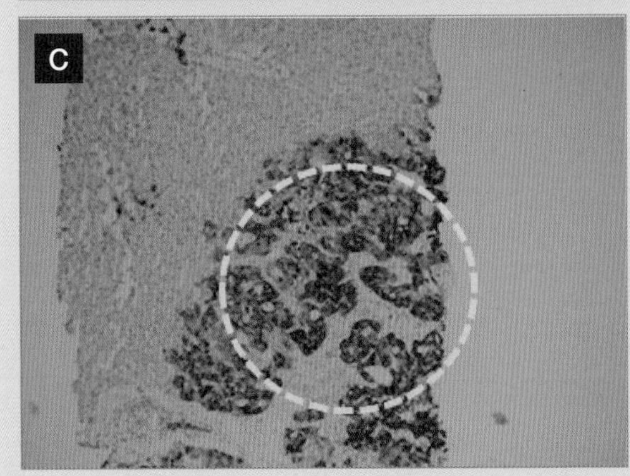

- Cytokeratin : 1. 중간미세 단백질로서 상피세포의 구조적 안정을 유지하는 역할을 한다.
- CK19 : 1. 담관암에 발현한다.
  2. 반응부위 : 세포질
- CK7 : 1. 담관암에 발현한다.
  2. 반응부위 : 세포질
  3. 암종의 기원을 결정한다.

간(liver)에서 발생한 담관암종(cholangocarcinoma)이다.
A : 조직의 H & E 사진(x 200).
B : 면역염색 CK19 염색 양성이다(x 100).
C : 면역염색 CK7 염색 양성이다(x 100).

b. 근육조직과 연골이 주로 관찰된다.

c. 현미경소견

a) 상피형(epithelial type)과 혼합형(mixed epithelial-mesenchymal type)

b) 상피형은 배아 및 태아 시기의 간과 유사하다.

c) 혼합형은 간엽성 분화를 보이는 조직이 관찰된다〈그림 3-1-29〉.

④ 간암의 치료방법

a. 수술적 절제

b. 간이식술

c. 고주파 열치료

d. 경피적 에탄올 주입술

e. 경동맥 화학색전술

f. 방사선 치료

〈그림 3-1-29〉 간에서 간모세포종으로 진단된 조직의 현미경 사진

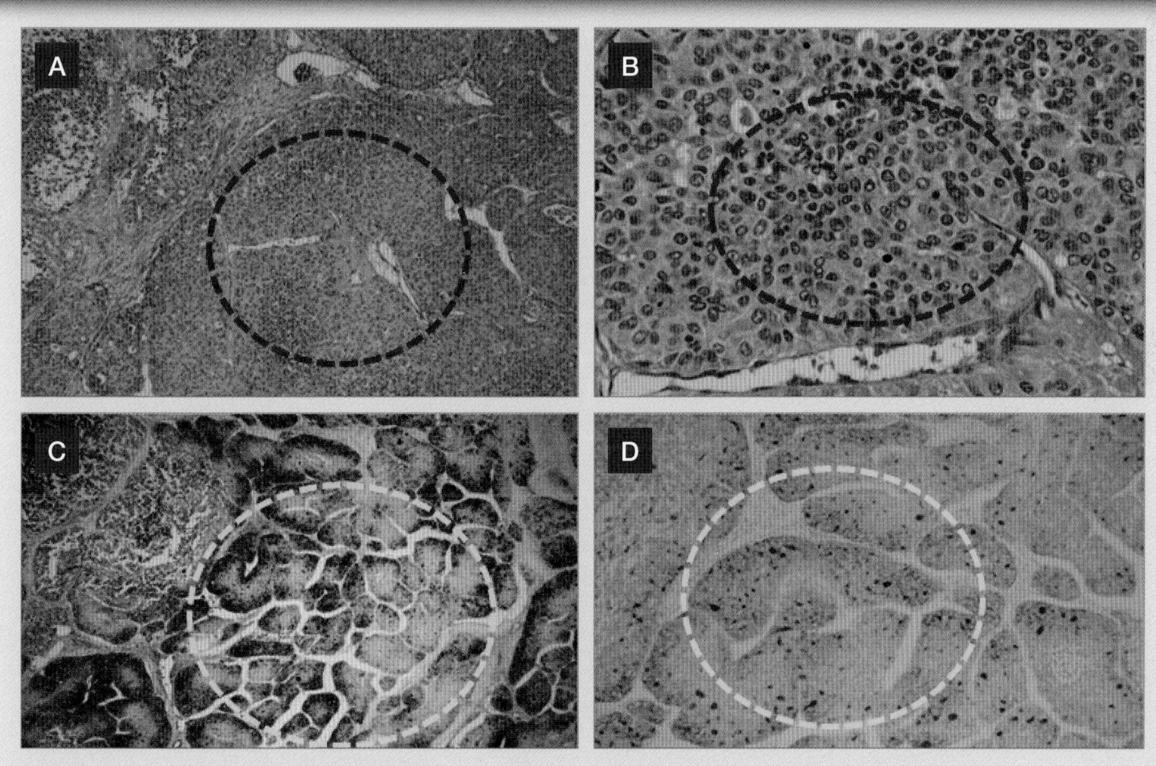

- Glypican3 : 1. 세포증식의 억제유전자로서 benign과 malignant liver diseas 사이에서의 감별 marker이다.
  2. 반응부위 : 세포질
- α - FP : 1. 알파태아단백, 간세포암에 양성이다.
  2. 반응부위 : 세포질

간(liver)에서 발생한 간모세포종(hepatoblastoma)이다.

A : 조직의 H & E 사진(X 100). B : 조직의 H & E 사진(X 400).

C : 면역염색 α - FP 염색 양성이다(X 40). D : 면역염색 Glypican 3 염색 양성이다(X 100).

g. 표적항암제 치료

4.7. 쓸개(담낭, gallbladder)의 주요 질환

1) 담관계 폐쇄

(1) 원인 : 담석, 총담관의 암종, 췌장두부의 암종 등이다.

(2) 증상 : 심한 황달, 지방흡수의 장애, 지방변, 지방용해성 비타민 결핍증상 등이다.

2) 쓸개돌증(담석증, cholelithiasis)

(1) 정의 : 담즙의 정체에 의한 응고나 염증에 속발해서 담낭과 담낭관에 결석이 발생한 것을 말한다.

(2) 증상 : 우측 아래 늑골부위에 담석산통, 발열, 황달 등이다.

(3) 치료 : 담낭절제, 담석파쇄술이 있다.

3) 담낭염(chronic cholecystitis)

(1) 원인 : 담도계의 폐쇄, 세균의 상행성 감염에 의한다.

(2) 임상증상 : 우상복부의 통증, 발열, 황달 등이다.

(3) 조직학적 특징 : 점막고유층과 장막밑조직의 부종, 섬유화, 염증세포침윤 등이다.

(4) 현미경소견

① 점막에 만성염증이 관찰된다.

② 상피세포가 위축된다.

③ 담낭벽의 근육층이 소실되고 섬유화된다.

④ 상피는 위축되고 주름이 없어져 편평하다.

4) 선암종(adenocarcinoma)

(1) 정의 : 담낭상피에서 기원한 선암종을 말한다〈그림 3-1-30〉.
간외담도에서 발생하는 암종 중 가장 흔하다.

(2) 현미경소견

① 분화도와 유형은 매우 다양하다.

② 한 종양 내에서 고분화도와 저분화도가 자주 관찰된다.

③ 침윤성 성장을 할 때 심한 섬유증식을 동반한다.

④ 신경섬유 주위의 침윤이 현저하다.

5. 이자(췌장, pancreas)의 특징과 질환

5.1. 췌장의 일반적 구조

1) 위치 : 복막 뒤 셋째 허리뼈 높이에 가로로 놓여 있는 크고 긴 관이다.

2) 기능 : 소화효소를 분비하는 외분비샘과 호르몬을 생성하는 내분비샘으로 구성된 혼합샘이다.

〈그림 3-1-30〉 담관에서 선암종으로 진단된 조직의 현미경 사진

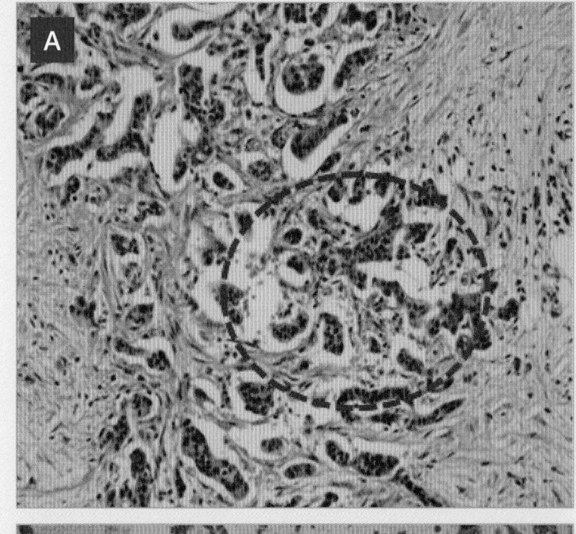

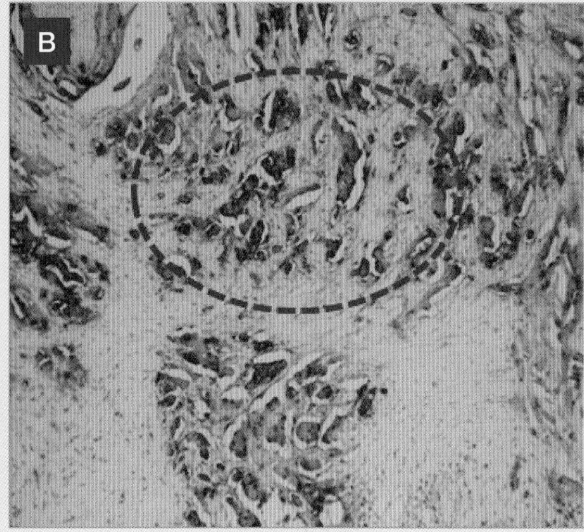

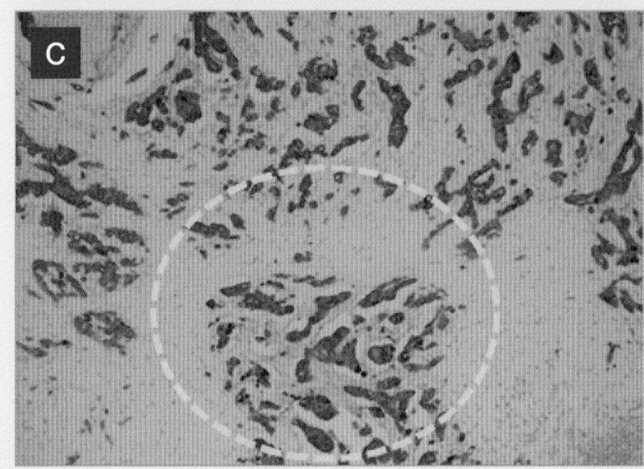

- Cytokeratin : 1. 중간미세 단백질로서 상피세포의 구조적 안정을 유지하는 역할을 한다.
- CEA : 1. carcinoembryonic antigen
  2. 샘암종에 발현한다.
  3. 반응부위 : 막 & 세포질
- CK19 : 1. 담관암에 발현한다.
  2. 반응부위 : 세포질

담관(bile duct)에서 발생한 선암종(adenocarcinoma)이다.
A : 조직의 H & E 사진(x 200).
B : 면역염색(CEA) 염색 양성이다(x 100).
C : 면역염색 CK19 염색 양성이다(x 100).

3) 외분비샘은 복합대롱꽈리샘이며 분비량은 1200 ml 정도이다.

4) 사이관의 상피세포가 샘꽈리 속공간으로 들어와 있는 것을 샘꽈리 중심세포(centroacinar cell)라고 한다.

5) 샘창자유두(papilla of vater) 〈그림 3-1-31〉

(1) 소엽사이관은 결합조직의 사이막을 따라 이자관으로 합쳐진다.

(2) 이자관은 온쓸개관과 만나 샘창자유두로 열린다.

6) 이자섬 〈그림 3-1-32〉

(1) 혈관분포가 풍부한 구형의 세포무리이다.

(2) 한 개의 이자섬에 약 3,000개의 세포가 있다.

(3) 사람의 이자에는 100만개 이상의 이자섬이 존재한다.

(4) 종류 〈그림 3-1-33〉

① α세포 : 글루카곤 생성, 혈액내 글루코스의 농도를 증가시킨다.

② β세포 : 인슐린생성, 혈액내 글루코스 농도를 감소시킨다.

③ δ세포 : 소마토스타닌 생성 및 호르몬 분비를 억제한다.

④ pp세포 : 이자폴리펩타이드를 생성한다.

〈그림 3-1-31〉 이자(췌장)의 일반적인 구조

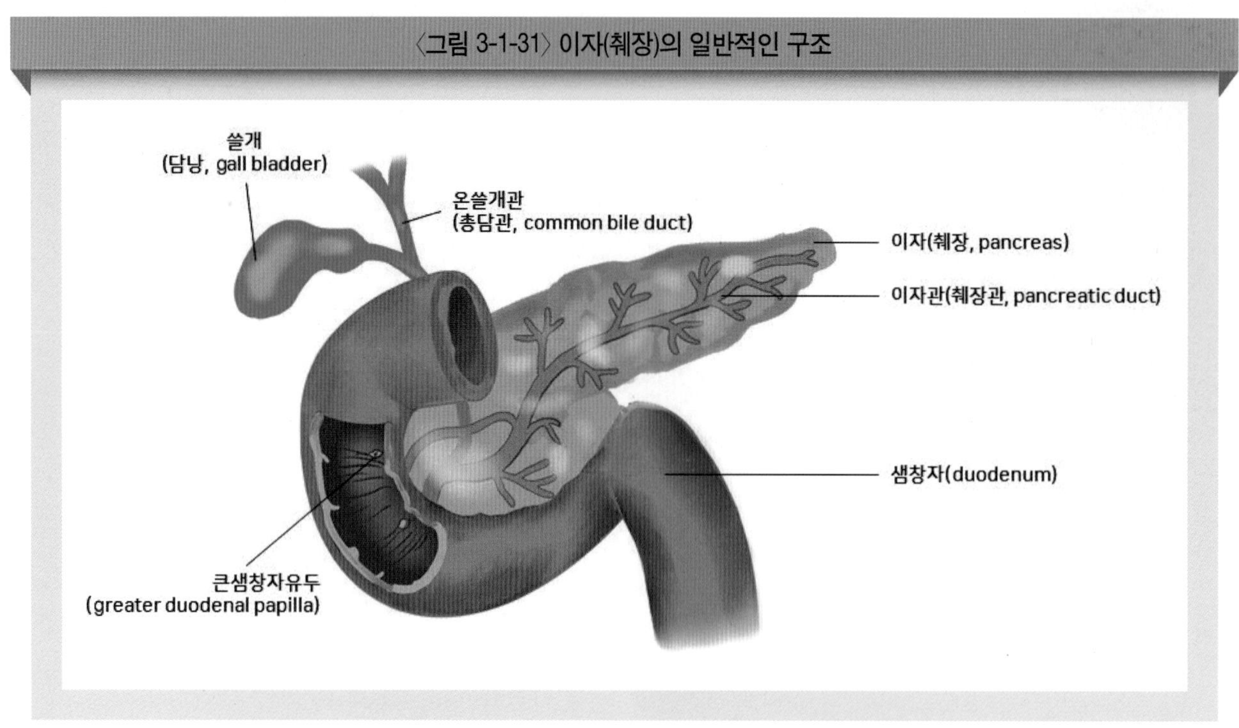

〈그림 3-1-32〉 이자(췌장)에서 분비되는 호르몬 분비조절

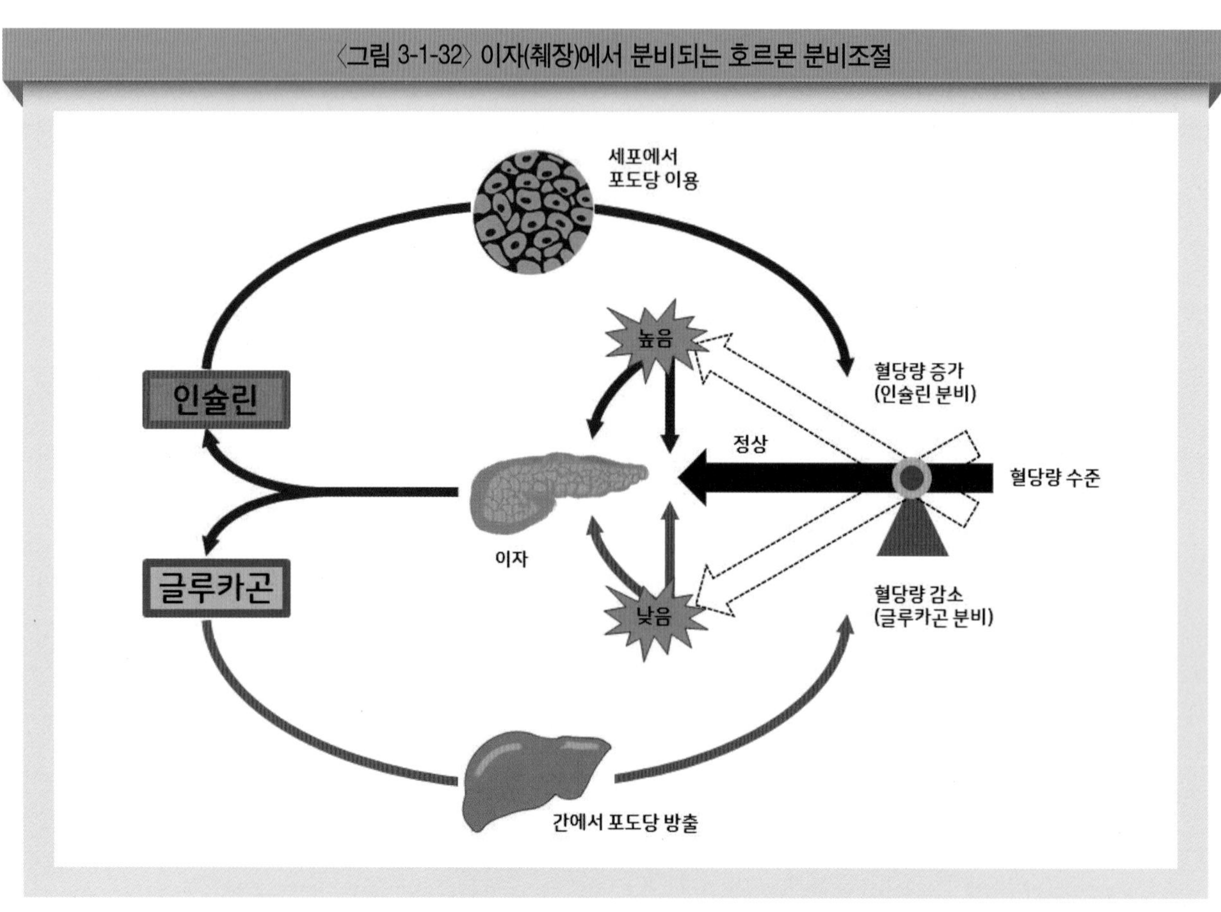

〈그림 3-1-33〉 이자(췌장)조직의 현미경 사진

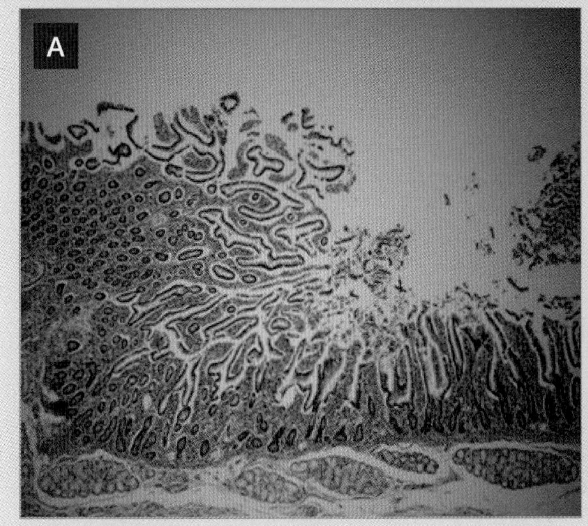

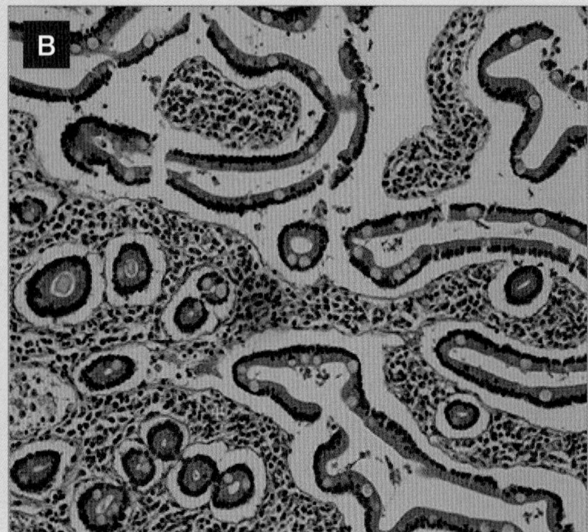

췌장의 특징
1. 샘꽈리중심세포 : 사이관의 상피세포로 이루어져 있다.
2. 위치 : 복막 뒤 셋째 허리뼈 높이에 위치한다.
3. 기능 : 외분비샘과 내분비샘으로 구성된 혼합샘이다.

췌장(pancreas) 현미경사진이다.
A : 조직의 H & E 사진(X 40).
B : 상피세포가 관찰된다(X 200).

5.2. 이자(췌장, pancreas)의 주요 질환

1) 선천성 기형

(1) 이소성 췌장

① 정의 : 췌장조직이 본래의 해부학적 위치가 아닌 곳에 존재한다.

(2) 윤상췌장

① 췌장의 발생 이상을 말한다.

② 십이지장의 두 번째 분절을 완전히 둘러싸고 있는 정상 췌장조직의 띠 같은 고리를 말한다.

2) 염증성 질환

(1) 급성 췌장염

① 원인 : 알코올, 결석, 종양 등이다.

② 임상증상 : 소화불량, 체중감소 등이다.

③ 육안적 소견 : 황색을 띤 포말상의 지방괴사가 관찰된다.

④ 현미경소견

a. 복강 내 지방, 췌장 주위 지방, 췌장 실질내 지방괴사가 관찰된다.

b. 이차적인 세균감염이 나타난다.

c. 혈관괴사-출혈이 있다.

d. 췌장 실질의 단백분해 파괴현상이 관찰된다.

e. 염증세포가 관찰된다.

⑤ 치료

a. 전해질 교정 및 수액공급을 한다.

b. 진통제를 투여한다.

c. 예방적 항생제(carbapenem 계열)를 복용한다.

(2) 만성췌장염

① 원인 : 어린이에서는 낭포성 섬유종, 성인은 알코올중독에 의해 나타난다.

② 임상증상 : 복부위통증, 지방변과 당뇨병이 동반된다.

③ 육안소견 : 위축, 경화현상이 관찰된다.

④ 조직학적 소견 : 편평상피화생, 부종과 괴사, 염증세포 침윤이 관찰된다.

⑤ 치료

a. 금주 및 금연한다.

b. pancreatic enzyme을 보충한다.

c. 과식, 고지방식을 피한다.

d. 내시경적 치료(ERCP)을 한다.

e. 외과적 치료를 한다.

f. 신경박리술(neurolysis)을 실시한다.

3) 종양

(1) 소낭성종양

① 형태 : 크고 다방성 또는 단방성의 낭성구조이다.

② 현미경소견

a. 소낭들은 세포질 내 풍부한 glycogen을 함유한다.

b. 세포질이 투명하게 관찰(PAS : 양성)된다.

c. 상피세포 밑에 근상피세포가 관찰된다.

(2) 점액성 낭성종양

① 정의

a. 췌관기원의 낭성 종양 중 단방성 또는 다방성의 낭성종괴를 형성한다.

b. 키 큰 원주상피로 피복되고 풍부한 점액을 함유한다.

② 임상소견

a. 양성(점액성 낭선종)과 악성(점액성 낭선암종)으로 구분한다.

b. 악성 점액성 낭성암종

a) neoplastic gland가 cyst wall을 침윤한다.

b) 피복상피세포의 역형성(anaplasia)이 나타난다.

③ 현미경소견

a. 소낭들은 키가 크며 점액을 생성하는 원주상피로 배열한다.

b. 석회화가 흔히 관찰된다.

c. 간질은 난소의 간질과 유사하며 세포성분이 높다.

(3) 췌장암(pancreatic cancer) [표3-1-2]

① 발생부위 : 췌장관이 내면을 덮고 있는 세포에서 발생한다.

② 조기발견이 어렵고, 외과적 수술을 해도 완치가 어렵다.

③ 바터팽대부 선암종(adenocarcinoma)

a. 정의 : 바터팽대부 주위암종(periampullary carcinoma), 췌장두부암종, 담도암종, 십이지장암종 및 바터팽대부 기원 암종을 모두 포함한다.

b. 현미경소견

a) 다양한 형태와 분화도의 선암종이다.

b) 유두상암종의 형태일 때 종양은 융모상 선종과 유사하다.

④ 도관 선암종(ductal adenocarcinoma)

a. 정의 : 도관 상피세포에서 기원한 선암종이다.

b. 발생부위 : 두부에서 60%, 체부에서 15~20%, 미부에서 5%정도 발생한다.

c. 임상적 특징

a) 바터팽대부, 총담관, 십이지장 등에 영향을 미치는 중요한 위치이다.

[표 3-1-2] 경기도 종합병원에 내원한 환자의 간, 췌장진단현황(2018~2020년)

경기도 종합병원(1)						
분류	염증	양성종양	간세포암	담관암	췌장암	기타암종(전이)
인원	48	122	499	86	234	1075
비율	2.3%	5.9%	24.2%	4.2%	11.3%	52.1%

경기도 종합병원(2)							
분류	염증	양성종양	간세포암	간경화	담관암	췌장암	기타암종(전이)
인원	160	58	74	4	18	110	22
비율	35.9%	13%	16.6%	0.9%	4%	24.7%	4.9%

경기도 종합병원(3)							
분류	염증	양성종양	간세포암	간경화	담관암	췌장암	기타암종(전이)
인원	2109	45	70	38	65	119	14
비율	86.2%	1.8%	2.7%	1.5%	2.6%	4.7%	0.5%

경기도 종합병원(4)							
분류	염증	양성종양	간세포암	간경화	담관암	췌장암	기타암종(전이)
인원	124	12	111	28	26	38	26
비율	34%	3.3%	30.4%	7.7%	7.1%	10.4%	7.1%

b) 초기에 폐쇄성 증상이 나타난다.

c) 크기가 작더라도 일찍 발견된다.

d. 현미경 소견 〈그림 3-1-34〉

a) 분화가 좋은 선암종이다.

b) 선들은 비정형적이고 불규칙하며 작고 괴상하다.

c) 퇴행성 입방형 내지 원주형 상피세포들이다.

⑤ 치료

a. only curative, 10~15%에서만 수술이 가능하다(stage I, II).

b. 수술 뒤 예후가 좋은 경우

a) LN(−), small tumor(< 3 cm)인 경우이다.

b) resection margin(−)인 경우이다.

c) 분화도가 좋은 경우이다.

c. 일반적으로 체부(body)와 꼬리(tail)쪽이 두부(head) 쪽보다 수술 가능성이 떨어지고 예후가 나쁘다.

〈그림 3-1-34〉 이자(췌장)에서 선암종으로 진단된 조직의 현미경 사진

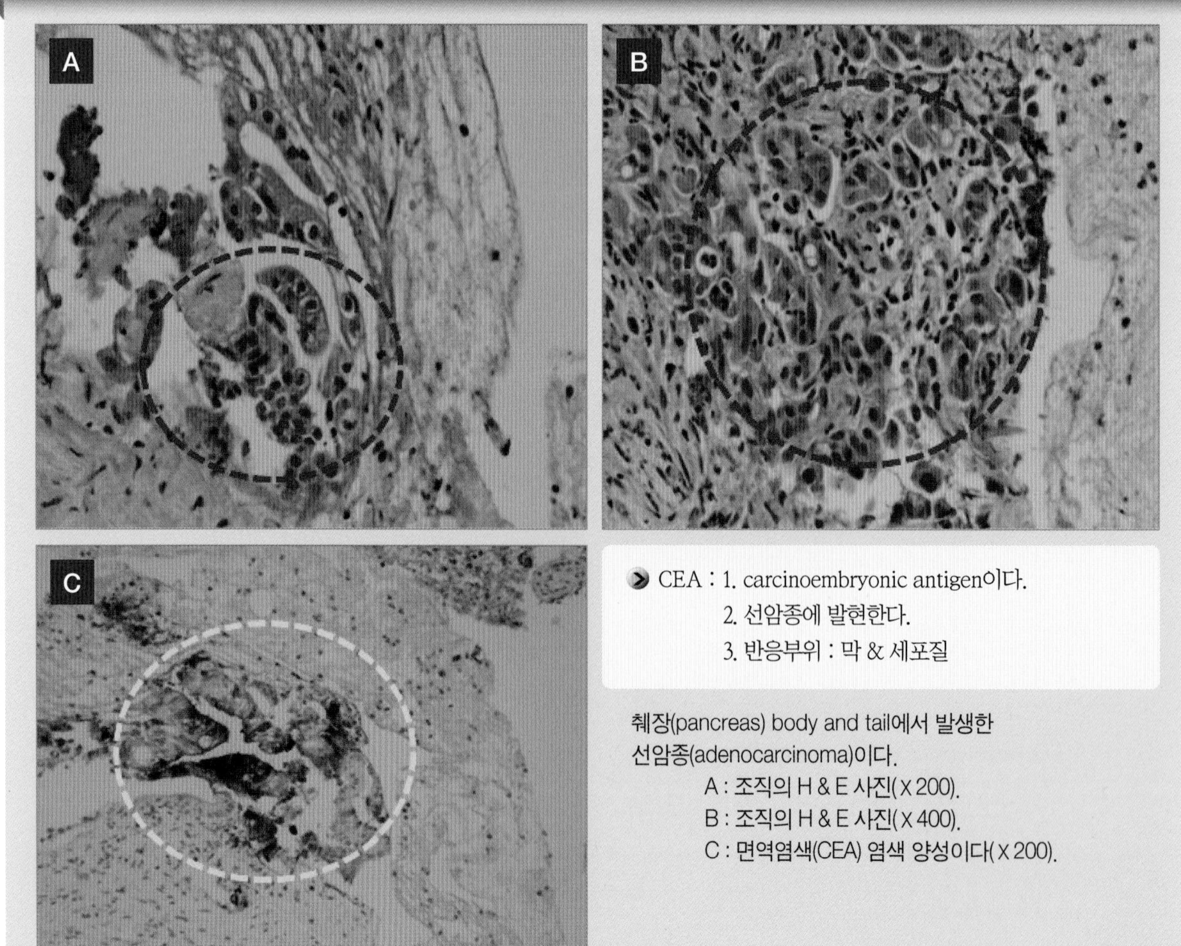

CEA : 1. carcinoembryonic antigen이다.
2. 선암종에 발현한다.
3. 반응부위 : 막 & 세포질

췌장(pancreas) body and tail에서 발생한 선암종(adenocarcinoma)이다.
A : 조직의 H & E 사진(x 200).
B : 조직의 H & E 사진(x 400).
C : 면역염색(CEA) 염색 양성이다(x 200).

2장 호흡기계

1. 호흡기계통의 일반적 구조 〈그림 3-2-1〉

〈그림 3-2-1〉 폐의 일반적인 구조

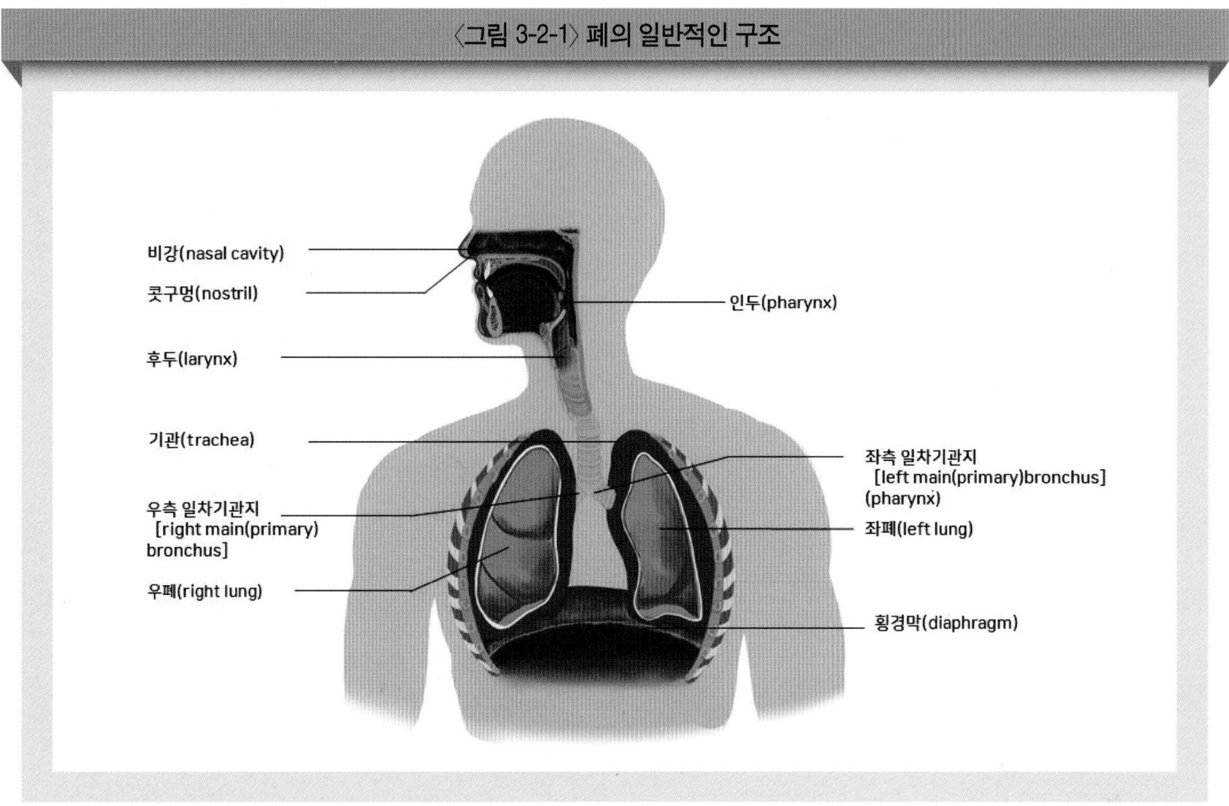

1.1. 전도부위 〈그림 3-2-2〉

1) 코안(비강, nasal cavity)

(1) 코안은 코사이막(비중격)에 의해 좌우가 격리되어 있다.

(2) 공기는 코안을 통과하는 동안 일정한 습도와 온도를 갖게 된다.

(3) 코내면에는 피지샘과 땀샘이 있다.

(4) 코안으로 들어가기 전에 전형적인 호흡상피로 전환된다.

(5) 코속 공간은 호흡상피인 거짓중층섬모원주상피로 덮여 있다[표 3-2-1].

2) 코곁동굴(부비동, paranasal sinus)

(1) 이마뼈(frontal bone), 위턱뼈(maxillary bone), 벌집뼈(ethmoid bone), 나비뼈(sphenoid bone) 내에 막혀 있는 공간이다.

(2) 코곁동굴의 호흡상피는 섬모원주상피로 되어 있다.

(3) 많은 술잔세포가 존재한다.

3) 인두(pharynx)

(1) 위치 : 비강과 구강 바로 뒤에 위치한다.

〈그림 3-2-2〉 호흡전도부위의 일반적인 구조

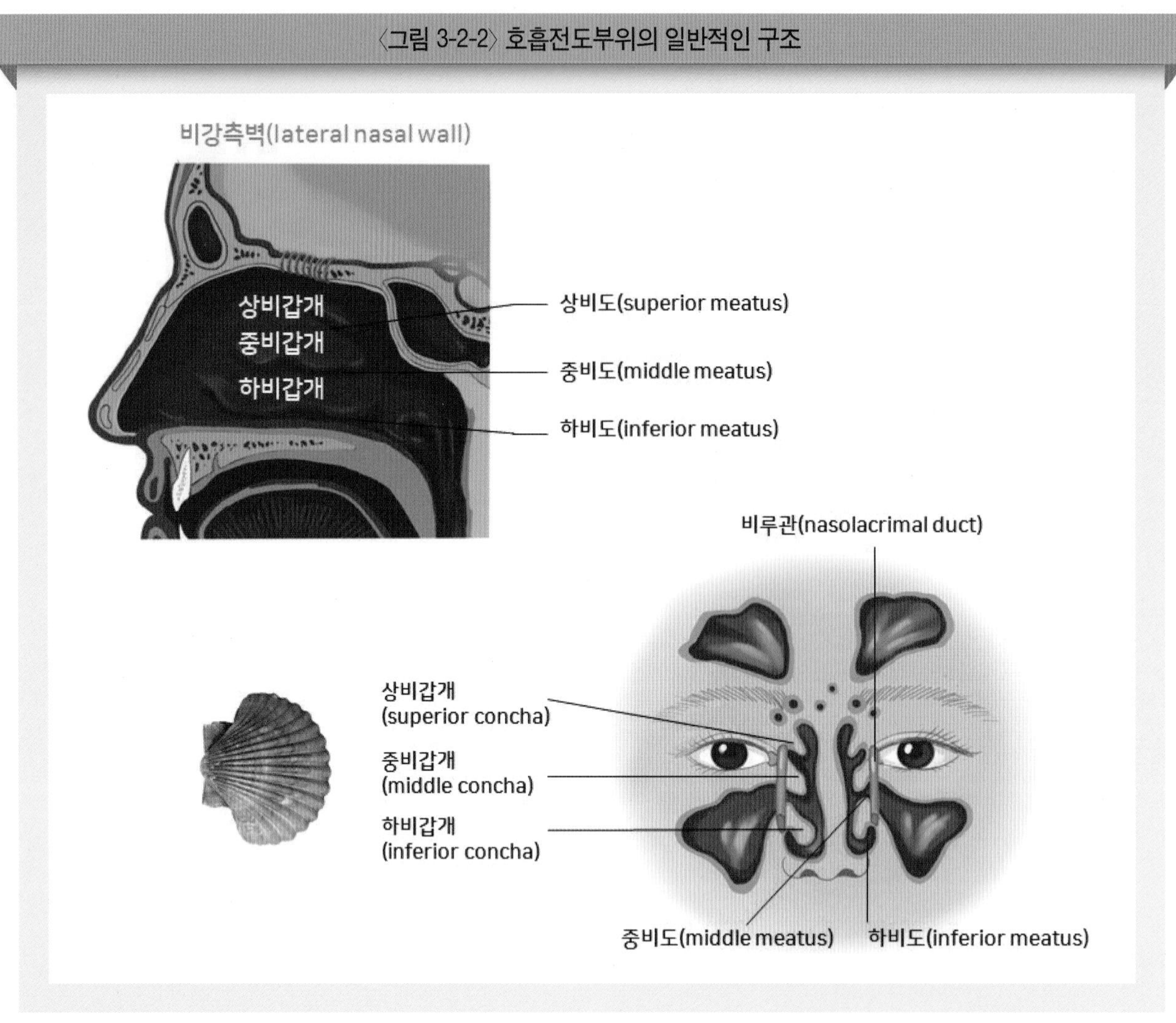

[표 3-2-1] 상기도의 조직을 구성하는 세포학적 특징

상기도	구성상피	섬모	K세포	C세포	대식세포	배상세포	평활근	연골
콧구멍	중층편평상피	−	−	−	−	−	−	+
비 강	위중층원주상피	+	−	−	−	+	+	+
비인두	위중층원주상피	+	−	−	−	+	+	+
구인두	위중층원주상피	−	−	−	−	−	+	+
후인두	위중층원주상피	+	−	−	−	+	+	+
후두개	중층편평상피	−	−	−	−	−	+	+
후 두	위중층원주상피	+	−	−	−	+	+	+
성 대	중층편평상피	−	−	−	−	−	+	+

K세포 : Kulchitsky cell　　C세포 : Clarar cell

(2) 코인두, 입인두, 후두인두로 이루어져 있다.

(3) 코인두는 호흡상피로 덮여 있으며 물렁입천장과 이어진다.

4) 후두(larynx)

(1) 인두와 기관을 연결시켜 주는 불규칙한 모양의 관이다.

(2) 거짓중층섬모원주상피 : 섬모는 점액을 이동시키고 입으로 배출하는 역할을 한다.

(3) 기능

① 발성을 담당한다.

② 고체와 액체를 삼키는 동안 이런 물질이 호흡계통으로 들어가는 것을 방지한다.

(4) 연골종류

① 방패연골(갑상연골, thyroid cartilage)

② 반지연골(윤상연골, circoid cartilage)

③ 모뿔연골(arytenoid cartilage)

(5) 후두덮개(epiglottis)

① 후두의 가장자리에서 인두 쪽으로 돌출된 구조이다.

② 구분

a. 혀표면 전체와 후두표면의 윗부분은 중층편평상피로 덮여 있다.

b. 후두덮개 기저부의 후두표면 쪽에 있는 상피는 거짓중층섬모원주상피로 이행된다.

(6) 두 쌍의 주름

① 안뜰주름 : 위쪽에 있는 한 쌍의 주름으로 호흡상피로 덮여 있다.

② 성대주름 : 아래쪽 한 쌍의 주름으로 중층편평상피로 이루어져 있다.

5) 기관(trachea)

(1) 범위 : 후두의 반지연골에서 시작하여 두 개의 일차기관지가 되는 지점까지이다.

(2) 구성세포 : 거짓중층섬모원주상피로 되어 있다.

(3) C자형 유리연골 : 10~12개가 있으며 점막고유판에 위치한다.

6) 기관지(bronchi)

(1) 1차 기관지가 9~12번 정도 분지한다.

(2) 구성세포 : 거짓중층섬모원주상피이다.

(3) 직경이 작아지면서 유리연골이 연골판으로 교체된다.

(4) 왼쪽 폐는 두엽으로 되고, 오른쪽 폐는 세엽으로 구성되어 있다.

(5) 왼쪽은 8개의 분엽기관지를 내고, 오른쪽은 10개의 분엽기관지를 낸다.

(6) 기관지 내경이 1 mm에 이르면 연골판은 사라지고 그때부터 세기관지로 바뀌게 된다.

7) 세기관지(bronchiole) 〈그림 3-2-3〉

(1) 직경 : 5 mm~0.3 mm이다.

(2) 구성세포 : 섬모성단층원주상피~단층입방상피까지 다양하다.

(3) 연골판과 샘은 존재하지 않는다.

8) 종말세기관지(terminal bronchiole)

〈그림 3-2-3〉 폐조직의 현미경 사진

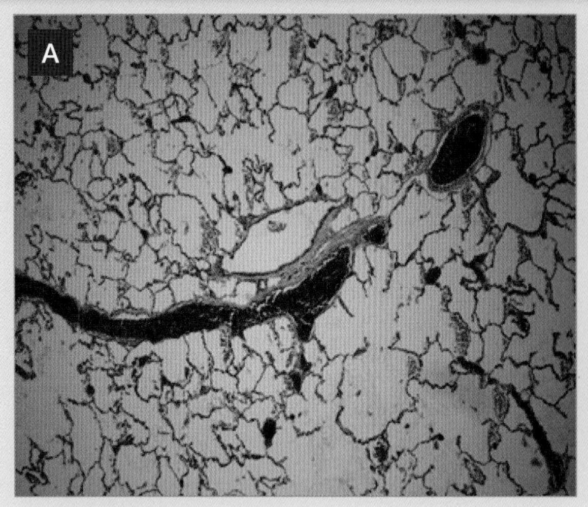

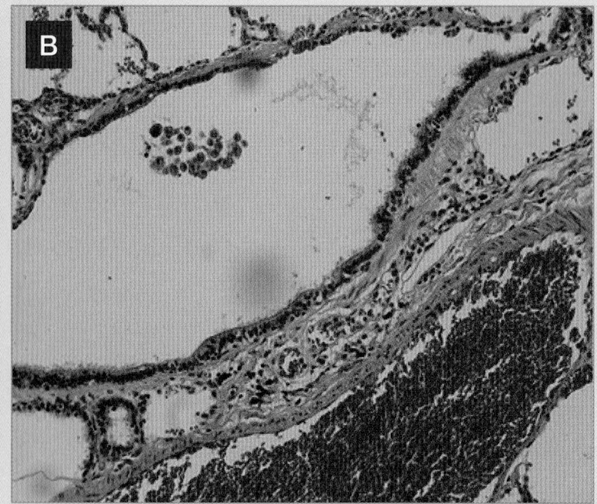

세기관지(bronchiole)
1. 직경 : 5 mm~0.3 mm
2. 구성세포 : 섬모성단층원주상피~단층입방상피까지 다양하다.
3. 연골판과 샘은 존재하지 않는다.

폐(lung) 현미경사진이다.
A : 조직의 H & E 사진(X 40).
B : 섬모성단층원주세포가 관찰된다(X 200).

(1) 직경 : 0.5 mm 이하이다.

(2) 기능 : 호흡전도부위의 끝에서 허파꽈리로 공기를 전달한다.

(3) 구성세포 : 세기관지세포와 입방세포로 구성된다.

1.2. 호흡부위 〈그림 3-2-4〉

1) 호흡세기관지(respiratory bronchiole)

(1) 허파꽈리(alveoli)가 얇은 주머니 모양으로 달려 있다.

(2) 구성세포 : 한 층의 섬모입방세포이다.

(3) 기관지 내에서 호흡이 시작되는 첫부위이다.

2) 허파꽈리관(폐포관, alveolar ducts)

(1) 구성세포 : 얇은 편평상피세포로 이루어져 있다.

(2) 방(atrium)으로 열리며 방은 두 개 또는 그 이상의 허파꽈리주머니와 연결된다.

3) 허파꽈리(폐포, alveoli)

(1) 기체교환, 즉 호흡이 일어나는 장소이다.

(2) 분포수 : 대략 3억 개 정도이다.

(3) 면적 : 140 m^2 이상으로 측정된다.

(4) 구성세포

① 제 I형 허파꽈리세포 : 단층편평세포로 구성한다. 허파꽈리표면의 95%를 차지한다.

〈그림 3-2-4〉 호흡부위의 일반적인 구조

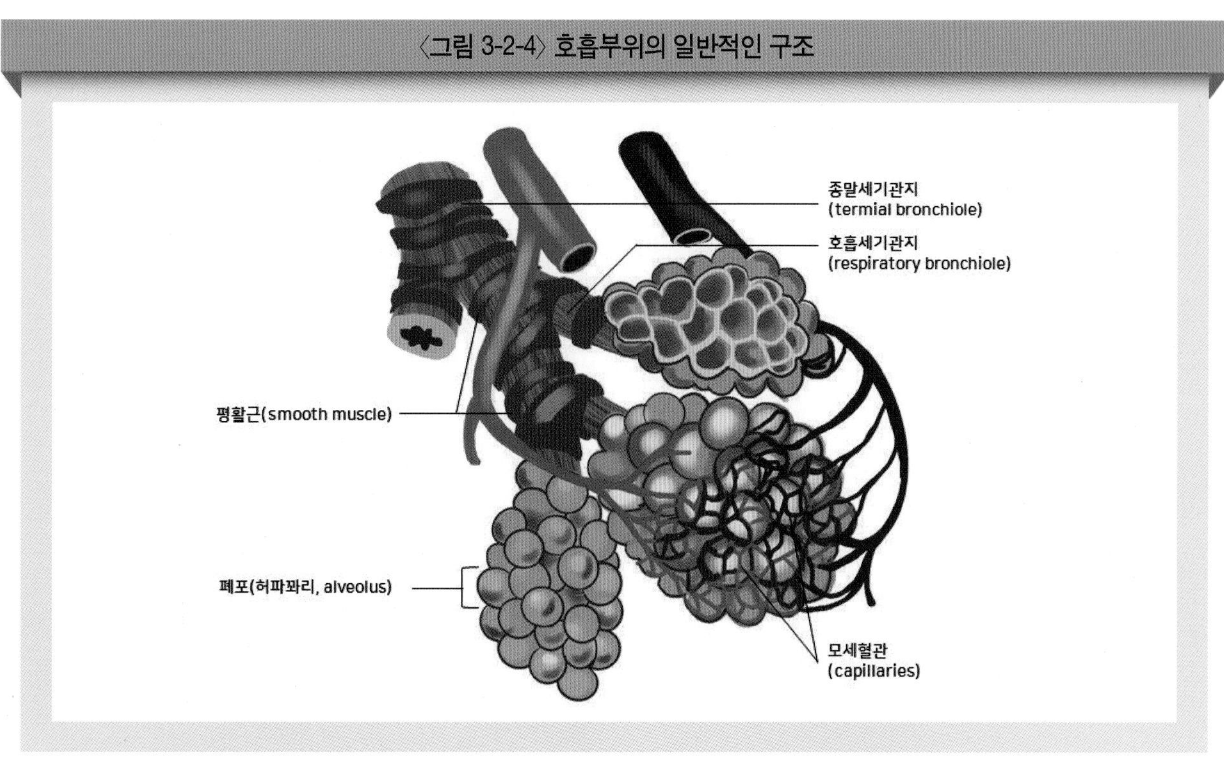

② 제 II형 허파꽈리세포 : 허파꽈리 표면의 5%를 차지한다[표 3-2-2].

1.3. 흉막(pleura) 〈그림 3-2-5〉

1) 정의 : 폐를 둘러싸는 장막(serous membrane)을 말한다.

2) 구성 : 체벽층(parietal layer)과 내장층(visceral layer)으로 이루어져 있다.

3) 구성세포 : 아교섬유, 탄력섬유, 중피세포로 이루어져 있다.

4) 기능

(1) 체벽층과 내장층 사이에는 편평한 중배엽세포에 의한 공간형성이 이루어지는데 이를 흉막강이라 한다.

[표 3-2-2] 하기도의 조직을 구성하는 세포학적 특징

하기도	구성상피	섬모	K세포	C세포	대식세포	배상세포	평활근	연골
기관	위중층원주상피	+	−	−	−	+	+	+
기관지	위중층원주상피	+	+	−	−	+	+	+
세기관지	단층원주상피	+	+	+	−	−	+	−
종말세기관지	단층원주상피	+	+	+	−	−	−	−
호흡세기관지	단층원주상피	−	−	+	−	−	−	−
폐포	단층편평상피	−	−	−	+	−	−	−

K세포 : Kulchitsky cell　　C세포 : Clarar cell

〈그림 3-2-5〉 흉막의 일반적인 구조

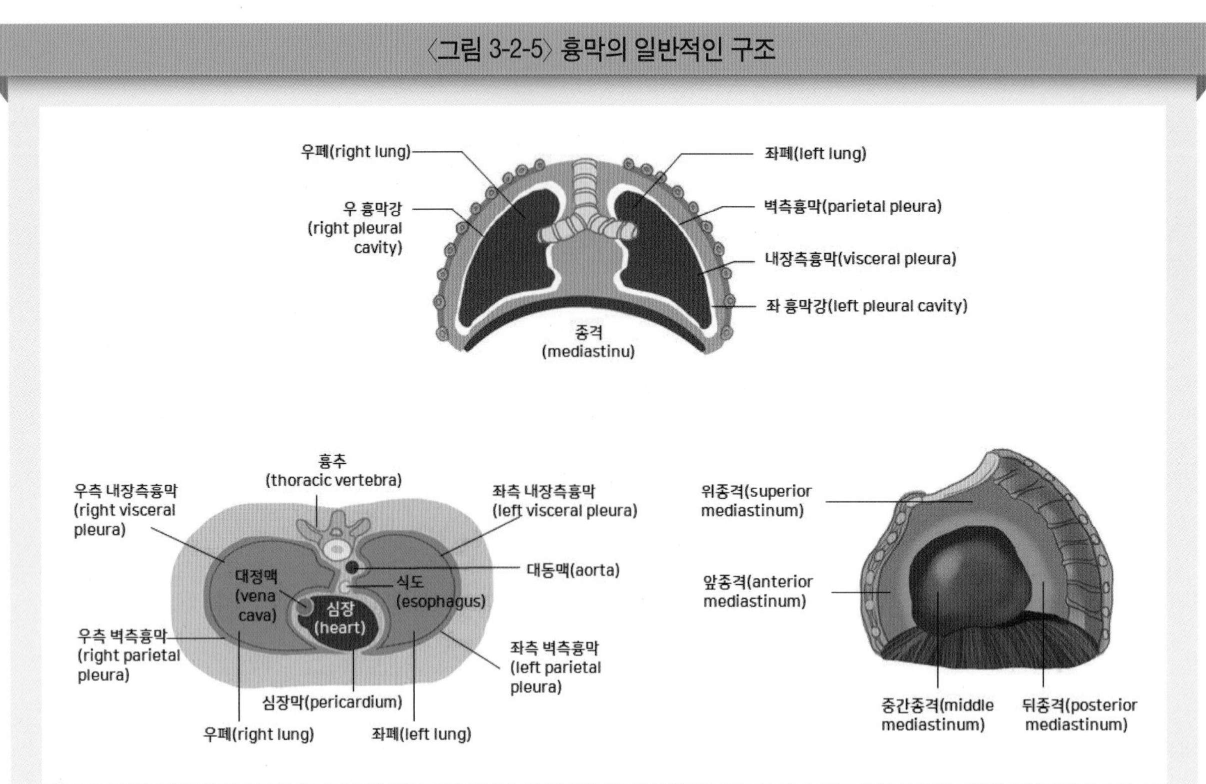

(2) 흉막강 내에는 장액이 소량 있어 환기 중에 마찰없이 허파가 움직일 수 있게 한다.

(3) 호흡운동 시 한쪽 표면이 다른 한쪽에 부드럽게 미끄러질 수 있도록 한다.

2. 폐(허파, lung)의 주요 질환

2.1. 순환부전을 일으키는 질환

1) 허파부종(pulmonary edema)

(1) 원인 : 울혈성 왼심장기능 상실에서 발생되는 정수압의 증가로 발생한다.

(2) 조직학적 특징 : 허파꽈리의 모세혈관들은 충혈되고 허파꽈리내 호산성 과립 침전물들이 관찰된다.

2) 허파색전증(pulmonary embolism)

(1) 정의 : 허파동맥이 폐쇄되는 현상을 말한다.

(2) 원인 : 95% 이상이 다리의 깊은 정맥에서 형성된 혈전이 유리되어 허파동맥을 폐쇄시키는 것이다.

(3) 색전물질 : 골반부의 정맥이나 우심장에서 생긴 혈전 덩어리이다.

(4) 주요 예시

① 잠함병 : 잠수 시 혈액 중에 용해된 질소가스가 기화되면서 뇌, 폐, 골수 등의 모세혈관을 막는 질환이다.

② 골수색전 : 인공호흡 시 흉골이 골절되어 골수가 혈액으로 이동되어 발생한다.

(5) 치료

① 항응고제(anticoagulation)를 사용한다.

② IVC interruption(caval filter) : 국소마취 후에 경피적으로 filter를 삽입한다.

③ 혈전용해 치료제를 사용한다.

④ 색전 제거술을 실시한다.

2.2. 호흡부전을 일으키는 질환

1) 무기폐(폐확장부전, atelectasis)

(1) 정의

① 허파의 불완전한 확장 혹은 이전에 팽창되었던 허파의 허탈증상이다.

② 허파의 실질부위에 비교적 공기가 없는 영역이 형성된다.

(2) 분류

① 흡수폐확장부전은 기도가 완전히 폐쇄된 결과로 발생한다.

② 수축폐확장부전은 폐에 섬유성 변화가 일어나거나 흉막이 확장되는 걸 방해한다.

(3) 현미경 소견

① 급성 및 만성 염증성 삼출물이 관찰된다.

② 괴사성 궤양이 점막에 발생한다.

③ 기관지와 세기관지 벽의 섬유화가 나타난다.

2) 폐기종(emphysema) 〈그림 3-2-6〉

(1) 정의 : 종말 세기관지의 먼 부위에 있는 기도가 비가역적으로 팽창한 상태를 말한다.

〈그림 3-2-6〉 폐조직의 수포(bulla)로 진단된 조직의 육안 사진

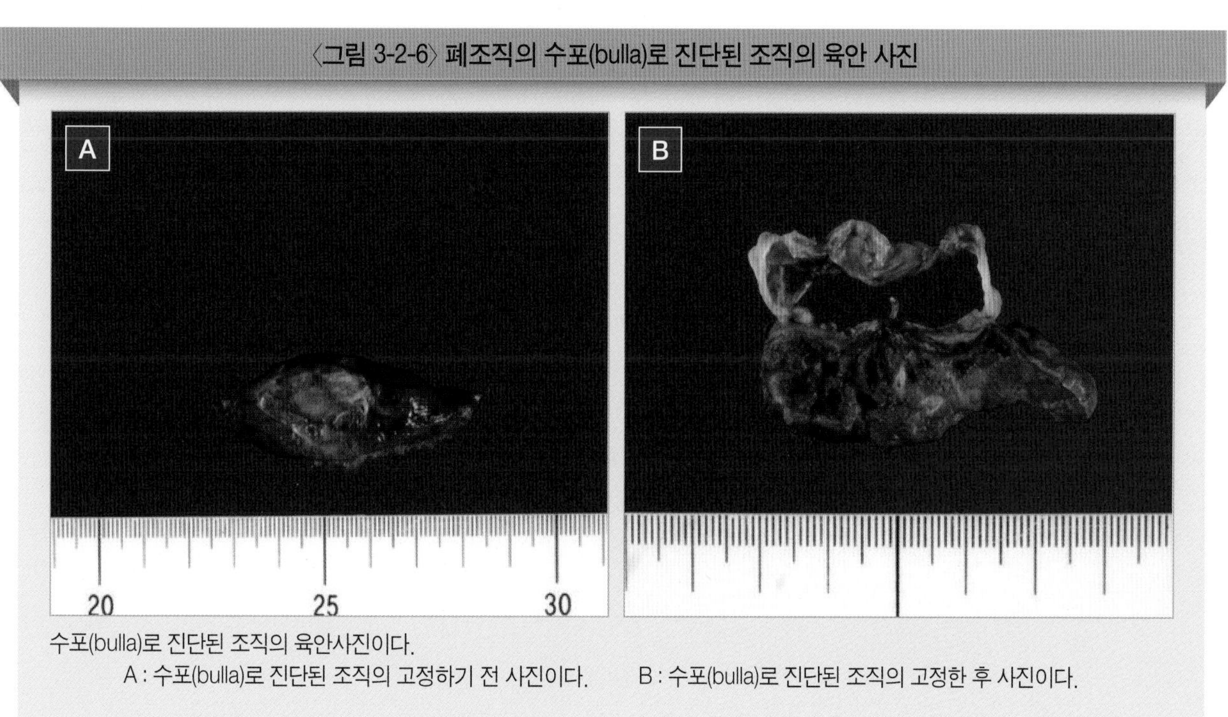

수포(bulla)로 진단된 조직의 육안사진이다.

A : 수포(bulla)로 진단된 조직의 고정하기 전 사진이다. B : 수포(bulla)로 진단된 조직의 고정한 후 사진이다.

(2) 분류 : ① 폐포 중심성 폐기종
② 범폐포성 폐기종
③ 말초폐포성 폐기종
④ 불규칙형 폐기종

(3) 조직학적 소견
① 호흡세기관지 내강의 배상세포의 화생성 변화가 관찰된다.
② 세기관지벽의 염증성 침윤이 보인다.
③ 평활근의 비대현상이 나타난다.
④ 세기관지의 섬유화가 보인다〈그림 3-2-7〉.

(4) 임상소견
① 호흡곤란(dyspnea) 증상이 있다.
② 기침, 천명(쌕쌕거림, wheeze)이 나타난다.
③ 체중 감소가 일어난다.

〈그림 3-2-7〉 폐조직의 폐기종으로 진단된 조직의 현미경 사진

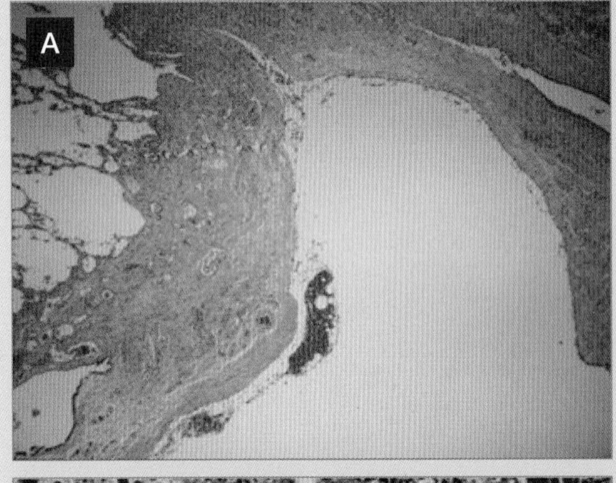

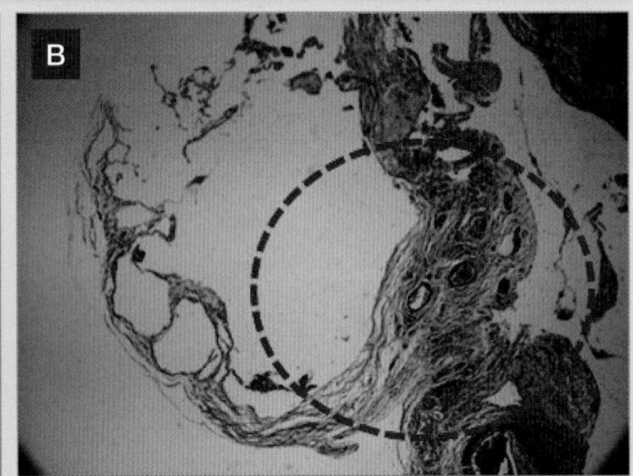

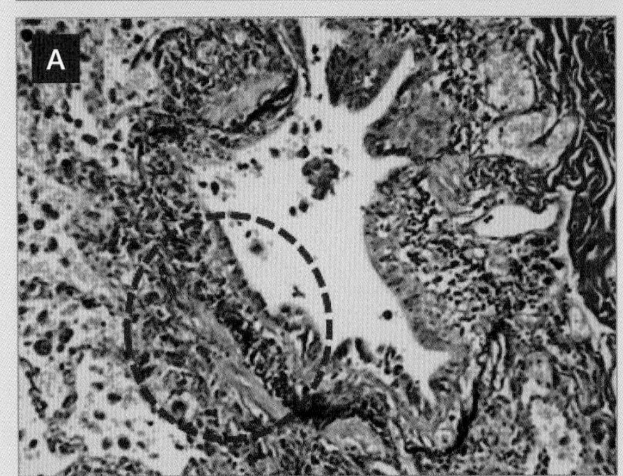

- M-T : 1. 아교섬유와 나머지 성분과의 분자량 차이를 이용한 특수염색이다.
  2. 결과 : 아교섬유(청색), 근섬유(적색), 핵(흑청색)
  3. 아교섬유의 감별 : 아교섬유감별에 사용한다.
- Elastic : 1. Verhoeff 염색액을 이용한 탄력섬유를 보는 특수염색이다.
  2. 결과 : 탄력섬유(흑색), 아교섬유(적색)
  3. 폐조직내 탄력섬유의 유실확인에 사용한다.

기관지 폐기종으로 진단된 조직학적 사진이다.
A : 폐기종으로 진단된 조직의 H & E 사진(X 200).
B : 아교섬유가 blue로 염색(원형)된 M - T 사진(X 200).
C : 탄력섬유가 black으로 염색(원형)된 Elastic 사진(X 200).

2.3. 염증(inflammation)

1) 기관지 천식(bronchial asthma)

(1) 정의 : 밤이나 이른 아침에 천명, 호흡곤란, 가슴 답답함, 기침이 간헐적으로 재발되는 만성 기도염증 질환이다.

(2) 분류

① 외인성 천식(알러지성)

② 내인성 천식(특발성)

(3) 조직학적 특징

① 기관지 벽의 염증세포, 점액분비가 증가한다.

② 쿠르슈만 나선체(curschmann spiral)라는 소용돌이 모양의 점액전을 형성한다.

③ 호산구와 샤르코-라이덴결정(charcot-leyden crystal)을 형성한다.

(4) 위험인자

① 아토피(atopy) 증상

② 내인성 천식

③ 감염 : 천식의 흔한 유발인자이다.

④ 환경요인 : 음식, 대기오염, 직업적 노출 등이다.

(5) 치료

① 증상완화제 : 기관지확장제 - $\beta 2$ - agonists, anticholinergics, theophylline 등

② 질병조절제 : 항염증을 투여한다.

③ 면역억제제를 투여한다.

2) 만성기관지염(chronic bronchitis)

(1) 정의 : 2년 연속, 1년에 3개월 이상 객담이 있고 기침이 지속되는 질환이다.

(2) 원인 : 흡연, 대기오염, 직업적 노출에 의해 발생한다.

(3) 병리학적 소견

① 폐의 충혈과 부종이 관찰된다.

② 과도한 점액분비물, 점액농 분비물을 형성한다.

(4) 조직학적 소견

① 편평상피화생, 배상세포가 증가한다.

② 바닥막(기저막)의 비후가 관찰된다.

③ 기관지선이나 평활근의 비대가 관찰된다.

3) 폐렴(pneumonia)

(1) 정의 : 폐에 기관지를 중심으로 작고 불규칙한 반점상 경결(patchy consolidation)을 형성하는 염증반응을 보이는 박테리아성 폐렴에 의해 발생한다.

(2) 원인 : 세균, 바이러스[표 3-2-3], 곰팡이, 기생충 등이다.

(3) 분류

① 해부학적 분류

a. 대엽성 폐렴(lobar pneumonia)

a) 원인 : 연쇄구균(streptocossus peumoniae)

b) 증상 : 40 ℃ 전후의 고열, 심한 오한, 두통, 구토, 경련, 호흡곤란 등이다.

b. 소엽성 폐렴

a) 원인 : 세균, 바이러스, 곰팡이의 감염으로 생긴 상기도염증이 퍼져 발생한다.

b) 소견 : 호중구와 삼출액, 황회백색의 염증병변이 존재한다.

② 원인에 따른 분류 : 세균성 폐렴과 바이러스성 폐렴, 알레르기성 폐렴 등이 있다.

(4) 현미경소견

① 세기관지의 괴사, 기관지벽에 호중구와 단핵세포가 침윤한다.

② 부종과 농양을 형성한다.

③ 주변의 폐포강이 섬유소성-화농성 삼출물

④ 삼출액의 기질화로 섬유조직의 형성, 반흔 조직을 형성한다.

4) 폐진균증(pneumomycosis) 〈그림 3-2-8〉

(1) 아스페르길루스증(aspergillus fumigatus)

① 면역력이 좋지 않은 환자에게 기회감염이다.

② 45°의 각을 지닌 가지(branch) 형태와 격벽(sptate)을 보여주는 진성균사이다.

(2) 크립토코쿠스증(cryptococcosis)

① 크립토코쿠스 네오포르만스(cryptococcus neoformans)

② 면역력이 좋은 않은 환자에게 기회감염을 일으킨다.

③ 10~20 ㎛ 크기의 효모형태이다.

④ 협경발아(narrow budding), 눈물방울 형태이다.

5) 폐결핵(pulmonary tuberculosis)

(1) 정의 : 결핵균이 호흡기를 통해 폐로 들어와 생기는 일종의 폐렴을 말한다.

(2) 감염경로 : 환자의 객담이나 침이 공기를 통한 비말감염이다.

[표 3-2-3] 바이러스성 질환에 의한 세포학적 변화

Virus 종류 / 특징	감염되는 부위	세포질내 봉입체	핵내 봉입체	다핵성	세포변성
Herpes simplex	편평상피 / 위중층원주상피	No	Yes	Yes	No
Cytomegalo virus	호흡기계상피	Yes	Yes	+ / −	No
Parainfluenza virus	호흡기계상피	Yes	No	No	Yes
Adenovirus	호흡기계상피	No	Yes	No	No
Respiratory virus	호흡기계상피	Yes	No	Yes	+ / −
Measles	호흡기계상피	Yes	+ / −	Yes	+ / −

〈그림 3-2-8〉 폐조직의 폐진균증으로 진단된 조직의 현미경 사진

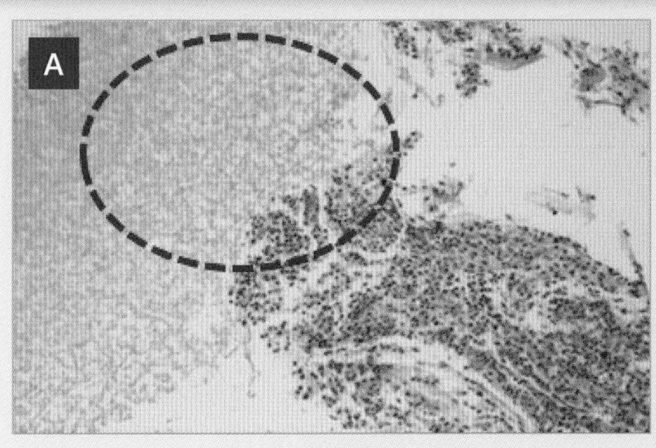

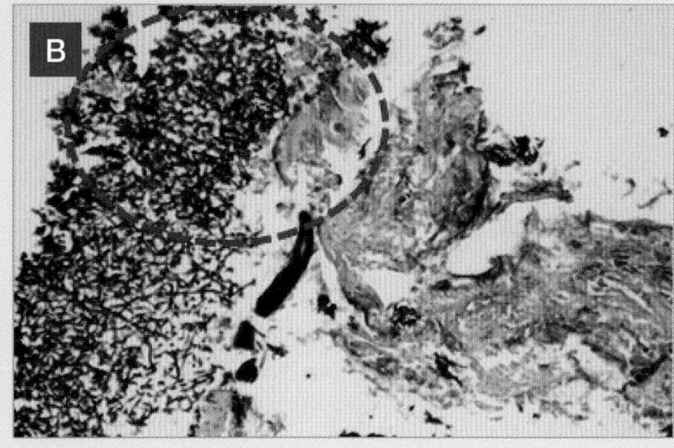

GMS : 1. 호은성을 이용하여 환원제를 첨가하여 금속은으로 환원시키는 특수염색이다.
2. 유도성 은환원성
3. 결과 : 곰팡이(흑색)

폐조직에 기회감염곰팡이(aspergillus) 감염사진이다.
A : 폐조직의 H & E 사진(X 200).
B : 폐조직의 특수화학염색인 GMS 염색에 양성이다(X 200).

(3) 감염 후의 경과에 따른 분류

① 1차 결핵증

a. 결핵균에 처음으로 노출되어 감염되었을 때 발병한다.

b. 폐의 하엽이나 상엽의 흉막 가까이에서 발생한다.

c. 곤 결절(ghon tubercle)이라는 석회화된 결절을 형성한다.

d. 곤 복합체(ghon complex)를 형성한다.

② 2차 결핵증

a. 1차 결핵증이 치유된 후 남아있던 병변이 다시 활성화 된다.

b. 한 번 결핵균에 감작된 사람에게 새로운 감염이 되어 나타나는 것을 말한다.

c. 세포면역반응이 일어나 많은 수의 육아종이 형성된다〈그림 3-2-9〉.

③ 현미경소견

a. 건락 육아종성 염증(caseating granulomatous inflammation)

b. 다양한 크기의 육아종이 관찰된다.

c. 치즈괴사, 유상피세포, Langhans 거대세포가 관찰된다.

d. 림프구, 형질세포, 섬유모세포 등이 관찰된다.

(4) 검사와 진단

① 흉부 X선 검사 : 가슴부위의 X선 사진을 촬영하여 폐결핵을 진단하는 방법이다.

② 흉부 CT검사 : 오래된 섬유화 병변과 새로운 활동성 병변을 구분할 수 있다.

③ 객담검사 : 도말이나 가래, 혈액 등의 체액을 통한 검사법이다.

④ 분자생물학적 검사(결핵균 핵산증폭검사, PCR검사)

〈그림 3-2-9〉 폐조직의 결핵으로 진단된 조직의 현미경 사진

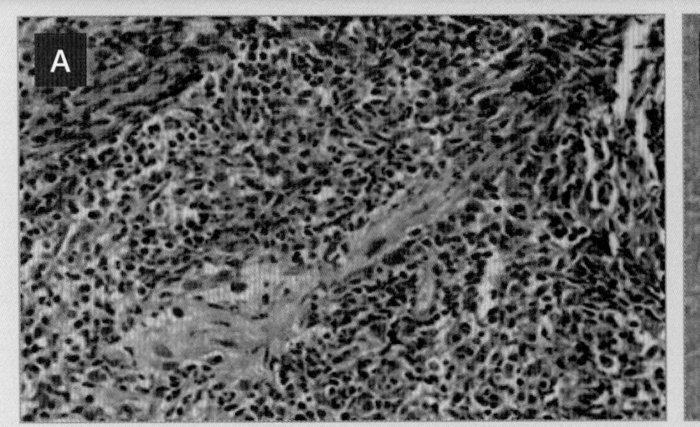

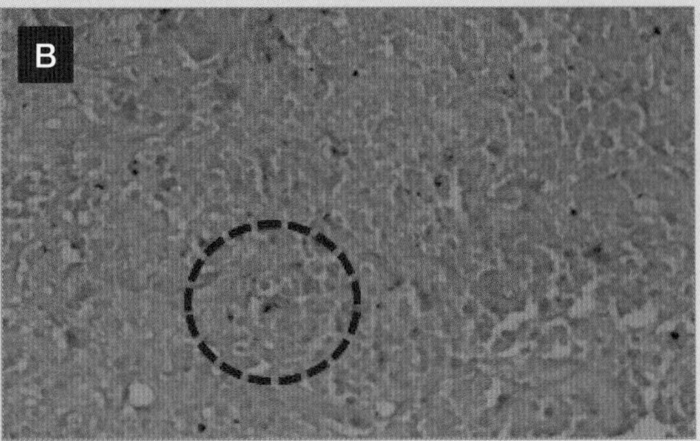

AFB : 1. carbol-fuchsin 염색용액을 이용한 항산성균 특수염색이다.
2. 결과 : 항산성균(적색), 배경(청색)
3. M.tuberculosis, Nocardia, Actinomyces 감염여부를 알 수 있다.

폐조직이 결핵으로 진단된 조직학적 사진이다.
A : 폐조직의 H & E 사진(X 400).
B : 폐조직의 특수조직화학염색인 AFB 염색에 양성(원형)이다(X 400).

결핵균 DNA를 추출하여 결핵균의 존재여부 및 종류를 확인하는 검사법이다.

⑤ 약제감수성 검사 : 결핵균이 어떤 결핵약에 감수성 있는지 반응하는 정도를 말한다.

⑥ 기관지 내시경 : 내시경을 삽입 후 결핵을 진단하는 방법이다.

(5) 결핵치료

① 결핵환자는 3~4가지의 항결핵제를 동시에 복용하여 약제내성이 발생하는 것을 예방한다.

② 최소 6개월 이상 장기치료를 해야 완치가 되고 다재내성결핵인 경우 24개월 정도 치료가 필요하다.

6) 만성폐쇄성폐질환(chronic obstructive pulmonary disease, COPD)

(1) 정의 : 만성염증에 의한 기도폐쇄와 폐실질의 손상으로 인해 비가역적인 기류제한이 있는 질환을 말한다.

(2) 원인

① 흡연

② 기도의 과민성

③ 호흡기 감염

④ 직업적 노출 : 분진, 증기, 화학물질, 대기오염 등이다.

⑤ 유전적 요인 : α1 - antitrypsin(AT) 부족으로 발생한다.

⑥ 나이와 성별 : 고령의 남성에서 호발한다.

(3) 증상

① 염증반응이 오래 지속되면 소기도를 폐쇄시킨다.

② 폐실질의 파괴로 인해 폐포와 세기관지의 연결을 단락시켜 공기잡이와 기류제한이 발생한다.

(4) 치료의 목표

① 증상완화, 운동능력을 향상시킨다.

② 삶의 질 향상, 급성악화를 감소시킨다.

③ 질병진행을 예방한다.

④ 사망률을 감소시킨다.

7) 사람 코로나바이러스 감염증

(1) 정의 : 사람 코로나바이러스(human coronavirus) 감염에 의한 급성호흡기 감염증이다.

(2) 병원체 유형과 변이

① 코로나바이러스감염증 - 19(코로나19)의 병원체는 "사스 - 코로나바이러스 - 2" 이다.

② 국제바이러스분류위원회(ICTV)는 2020년 2월 11일 '코로나19의 병원체에 SARS - CoV - 2' 라는 이름을 제안한 논문발표에서 나왔다〈그림 3-2-10〉.

(3) 임상증상

① 콧물, 기침, 인후통, 발열 등이다.

② 상기도감염, 폐렴 등 하기도감염이 있다.

③ 심폐기저질환자, 면역억제자, 고령자에서 하기도감염이 주로 발생한다.

(4) 전파경로 〈그림 3-2-11〉

① 감염자의 호흡기 침방울에 의해 전파된다.

② 사람 간에 전파되며 감염자의 기침, 재채기, 말하기, 노래 등을 할 때 전파된다.

③ 비말 외에 표면접촉, 공기 등을 통해서도 전파가 가능하다.

(5) 잠복기 : 1～14일(평균 4～7일)

(6) 진단

① 발생 초기에는 판 코로나바이러스 검사법(conventional PCR)과 염기서열분석 일치여부를 통한 확

〈그림 3-2-10〉 COVID-19 바이러스명(ICTV) : SARS-CoV-2)

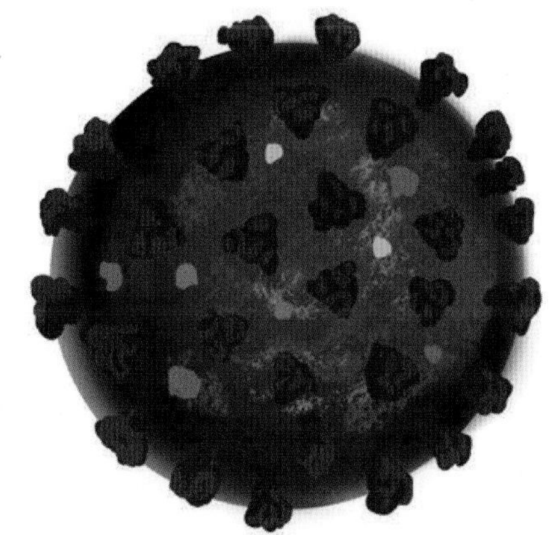
SARS-CoV-2
According to WHO
the disease caused by
Novel Coronavirus, SARS-CoV-2
is now officially called
COVID-19
CO - Corona
VI - Virus
D - Disease

이미지출처 : The Biology Notes

진 검사로 약 1~2일 소요된다.

② 2020년 1월 31일부터 RT - PCR이 개발되어 코로나19를 특정해 진단으로 6시간 이내 결과를 확인한다.

〈그림 3-2-11〉 질병관리본부 코로나19 예방 행동수칙

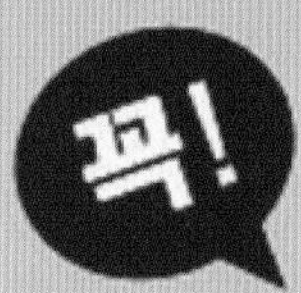

코로나바이러스 감염증-19 예방

기억해야 할 행동수칙

국민예방수칙

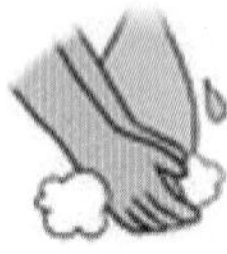

흐르는 물에 비누로 꼼꼼하게 손씻기

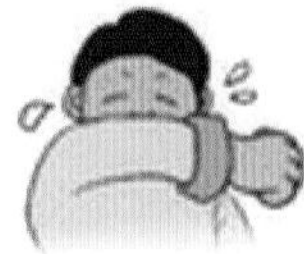

기침이나 재채기할 때 옷소매로 입과 코 가리기

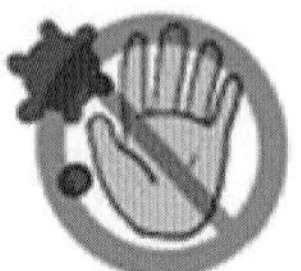

씻지 않은 손으로 눈 · 코 · 입 만지지 않기

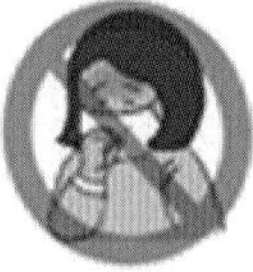

발열, 호흡기 증상자와의 접촉 피하기

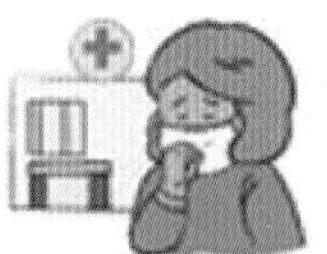

의료기관 방문 시 마스크 착용하기

사람 많은 곳 방문 자제하기

유증상자* 예방수칙

*발열, 호흡기 증상(기침, 목아픔 등)이 나타난 사람

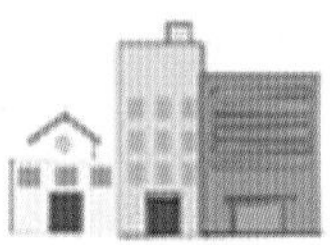

등교나 출근을 하지 않고 외출 자제하기

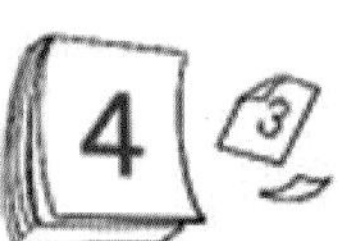

3~4일 경과를 관찰하며 집에서 충분히 휴식 취하기

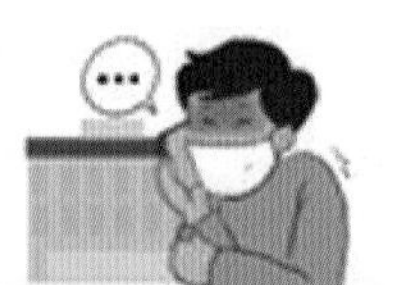

39℃ 이상 고열이 지속되거나 증상이 심해진 경우

콜센터(1339, 지역번호+120), 관할보건소 문의 및 선별진료소 우선 방문 후 진료받기

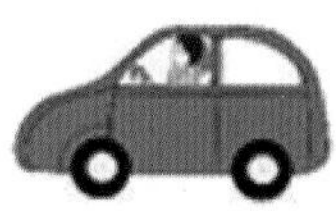

의료기관 방문시 마스크 착용 및 자차 이용하기

진료 의료진에게 해외 여행력 및 호흡기 증상자와의 접촉여부 알리기

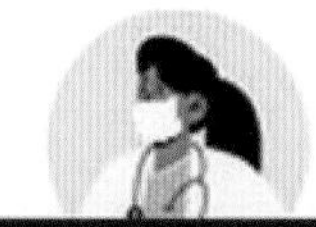

국내 코로나19 유행지역에서는

외출, 타지역 방문을 자제하고 격리자는 의료인, 방역 당국의 지시 철저히 따르기

이미지출처 : 질병관리본부

(7) 치료 및 백신

① 치료

a. 렘데시비르와 렉키로나주

b. 팍스로비드와 몰투피라비르

② 백신

a. 아스트라제네카(영국)

b. 화이자(미국, 독일)

c. 얀센(미국)

d. 모더나(미국)

e. 노바벡스(미국)

(8) 예방 수칙

① 흐르는 물에 30초 이상 손씻기를 수행한다.

② 외출하거나 의료기관에 방문할 때는 KF80(황사용), KF94, KF99(방역용)를 사용한다.

2.4. 폐먼지증(진폐증, pneumoconiosis)

광산에서 발생하는 광물로 이루어진 먼지의 흡입에 의해 폐에서 발생하는 질환을 말한다.

1) 규폐증(silicosis)

(1) 정의 : 이산화규산결정의 흡입에 의해 야기되는 폐질환이다.

(2) 원인 : 돌을 깎는 작업, 광택, 금속연마, 도자기작업, 유리제조업 등이다.

2) 석면폐증(asbestos)

(1) 정의 : 규소의 흡입에 의해 야기되는 폐질환이다.

(2) 조직학적 특징 : 다발성 석면소체(asbestos body)의 출현이 관찰된다.

(3) 임상소견 : 호흡곤란, 기침, 호흡기능 상실 등이 발생한다.

(4) 관련직업 : 건물파괴, 해체업, 조선소, 석면광산 등에서 발생한다.

(5) 치료 : 보존적 치료, 산소 공급, 금연, 폐이식 등이 있다.

2.5. 폐암(lung cancer)

1) 비소세포암종(non-small cell carcinoma)

(1) 편평세포암종(squamous cell carcinoma)

① 정의 : 대부분이 큰 기관지에서 발생한 원발성 폐암으로 keratin이나 세포간교(intercellular bridge)을 형성하는 종양이다.

② 주요 원인 : 흡연이 주요 원인이다.

③ 조직학적 특징 : 종양세포의 각화, 호산성의 치밀한 세포질을 가진다.

④ 주요 발생부위 : 허파의 중심부, 근위 기관지이다〈그림 3-2-12〉.

⑤ 현미경소견

a. 세포질이 풍부하고 세포질 내 keratin를 함유한다.

b. 과염성 핵을 형성한다.

c. keratins 형성세포들이 동심원상으로 모여 keratin pearl을 형성한다.

d. 세포간교가 관찰된다.

e. 간질－결체조직 증식 및 염증세포 침윤이 관찰된다[표 3-2-4].

(2) 샘암종(선암종, adenocarcinoma) 〈그림 3-2-13〉

① 정의 : 폐장의 말초부위의 작은 기관지 상피, 세기관지 상피, 폐포상피에서 발생하고 반흔(scar) 부위에서 흔히 발생하는 암종이다.

② 조직학적 특징 : 샘꽈리, 유두모양, 세기관지 폐포형, 점액소를 형성하는 고형이 존재한다.

③ 주요 발생부위 : 허파의 말초부위, 말초기관지이다.

④ 주요 특징 : 종양은 주위조직으로 침윤성 성장, 혈액성 전이가 빠르다.

⑤ 임상소견

a. 주위조직으로 침윤성 증식을 잘한다.

b. 혈액성 전이가 빨라 예후가 나쁘다.

(3) 세기관지 폐포암종(bronchioloalveolar carcinoma)

① 정의 : 폐포상피나 폐의 변연부에 있는 세기관지에서 발생하며 기존의 구조를 파괴하지 않고 공간의 벽을 따라 성장하는 특징을 보이는 선암종이다.

② 현미경 소견

a. 제1형 : 세포질 내에 매우 풍부한 점액을 가지는 유형이다.

〈그림 3-2-12〉 폐조직에서 편평세포암종으로 진단된 조직의 현미경 사진

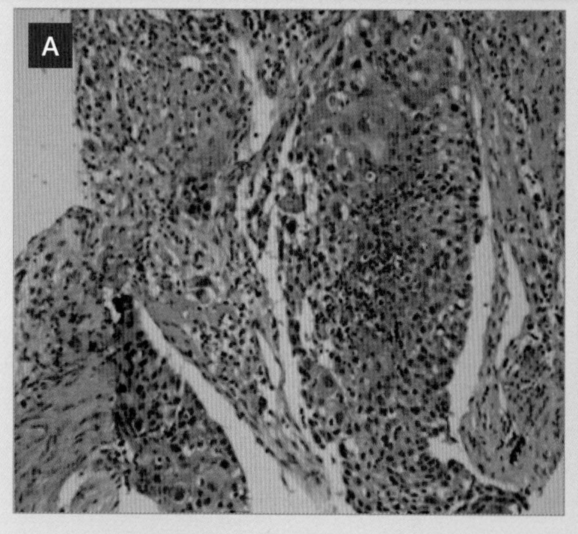

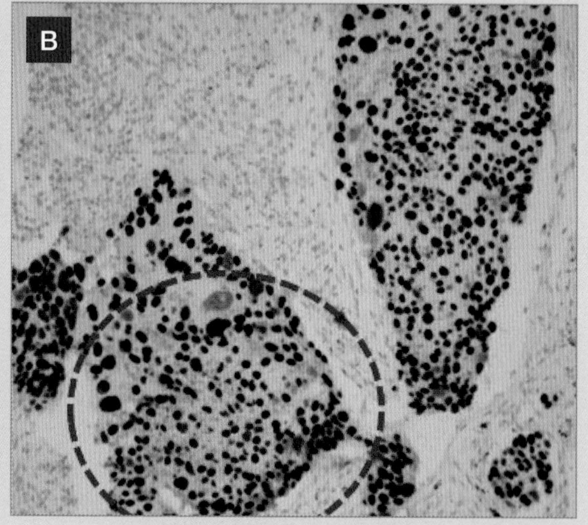

➤ p63 : 1. 편평세포암 표지자이다.
2. 반응부위 : 핵

폐조직에서 편평세포암종으로 진단된 조직학적 사진이다.
A : 편평세포암종의 H & E 사진(X 200).
B : 편평세포암종의 면역조직화학염색인 p63 염색에 양성이다(X 200).

[표 3-2-4] 보건복지부 암등록통계(2019년)

상대생존률 : 일반인과 비교하여 암환자가 5년간 생존할 확률						
암종	갑상선암	전립선암	유방암	신장암	폐암	췌장암
생존률(%)	100.0%	94.4%	93.6%	84.7%	34.7%	13.9%

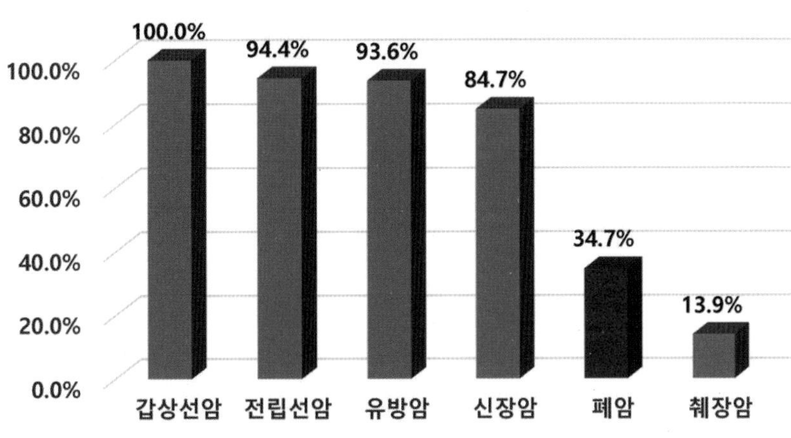

〈그림 3-2-13〉 폐조직에서 샘암종으로 진단된 조직의 현미경 사진

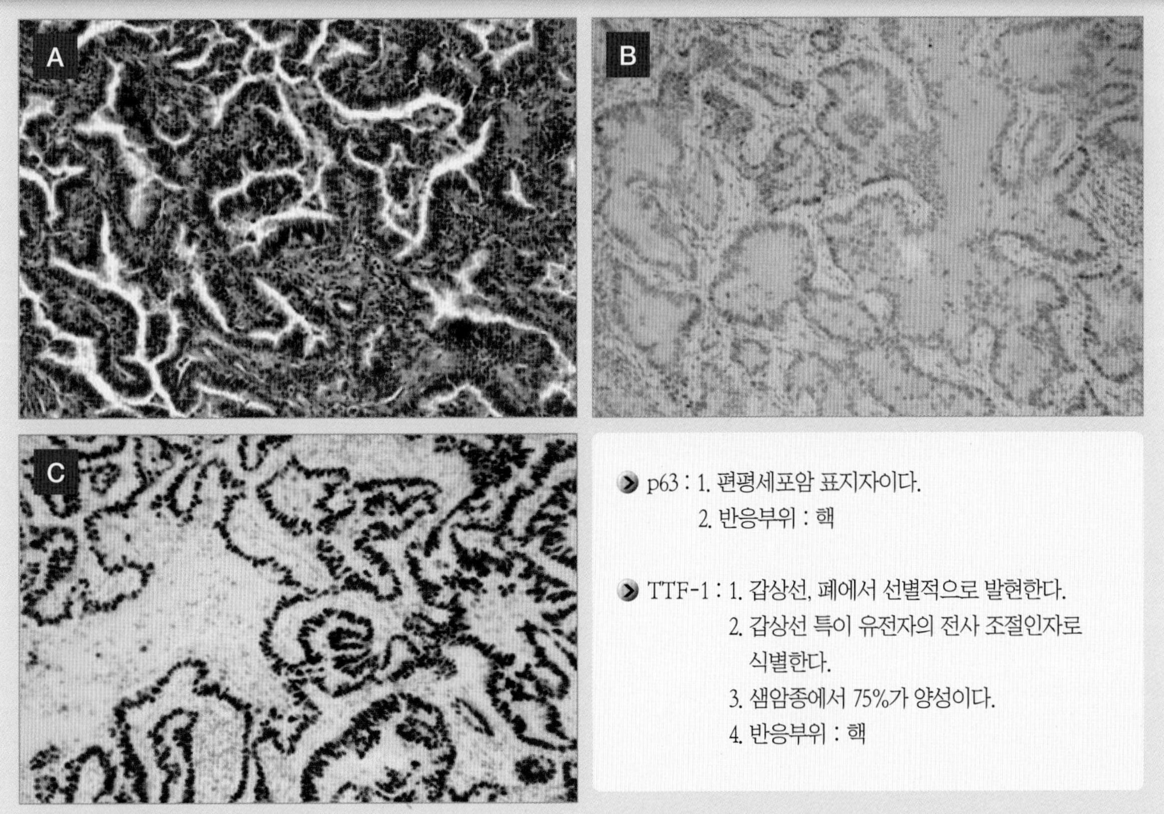

A
B
C
p63 : 1. 편평세포암 표지자이다.
2. 반응부위 : 핵
TTF-1 : 1. 갑상선, 폐에서 선별적으로 발현한다.
2. 갑상선 특이 유전자의 전사 조절인자로 식별한다.
3. 샘암종에서 75%가 양성이다.
4. 반응부위 : 핵

기관지 샘암종의 조직학적 사진이다.
A : 샘암종의 H & E 사진(X 200).
B : 샘암종의 면역조직화학염색인 p63 염색에 양성이다(X 200).
C : 샘암종의 면역조직화학염색인 TTF-1 염색에 양성이다(X 200).

b. 제2형 : 분화가 매우 좋은 키 큰 원주형 또는 입방세포 모양의 종양이다.

c. 세포들이 폐포벽을 둘러싸고 폐포강 내로 유두상 증식을 한다.

d. 핵은 작고 얌전하고 핵소체는 뚜렷하다.

(4) 대세포암종(large cell carcinoma)

① 조직학적 특징 : 전형적인 큰 핵, 뚜렷한 핵소체, 다양한 형태의 세포 출현이 관찰된다.

② 조기에 전이하여 예후가 불량하다〈그림 3-2-14〉.

2) 소세포암종(small cell carcinoma) [표 3-2-5]

(1) 주요 원인 : 주요 원인이 흡연이다.

(2) 현미경소견

① 세포질이 적어 경계가 불분명하다.

② 소금과 후추양상(salt and pepper pattern)의 미세과립성 핵염색질을 형성한다.

③ 작은 원형 또는 방추형세포로서 림프구와 유사한 형태이다.

(3) 주요 발생부위 : 주기관지에서 주로 발생한다.

(4) 치료방향 : 수술불가능, 항암화학요법, 방사선치료를 시행한다.

〈그림 3-2-14〉 폐조직에서 대세포암종으로 진단된 조직의 현미경 사진

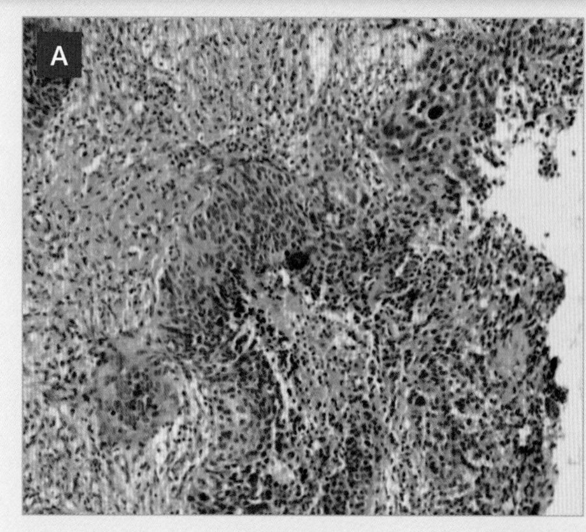

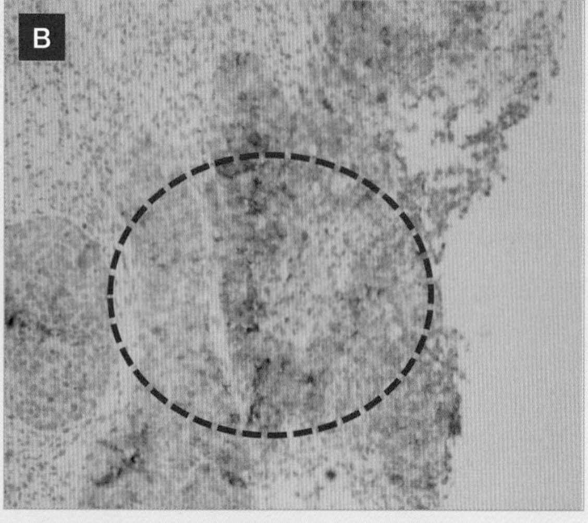

CD56 : 1. NK Cell 표지자이다.
2. 반응부위 : 막(membrane)

기관지 대세포암종으로 진단된 조직학적 사진이다.
A : 대세포암종의 H & E 사진(X 200).
B : 대세포암종의 면역조직화학염색인 CD56 염색에 양성이다(X 200).

[표 3-2-5] 폐의 주요암종의 면역조직화학 성상

	TTF-1(%)	CD56(%)	CK5 / 6(%)	Cytokeratin(%)
샘암종	77	3	0	46
편평세포암종	7	6	100	97
소세포암종	88	95	0	12

(5) 예후 : 치료하지 않을 경우 3~4개월 이내 사망한다〈그림 3-2-15〉, [표 3-2-6].

3) 유암종(carcinoid tumor)

(1) 정의 : 신경 내분비성 분화를 보이면서 특징적인 조직학적 소견을 보이는 기관지 점막에 있는 신경내분비성 호은성 세포(neuroendocrine argentafin cell, kulchitsky cell) 기원의 종양이다.

(2) 현미경소견

① 종양세포들이 육주상(trabecular), 색상(cord), 소(nest)를 형성한다.

② 기질은 얇고 섬세한 섬유혈관 조직으로 구성되며 종양세포의 집단을 형성한다.

③ 종양세포들은 규칙적이며 아주 균일한 원형 또는 타원형의 핵을 형성한다.

④ 염색질은 반점성 또는 소수포성이 관찰된다.

4) 폐암의 치료

(1) 환자의 상태, 병기, 세포의 종류에 따라 호흡기내과, 혈액종양내과, 영상의학과, 병리과, 핵의학과, 방사선종양과, 흉부외과 등과 협의한다.

(2) 수술적 치료가 적절하면 흉부외과에서 수술한다.

(3) 수술방법 : 폐엽 절제술, 종격동 림프절 절제술을 시행한다.

〈그림 3-2-15〉 폐조직에서 소세포암종으로 진단된 조직의 현미경 사진

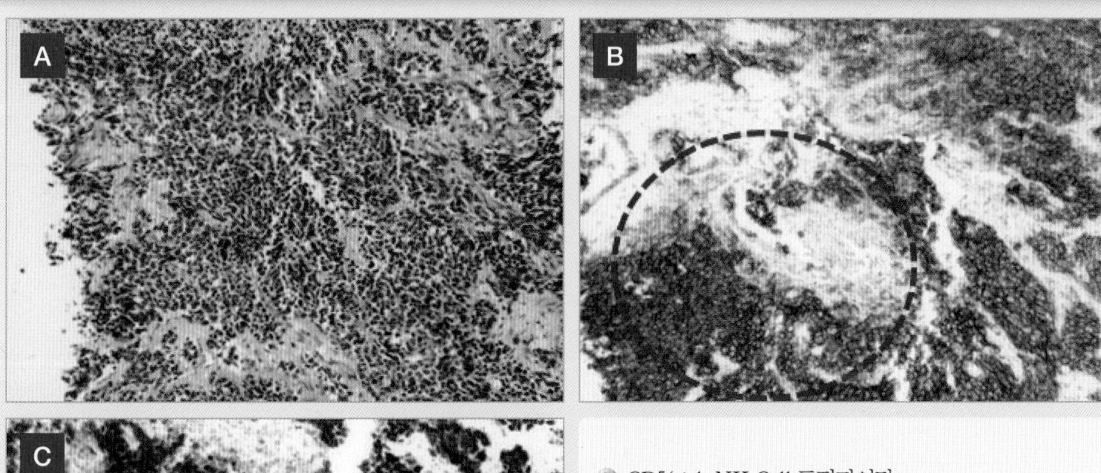

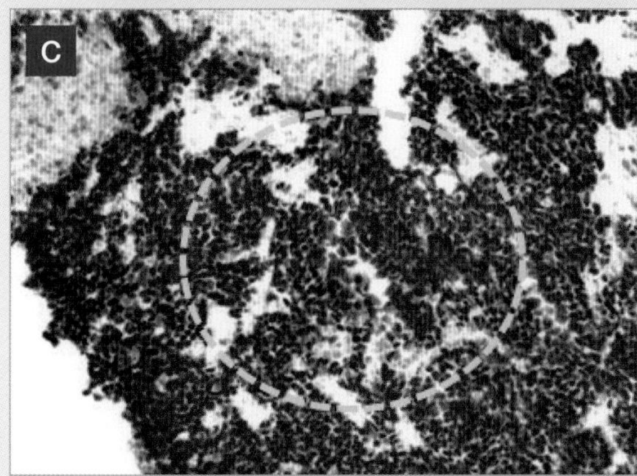

- CD56 : 1. NK Cell 표지자이다.
  2. 반응부위 : 막(Membrane)

- TTF-1 : 1. 갑상선, 폐에서 선별적으로 발현한다.
  2. 갑상선 특이 유전자의 전사 조절 인자로 식별한다.
  3. 샘암종, 소세포암종에서 각각 77%, 88%에서 양성이다.
  4. 반응부위 : 핵

폐조직의 소세포암종으로 진단된 조직학적 사진이다.
A : 소세포암종의 H & E 사진(x 200).
B : 소세포암종의 면역조직화학염색인 CD56 염색에 양성이다(x 200).
C : 소세포암종의 면역조직화학염색인 TTF-1 염색에 양성이다(x 200).

[표 3-2-6] 보건복지부 암등록통계(2018년)

폐암환자의 조기발견율이 20.7%로 가장 낮은 수치를 기록하였다.				
암종	위암	대장암	유방암	폐암
발견율(%)	61.6%	37.7%	57.7%	20.7%

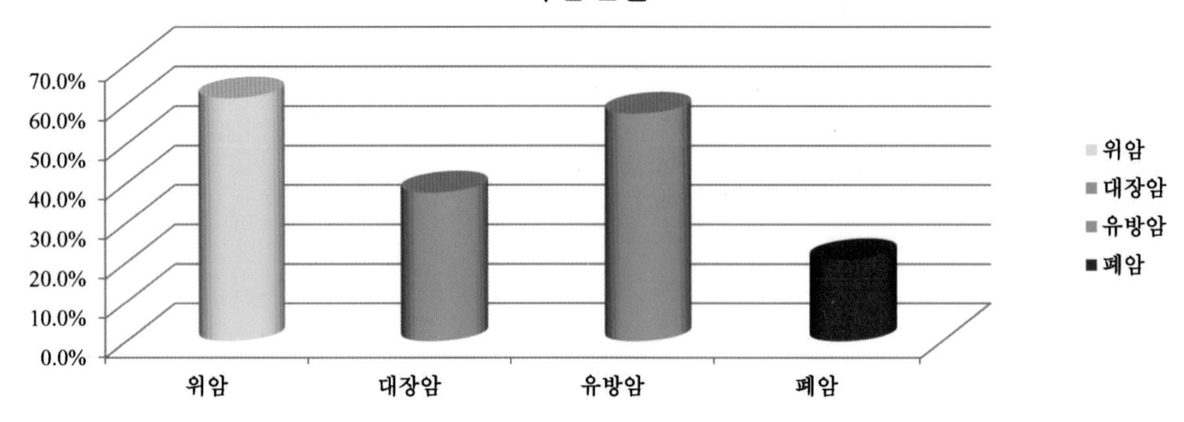

(4) 흉강경 수술의 장점

① 개흉술보다 통증이 적고, 회복기간이 짧다.

② 수술 3~5일 정도에 퇴원이 가능하다.

2.6. (흉막, plerua)에 발생하는 질환

1) 분류 [표 3-2-7]

(1) 염증성 가슴막삼출

① 섬유소 가슴막염

a. 원인 : 폐의 염증성 병터에 대한 이차병터로 인해 발생한다.

b. 증상 : 삼출이 많으면 폐를 압박하여 호흡곤란이 나타난다.

② 삼출성 가슴막염

a. 원인 : 폐에 감염된 균의 침입으로 발생한다.

b. 증상 : 완전치유가 힘들며 삼출액이 기질화되어 두꺼운 섬유성 유착이 일어난다.

③ 출혈가슴막염의 주요 원인은 리케차감염 또는 악성 종양으로 발생한다.

(2) 비염증성 가슴막삼출

① 흉수증(hydrothorax)

a. 원인 : 심장기능상실로 인해 주로 발생한다.

b. 증상 : 가슴막강내 비염증장액성 액체가 축적된다.

② 혈액가슴(혈흉, hematothorax)

[표 3-2-7] 경기도 종합병원에 내원한 환자의 폐조직진단현황(2018년~2020년)

경기도 종합병원(1)						
분류	염증	양성종양	선암종	편평세포암종	소세포암종	기타암종(전이)
인원	121	178	1253	426	5	1587
비율	3.4%	5.0%	35.1%	11.9%	0.1%	44.5%

경기도 종합병원(2)						
분류	염증	양성종양	선암종	편평세포암종	소세포암종	기타암종(전이)
인원	179	43	157	79	33	20
비율	35%	8.4%	30.7%	15.5%	6.5%	3.9%

경기도 종합병원(3)						
분류	염증	양성종양	선암종	편평세포암종	소세포암종	기타암종(전이)
인원	224	6	188	103	33	56
비율	36.8%	0.9%	31.2%	17.3%	5.1%	8.7%

경기도 종합병원(4)						
분류	염증	양성종양	선암종	편평세포암종	소세포암종	기타암종(전이)
인원	309	3	160	135	36	44
비율	45%	0.4%	23.3%	19.7%	5.2%	6.4%

a. 원인 : 대동맥류 파열이나 혈관손상으로 인해 일어난다.

③ 암죽가슴증(chylothorax)

a. 원인 : 가슴림프관 손상이나 주요 림프관의 파열로 인해 일어난다.

(3) 기흉(pneumothorax)

① 정의 : 공기나 가스가 가슴막강 내에 존재하는 것을 말한다.

② 원인 : 자발적, 손상 또는 치료 목적의 처치 후에 발생한다.

③ 증상 : 가슴벽이 관통되거나 폐까지 손상된다.

(4) 종양

① 악성 중피종(malignant mesothelioma)

a. 주요 원인 : 석면폐증이 주요 원인이다.

b. 심장기능 상실을 일으키며 예후가 불량하다(진단 후 12개월 이내 50% 사망).

c. 주요 발생부위 : 벽쪽 또는 내장쪽 가슴막에서 발생한다.

d. 증상 : 가슴통증, 호흡곤란, 반복되는 가슴막강삼출이 일어난다.

e. 분류 : 악성 흉막 중피종, 악성 복막 중피종, 악성 심막 중피종이다.

② 속발성 전이암종

a. 주요 전이부위 : 허파와 유방에서 주로 전이된다.

참조문헌 및 사이트

1. 병리학각론 실습지침서
2. 병리학총론 실습지침서
3. 질병감염청(https://www.kdca.go.kr)
4. 조직학 제5판(고려의학)
5. 진단조직화학의 이해(정문각)
6. 제 7판 병리학(대한병리학회)
7. 조직학(군자출판사)
8. 한양대학교 구리병원 건강정보
9. 핵심진단세포학(은학사)
10. A Better Path for Cancer Diagnostics(Atlas of Stains-4th Edition-DAKO)
11. HANDBOK POWER Internal Medicine 소화기내과(KOONJA)

색인

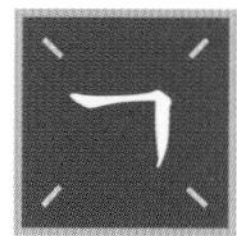

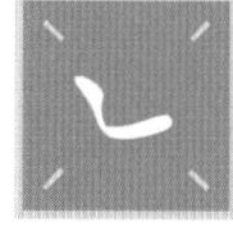

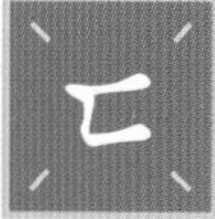

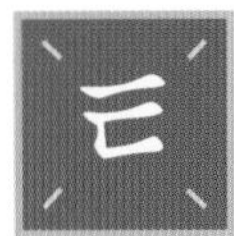

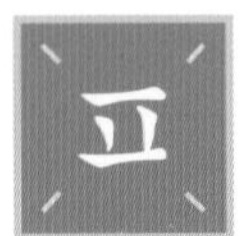

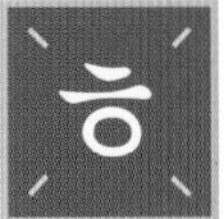

Index

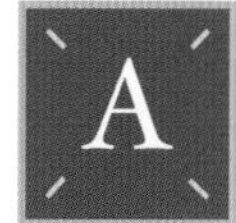

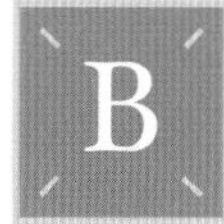

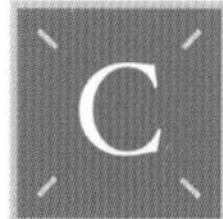

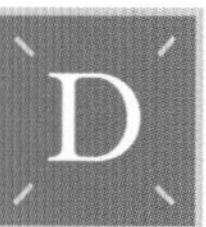

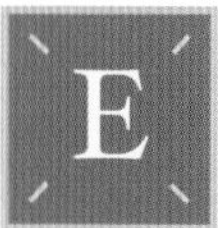

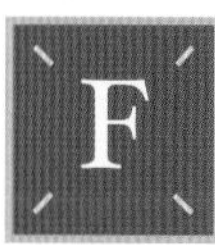

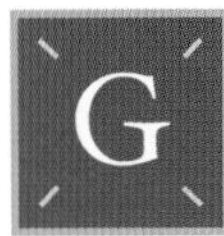
G

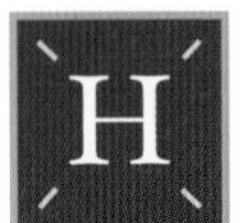
H

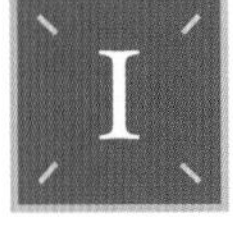
I

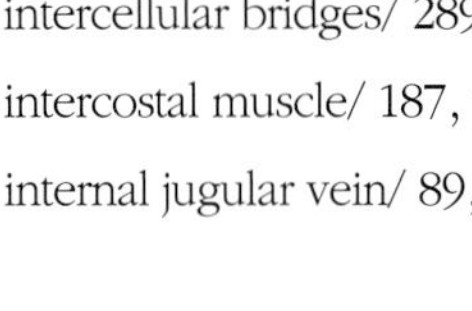

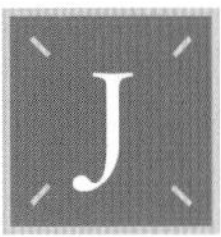
J

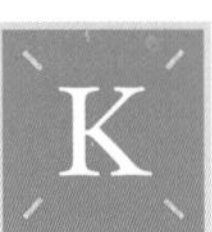
K
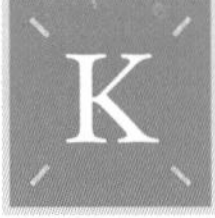

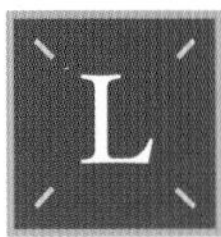
L

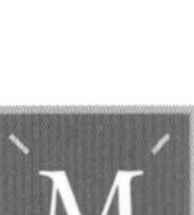
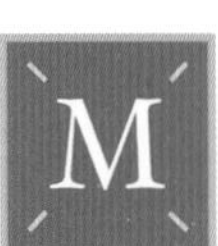
M

N

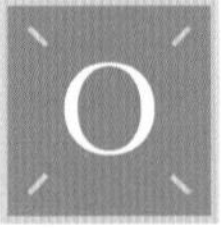
O

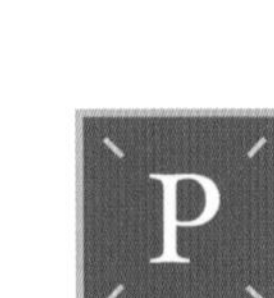
P

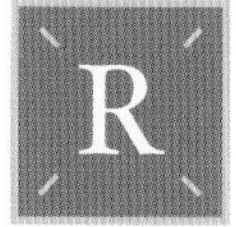

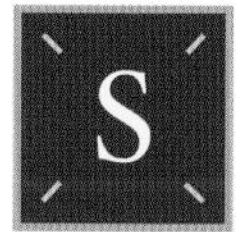

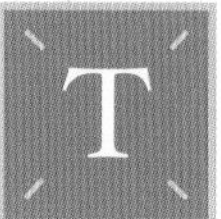

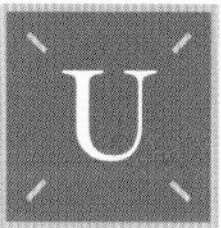

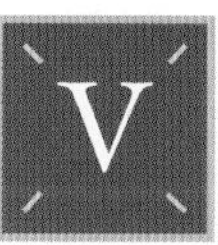

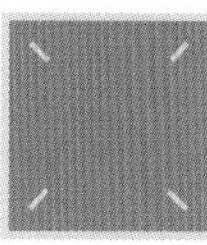

Macropathology examination

육안병리검사 실무표준

지은이 / 경기도임상병리사회 병리표준화위원회 편
발행인 / 김영란
발행처 / 한누리미디어
디자인 / 지선숙

08303, 서울시 구로구 구로중앙로18길 40, 2층(구로동)
전화 / (02)379-4514, 379-4519
Fax / (02)379-4516
E-mail/hannury2003@hanmail.net

신고번호 / 제 25100-2016-000025호
신고연월일 / 2016. 4. 11
등록일 / 1993. 11. 4

초판발행일 / 2023년 10월 28일

값 50,000원

ISBN 978-89-7969-879-4 93510